JN243802

ADLと
その周辺

評価・指導・介護の実際

第3版

監修 伊藤利之　横浜市リハビリテーション事業団・顧問
　　　　鎌倉矩子　広島大学名誉教授

編集 水落和也　横浜市立大学附属病院准教授・リハビリテーション科部長
　　　　渡邉慎一　横浜市総合リハビリテーションセンター・地域リハビリテーション部研究開発担当部長
　　　　高畑進一　大阪府立大学大学院教授・作業療法学

執筆
（執筆順）
高畑進一　大阪府立大学大学院教授・作業療法学
鎌倉矩子　広島大学名誉教授
伊藤利之　横浜市リハビリテーション事業団・顧問
藤井　智　横浜市総合リハビリテーションセンター・機能訓練課主任
渡邉慎一　横浜市総合リハビリテーションセンター・地域リハビリテーション部研究開発担当部長
大庭潤平　神戸学院大学総合リハビリテーション学部准教授・作業療法学
服部芽久美　兵庫県立総合リハビリテーションセンター・障害者支援施設 自立生活訓練センター
柴田八衣子　兵庫県立総合リハビリテーションセンター・中央病院 リハビリ療法部作業療法科室長
細谷　実　神戸学院大学総合リハビリテーション学部准教授・作業療法学
坂本安令　横浜市立大学附属病院・リハビリテーション科作業療法部門担当係長
森田千晶　杏林大学保健学部教授・作業療法学
水落和也　横浜市立大学附属病院准教授・リハビリテーション科部長
佐藤智恵子　彰栄リハビリテーション専門学校学科長補佐・作業療法学
小池純子　横浜市北部地域療育センター・センター長
田川久美子　横浜市総合リハビリテーションセンター・発達支援部療育課療育課長
佐野恭子　兵庫医療大学リハビリテーション学部准教授・作業療法学
長倉寿子　関西総合リハビリテーション専門学校・副校長

医学書院

ADLとその周辺—評価・指導・介護の実際

発 行　1994年 4 月15日　第 1 版第 1 刷
　　　　2007年12月15日　第 1 版第16刷
　　　　2008年 6 月15日　第 2 版第 1 刷
　　　　2014年11月15日　第 2 版第 8 刷
　　　　2016年 1 月 1 日　第 3 版第 1 刷ⓒ

監 修　伊藤利之・鎌倉矩子

発行者　株式会社　医学書院
　　　　代表取締役　金原　優
　　　　〒113-8719　東京都文京区本郷 1-28-23
　　　　電話　03-3817-5600(社内案内)

印刷・製本　三美印刷

ISBN978-4-260-02204-0

第3版　序

　本書の第2版の発刊は，初版から14年を経過した2008年であった．それに比べると第2版の改訂は早く，わずか7年で第3版を発刊するに至っている．それだけ本書の利用者が増え，時代の変化も早くなったという証であろうか．

　最近では，高齢者のリハビリテーションが国策として重視され，制度的にも経済効率が求められるようになってきた．その結果，リハビリテーションの裾野は広がったものの，それに足を引っ張られて頂点が低くなった印象がある．医療機関では，入院期間の短縮が求められる一方，経営上の理由から外来機能が低下し，退院後の生活はもっぱら介護保険任せになっている．そのためリハビリテーションの継続性が保障されず，サービスの質も低下したと憂える声をよく耳にするが，法制度や診療報酬に翻弄されている現場の対応にも問題があるようにみえる．経営効率だけを追求する医療機関，通所・訪問系サービスの質の低さ，若年障害者に対するサービスの乏しさなど，その責任を制度上の問題だけに転嫁することはできない．

　そのような状況下にあって本書は，初版より一貫して，障害のある方々の生活障害をいかに改善するかという視点に立ち，彼らの生活上の障害をコミュニケーション，起居・移動，セルフケア，家庭生活の維持，社会活動，住環境の整備などの小題のもとに，回復過程の各時期に沿って解説してきた．いうまでもなく，これらは医療機関を退院した後も継続してアプローチしなければ完結できない課題である．先発完投よりも分担性が求められている現制度下では，そのすべてにかかわることは難しい．しかし，ADLの評価や技術は適宜，適切な時期に提供されるべきであり，いずれの場面においても，その先で何を必要とするかをイメージして「今」に集中する必要がある．決して先走ることではない．先に行わなければならないのは，そのための準備として医学的・社会的な諸条件を整備することである．生活障害全体を捉えて，それぞれの項目をいつどこで誰が分担するのか，相互に責任をもって自らの役割を果たすことが肝要である．制度がどうあろうと一貫性や総合性を見失ってはリハビリテーションにならないであろう．

　今回の改訂では，以上のような高齢化，法制度の変化，さまざまな技術の発展など，時代の急速な進展に鑑みて編者・著者の世代交代を図るとともに，旧版の編者は監修にまわって第2版の内容を見直した．そのなかで，新たにParkinson病の章を追加し，代わりに脳性麻痺を一本にまとめてわかりやすくした．また，全編をカラー化し，読者が見て理解しやすい紙面づくりを心掛けた．学生の教科書として，また，医療機関や地域で働くリハビリテーション専門職，看護・介護職の実践書として役立てば幸いである．

　末筆ではあるが，ご執筆いただいた諸先生に心より感謝申し上げる．

2015年10月

伊藤利之　鎌倉矩子

初版　序

　本書は，主に理学療法士および作業療法士を目指す学生向けの教科書，実習書として編集したものである．内容的にも実生活に即した ADL の評価や指導と介護の実際を重視し，第一線の臨床現場で活躍されている経験豊富な先生方にご執筆いただいた．

　ADL は，身体機能的には姿勢と四肢の各動作から成り立っているが，それは同時に日常的に行われる合目的な活動であり，評価にあたっては単に機能的に可能か否かというだけでなく，実際の生活のなかで行っているか否か，言い換えれば，行えているか否かという点についても問題にしなければならない．

　ADL は，WHO の障害分類に照らせば「Disability/能力障害」を表すものであり，医学的リハビリテーションのゴールを特定するうえで，核となる最も重要な活動である．このため，日本リハビリテーション医学会評価基準委員会は，1976 年，この活動の範囲を「家庭における身のまわりの動作(self care)を意味し，広義の ADL と考えられる応用動作(交通機関の利用・家事動作等)は生活関連動作というべきであろう」と規定した．しかし，実際の日常生活ではこれらの活動を厳密に区別することは難しく，また，家屋環境や地域社会の環境とも切り離すことは困難である．要するに，ADL はこれらの相互関係のなかで成り立つ活動であり，その概念や範囲を規定することの意義とは別に，実際の評価や指導にあたっては，その総体としての能力をみなければならないであろう．

　本書の特徴は，このような点を考慮し，コミュニケーションや起居・移動，セルフケアに加えて，家事，社会活動，さらには住環境についても解説したことである．また，総論では ADL 評価を中心とした歴史的分析を試み，その本質的理解をはかるとともに，過去に発表された評価表や ADL に関連した社会資源の活用方法を掲載することで，臨床現場における実用性を高めた．一方各論では，身体機能に障害をきたす疾患群はもとより，高次脳機能障害が ADL に及ぼす問題とその対策，さらには，重症心身障害や老年期の痴呆という，これまで ADL という視点ではあまり論じられてこなかった課題にも挑戦，介護の立場を含めてその対策について言及したことである．

　なお，本書の発行にあたっては，計画段階からすでに 4 年が経過しており，ご執筆いただいた先生方をはじめ関係各位の皆様には多大なご迷惑をおかけした．しかし，そのお陰をもって出版の日を迎えることができたことは喜ばしい限りで，ここにご尽力いただいた皆様方に深謝するとともに，出版の労をとられた医学書院に深甚の敬意を表するものである．

　1994 年 3 月

伊藤利之　鎌倉矩子

目 次

15 高次脳機能障害

佐野 恭子

16 ｜ 認知症

長倉 寿子

総論

1 日常生活活動(ADL)の概念とその範囲

日常生活活動(ADL)はリハビリテーションの中核的な概念である．それはリハビリテーションのアイデンティティを最も率直に表現したものであったが，ひとたび専門用語として扱われるようになると，今度はその意味や範囲をめぐって議論が交わされることになった．本章では，ADL の意味と範囲，および周辺概念との関係を述べる．

I ADL とは

ADL とは activities of daily living の略である．日本語では「日常生活活動」がこれにあたる．「日常生活動作」といわれることもあるが，これだと運動的要素が強調されるので，「活動」とすることが多い．

上田[1]によれば，ADL の概念はもともとニューヨークの身体障害児者研究所(Institute for the Crippled and Disabled)において，医師である Deaver と理学療法士である Brown によって生み出され，1945 年の共著のなかで発表されたものであるという．その後，Deaver がニューヨーク大学の物理医学・リハビリテーション研究所(Institute of Physical Medicine and Rehabilitation)に移り，その指導を受けた Buchwald(理学療法士，のちに結婚して Lawton EB)らによって ADL 評価と指導の技術が確立されたという．

同じ頃，Sokolow ら[2]による論文，「障害評価への機能的アプローチ：初期レポート」が米国医師会雑誌(JAMA)に掲載されていて，ここにも ADL が登場している．この論文の趣旨は，ニューヨーク大学の物理医学・リハビリテーション研究所で使われていた診療書式の紹介にあるのだが，冒頭のコラムは次のようになっている．

> 障害(disability)の評価において最も難しい問題は，一人の人間の残存能力をいかに検査すべきか，またいかに明瞭簡潔にそれを記録すべきかということである．ここでは機能(function)という見地から客観的な評価法をつくろうとしているわれわれの試みを紹介する．(中略)この評価法は，筋力テストや関節可動域検査のほかに，患者の日常生活活動を考慮に入れている．また，心理的，社会的，職業的要素も含んでいる．データはパンチカードを使ったコンパクトな書式で表すことができ，こうすれば，ある患者の状態を異なる時期で比較したり，障害の種類や程度が同じ患者群を選び出したり，さらにはリハビリテーションを左右する因子を特定したり，あるいは評価それ自体の信頼性を検証するのにも都合よく利用することができる．(以下略)

時代は 1950 年代である．第二次世界大戦でようやく地歩を固めたリハビリテーション医学の標榜者たちが，いよいよ医学界全体に向けて自分たちの存在を主張しようと意気込んでいたときである．医学的対処法は病名診断によって決まると考えられていた時代に，自分たちの関心が人間の残存能力という全く新しいものに向けられていることを宣言した．そしてその問題を解くには，日常生活活動という新しい視点が有用だということをも宣言したのであった．日常生活活動について特に定義が見当たらないのは，自明とみられたためであろう．

では，具体的に意味していたものは何か．Sokolow らの診療書式中の "Activities of Daily Living Test" の欄に盛られた項目は，コミュニケーション(書くこと，話すこと)，平地歩行，車椅子操作，ベッド上動作，整容，更衣，摂食，昇降動作，外出(自動車，地下鉄，バス)，用具使用，装

具使用である．そしてこれらについて，介助を得ずに完全に自力で実行できるか，一部を介助されて初めて実行可能であるか，介助なしには一部たりとも実行不可能であるかを一つひとつ調べることになっている．書式の末尾に加えられた「ADL詳細カード」は，上述の項目を再掲したうえで数個ずつの下位項目を加え，さらに詳しい記録を残すものとなっている．たとえば「更衣」は「更衣と手の動作」に変わっているが，更衣2項目のほかに，装具の着脱，ハンカチ，煙草，新聞，電話機の扱いなどが加わっている．Lawton EB[3]やRusk[4]の著書に示されている「ニューヨーク大学医療センターADL検査表」では下位項目の数がさらに増えているが，大筋において変わりがない．

つまり，日常生活活動とは，朝目覚めて夜眠りにつくまでの間に誰もが行う，ごく基本的な動作または活動の総体を指していた．そしてこれが主な関心事だと宣言することのなかに，リハビリテーションの目標は患者の生活を支え，その可能性を広げるところにあるのだという意思が込められていた．前出の上田[1]は，リハビリテーション医学が独立した時期に，そのアイデンティティを最もよく示したのがADLであったという．それまでの医学では生命の視点が支配的であったのに対し，ADLという概念によって，医学の世界に初めて「生活」の視点が導入された，とするのが彼の見解である．

II 基本的 ADL と広域 ADL

1 基本的 ADL の成立

実際にADLという言葉が特定の意味を帯び，実際に使われるようになると，ここに含まれる活動の範囲はどこまでか，ということが問題になるようになった．それは特に，ADL評価の統一書式を求める動きのなかでおこった．

1973年のDonaldsonら[5]の論文のなかに，それまでに公開された25種のADL評価法のレビューがある．それによると，これらの評価法のどれにも含まれていた項目は「セルフケア」(self care)と「移動」(mobility)に関するものであった．つまり，これらがADLとみなされていたものの共通項であった．セルフケアとはいうまでもなく，食事，整容，更衣，排泄，入浴に関する行為である．

1976年には日本リハビリテーション医学会評価基準委員会(委員長：今田 拓)が同じような問題を取り上げている．公表された同委員会の見解は次のようなものである．

> ADLとは，一人の人間が独立して生活するために行う基本的な，しかも各人ともに共通に毎日繰り返される一連の身体的動作群をいう．この動作群は，食事，排泄などの目的をもった各作業(目的動作)に分類され，各作業はさらにその目的を実施するための細目動作に分類される．(以下略)

そして，この見解に加えられている「注3」は次のようになっている．

> ADLの範囲は家庭における身の回りの動作(self care)を意味し，広義のADLと考えられる応用動作(交通機関の利用・家事動作等)は生活関連動作というべきであろう．

こうして1970年代の後半には，ADLといえばセルフケアと移動のこと，という通念がほぼできあがった．

ADLの概念が生まれたそもそもの原点に立ち戻って考えれば，このように広範囲の生活活動のなかからセルフケアと移動だけを切り取ってADLと呼ぶという考えは，おかしなことだといえなくもない．しかし，臨床の実務としてADLの評価を行おうとすると，この種の範囲を規定することが必要だったということになる．当時のリハビリテーションのほとんどが病院内で行われていたという事情もこれには関与していた．

ともあれ，こうしてできあがった狭義のADLの概念と範囲を，ここでは近年使用されることが多くなっている「基本的ADL(basic ADL；BADL)」と呼ぶことにする[注1]．

2 広域 ADL

　当然のことながら，人の日常生活活動はセルフケアや移動に限られるものではない．病院から地域社会に戻ろうとしている患者や，すでに戻っている患者，あるいはその過渡期にあって中間施設に身を置いている患者に対しても，リハビリテーションが行われるようになると，基本的な ADL 以外の活動にも関係者の目が向けられるようになった．

　一方で，これより早く，老年学関係者の目はすでに，高齢者が家庭や地域における生活を維持していくには何が必要かということに向けられていた．

　「手段的日常生活活動（instrumental ADL；IADL）」という言葉はおそらく Lawton MP と Brody[7]が最初に使った言葉である．彼らは老年学領域の人であり，高齢者の活動能力を測るものさしとして，「自己維持活動のスケール」と「手段的日常生活活動のスケール」[注2]を使うことを提案した．このうち，自己維持活動は前述の基本的 ADL に相当するものであったが，後者の IADL は，電話使用，買い物，食事準備，家屋維持，洗濯，乗り物利用，服薬管理，家計管理などを含むものであった．日本リハビリテーション医学会評価基準委員会[8]が用いた「生活関連動作」[注3]も，ほぼこれと同じ概念とみることができる．

　その後，諸家によって，基本的 ADL と IADL の両方を含む，より広範囲のスケールが発表されるようになった．Barer ら[10]は，これら広範囲スケール（彼らはこれを extended scale と呼ぶ．直訳すれば"拡大スケール"）に含まれていてかつ基本的 ADL の外側にある諸活動を，「周辺活動」（extra activities）と名づけている．それには Lawton MP らの IADL と同類項のほか，庭仕事，車の運転，就業，趣味，読書，手紙を書くなどが含まれる．Lawton らのスケールは高齢者を対象としていたので，活動の種目がやや狭く切り取られていた，ということであろう．

　このほかに，社会活動あるいは社会的統合の視点を加える立場も現れた．これは，精神医学的リハビリテーションなどの領域では着目されてきたが[1]，身体活動に主な関心を払ってきたリハビリテーション関係者からは，ともすれば見過ごされてきた部分であった．

　たとえば，社会的不利（handicap）を測定する尺度として開発された Whiteneck らの質問紙「CHART」は，ADL とその周辺に広がる広範囲の活動領域を扱っているが，そのなかの「社会的統合」（social integration）と名づけた大項目の下に，親戚，仕事仲間や町内会の人々，友人知人，見知らぬ人とのつき合いの頻度に関する質問を含めている[11,12]．また，Willer らの「地域統合に関する質問紙」（Community Integration Questionnaire）[13,14]は，内容を社会的側面のみに限定した質問紙である．これには「家庭内統合」（home integration），「社会的統合」（social integration），「生産活動への統合」（integration into productive activities）という 3 つの大項目が設けられていて，家庭内役割への参加状況や，買い物・娯楽・社交のための外出行動，就業・就学・ボランティア活動への参加状況を尋ねるようになっている．

　細川[15]は，ADL の上位の活動として共通性の

注1）たとえば Fricke J は，ADL は移動（歩行，起居，移乗）とセルフケア（食事，整容，排泄，入浴，更衣）からなる基本的 ADL（BADL）と家庭や社会での活動（IADL）に区分できると述べている[6]．しかし，もともと基本的 ADL（BADL）という言葉があったわけではない．それより前，ADL の理論的枠組みを明らかにした Lawton MP らは ADL に階層性があることを示し，それらの領域を自己維持的 ADL（self-maintaining ADL）と手段的 ADL（instrumental ADL）という言葉で表現した[7]．このような ADL の細区分と定義が行われる過程で，基本的 ADL（BADL）という言葉が生まれてきたと考えることが妥当である．

注2）Fricke J[6]は，手段的日常生活活動（IADL）という用語の起源が心理学領域にあって「より遠い目標を達成するための手段として行われる行為をさす」，という情報を 1997 年に Lawton MP との個人的交流から得たと述べている．

注3）日本リハビリテーション医学会評価基準委員会の当時の委員長を務めた今田は，のちにこの「生活関連動作」に対して activities parallel to daily living（APDL）という英語名を与えている[9]．

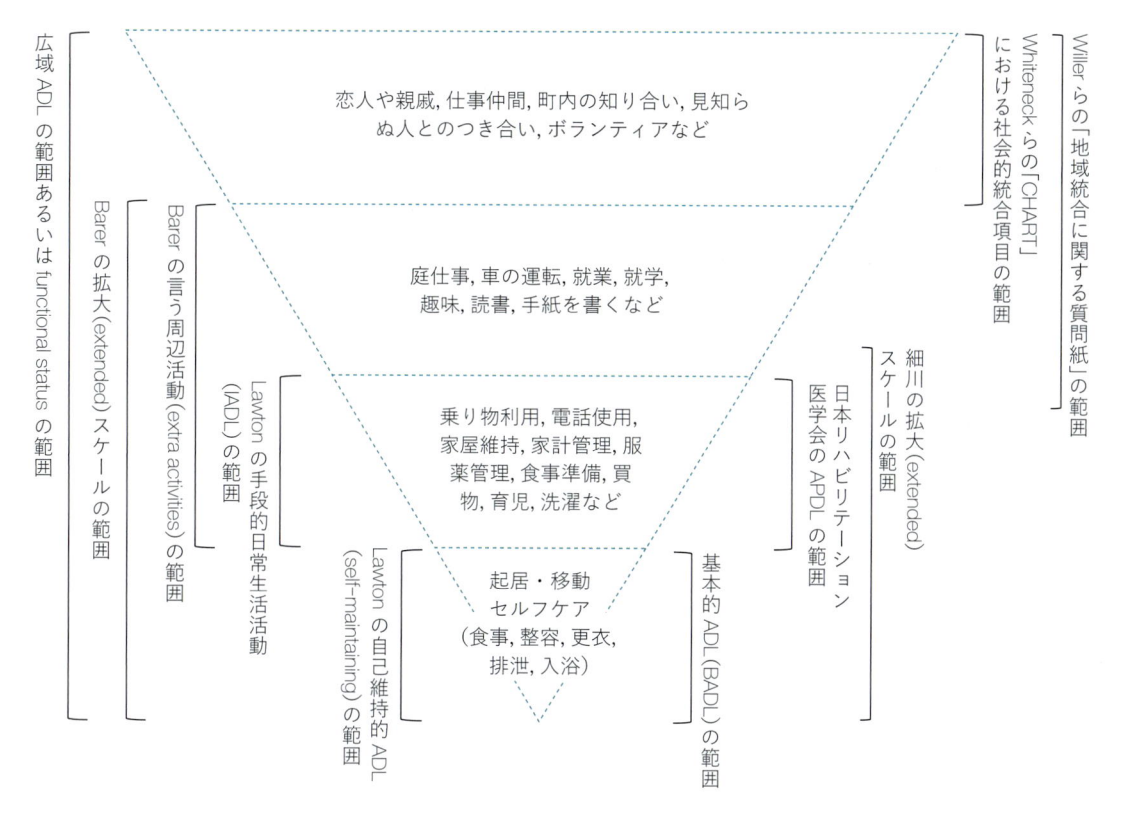

図 1-1　BADL，IADL，APDL，周辺活動，拡大 ADL，広域 ADL などの範囲

恋人や親戚, 仕事仲間, 町内の知り合い, 見知らぬ人とのつき合い, ボランティアなど

庭仕事, 車の運転, 就業, 就学, 趣味, 読書, 手紙を書くなど

乗り物利用, 電話使用, 家屋維持, 家計管理, 服薬管理, 食事準備, 買物, 育児, 洗濯など

起居・移動セルフケア（食事, 整容, 更衣, 排泄, 入浴）

広域 ADL の範囲あるいは functional status の範囲

Barer の拡大（extended）スケールの範囲

Barer の言う周辺活動（extra activities）の範囲

Lawton の手段的日常生活活動（IADL）の範囲

Lawton の自己維持的 ADL（self-maintaining）の範囲

基本的 ADL（BADL）の範囲

日本リハビリテーション医学会の APDL の範囲

細川の拡大（extended）スケールの範囲

Willer・らの「地域統合に関する質問紙」の範囲

Whiteneck らの「CHART」における社会的統合項目の範囲

高いもの，すなわち交通機関の利用，日用品の買い物，食事の用意（料理），掃除や洗濯などの家事，家庭用器具の手入れや庭仕事，電話の使用，金銭の出納，薬の服用などが，手段的 ADL を構成すると考えている．基本的 ADL の評価点と，5 項目に絞り込んだ手段的 ADL の評価点を心理計測学的妥当性をもつようにつなぎ合わせたのが，彼のいう「拡大 ADL 尺度」である．ここでは，「役割行動・余暇・職業・社会参加」は，拡大 ADL のさらにまた外側に位置づけられる．"共通性"を手がかりにしたこのような概念整理のしかたはある種の説得力をもっているが，一般には Barer ら[10]にみられるように，緩やかな括り方をすることが多い．ここまでに述べた各種 ADL の範囲を**図 1-1** に示す．

Ⅲ ADL と QOL

ADL と QOL（quality of life）は基本的に異なる概念だといってよい．ADL が人の機能（function）を問題としているのに対し，QOL は文字どおり人生の質という価値を問題にしているからである．

しかし，人生の質という抽象的概念を説明するのには，生活の具体的側面を考慮に入れないわけにはいかない．Dijkers[16]は 2003 年の論文で，QOL の文献は過去 20 年の間に爆発的に増加したが，QOL の定義や評価の方法については意見の一致がなかったと述べている．また，発表された QOL 評価法の多くは，機能（function）や健康状態（health status）の評価法を少しばかり拡張したにすぎない，と指摘している．

ここでは，数ある QOL 評価法のなかから，

WHO(World Health Organization)の QOL スケールが何を評価の対象としているかをみてみよう.

　このスケールは各人の主観的回答を求める 100 の質問から成り立っているが，総括的質問のほかは 6 領域(domain)に大別される[17]. その 6 領域とは，① 身体的健康，② 心理的状態，③ 自立のレベル，④ 対人関係，⑤ 環境，⑥ 個人的信条である. そしてこのうちの ③ 自立のレベルが，リハビリテーションでいう ADL にほぼ一致する. この ③ に含まれる質問は，移動に関するもの 4 問，日常生活活動に関するもの 4 問，薬と治療への依存に関するもの 4 問，就業能力に関するもの 4 問である. 質問の形式は，能力(あなたは日々の決まった活動をどの程度実行することができますか?)，事実関連(あなたは日々の決まった活動をするのにどの程度困難がありますか?)のほか，当事者の心情(あなたは自分の日常活動を行う能力にどのくらい満足していますか?)を尋ねるものになっている.

　西森と福原[18]は，QOL と ADL の決定的な違いは前者に患者の視点が入ることだと述べているが，これは全く正当な指摘だと思う. リハビリテーション関係者にとって，ADL は当初から患者の機能を表現する一つのかたちであった."できる ADL"であれ，"している ADL"であれ，評価に際して第三者の視点を用いてきたのはそのためである. 一方，老年学分野に起源をもつ QOL は，疫学研究や医療評価研究が発展する過程で患者立脚型アウトカムの代表として用いられてきた. QOL 評価に患者の視点が入る理由はここにある.

　ADL はリハビリテーション医学にルーツをもつのに対して，QOL は老年学や保健政策研究にルーツをもっている. ADL は QOL の構成要素の一つではあるが，ADL という概念が拡張した先に QOL があるのではない. しかし，個人の生活を最重要事項とみなすという基本姿勢において両者は共通している. しかも QOL の概念は，ADL を重視するリハビリテーション関係者に影響を与え，リハビリテーションが目指すべき方向と ADL の位置づけを再考する機会を提供したとも考えられる. 今日では，ADL も QOL も，リハビリテーションの重要な目標概念となっている.

IV ICIDH および ICF の登場と ADL

　ICIDH(International Classification of Impairments, Disabilities,and Handicaps：国際障害分類)は 1980 年に，ICF(International Classification of Functioning, Disability and Health：国際生活機能分類)は 2001 年に，WHO によって発表された. 前者の改訂版が後者であり，現在は ICF のみが使われている. これらはいずれも，疾病の結果または健康状態についての概念枠組みと分類，および表記の方法を示すものであるが，主な目的は，これらを扱う多種類の学術分野に対して，統一的な共通言語を提供するところにある. 多種類の学術分野とは，保健統計，保健政策研究，リハビリテーションなどの分野である.

　ICIDH は，疾病の結果(帰結)についての概念枠組みと分類と表示法を提示していた. そこでは疾病の結果には形態・機能障害(impairment)，能力低下(disability)，社会的不利(handicap)の 3 種があるとの見解が示され，またそれらの間には，疾病(disease)→機能障害(impairment)→能力低下(disability)→社会的不利(handicap)というシークエンスが存在するというモデルが示されていた[19]. この考えに照らせば，リハビリテーションでいうところの ADL は能力低下(disability)にかかわる概念である[20]. 役割活動や就業に関する関心は社会的不利(handicap)にかかわる概念ということになる.

　ICF では，健康状態および健康関連状態の構成要素というテーマが扱われることになった. すなわち，ICIDH では疾病の結果という負の側面が扱われていたのに対し，ICF では一転して健康という正の側面が扱われることになったのである. それゆえ，疾病を起点として障害や不利が生じるというシークエンス・モデルは姿を消し，健康は何によって構成されるのかという概念モデルが浮上することになった. ICF では，健康状態また

はその変調は、「生活機能と障害」（functioning and disability）と「背景因子」（contextual factors）という二つの部門に分けることができるとみなしている．そして，前者の「生活機能と障害」の構成要素には，①心身機能・身体構造（body functions and structures），②活動（activity）と参加（participation）という2群の構成要素が，また後者の「背景因子」には，③環境因子（environmental factors），および④個人因子（personal factors）という2群の構成要素があって，それらが相互に関連し合っていると考えられている（図1-2）[21]．これらの構成要素にはさらに3層の下位分類があり，それぞれが一定のルールにしたがってコード化されている．そして，構成要素「活動と参加」（activities and participation）の細目のなかに，これまでリハビリテーション関係者が扱ってきた ADL と IADL に相当する事項や就業・就学に関する事項，コミュニティライフに関する事項が盛り込まれている．

ICF はもともと健康状態を記述するツールとしてつくられているので，これら分類細目を表す数値コードに状態を表す数値コード（「困難なし」軽度の困難あり」などを表すコード）を組み合わせれば，ADL や IADL，あるいはその他の周辺事項の状態を各人について記述することが可能である．

ICF が採択され10年以上が経過したが，リハビリテーションの分野では，患者またはクライエントの臨床記録をつくるのに ICF を活用することは少なかった．これは，ICF のような全方位的万全を期してつくられた表記法よりも，その分野が長い時間をかけて独自に発展させてきた表記法のほうが臨床実践には適していたからである．つまりリハビリテーションからみた ICF の意義は，「健康状態」の概念構造自体にあったのである．しかし，近年，ICF の項目数の多さやコーディングの煩雑さを解決するために，対象疾患や対象分野（職業リハなど）に適した ICF Core Set（いわば短縮版 ICF）を作成する動きが活発である．Serb ら[22]によるとすでに34種の ICF Core Set が作成されており，今後，日本での活用も見込まれている．

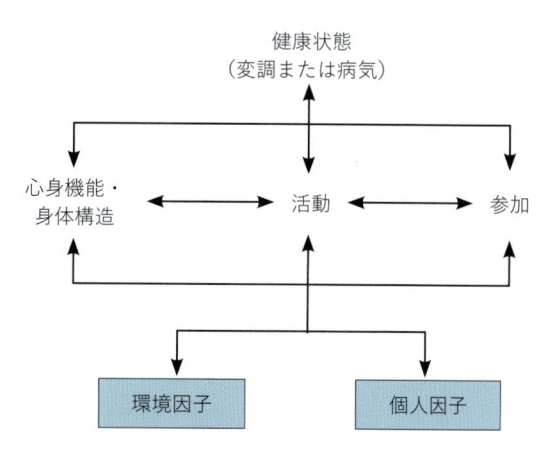

図1-2　ICF の構成要素間の相互作用
〔厚生労働省社会・援護局障害保健福祉部：国際生活機能分類—国際障害分類改訂版（ICF）．厚生労働省社会・援護局障害保健福祉部，2002（原書：2001）の p17 より〕

すでに述べたように，ADL という概念は，リハビリテーション医学の最初期において，障害者の機能を捉える重要な視点の一つとして登場した．だがその後，リハビリテーション関係者の関心は基本的 ADL から IADL へ，さらには社会的統合へと大きく拡大した．それとともに，少なくとも英語圏では，これらすべてを包括する言葉として「functional status」（機能状態）という言葉を使うことが増えている[23]．今日最も普及している ADL 評価法の一つ，FIM（Functional Independence Measure：機能的自立度評価）の開発が始まったのは1983年のことであるが[24]，すでにその名前は ADL 評価でなく，"機能的自立度の測定"であることに注意しなければならない．

実は以上の流れとは別に，保健政策研究の分野において，1970年代あたりから，「health status assessment」（健康状態評価）という名の調査票（質問紙）がたくさん開発されるようになっていた[20]．これらは医療保険の立案や医療サービス・プログラムの評価のために必要になったものである．気がついてみると，保健政策研究分野が手がけてきた健康状態評価とリハビリテーション分野が手がけてきた機能状態測定は，かなり類似の領域を扱うようになっていた．2つとも結局は健康が損なわれた場合の問題を扱っていることを考え

ると，それは当然の結果である．

　ICF はこのような経緯を受け止め，両者の橋渡しをする役割を果たしたように思われる．

Ⅴ ADL と QOL の現在

　ADL はリハビリテーションの領域で育ってきた概念である．実際には狭義の ADL と広義の ADL がある．狭義の ADL は入院患者の生活を前提としており，セルフケアや移動にかかわる活動を主な内容としている．それを本章では基本的 ADL と呼んだ．広義の ADL は地域生活者の生活を前提としており，家庭内活動や地域内活動を主な内容としている．それを本章では広域 ADL と呼んだ．就業や社交活動を広域 ADL に含めるかどうかは識者の間で見解の相違があるが，どちらかといえばすべてを含めることが多い．また，広域 ADL などとはいわずに，function(機能)または functional status(機能状態)のような総称を使うことも増えている．

　一方，リハビリテーション以外の領域でも健康への関心が高まり，健康関連 QOL の測定が行われるようになった．リハビリテーションと保健政策研究領域は互いに別個の歩みを続けてきたが，ともに人々の生活と健康にかかわっている関係上，目立たないところで間接的な影響を及ぼし合っている．WHO の ICIDH や ICF は，複数領域の関係者に概念モデルと共通語を提示することにより，全体の調和と統一を図る役割を果たしている．

📗 引用文献

1) 上田　敏：日常生活動作を再考する―QOL 向上のための ADL を目指して．総合リハ，19：69-74，1991
2) Sokolow J, Silson JE, Taylor EJ, Anderson ET, Rusk HA : Functional approach to disability evaluation : preliminary report. J Am Med Assoc, 167 : 1575-1584, 1958
3) Lawton EB : Activities of daily living for physical rehabilitation. McGraw-Hill, 1963
4) Rusk HA(小池文英監訳)：リハビリテーション医学．医歯薬出版，1966(原書：1964)
5) Donaldson SW, Wagner CC, Gresham GG : A unified ADL evaluation form. Arch Phys Med Rehabil, 54 : 175-180, 1973
6) Fricke J : Activities of Daily Living. International Encyclope-dia of Rehabilitation : http://cirrie.buffalo.edu/encyclopedia/en/article/37/(2014.12.6)
7) Lawton MP, Brody EM : Assessment of older people ; self-maintaining and instrumental activities of daily living. Gerontologist, 9 : 179-186, 1969
8) 日本リハビリテーション医学会評価基準委員会：ADL 評価について．リハ医学，13：315，1976
9) 今田　拓：日常生活動作とその周辺領域．総合リハ，19：1177-1184，1991
10) Barer D, Nouri F : Measurement of activities of daily living (Symposium on measurement). Clin Rehabil, 3 : 179-187, 1989
11) 熊本圭吾，岩谷　力，飛松好子，熊野宏昭，園田啓示，外里冨佐江：CHART 日本語版の作成．総合リハ，30：249-256，2002
12) Whiteneck GG, Charlifue SW, Gerhart KA, Overholser JD, Richardson GN : Quantifying handicap : a new measure of long-term rehabilitation outcomes. Arch Phys Med Rehabil, 73 : 519-526, 1992
13) Willer B, Rosenthal M, Kreutzer JS, Gordon WA, Rempel R : Assessment of community integration following rehabili-tation for traumatic brain injury. J Head Trauma Rehabil, 8 : 75-87, 1993
14) Willer B, Ottenbacher KJ, Coad ML : The community integration questionnaire. A comparative examination. Am J Phys Med Rehabil, 73 : 103-111, 1994
15) 細川　徹：ADL 尺度の再検討―IADL との統合．リハ医学，31：326-333，1994
16) Dijkers MP : Individualization in quality of life measure-ment : instruments and approaches. Arch Phys Med Rehabil, 84(4Suppl2) : S3-14, 2003
17) McDowell I : Measuring health. A guide to rating scales and questionnaires, 3rd ed. Oxford Univ Press, 2006. http://centerforaging.duke.edu/services/141(2015.02.08)
18) 西森美奈，福原俊一：概念と評価．総合リハ，29：691-697，2001
19) 厚生省大臣官房統計情報部編：WHO 国際障害分類試案(仮訳)．厚生統計協会，1985(原書：1980)
20) Johnston MV, Hall KM : Outcomes evaluation in TBI Rehabilitation. Part I : overview and system principles. Arch Phys Med Rehabil, 75(12 Spec No) : SC1-9 ; discussion SC27-28, 1994
21) 厚生労働省社会・援護局障害保健福祉部：国際生活機能分類―国際障害分類改訂版(ICF)．厚生労働省社会・援護局障害保健福祉部，2002(原書：2001)
22) Selb M, Escorpizo R, Kostanjsek N, Stucki G, Üstün B, Cieza A : A guide on how to develop an international clas-sification of functioning, disability and health core set. Eur J Phys Rehabil Med, 51 : 105-117, 2015.
23) Keith RA : Functional status and health status. Arch Phys Med Rehabil, 75 : 478-483, 1994
24) 道免和久，千野直一，才藤栄一，木村彰男：機能的自立度評価法(FIM)．総合リハ，18：627-629，1990

2 | ADL の評価

ADL の評価の方法は，今日，ほぼ定まったかたちに落ち着いているようにみえる．しかし，ここまで来るのには試行錯誤の歴史があった．そして今なお，さまざまな課題を抱えている．本章では，ADL の評価はどのような変遷を経てきたか，現在最も普及している評価法は何か，今後の課題は何かを述べる．

I 最初期の ADL 評価

ADL によって患者の機能状態を明らかにするという考え方は，1950 年代のリハビリテーション医学の提唱者たちが自分たちに固有の考え方として強調したものであった（2 頁参照）．

この時代の ADL 評価書式の例を「ニューヨーク大学医療センター−ADL 検査表」にみることができる（表 2-1）．これは，Lawton の著書[1]や Rusk の著書[2]に収載され，その後無数につくられた ADL 評価法の原型になったとみられる評価法である．

この評価法の特徴は何か．

その第 1 は，これが「検査」と銘打たれていることである．つまりこれは，患者の機能を調べるための道具であった．列挙されている動作は検査課題に等しい．患者にそれを実際にやってもらい，その成績を検査者が自分の目で確かめるというのが暗黙の前提となっていた．

第 2 は，成績評定に「独力でできる（✔）」「監視を必要とする（S）」「介助を必要とする（A）」「身体運搬（lifting）を必要とする（L）」「動作の適応なし（X）」という 5 種の名義尺度を用いていたことである．今日，リハビリテーション関係者が頻繁に口にする「要監視」「要介助」などの言葉のルーツは，おそらくここにある．「身体運搬を必要とす

る」という言葉は現在はあまり使われていないが，これは洗面動作それ自体はできるが，洗面所へは自力で行くことができないので身体を運んでもらわなければならない，といった場合を指していたと思われる．

第 3 は，ベッド上の動作，車椅子の動作などの動作群のなかに，かなり多数の動作課題が詰め込まれていたことである．ベッド上の動作 7 種，車椅子の動作 21 種，身の回りの動作（衛生，食事，更衣）23 種，手を使ういろいろな動作 9 種，昇降と外出の動作 8 種，立ち上がる動作と座る動作 19 種，歩く動作 3 種が列挙されていた．これは患者の日常活動の自立性をできる限り多く調べようと考えていたためと思われる．検査に用いる設備や家具・用具の仕様は特に指定されていなかった．

以上をみわたすと，この ADL 検査法は，個々の患者の機能状態の把握というきわめて基本的な，臨床的必要に立っていたことがわかる．

II 基本的 ADL の成立まで

1 指数化への志向

前述のニューヨーク大学方式に似た ADL 評価法は，その後無数につくられた．ある時期，リハビリテーション病院の数と同数の評価法があったといっても過言ではない．しかし同時に，単に個々の患者の機能状態を記録するだけでなく，同じ患者の異なる時点での状態を比較したり，特定の患者群の機能水準を示したりすることのできる評価法が求められるようになった．動作課題ごとの成績を数値化するとともに，総合得点または総合指数を求めることへの志向がこうして生まれた．比較的よく知られたものを次にあげる．

表 2-1　Lawton(1963)または Rusk(1964)によるニューヨーク大学医療センターADL 検査表

記録方法
評価記号

✔ 独力でできる，S 監視を必要とする，A 介助を必要とする，L 身体運搬を必要とする，X 動作の適応なし

1. 初回検査(青鉛筆)：
   評価記号を G/1 欄に書き入れ，I 欄に検者の頭文字を記入する．最初の検査年月日は，この頁の一番上に記入．
2. 経過記録(赤鉛筆)：
   G/2 欄に評価記号，I 欄に検者の頭文字を記入する．日付欄に検査年月日を記入．

―――――――――――――

一つの動作に方法や細項目がいくつもあるときは，該当するものを○で囲む．

ベッド上の動作

	G/1	G/2	日付	I
ベッドのなかで移動する：臥位，座位				
寝返り：右，左				
腹這いになる				
枕，毛布を直す				
起き上がって座る				
ナイトテーブルの上のものに手が届く				
合図用ライトを操作する				

車椅子の動作

	G/1	G/2	日付	I
進む：前方，後方，曲がる				
ドアを開ける，通る，閉める				
坂道を昇る，降りる				
ベッドから車椅子へ				
車椅子からベッドへ				
車椅子から背の寄りかかりのあるまっすぐな椅子へ				
同上の椅子から車椅子へ				
車椅子から安楽椅子，長椅子へ				
安楽椅子，長椅子から車椅子へ				
車椅子から便器へ(高い便器，ふつうの便器)				
車椅子から便器へ				
衣服の始末				
車椅子から浴槽へ				
浴槽から車椅子へ				
車椅子からシャワーへ(シャワー椅子あるいは浴槽)				
シャワーから車椅子へ				

外出

	G/1	G/2	日付	I
車椅子から自動車へ ＿＿＿ふち石の上で				
自動車から車椅子へ ＿＿＿ふち石の上で				
車椅子から自動車へ ＿＿＿ふち石のないところで				
自動車から車椅子へ ＿＿＿ふち石のないところで				
車椅子を自動車に入れる ＿＿＿街路で				

身の回りの動作

衛生(洗面動作)

	G/1	G/2	日付	I
髪を櫛でとく，ブラシをかける				
歯を磨く				
ひげを剃る(電気ひげ剃り器，安全かみそり)，化粧する				
水道の蛇口をひねる				
手と顔を洗って拭く				
体を洗って拭く				
入浴する(車椅子，歩いて)				
シャワーを浴びる(車椅子，歩いて)				
しびん，差し込み便器を使う				

食事の動作

	G/1	G/2	日付	I
スプーンで食べる				
フォークで食べる				
肉をナイフで切る				
ストロー，カップ，グラスを使う				

更衣の動作

	G/1	G/2	日付	I
アンダーシャツ，ブラジャー				
ショーツ，パンティ				
かぶって着るもの				
シャツ，ブラウス				
ズボン，ドレス				
ネクタイ，蝶ネクタイ				
ソックス，ストッキング				
靴(紐つき，バックルつき，スリップオン式)				
コート，ジャケット				
装具，義肢，コルセット				

手を使ういろいろな動作

	G/1	G/2	日付	I
名前と住所を書く				
取り扱い：時計				
マッチまたはライター				
タバコ				
本，新聞				
ハンカチ				
電灯：くさり，スイッチ，ノブ				
電話：受話器，ダイヤル，硬貨				
財布：硬貨，紙幣				

昇降と外出の動作

	G/1	G/2	日付	I
階段を昇る(手すりつき，手すりなし)				
階段を降りる(手すりつき，手すりなし)				
自動車，タクシーに乗る・降りる				
街の一区画の往復				
歩道を降り，通りを横切り，歩道へ昇る				
バスに乗る				
座席に腰かける，立ち上がる				
バスを降りる				

(つづく)

表 2-1 （つづき）

立ち上がる動作と座る動作

	G/1	G/2	日付	I
車椅子から立ち上がる _____				
車椅子へ腰を下ろす _____				
ベッドから立ち上がる _____				
ベッドへ腰を下ろす _____				
背の寄りかかりのあるまっすぐな椅子から立ち上がる _____				
同上の椅子へ腰を下ろす _____				
テーブルのところにある同上の椅子から立ち上がる _____				
テーブルのところにある同上の椅子に腰を下ろす _____				
安楽椅子から立ち上がる _____				
安楽椅子へ腰を下ろす _____				
長椅子から立ち上がる _____				
長椅子へ腰を下ろす _____				
便器から立ち上がる _____				
便器へ腰を下ろす _____				
衣服の始末 _____				
自動車に乗る(ふち石の上から，ふち石を越えて) _____				
自動車から降りる _____				
床へしゃがむ _____				
床から立ち上がる _____				

歩く動作

ドアを開ける，通り抜ける，閉める _____				
外を歩く _____				
持ち運ぶ _____				

住居の状況

該当事項を記入した次の余白へ，必要があれば改修のための注意や勧告を書き添える．特殊例では，設計図を書くのがよい．

所在：市街地_____ 郊外_____ 田舎_____
アパート：階_____ 部屋数_____ エレベーター有(セルフサービス——)無
　　　　　歩いて昇る_____
　一戸建：階数_____ 部屋数_____ エレベーター有(セルフサービス——)無
　入口：ドア_____ 段の数_____ 手すり：右，左，なし，スロープ_____
　一戸建ての場合，次の部屋は何階にあるか：寝室_____ 居間_____
　　　　　　　　　　　　　　　　　　　　　　台所_____ 浴室_____
　浴室：ドア：幅_____ 浴槽_____ 浴槽の上にあるシャワー_____ ストールシャワー_____
不確実なことがら(記述)：_____
入手不可能な情報(記述)：_____

用具

縦欄1——最初の概要を青鉛筆で記入：縦欄2——最終の概要を赤鉛筆で記入

車椅子	1	2			1	2
8インチの脚輪			足台：とりはずせる			
車輪：ノブつき，テープ巻き			調節できる			
空気入りタイヤ			固定式			
クッション：座席，背			肘かけ：とりはずせる			
板　　：座席，背			机がはめられる			
背：スナップどめ			固定式			
傾けられる			ブレーキ　　高くしてある			

装具	1	2	杖	1	2	歩行	1	2	補助具	1	2
短下肢装具			松葉づえ			小振り歩行					
両側			ロフストランド杖			大振り歩行					
長下肢装具			一本杖			四点式					
両側			なし			その他					
骨盤帯			その他			片麻痺					
脊椎固定装具											

最初のまとめ_____

退院時のまとめ

勧告(該当するものを○で囲む)
　患者は自立している．患者は(監視，介助，身体運搬)を必要とする．患者は車椅子を(常に，部分的に)使用．患者は(全く，部分的に)歩行可能である．
耐容力と速度
耐容力
　車椅子の運転　距離_____ 時間_____
　歩行　　　　　距離_____ 時間_____
　階段を昇る　　段の数_____ 時間_____
速度
　車椅子の運転　60フィートに要する時間_____
　歩行　　　　　60フィートに要する時間_____
　階段　　　　　10段に要する時間_____
動作
　G欄に次の評価を書き入れる：✔自立　S監視　A介助　L身体運搬．T欄には時間を記入(赤鉛筆)．

	G	T
朝の支度：　　　　　　　　　　　　　　総合判定		
洗面：車椅子から_____		
立位で_____		
着替え全部_____		
食事：朝食_____		
昼食_____		
家から出る：階段，坂道，玄関，総合判定		
通勤：自家用車(手動式)，タクシー，総合判定		
自動車：車椅子から(車椅子を自動車に入れることを含む)		
立位から		
バス：停留所まで歩く，道路横断		
記入_____ 年_____ 月_____ 日 記入者名_____		

〔Rusk HA(小池文英監訳)：リハビリテーション医学．pp24-31, 医歯薬出版, 1966より〕

表 2-2　PULSES プロファイル：改訂版

P-Physical Condition：内臓疾患（心臓血管，胃腸，泌尿器，内分泌）と神経疾患による障害を含む
1＝医療や看護の診療や指導を 3 か月以上必要としないような医療の問題が十分安定している．
2＝医療や看護の診療や指導が 3 か月以内に必要であるが，毎週ではない．
3＝少なくとも毎週定期的な医療や看護の注意が必要であるような医療の問題が十分安定しているとはいえない．
4＝少なくとも毎日集中的な医療や看護の管理（介助のみのケアである場合も含む）をするような医療を必要としている．

U-Upper Limb Functions：主として上肢機能によるセルフケア動作（飲/食，衣類上/下，装具/義肢，整容，排尿・便の始末）
1＝上肢の機能障害がなく，セルフケアにおいて自立している．
2＝上肢にいくらか機能障害があるが，セルフケアにおいて自立している．
3＝上肢に機能障害があるか，またはない場合でもセルフケアにおいて介助や指導に依存している．
4＝上肢にはっきりした機能障害があり，セルフケアにおいて完全な依存である．

L-Lower Limb Functions：主として下肢機能による移動（椅子/トイレ/浴槽またはシャワーへの移乗，歩行，階段，車椅子）
1＝下肢の機能障害がなく，移動が自立している．
2＝下肢にいくらかの障害はあるが，移動が自立している；歩行補助具の使用，装具または義肢，そのほか明らかな建築上あるいは環境的な障壁も問題にならず車椅子動作が自立している．
3＝下肢に機能障害があるかまたはない場合でも移動において介助や指導に依存しているか，または車椅子動作の部分的自立や，明らかな建築上および環境的な障壁が問題になる．
4＝下肢にはっきりした機能障害があり，移動において完全な依存である．

S-Sensory Components：コミュニケーション（話し，聞く）と視覚
1＝コミュニケーションと視覚に機能障害がなく自立している．
2＝軽度の構音障害，軽度の失語，眼鏡や補聴器使用，基準的眼のケアなどのいくらかの機能障害があるがコミュニケーションと視覚が自立している．
3＝コミュニケーションと視覚において，説明や指導の援助に依存している．
4＝コミュニケーションと視覚において，完全な依存である．

E-Excretory Functions（bladder and bowel）：排尿・排便機能
1＝膀胱・直腸括約筋の完全な意識的コントロールがなされている．
2＝膀胱・直腸括約筋が社会活動において緊急な対応ができる．またはカテーテル，器具，補助具など，介助なしにケアができる．
3＝括約筋のケアに介助が必要．またはしばしば失敗する．
4＝しばしば失禁状態で濡れて汚れている．

S-Support Factors：支援要素：知的・情緒的適応を考慮，家族単位の援助，経済力
1＝平常的役割を果たし，習慣的課題を遂行できる．
2＝平常的役割と習慣的課題遂行において幾分かの加減が必要．
3＝援助，指導，励ましやきめ細かな配慮による公的または私的な世話による介助に依存．
4＝長期的施設ケア（慢性病院やナーシング・ホームなど）による依存，特別な評価，治療または集中的リハビリテーションのための時限的入院を除く．

PULSES：最高点は 6，最低点は 24．
〔The Pulses Profile[3]と土屋弘吉編：日常生活活動（動作）評価と訓練の実際　第 3 版．医歯薬出版，1992 を参考に作成〕

ⓐ The PULSES profile（PULSES プロファイル）

　この評価法の起源は，第 2 次世界大戦中にカナダ軍が使用した，兵士のための医学的検査法である．その後，アメリカ軍がこれを改変して採用し，1950 年代には Warren らが人々の能力障害（disability）の検査に改訂版を使用した．さらに，Moskowitz らが慢性疾患の施設入所高齢

表 2-3　Barthel index の原法

	介助あり	自立
1. 食事(食物を切ってもらう場合は介助とみなす)	5	10
2. 車椅子からベッドへの移動およびその逆(ベッド上での起き上がりを含む)	5〜10	15
3. 整容(洗面, 整髪, ひげ剃り, 歯磨き)	0	5
4. トイレへの出入り(衣服の始末, 拭き, 水流しを含む)	5	10
5. 洗体	0	5
6. 平面歩行	10	15
(歩行不能の場合は車椅子操作) *歩行不能の場合のみ採点	0*	5*
7. 階段昇降	5	10
8. 更衣(靴ひも結び, 留め具の使用を含む)	5	10
9. 排便コントロール	5	10
10. 排尿コントロール	5	10

〔Mahoney FI, et al : Functional evaluation : The Barthel Index. Maryland State Medical Journal, 14 : 61-65, 1965 より〕

者の ADL 機能の評価法として用いる際に, 評価すべき 6 領域の頭文字をとって PULSES と表現した. 各文字が表すのは, P=physical condition, U=upper limb functions, L=lower limb functions, S=sensory components(speech, vision, hearing), E=excretory functions(bladder and bowel), S=social and mental status(Granger による改良版では S=support factors)である. この 6 項目をそれぞれ 4 段階(1〜4 点)で評価するのだが, 項目点数を合計して総合点をつけることに対して, Moskowitz は, 項目ごとの変化がわかりにくいとの理由で反対していた. Profile という名称の意味もここにあると思われる.

その後, 1979 年に Granger が, 評価の段階づけと評価すべき各項目の範囲に改良を加えた PULSES を発表した(表 2-2). このとき, U=upper limb functions にはセルフケアを, L=lower limb functions には移動能力を, S=support factors には知的・情緒的適応力や家族の援助, 経済などを評価に含めるよう変更された. また, 各項目の点数を合計して総合点をつけるよう変更が加えられ, 総合点が 6 点(全項目における完全な自立)から 24 点(全項目において全介助)となる評価表とし

た. これが現在も基本的な PULSES とみなされているものである. Granger によると, この評価で 12 点が明らかな能力障害があるか否かを区分する点数であり, 16 点以上は重度な能力障害を示すことになるという[3].

この評価は, 他の ADL 評価のように食事, 歩行などの活動ごとの評価ではないこと, コミュニケーションや精神機能も評価の範囲としていることが特徴である. また, 古い歴史を有する評価であるため, Barthel Index と同様, 後々, 作成された各種評価にさまざまな影響を与えているという. 事実, 改良版を作成した Granger は後に FIM の作成において中心的役割を担った人物でもある.

❺ Barthel index(Barthel 指数;BI)

この評価法は Mahoney と Barthel[4](バーセル)によって発表された. Mahoney は医師, Barthel は理学療法士である. 彼らによる原法は 10 項目の評定からなっていた(表 2-3). 評定者はそれぞれの項目について, 患者の能力が「自立」「要介助」のいずれであるか, あるいはそのいずれでもないかを判定する. どの場合に何点を与えるかが決められているので, 該当する得点を選び, 最後にそれらを加算して指数を得る. 同じ「自立」であっても項目により得点の重みが異なるのは, 援助の量と時間を考慮して経験的に決めたためだという. 最高得点は 100 である.

この評価法で評定されるのは患者の能力(ability)である. つまり, "できる ADL"が対象になる. 得点の与え方は細かく決められており(表 2-4), この決まりを守るなら, どの職種でも正確にこの検査を実行できるとされた.

彼らはこの評価法によってリハビリテーションにおける機能改善の程度やテンポを測ることを意図していた. しばらく治療を行ってもこの指数に変化がないなら, リハビリテーションの潜在能力がないのだとしている.「自立」については明確な定義があり, たとえ手助けをしてもらわなくても, 誰かにそこにいてもらう必要があるなら, それは自立ではないとしている. この評価法では動

表 2-4　Barthel index（原法）の得点のつけかた

1．食事
10 ＝自立．手が届く位置に誰かが食べ物を置いてやれば，盆またはテーブルから食事をとることが自力でできる．補助具が必要な場合はそれを自分で装着できなければならず，切ったり，塩こしょうを使ったり，バターを塗ったりも自分でできなければならない．なおかつこれを，適度な時間以内に完了できなければならない．
　5 ＝なんらかの介助が必要（食物を切る，その他上述の事柄に関して）

2．車椅子からベッドへの移動およびその逆
15 ＝この動作の全過程において自立．患者は車椅子で安全にベッドに近づくことができ，両側のブレーキをかけ，両側のフットサポートを上げ，安全にベッドへ移動し，横たわり，起き上がってベッドの片側に腰かけ，必要なら安全に乗り移れるように車椅子の位置を変え，そして車椅子に戻ることができなければならない．
10 ＝この動作のいずれかの段階でなんらかの介助を必要とする．あるいは一つまたはそれ以上の部分に関して，注意を喚起されたり，安全のために監視を受けたりする必要がある．
　5 ＝患者は他者の助けを借りずに座位まで起き上がることはできるが，立位になるのに身体を引き上げてもらったり，乗り移るのにかなりの助けを受けたりする必要がある．

3．整容
　5 ＝両手と顔を洗い，髪をとき，歯を磨き，そして

ひげを剃ることができる．どのようなタイプのひげ剃りを使ってもよいが，助けを借りずに刃のはめ外し，その他の器具の取り扱いができなければならず，また引き出しや戸棚からそれを取り出すこともできなければならない．女性の患者はその習慣があるなら化粧をしなければならないが，髪を編んだり，ヘアスタイルを整えたりする必要はない．

4．トイレへの出入り
10 ＝トイレへの出入り，着衣の開け締め，衣服が汚れないようにすること，紙を使うことが，助けを得ずに実行できる．必要なら，手すりや固定した家具につかまってよい．トイレでなく床上便器を使う場合は，自分でそれを椅子の上に置き，空にし，洗うことができなければならない．
　5 ＝バランス不良のために介助を必要としたり，あるいは衣服の扱いまたは紙の使用に関して介助を必要としたりする．

5．洗体
　5 ＝入浴，シャワー，清拭のいずれでもよいが，他者についていてもらうことなしに，必要な動作の全部を自分でできなければならない．

6．平面歩行
15 ＝介助または監視なしで少なくとも 50 ヤードを歩くことができる．義肢，装具，松葉づえ，一本杖，歩行器（キャスターつきを除く）のいずれを使ってもよい．装具使用の場合はロックのか

作以外の課題，すなわち排便コントロール，排泄コントロールの問題が登場し，かなり高い重みを与えられている．これは彼らの評価対象が慢性期患者であり，それゆえに神経・筋疾患，筋・骨格疾患いずれの患者にも対応できるようにする必要があったためと思われる．

　BI はその簡潔さが受けて，きわめてよく普及し，今日でもよく使われている評価法の一つである[3,5,6]．

　BI については他の研究者による変法がいくつかあることに注目したい．Granger らは 1979〜1989 年くらいの間にたくさんの Barthel index 変法を使った研究を発表しているが，そのなかから1981 年の 15 項目版をここにあげる（表 2-5，ただ

し McDowell[3] の引用による）．この場合は更衣や移乗に関する項目が分割されたうえに装具装着に関する項目が加わったので，全体の項目数が 15に増えている．結果として配点にも変化がある．英国では Collin と Wade による変法があるという（McDowell[3] の引用による）．項目数は原法と同じ 10 項であるが，配点と採点方法が異なる．注目すべきは，この指数を患者にできたこと（what a patient could do）の記録ではなく，患者がしていること（what a patient does）の記録にしなければならない，としていることである．この点は明らかに原法と異なる．また，評定には利用可能な証拠のうちベストのものを使えばよく，患者，友人縁者，看護師などを情報源としてよいとしている．

表 2-4 （つづき）

け外しができなければならず，立ち上がりと腰
下ろしができなければならず，補助具を使うな
ら，必要なときに必要な位置にそれを持ってこ
なければならず，また腰を下ろしたときにはそ
れを片づけることができなければならない（装
具の装着は更衣の項で採点する）．
10＝上のいずれかに関して監視または介助を必要と
　　するが，わずかな介助で50ヤード以上を歩く
　　ことができる．

6.　車椅子操作
　5＝歩行はできないが，車椅子を自力で操作するこ
　　とができる．角を曲がったり，くるりと向きを
　　変えたり，テーブルやベッドやトイレなどへ具
　　合よく近づくことができたりしなければならな
　　い．少なくとも50ヤードを進むことができな
　　ければならない．平面歩行の項で採点した場合
　　はこの項を採点しないこと．

7.　階段昇降
10＝監視または介助なしに，階段を安全に昇りかつ
　　降りることができる．必要なら手すりにつか
　　まってもよいし，松葉づえや一本杖を使ってよ
　　い．片道で松葉づえや一本杖が不要な場合は，
　　自分でそれを運べなくてはならない．
　5＝上の事項のいずれかに関して監視または介助を
　　要する．

8.　更衣
10＝すべての衣服について着ること，脱ぐこと，締

めることができ，そして靴紐（代替品を使う必
要がない場合）を結ぶことができる．コルセッ
トや装具が処方されている場合は，それらの着
脱と締めを含む．ズボン吊り，ローファータイ
プの靴，完全前開きのドレスなど特別なものが
必要な場合は，それを使ってよい．
　5＝いずれかの衣服の着脱または締めに関して助け
　　を要する．少なくとも半分以上は自分でしなけ
　　ればならない．適度の所要時間でこれを完成
　　しなければならない．

9.　排便コントロール
10＝腸のコントロールができており，失敗がない．
　　必要なら坐薬を使ったり浣腸器を取り出したり
　　することができる（排泄訓練を受けた脊髄損傷
　　患者の場合）．
　5＝坐薬を使ったり浣腸器を取り出したりするのに
　　助けを必要とする．またはときどき失敗がある．

10.　排尿コントロール
10＝昼も夜も膀胱のコントロールができている．補
　　助具とバッグを使用している脊髄損傷患者の場
　　合は，自力でそれらを装着したり，バッグを空
　　にして洗ったりすることができ，夜も昼も乾い
　　た状態を維持できなければならない．
　5＝ときどき失敗がある．または，尿器を持ってき
　　てもらうまで，あるいはトイレへ行くまでに間
　　に合わない．あるいは補助器に関して助けを必
　　要とする．

〔Mahoney FI, et al : Functional evaluation : The Barthel Index. Maryland State Medical Journal, 14 : 61-65, 1965 より〕

さらに，直接観察や常識判断は大切ではあるが必
ずしも必要ではないとし，直前 24～48 時間の実
際の行為が重要だとしている．

ⓒ Kenny Self-Care Evaluation（Kenny 式 セルフケア評価）
　名称中の Kenny は Kenny Rehabilitation Institute
（後に Sister Kenny Institute）に由来する．最初に
Schoening ら[7]によって発表されたときには，ベッ
ド，移乗，移動，更衣，衛生（排尿・排便プログ
ラムを含む），食事の 6 つのカテゴリーを設け，
それぞれのカテゴリーの下に 2～5 つの「動作」
を置いていた（例：「ベッド」のカテゴリーの下に
「ベッド上で動く」「起き上がって座位になる」の 2
つの動作がある）．この「動作」それぞれには介助

量の多少により，0（完全依存）～4（自立）の得点が
与えられる．次いでこの動作得点のカテゴリー平
均を求め，各カテゴリーを同等とみなして総得点
を算出する．その根拠は介護に要するおおよその
時間という経験的観察によるものであるという．
　Shoening らは，それまで使っていた伝統的
ADL 評価法があまりに冗長であったために完全
には実行されることがなかったという反省から，
またリハビリテーションの予後予測に役立つよう
な評価法が必要だとの認識から，この新評価法を
つくった．さらに彼らは，評価の結果を必要介護
量の推定に用いることができるので，病院運営の
資料としても役立つ，と述べている．
　同評価法は 1973 年に修正され，名称も the Sister

表 2-5　Fortinsky と Granger(1981)による Barthel index の変法

自立		未自立		
I	II	III	IV	
問題なし	制限あり	要介助	不可	
10	5	0	0	カップから飲む/皿から食べる
5	5	3	0	上半身を着る
5	5	2	0	下半身を着る
0	0	−2	0	装具や義肢を着ける
5	5	0	0	整容を整える
4	4	0	0	清拭または入浴
10	10	5	0	尿の自制
10	10	5	0	便の自制
4	4	2	0	会陰ケア/トイレでの身づくろい
15	15	7	0	移乗(椅子)
6	5	3	0	移乗(トイレット)
1	1	0	0	移乗(浴槽またはシャワー)
15	15	10	0	平地歩行(50 ヤード以上)
10	10	5	0	階段昇降(1 階分以上)
15	5	0	0	車椅子移動(50 ヤード以上)―歩行不可の場合のみ

〔McDowell I : Measuring Health. A Guide to Rating Scales and Questionnaires, 3rd ed. Oxford University Press, 2006 より〕

表 2-6　シスターKenny 式セルフケア評価の総括表

セルフケア得点

カテゴリー	動作	動作スコア	カテゴリー小計	カテゴリー得点	動作スコア	カテゴリー小計	カテゴリー得点
ベッド動作	ベッド上で動く						
	起きて座位になる		÷2 =	.		÷2 =	.
移乗	座位移乗						
	立位移乗						
	トイレ移乗						
	入浴移乗		÷4 =	.		÷4 =	.
移動	歩行						
	階段						
	車椅子		÷3 =	.		÷3 =	.
更衣	上半身						
	下半身						
	足		÷3 =	.		÷3 =	.
整容	顔, 髪, 腕						
	体幹と会陰						
	両脚		÷3 =	.		÷3 =	.
膀胱と腸	膀胱プログラム						
	腸プログラム						
	カテーテル・ケア		÷2 =	.		÷2 =	.
食事	食事		=	.0		=	.0
セルフケア総得点							

〔McDowell I : Measuring Health. A Guide to Rating Scales and Questionnaires, 3rd ed. Oxford University Press, 2006 より〕

表 2-7　Katz ADL index

1．ADL の自立指標

　ADL の自立指標は，洗身，更衣，トイレ使用，移乗，排泄自制，食事における機能の自立または依存の評価に基づいて決める．機能的自立と依存の定義は下記のとおり．
　　A—食事，排泄自制，移乗，トイレ使用，更衣，洗身に関して自立している．
　　B—上述の機能の 1 つを除くすべてに自立している．
　　C—洗身とそれ以外の 1 つの機能を除いて自立している．
　　D—洗身，更衣，それ以外の 1 つの機能を除いて自立している．
　　E—洗身，更衣，トイレ使用，それ以外の 1 つの機能を除いて自立している．
　　F—洗身，更衣，トイレ使用，移乗，それ以外の 1 つの機能を除いて自立している．
　　G—6 つのすべての機能に関して他者に依存している．
　　その他—少なくとも 2 つ以上の機能に関して他者に依存しているが，C，D，E，F に分類されないもの．

　自立とは，下に特記する場合を除いて，監督，指示，実際的手助けのいずれをも受けないことを指す．これは実際的状況に基づいて決めるものであり，能力を根拠としない．ある機能の実行を拒否する患者は，たとえできそうにみえても，その機能を遂行していないとみなされる．

洗身（清拭，シャワーまたは浴槽利用）
自立：背中または患肢など身体の 1 か所の洗いについてのみ介助を受ける．または身体の全部を自分で完全に洗う．
依存：身体の 1 か所よりも多い部分の洗いについて介助を受ける；浴槽への出入りに関して介助を受ける；または自分で洗わない．

更衣
自立：クローゼットや引き出しから衣類を取り出す；衣服，外套，装具をつける；留め具を扱う；靴紐結びは除外．
依存：自分で着ない．または一部しか着ない．

トイレ使用
自立：トイレへ行く；便座に腰かけ，立ち上がる；衣服の上げ下げをする；拭く（夜間のみ自分で差し込み便器を使用するのはよい．物理的な支えの利用のいかんは問わない）．
依存：差し込み便器またはコモードを使用．またはトイレへの移動とトイレの使用に介助を受ける．

移乗
自立：ベッドへの出入りと椅子への出入りを自立して行う（物理的支えの使用のいかんを問わない）．
依存：ベッドへの出入りおよび／または椅子への出入りに関して介助を受ける；一種またはそれ以上の移乗を自分で行わない．

排泄自制
自立：排尿・排便を完全に自分でコントロールしている．
依存：排尿または排便について部分的または全面的失禁がある；浣腸やカテーテルによる部分的または全面的コントロールを受けている．またはしびん・差し込み便器を定期的に使用している．

食事
自立：皿もしくは類似のもののなかの食物を口に取る（肉をあらかじめ切っておくことやパンにバターを塗るなどの準備は評価の対象としない）．
依存：食事の動作（上述）に関して介助を受ける；全く食べない．または食べさせてもらう．

（つづく）

Kenny Institute Self-Care Evaluation（シスターKenny 式セルフケア評価）に変わっている[3]．基本は変わらないが，「腸と膀胱」を独立させたのでカテゴリーが 7 つに増えた．各「カテゴリー」の下には 1〜4 個の「動作」を配置し，各「動作」の下にさらに 3〜8 個の"小動作"を配置している（例：「カテゴリー：ベッド動作」の下にある「動作：ベッド上で動く」の下には，"身体をずらす""左へ身体を向ける""右へ身体を向ける""腹臥位まで寝返る""背臥位まで寝返る"の 5 つの小動作がある）．つまり，同評価は，7 つのカテゴリー，19 個の「動作」，85 個の「小動作」から構成される ADL 評価である．「動作」の評点は，これら"小動作"のいくつが自立しているかによって決まる．4 はすべての小動作が自立している場合であり，0 はすべての小動作が未自立の場合である．カテゴリーごとの平均点を出すことや，平均点の総和をセルフケア総得点とすることは初版と変わらない．評定者は患者の行為を自

表 2-7　Katz ADL index（つづき）

2．評価用紙

氏名＿＿＿＿＿＿＿＿＿＿＿＿＿＿　　　　　評価年月日＿＿＿＿＿＿＿＿＿＿＿＿＿

下記の機能領域ごとにあてはまるものをチェックする〔「介助」とは監督，指示または個別的介助を指す〕．

洗身―清拭，浴槽利用またはシャワー

☐	☐	☐
介助を受けない（浴槽利用の場合は自立で浴槽に出入りする）	身体の1か所の洗体についてのみ介助を受ける（背中または片側下肢など）	身体の2か所以上の洗いについて介助を受ける（または洗わない）

更衣―クローゼットまたは引き出しから衣類を出す―下着，外套類，留め具使用を含む（装具使用の場合はこれも含む）

☐	☐	☐
介助を受けずに衣類を取り出し，完全に着衣する	衣類を取り出し，完全に着衣するが，靴紐結びのみ介助を受ける	衣類の取り出しまたは着衣に介助を受ける．または一部の着衣にとどまるか，全く着衣をしない

トイレ使用―排泄のため"トイレ"へ行く；拭き，衣服を整える

☐	☐	☐
介助を受けずに"トイレ"へ行き，拭き，衣服を整える（杖，歩行器，車椅子などの物や支えを使ってよい．自分で夜間のみ差し込み便器やコモードを使い，翌朝に自分で後始末をするならそれもよい）	"トイレ"への移動，拭き，排泄後の衣服の整えのいずれかに介助を受ける．または夜間の差し込み便器やコモードの使用に介助を受ける	排泄のために"トイレ"という名の部屋へ行くことはない

移乗

☐	☐	☐
ベッドおよび椅子への出入りを介助を受けずに行う（杖，歩行器などの物や支えを使ってもよい）	ベッドまたは椅子への移動，またはそこからの立ち上がりに介助を受ける	ベッドの外へ出ない

排泄自制

☐	☐	☐
排尿および腸の動きを完全に自分でコントロールしている	ときどき"失敗"がある	監督を受ければ尿をとどめたり排便をコントロールしたりするのが容易になる；カテーテルを使用している，または失禁している

食事

☐	☐	☐
介助を受けずに自分で食事をする	肉を切ったりパンにバターを塗ったりする以外は自分で食事をする	食事をするのに介助を受ける．または一部あるいは全部を食べさせてもらう．あるいは経管栄養または静脈内栄養を受けている

〔Katz S, et al : Studies of illness in the aged. The Index of ADL : A standardized measure of biological and psychosocial function. JAMA, 185 : 914-919, 1963 より〕

分の目で確かめなければならないとされ，患者の自己申告は認めないことが明記されている．修正版の最後の総括表を**表2-6**にあげる．この表には85個の"小動作"は載っていない．

この評価法も ADL の指数化を目指したものではあるが，Barthel index や Katz ADL index と比較して評価項目数が多く，先に示した最初期の ADL 評価と類似した印象を受ける．患者/クライアントにかかわる施設における臨床的必要性がこのような形式の評価方法を生み出したのかもしれない．

ⓓ Katz ADL index（Katz の ADL 指標）

正式名称は index of ADL であるが，ほかとの混同を避けるため Katz ADL index（Katz の ADL 指標）としておく．1963 年に Katz らによって発表された[8]．Katz らは，活動能力の障害が一定の順序で生じる（最も複雑な活動が最初に障害される）という経験的知見に基づいて，指標に階層性をもたせている．これが本方式の特徴であるが，そのことの妥当性について，その後も何度か Katz らによる報告が行われている[9]．

本評価法は，当初は脳卒中や股関節骨折を被った高齢の慢性期患者を対象に開発された．最大の特徴は，洗身，更衣，トイレ使用，移乗，排泄自制，食事という 6 つの基本的機能に一定の発達的/加齢的順序があることを想定し，この順序列のどこにあるかをもって個人の機能水準の特定に代えようとした点にある．もしも 6 つのすべてにおいて自立していれば指標「A」を与え，6 つのうちの一つが未自立であれば「B」を与え，洗身と他の一つが未自立であれば「C」を与え，という具合に進んで，6 つのすべての機能が未自立であれば「G」を与える（**表2-7**）．この A〜G がすなわち ADL の自立指標である．

Katz ADL index では 6 つの機能のそれぞれについて「自立」と「依存」が詳しく定義されている．自立しているかどうかは実際の状況に基づいて決めるのであり，能力（ability）を根拠としないと明記されている．つまり，Katz ADL index はしている ADL の評価が目的であると解釈できる．しかし，

別のところには「正確を期すためには，観察者は患者に，① バスルームと ② 薬がある場所へ案内してくれるようにと頼む．こうすれば自ずと検査状況が生まれることになり，移乗や歩行，コミュニケーションを直接観察したり，洗身，更衣，トイレ使用，移乗に関する情報の信頼性を確かめる機会にも恵まれる」とある[9]．これは，できる ADL の評価方法を示しており，どことなく不徹底な感じを受ける．

英語圏では Katz ADL index は広く使われているという[3]．しかし，指標の決め方がきわめて独特であるがゆえに，この評価法の信頼性と妥当性がどの程度あるかが気になる．残念ながら，この検証がきわめて少ないことが指摘されている[3,4]．

❷ 検査条件の厳密化という問題

前述した評価法は，Collin と Wade による Barthel index の変法と Katz ADL index を除けば，おおかたが"患者は何ができるか"を調べようとしたものである．しかし，患者がいつも同じ病棟内にいて看護師だけが ADL 評価を行っているというのであれば，それほど問題はおこらないであろうが，複数の職種が関与し，それぞれが異なる環境下で，患者の能力を評価すると結果に差が生じる．装具や補助具を使うか否かという条件の違いによっても成績が変わるのは当然である．もし ADL が検査であるのなら，検査条件をきちんと定めるべきだと考えた人々がいた．その代表格が Potvin ら[10]である．彼らが作成した SADLE（Simulated Activities of Daily Living Examination：模擬的 ADL 検査）は，検査に使う用具や用品のサイズ，形状はもちろんのこと，検査者の指示・説明に至るまで，すべての検査条件を正確に定めていた．検査者は 15 種 19 項の検査項目について，患者がそれを行うのに要した時間を秒数で計測する．試行の回数や，最大値と平均値のいずれを採用するかということも定められていた．検査項目は，「両足立ち（開眼）」「片足立ち（開眼）」「タンデム歩行（支持あり）」「同（支持なし）」「シャツを着る」「見える位置のボタン 3 個を扱う（＝板にとめた布についている決まった大きさのボタン 3 個を

はめ，そして外す）」など，特定の選ばれた動作である．

しかし，ここまでくると，Potvin らが調べようとしていたのは個体の純粋な身体能力の一部であって，自立の程度ではないことがわかる．「ボード上のボタン3つを90秒ではめ外しできることはわかった．ところでその患者は，毎日自分で着替えをしているの？」ということになるであろう．

1979年にわが国の厚生省特定疾患調査研究班がまとめた「日常生活動作テスト」も，検査の条件をかなり限定する立場をとった[11]．SADLE ほど細かくはないが，用具・用品の大きさを限定したり，時間計測の上限を指定したりがみられる．測度は時間ではなく，複数の要素を組み合わせたある種の順序尺度である．補助具の使用については専用の評価欄が設けられてあり，何を使っているかによって評点が定まる仕組みになっている．代表課題の成績をもって全体的機能の判断をしようとしている点や，検査条件の規格化を目指している点で Potvin らの考えに似たところがあるが，全体としては折衷方式である．

結局のところ，SADLE も厚生省特定疾患調査研究班の「日常生活動作テスト」も普及には至らなかった．原因は，これでは生活実態がわからない，というところにあったと思われる．これらの事実は，できる ADL の評価を発展させる過程で，当時，検査としての信頼性と妥当性の両立が難しかったことを示している．検査としての厳密な信頼性を求めれば，評価の妥当性（対象者の日常生活能力を測ることから逸脱しない）を損なうというジレンマがあったのである．

3 "している ADL" の評価

検査に際してある行為ができるということは，普段それを行っているということを必ずしも意味しない．これまで述べてきた ADL 評価法の多くは，それが"できる"かどうかを問題にしてきた（あるいはあいまいにしてきた）．しかし，"できる"かどうかは，たとえ心身の状況が同じであったとしても，そのときの環境条件によって異なる．補助具を使うかどうかによっても異なる．し

かし，検査の条件を特定すれば，今度はその個人の"生活"がみえなくなる．このジレンマを解決する評価法が現れた．

ⓐ FIM（functional independence measure：機能的自立度評価法）

1984年，米国リハビリテーション医学アカデミーとリハビリテーション医学会の協同支援を受けてある特別委員会が発足した．そしてここから一つの評価法が生み出された．それが FIM である[12,13]．中心を担ったのはニューヨーク州立大学バッファロー校の Granger である．もとはといえば，米国におけるリハビリテーション医療費支払いの適正化を図るために適正な障害評価が必要だということになり，そのために Unified Data System for Medical Rehabilitation（UDSMR：医学的リハビリテーションのための統一データシステム）が開発された．そのなかに，主要な部分としてはめ込まれたのが FIM であった[3]．UDSMR 開発の前段としては，1979年より米国17施設を対象に行われた Stroke Outcome Study（脳卒中アウトカム研究）があり，国外からは唯一，わが国の慶應義塾大学月ヶ瀬リハビリテーションセンターが参加していた[14]．

現在，FIM を含む統一データシステムのデータ管理と情報提供，講習会活動はニューヨーク州立大学バッファロー校の UDSMR（http://www.udsmr.org/）によって行われており，全世界から多数の機関がこれに参加している．わが国では慶應義塾大学医学部リハビリテーション医学教室内 FIM 講習会事務局が日本語版の実施責任を請負っており，日本語版手引書[15]もここから発行されている．

FIM の特色は，評価の対象を"介助負荷"においたことにある．患者の"できる/できない"ではなく，要するに"人手を要しているか/いないか，要しているならばどのくらいか"に焦点を合わせた．これにより，評価の場面は一義的に"実際の生活場面"ということになり，設備が変われば成績が異なるとか，装具を使うかどうかで成績が異なるとか，できるはずなのにやろうとしないなどの問題はすべて"実際に与えられている介助の量"という単一

尺度のなかに吸収された．一般に FIM は"している ADL"の評価だといわれるが，そのことの本当の意味はここにある．

　FIM は「セルフケア」「排泄コントロール」「移乗」「移動」「コミュニケーション」「社会的認知」の 6 つをカバーし，これらに属する評価項目を全部で 18 項目有している（表 2-8）．この一つひとつを，実際の生活のなかで実際に与えられている介助の質と量にしたがい，7 ポイント方式で評定する．"介助者なし"には 2 つの水準があり，7（＝完全自立）または 6（＝修正自立）が与えられる．修正自立とは補助具を使っている場合を指す．"介助者あり"には「部分介助」と「完全介助」の 2 水準を設けている．「部分介助」とは本人が遂行努力の 50％以上を担っている場合であり，5（＝監視），4（＝最小介助，患者自身で 75％以上），3（＝中等度介助，患者自身で 50％以上）に分かれる．「完全介助」は本人の実施が全体の 50％に満たない場合をいい，そのなかでも 2（＝最大介助）は本人負担が 25％以上 50％未満の場合，1（＝全介助）は本人負担が 25％未満の場合である．採点は，採点者自身による観察，患者とのインタビュー，医学記録などのいずれを根拠にしても構わないとされている．また，評価を行う者の職種を特に問わない．非専門家も可とされる．

　前述の 7 段階スケールは厳密には順序尺度とみるべきものである．しかし，実際には間隔尺度に準じた扱いがされており，総得点算出も行われる（得点範囲は 18〜126）．また，運動項目得点（セルフケアから移動まで：13 項目）と認知項目得点（コミュニケーションと社会的認知：5 項目）を別個に算出することもしばしば行われる．さらに，すでに収集した大量のデータによる検証に基づいて，この順序尺度を間隔尺度に換算する方法も公表されている[16]．辻らはこの分析方法を用いて患者が自立していくときの各項目の順序を明らかにし，FIM 運動項目総合得点が 80 点台後であれば屋外歩行自立群，80 点台前半は屋内歩行自立群，70 点台はセルフケア自立群，50〜60 点台は半介助群，50 点未満が全介助群であることを明らか

にしている[17]．

　"している ADL"を調べる評価法として，ほかに英国の Collin と Wade による Barthel index の変法，Katz ADL index があることはすでに述べた．わが国でも，日本リハビリテーション医学会評価基準委員会が 1988 年頃から，"している ADL"に照準を合わせた評価法の開発にとりかかったことがある[18]．しかし，すでに FIM が全世界に普及し始めていることがわかり撤退した．1980 年代は図らずも，世界のあちこちで，"できる ADL"から"している ADL"へ意識の変換がおこり始めた時代であった．

4 現代の ADL 評価

　今日，医学的リハビリテーションの領域で最もよく使われている ADL 評価といえば FIM と Barthel index だといってよいであろう．2015 年 2 月時点で，CiNii と医学中央雑誌（国内文献）と PubMed（国外文献）を用いた医学文献検索の結果，使用された ADL 評価は，国内外ともに FIM と Barthel index が圧倒的に多く，次に Katz ADL index であった．その他の評価法に関する文献数は少数であった．

　Cohen ら[5]はリハビリテーション研究に広く使われている機能測定法として，Katz ADL index，Barthel index，LORS[注1]，PECS[注2]，FIM の 5 つを取り上げ，これらの信頼性と妥当性の問題を検討している．このうちの LORS と PECS は次にあげる広域 ADL に相当するとみてよいが，Katz ADL index，Barthel index，FIM の 3 つはいわゆる基本的 ADL[注3]に相当するとみてよいものである．Cohen らの結論としては，FIM が最もバイアスの少ない評価法だ，というものである．

- -
注 1) LORS は the level of rehabilitation scale の略．Carey ら[19]によって発表され，その後，1982 年および 1992 年に改訂された．
注 2) PECS は the patient evaluation conference system の略．Harvey ら[20]によって発表された．リハ・ゴール設定とアウトカム評価のための機能評価書式であり，13 の職種の担当領域が決まっているのがユニーク．
注 3) 基本的 ADL，広域 ADL については 1 章参照．

表 2-8　FIM の総括表

レベル	7＝完全自立（時間，安全性を含めて） 6＝修正自立（補助具使用）	介助者なし
	部分介助 　5＝監視 　4＝最小介助（患者自身で75％以上） 　3＝中等度介助（50％以上） 完全介助 　2＝最大介助（25％以上） 　1＝全介助（25％未満）	介助者あり

		入院時	退院時	フォロー アップ時
セルフケア				
A. 食事	箸 スプーンなど			
B. 整容				
C. 清拭				
D. 更衣（上半身）				
E. 更衣（下半身）				
F. トイレ動作				
排泄コントロール				
G. 排尿コントロール				
H. 排便コントロール				
移乗				
I. ベッド，椅子，車椅子				
J. トイレ				
K. 浴槽，シャワー	浴槽 シャワー			
移動				
L. 歩行，車椅子	歩行 車椅子			
M. 階段				
コミュニケーション				
N. 理解	聴覚 視覚			
O. 表出	音声 非音声			
社会的認知				
P. 社会的交流				
Q. 問題解決				
R. 記憶				
合計				

注）空欄は残さないこと．リスクのために検査不能の場合はレベル 1 とする．
〔慶應義塾大学リハビリテーション医学教室訳：FIM，医学的リハビリテーションのための統一データセット利用の手引き 第 3 版．慶應義塾大学リハビリテーション医学教室，1991 より〕

Ⅲ 広域 ADL の評価

人の日常活動は自己身体のケアに始まり，移動とコミュニケーションの拡大に応じてその他の活動の範囲を拡大していく．それらは家庭内の諸活動から，近隣あるいは地域社会における人や施設とのかかわりに，あるいは就業や余暇活動に及ぶ．1章では，セルフケアと移動を扱う ADL が"基本的 ADL"と呼ばれるのに対し，家庭や地域社会を舞台とする共通性の高い活動が"IADL（手段的 ADL）"または"APDL（生活関連動作）"などの名で呼ばれていることを述べた．細川[21]のようにこの2つを合わせたものを「拡大 ADL」と呼ぶ立場もあるが，さらにその外側にある個別性の高い役割行動，余暇活動，社会的交流をも評価の対象とする立場が少なくないため，基本的 ADL から社会的交流に至るすべての活動を，ここでは便宜上「広域 ADL」と呼ぶ，ということも述べた．英語圏で頻繁にみられる functional status（機能状態）という言葉がこの広域 ADL にほぼ一致するというのもすでに述べたとおりである．

評価の際にこれら広域 ADL をどのように切り取るかについては，さまざまな形がある．すべてを括っていることもあれば，一部だけを切り取っていることもある．基本的 ADL を含んでいるものもあれば，それ以外の部分だけを扱っているものもある．基本的 ADL を含む場合も，その扱いは包括的であることが多い．

次に，広域 ADL の全部または部分を扱う代表的評価スケールをあげる．

ⓐ IADL scale（手段的 ADL 尺度）

Lawton と Brody[22]の IADL scale（手段的 ADL 尺度）は，手段的 ADL という言葉が使われる先駆けとなった尺度である．彼らは，「自己身体維持尺度」にこれを組み合わせて高齢者の生活自立を測定することを提案した（1章参照）．「電話使用」「買い物」「食事準備」「家屋維持」「洗濯」「乗り物利用」「服薬」「家計管理」という八つの項目のそれぞれに3～5段階の回答肢が準備されており，該当する

ものを選ぶようになっている．しかし，ある段階以上であればその項目は1点と採点するため，結局，合計点（満点）は8点となる．ただし，男性の場合は「食事準備」「家屋維持」「洗濯」を除く5項目を評価するので合計点（満点）は5点となる．この評価は，高齢者専用につくられているために適用の範囲が限られるが，いわゆる基本的 ADL の外にある活動に目を向けた初期の研究として意義が深い．

その後，この評価は1972年以降現在まで続くデューク大学によるアメリカ老人の資源とサービス（Older Americans Resources and Services）プログラムにおいて開発された多面的機能評価（OMFAQ）の一部として採用されている（表2-9）[注4]．Lawtonによる原法と異なるのは「洗濯」を省き7項目とし，すべて3段階（自立：2点，なんらかの介助を要す：1点，不可：0点）の回答肢としたことである[3]．

ⓑ 老研式活動能力指標

古谷野ら[23]が作成し，1986年に初めて発表した．Lawton ら同様，地域に住む高齢者の生活能力を測定することを目的としている．Lawton らの考えを参考にしたうえで，手段的自立，知的能動性，社会的役割に関する質問を各5問，計15問設けていたが，最終的には13問になった．引退後の高齢者を想定しているためか，仕事や就労に関する質問はない．「日用品の買い物ができますか」（第2問），「新聞を読んでいますか」（第7問），「病人を見舞うことができますか」（第12問）などの質問が並んでいるが，「できますか」形式が7問，「していますか」形式が3問，「することがありますか」形式が3問である．回答は「はい」「いいえ」のどちらかを選んでもらうようになっている．このスケールは社会調査用とみるべきで，代表的活動種目に関する質問をとおして活動性診断を行う方式の一つである．

注4）この評価は2015年2月時点でweb 上（http://centerforaging.duke.edu/services/141）から入手可能である．

表 2-9　the OARS multidimensional functional assessment questionnaire(OMFAQ)中の IADL 項目

56.　電話を使うことができますか.
　2＝援助なしでできますか. 番号を調べて電話をかけることも含みます.
　1＝いくらかの援助でできますか(電話にでることや, 非常時にオペレーターに電話をかけることができけれど, 特殊な電話が必要ですか. あるいは, 番号を調べることや電話をかけることに手助けが必要ですか).
　0＝または, 全く, 電話を使用することができませんか.
　−＝答えられない.
57.　離れたところまで歩いて目的地に着くことができますか.
　2＝援助なしでできますか(一人でバスやタクシーに乗ったり, 車を運転して出かけることができますか).
　1＝いくらかの援助でできますか(出かける時にあなたを助けたり, 一緒に行ってくれる人が必要ですか).
　0＝または, 救急車の様な特殊車両で非常時の準備ができていない限り, 出かけることができませんか.
　−＝答えられない.
58.　食料雑貨または衣服を買いに行くことができますか[対象者には移動手段があると想定する].
　2＝援助なしでできますか(移動手段があると想定して, 必要な買い物はすべて自分でできますか).
　1＝いくらかの援助でできますか(すべての買い物に一緒に行ってくれる人が必要ですか).
　0＝または, 全く買い物をすることはできませんか.
　−＝答えられない.
59.　自分の食事を準備することができますか.
　2＝援助なしでできますか(自分の食事をすべて計画し, 料理することができますか).
　1＝いくらかの援助でできますか(自分の食事のすべてを準備することはできなくても, いくつかのものを準備することはできますか).
　0＝または, 食事を準備することが全くできませんか.
　−＝答えられない.
60.　家事をすることができますか.
　2＝援助なしでできますか(床などを掃除することができますか).
　1＝いくらかの援助でできますか(力仕事においては手助けを必要としても, 簡単な家事はできますか).
　0＝または, 家事をすることが全くできませんか.
　−＝答えられない.
61.　自分で薬を服用することができますか.
　2＝援助なしでできますか(正しい時間に適切に行えますか).
　1＝いくらかの援助でできますか(誰かが薬を用意してくれたり, 思い出させてくれるなら, 薬を服用することができますか).
　0＝または, 薬を服用することが全くできませんか.
　−＝答えられない.
62.　自分のお金を管理することができますか.
　2＝援助なしでできますか(小切手を切る, 請求書の支払いなどができますか).
　1＝いくらかの援助でできますか(日々の買い物は管理できるが, 小切手帳を管理したり請求書の支払いには手助けを必要ですか).
　0＝または, お金の管理をすることが全くできませんか.
　−＝答えられない.

項目番号は, 全 120 問からなる上記質問紙中の項目番号である.
〔McDowell I : Measuring Health.A Guide to Rating Scales and Questionnaires, 3rd ed. Oxford University Press, 2006. http://centerfor-aging.duke.edu/services/141(2015.02.08)の The Americans Resources and Services(OARS) Multidimensional Functional Assessment Questionnaire：ADL and IADL Sections より〕

13 項目の老研式活動能力指標中 5 項目(バスや電車での外出, 日用品の買い物, 食事の用意, 請求書の支払い, 預貯金の出し入れ)と Barthel index の 10 項目を組み合わせてつくられたのが細川らによる拡大 ADL 尺度(満点は 15 点)である[21].

ⓒ FAI(the Frenchay activities index：Frenchay 活動指標)

Holbrook と Skilbeck[24,25] によってつくられ, 1983 年に初めて発表された. そもそもは脳卒中のアウトカム評価の道具として開発されたものである. 家の内外で行う仕事(work)と余暇活動

について質問を設け，過去3か月間(季節による活動は6か月間)にそれらを行った頻度を尋ねる方式をとっている．回答は「0：していない」「1：週1回未満であるがしている」「2：週1〜2回程度実施」「3：ほとんど毎日している」から一つを選ぶようになっている．内容は，家事，外出，趣味活動，旅行，庭仕事，読書，就業などに及び，全部で15問，合計点は0点(非活動的)〜45点(活動的)の範囲となる．

FAIはイギリス，西ヨーロッパ，オーストラリアなどで使われており，アメリカではあまり使われていない．日本語版は蜂須賀らによって作成され[26]，後年このグループによって選択肢と判定期間設定を簡素化した「改訂版Frenchay Activities Index 自己評価表」が作成された．このとき，日本人の年齢別・男女別FAI標準値も発表されている[27]．

ⓓ CHART(the Craig handicap assessment and reporting technique：Craig ハンディキャップ評価・報告書式)

Whiteneckら[28]により1992年に初めて発表された．障害者の社会的不利(handicap)の測定を第1目的に掲げているが，リハビリテーション・アウトカムの評価手段にも使えるとしている．WHOによるICIDHを概念基盤とし，当初は身体的自立，移動，作業(occupation)，社会的統合，経済的自立の5群に関する質問を全部で27問備えていた．その後改訂して認知に関する質問群を加え，1996年の改訂版では31プラス1項になっている[29]．さらにその後，20項の短縮版も発表されたという[24]．

日本語版は初版の翻訳版が青柳ら[30]によって，また改訂版の翻訳が熊本ら[29]によって発表されている．熊本らの「CHART日本語版」は，逆翻訳を行って原作者の承認を得るなど，公正な手続きを経てつくられている(表2-10)．評価書式のなかに採点方法も詳しく書き込まれているので使いやすい．この日本語版は，発表にあたって原著者および日本語版作成者を明記すれば，第三者が自由に使ってよいとのことである[29]．

CHARTのなかの質問は，表2-10からわかるように，生活実況を答えてもらうようにつくられている．ヘルパーや家族による援助を週に何時間受けているか，家に一人でいる時間があるか，認知的困難のために人の助けを要することがどのくらいあるか，室内移動や外出をどのくらいしているか・助けがいるか，何をして時間を過ごしているか，隣人・友人・知人との付き合いをどのくらいしているかなど回答肢を選ぶことによって答える．各領域の最高点は100点，社会的不利が全くなければ600点満点となる．内容的にはセルフケアからIADL，作業や社会的統合，および経済的自立に至るまですべてを含むが，社会的不利(handicap)というところに力点を置いた評価法である．

ⓔ CIQ(community integration questionnaire：地域社会への統合についての質問紙)

Willerら[31,32]によって発表された．意図するところはCHARTによく似ているが，CHARTはどちらかといえば脊髄損傷のような身体性の障害を想定してつくられているので，頭部損傷患者にも使えるものをと考えてCIQをつくったとされる．家庭的統合，社会的統合，生産活動への統合に関する合わせて15の質問があり，実態を尋ねるようになっている．しかし，この後CHARTのほうが改訂され，認知に関する項目が加わったので，CIQとCHARTの違いはそれほど大きいものではなくなった．日本語版CIQは，増田がWillerの承諾を得て作成したものがある[33]．

以上からわかるように，広域ADLの評価はすべて対象者本人またはその代弁者に向けた質問によって構成されている．回答はインタビューをとおして，あるいは直接記入によって集める．"できる活動"か"している活動"かといえば圧倒的に後者であり，それも実行頻度を尋ねるなど，実態の調査を意図するものが大部分である．

表 2-10　熊本らの CHART 日本語版および採点方法

あなたが必要とする援助についてお聞きします

障害をもつと，援助が必要となることがあります．ここでは，身体の不自由のためにケアをしてもらっていることと，物忘れやどうしたらよいかわからなくなるために他人に助けてもらうことを分けてお聞きしたいと思います．

身体的自立

最初に，食事，身だしなみ，お風呂，着替え，人工呼吸器などの機器の操作，移動に関わる援助についてお聞きします．

1：あなたは毎日食事，入浴，トイレ，着替え，移動などの動作をする際にほかの人に何時間くらい助けてもらっていますか．

答：・ヘルパーやボランティアによる援助　　　　(PI-a)　時間
　　　・家族による援助　　　　　　　　　　　　(PI-b)　時間
　　　・助けは必要ない

2：あなたは，上に書いた毎日のケアを除いて，日用品の買い物，炊事，洗濯，掃除などを，月に何時間くらい助けてもらっていますか．

答：・月　　　(PI-c)　　時間
　　　　・助けは必要ない

3：あなたは，お家で月に何時間くらい，カニューレやカテーテルの交換，褥瘡(床ずれ)の処理などのような，看護師や医師による処置を受けていますか．

答：・月　　　(PI-d)　　時間
　　　　・処置を受けていない

4：あなたのところに来ている付き添い人や介護人には，誰が指示を出していますか．最もよくあてはまるものに1つだけ○印をつけてください．

　　　1．自分　　　2．自分以外の人　　　3．付き添いや介護をしてもらっていない　　　　答：(PI-e)

〔身体的自立〕

(PI-x) = (PI-a) + (PI-b) + (PI-c) /30 + (PI-d) /30
(PI-e) = 2　ならば　　　　　　　　(PI-y) = (PI-x) × 4
(PI-e) = 1 もしくは 3　ならば　　　(PI-y) = (PI-x) × 3
〔身体的自立〕得点 = 100 − (PI-y)

認知的自立

次に物忘れやどうしたらよいか決められずほかの人に助けてもらうことについてお聞きします．

5：あなたは物忘れやどうしたらよいかわからなくなるために，家に一人でいることが難しくほかの人に助けてもらうことがありますか．最もよくあてはまるものに一つだけ○印をつけてください．

1．いつもは他人の世話にならずに一人で過ごしています．
2．普段は1日中，一人でいますが，ときどき私に声をかけてくれる人がいます．
3．時には1日中，一人で過ごすことがあります．
4．時には1～2時間，一人で過ごすことがあります．
5．私の世話をしてくれる人はいつも近くにいてときどき様子を見に来てくれます．
6．いつでも私の世話をしてくれる人と一緒にいます．　　　　答：(CI-a)

6：あなたは外出のときに，物忘れやどうしたらよいかわからなくなることのために，ほかの人の助けがどのくらい必要になりますか．最もよくあてはまるものに一つだけ○印をつけてください．

1．私はどこへ行くにも人の助けは必要ありません．
2．慣れたところであれば，私は一人で外出できます．
3．世話をしてくれる人と一緒でないと外出できません．
4．誰かと一緒でも，私は外出させてもらえません．　　　　答：(CI-b)

7：あなたはほかの人とお話をしていて，通じにくいと感じることはありますか．最もよくあてはまるものに一つだけ○印をつけてください．

1．いつも感じます．
2．ときどき感じます．
3．ほとんど感じません．　　　　答：(CI-c)

(つづく)

表 2-10　（つづき）

8：あなたは，しなくてはならない大事なことを思い出せないことがありますか．最もよくあてはまるものに一つだけ○印をつけてください．

1．よくあります．

2．ときどきあります．

3．ありません． 答：（Cl-d）

9：あなたはご自分でお金の使い方を決めていますか．最もよくあてはまるものに一つだけ○印をつけてください．

1．すべてのお金の使い方を決めています（もしくは夫婦で決めています）．

2．重大なお金の使い方以外は自分で決めています．

3．その都度，必要なお金だけもらっています．

4．自分でお金を持つことはありません． 答：（Cl-e）

〔認知的自立〕

選択肢の番号を得点として計算する．

〔認知的自立〕得点 ＝〔6 －（Cl-a）〕× 8 ＋〔4 －（Cl-b）〕× 8 ＋〔（Cl-c）－ 1〕× 6 ＋〔（Cl-d）－ 1〕× 6 ＋〔4 －（Cl-e）〕× 4

移動

あなたの日ごろの過ごし方についてお聞きします．あなたは毎日どれくらい床（布団やベッド）から出て動いているかをお聞きします．

10：あなたは，ふだん 1 日に何時間くらい床から出て起きていますか．

答：（M-a）　　時間

11：あなたは，ふだん 1 週間に何日くらい外出しますか．

答：（M-b）　　　日

12：あなたは，ここ 1 年間で何日くらい外泊しましたか（ただし入院は除きます）．

1．なし　　2．1 〜 2 日　　3．3 〜 4 日　　4．5 日以上 答：（M-c）

13：あなたは，お家の出入りにどなたかの助けが必要ですか．

1．必要です　　2．必要ありません 答：（M-d）

14：あなたは，ご家庭で一人で寝室，台所，風呂場などに行くことができますか．

1．できます　　2．できません 答：（M-e）

あなたの外出についてお聞きします．

15：あなたは，一人で乗り物を利用できますか（自家用車なども含む）．

1．できます　　2．できません 答：（M-f）

16：あなたは，その乗り物で，好きなところに行けますか．

1．行けます　　2．行けません 答：（M-g）

17：あなたは，その乗り物をいつでも使うことができますか．

1．できます　　2．できません 答：（M-h）

18：あなたは，その乗り物をあらかじめ手配しなくても使えますか．

1．使えます　　2．使えません 答：（M-i）

〔移動〕

（M-x）＝（M-a）× 2 ＋（M-b）× 5 ＋〔（M-d）－ 1〕× 5 ＋〔2 －（M-e）〕× 5 ＋〔2 －（M-f）〕× 5 ＋〔2 －（M-g）〕× 5 ＋〔2 －（M-h）〕× 5 ＋〔2 －（M-i）〕× 5

（M-c）＝ 1　ならば　（M-y）＝ 0

（M-c）＞ 1　ならば　（M-y）＝（M-c）× 5

〔移動〕得点 ＝（M-x）＋（M-y）

作業

あなたの日々の過ごし方についてお聞きします．

19：あなたは，働いてお金をもらっていますか．

1．はい→ 1 週間に何時間くらいですか（　（O-a）　）時間 2．いいえ

20：あなたは，大学，専門学校に通う，または職業訓練を受けるなどのことをしていますか．

1．はい→ 1 週間に何時間くらいですか（予習復習を含みます）（　（O-b）　）時間 2．いいえ

（つづく）

表 2-10　熊本らの CHART 日本語版および採点方法（つづき）

21：あなたは，炊事，洗濯，掃除などの家事や，子育てなどのご家庭のお仕事をしていますか．
　　　　　1．はい→1週間に何時間くらいですか（　(O-c)　）時間　　　　　　　　　　　　　　2．いいえ
22：あなたは，庭仕事や，お家の手入れなどをしていますか．
　　　　　1．はい→1週間に何時間くらいですか（　(O-d)　）時間　　　　　　　　　　　　　　2．いいえ
23：あなたは，ボランティア活動に継続して参加していますか．
　　　　　1．はい→1週間に何時間くらいですか（　(O-e)　）時間　　　　　　　　　　　　　　2．いいえ
24：あなたは，スポーツ，運動，囲碁将棋，映画鑑賞などのレクリエーションをしていますか（テレビを見たりラジオを聞いたりして過ごす時間は含みません）．
　　　　　1．はい→1週間に何時間くらいですか（　(O-f)　）時間　　　　　　　　　　　　　　2．いいえ
25：あなたは，その他の趣味や読書のような活動をしていますか（テレビを見たりラジオを聞いたりして過ごす時間は含みません）．
　　　　　1．はい→1週間に何時間くらいですか（　(O-g)　）時間　　　　　　　　　　　　　　2．いいえ
　　〔作業〕得点 = (O-a)×2 + (O-b)×2 + (O-c)×2 + (O-d)×2 + (O-e)×2 + (O-f)×2 + (O-g)×2

社会的統合
あなたのご家族やお付き合いしている人についてお聞きします．
26：あなたは，一人で暮らしていますか．
　　　　　1．一人暮らしです　　　2．一人暮らしではありません
　　　　　（一人暮らしの場合は 27 番へ行く）
　26a：ご夫婦で暮らしていますか（入籍の有無は問いません）．　　　　　　　　　　　　　　答：(SI-a)＿＿
　　　　　1．はい　　　2．いいえ
　26b：一緒にお住まいのご家族は何人ですか．　　　　　　　　　　　　　　　　　　　　　答：(SI-b)＿人
　26c：住み込みの付き添い人は何人いますか．　　　　　　　　　　　　　　　　　　　　　答：(SI-c)＿人
　26d：そのほかに同居している人は何人いますか．　　　　　　　　　　　　　　　　　　　答：(SI-d)＿人
27：ご夫婦でお暮らしでない方にお聞きします．お付き合いをしている恋人がいますか．
　　　　　1．います　　　2．いません　　　　　　　　　　　　　　　　　　　　　　　　　答：(SI-e)＿＿
28：月に1回以上，訪問したり，電話をしたり，手紙を書くなどの付き合いをしている<u>親戚の方</u>はいますか（同居の親戚の方は除いて下さい）．
　　　　　1．いる（　(SI-f)　）人　　　2．いない
29：月に1回以上，訪問したり，電話をしたり，手紙を書くなどの付き合いをしている<u>仕事仲間や町内会の方</u>はいますか．
　　　　　1．いる（　(SI-g)　）人　　　2．いない
30：月に1回以上，訪問したり，電話をしたり，手紙を書くなどの付き合いをしている<u>友達や知り合いの方</u>はいますか（親類，仕事や町内会などの関係者を除きます）．
　　　　　1．いる（　(SI-h)　）人　　　2．いない
31：過去1か月間に，面識のない人に自分から話しかけたことが何回ありましたか（たとえば，何かを問い合わせたり，注文したりなど）．最もあてはまるものに一つだけ〇印をつけてください．
　　　　　1．なし　　2．1～2回　　　3．3～5回　　　4．6回以上　　　　　　　　　　　　答：(SI-i)＿人
〔社会的統合〕
　　　(SI-a) = 1 ならば　　　　　　　　　　　　　　　　　(SI-r) = 30
　　　(SI-a) = 2 かつ　(SI-c) もしくは (SI-d) ≧ 1　ならば　　　(SI-r) = 20

　　　(SI-a) = 2 かつ　(SI-e) = 1 ならば　　　　　(SI-s) = 20
　　　(SI-r) > 0 かつ　(SI-e) = 1 ならば　　　　　(SI-s) = 30 − (SI-r)

　　　(SI-t) = 〔(SI-b) + (SI-f)〕×5　ただし　(SI-t) ≦ 25

　　　(SI-c) > 1 ならば (SI-u) = (SI-c) − 1　　　(SI-c) ≦ 1 ならば (SI-u) = 0
　　　(SI-x) = 〔(SI-g) + (SI-u)〕×2　ただし　(SI-x) ≦ 20

　　　(SI-d) > 1 ならば (SI-v) = (SI-d) − 1　　　(SI-d) ≦ 1 ならば (SI-v) = 0
　　　(SI-y) = 〔(SI-h) + (SI-v)〕×10　ただし (SI-y) ≦ 50

（つづき）

表 2-10　（つづき）

$(SI-i) = 1$ ならば $(SI-z) = 0$
$(SI-i) > 1$ ならば $(SI-z) = (SI-i) \times 5$
〔社会的統合〕得点 = $(SI-r) + (SI-s) + (SI-t) + (SI-x) + (SI-y) + (SI-z)$

経済的自立

経済的なことについてお聞きします.

1：同居している家族全体の収入は，1 年間でだいたいどのくらいですか.
　（給料，障害年金・手当，年金や恩給，家賃収入・株の配当・利息，子どもの養育費，身内や親戚からの援助，その他すべての収入を含めてください）
　1. 100 万円以下
　2. 101 ～ 250 万円
　3. 251 ～ 400 万円
　4. 401 ～ 550 万円
　5. 551 万円以上　　　　　　　　　　　　　　　　　　　　　　　答：(CS-a)

〔経済的自立〕得点 = $[(CS-a) - 1] \times 25$

注）すべての領域得点において，100 点を超える点数が算出された場合，得点を 100 点とする.
〔熊本圭吾ほか：CHART 日本語版の作成（解説）. 総合リハ，30：249-256，2002 より〕

Ⅳ 健康関連 QOL の評価

1 健康関連 QOL の評価

　リハビリテーションの領域で ADL あるいは機能状態の評価に関する研究が進んでいるとき，これとは全く別に，人の健康度（health status）の評価の研究を進めている分野があった. 医療保険のあり方や医療のアウトカム評価などを手がける保健政策研究の分野である. このような分野では医療需要を調べるために，あるいは医療機関のサービス評価を行うために基礎データを収集する必要があった. 特に 1980 年代には，罹患率，死亡率など従来の疫学研究で用いる客観的アウトカム指標だけでなく，人々の健康度を測る主観的なアウトカム指標が重視されるようになった. この指標として着目されたのが QOL であり，保健政策分野の指標となりうる QOL 評価法の作成が必要だったのである. このとき，QOL を改めて定義する必要があった. というのも，1960 年代以降，QOL は研究者によってさまざまな概念定義がなされ，経済状態や住居・社会環境，人生観など健康状態とは直接関連しない項目を含む評価もあっ

たからである. そこで，1980 年代に，保健政策分野においては，健康に関連する QOL（health-related QOL；HRQOL）だけを取り上げる，というコンセンサスができた. そして，臨床や保健政策の指標として利用するために，定量的な健康関連 QOL 評価の開発が活発化した[34,35]. この時期以降，定量的 QOL の開発には綿密な計量心理学的手法が取り入れられている. それは，不安定とみなされることの多い主観に基づく評価結果を，信頼できる数値として定量的に表現するための標準的手続きである[注5].

　健康関連 QOL の評価は当然のことながら，疾患や障害の影響を測ることを目指している. しかし，ひとまずは"健康"を基盤に置き，完全な健康からの連続として健康/不健康状態を捉えようとするのが特徴である. また，健康人にも病者（または障害者）にも適用できるようにし，比較の用に応えるべく用意周到にスコア化されている. リハビリテーション領域で開発された機能状態評価

注5）QOL 評価は，初期にはインタビューや質問紙（自由回答式）の結果を，社会学や民俗学で多用される定性的手法で分析する方法が使用されていた[35].

法が，障害があることを前提につくられていることを考えると，これらはかなり異なる点である．

　リハビリテーション関連職者の役割は，医療だけでなく病者(または障害者)の地域生活を支援する三次予防から虚弱高齢者の健康維持を目的とする二次予防，さらには一般健康人に対する一次予防にまで拡大している．つまり，人々の健康面の QOL に貢献する役割を担っており，その証拠を求められてもいる．今日，健康関連 QOL 評価は，リハビリテーション関連職種者に欠かせないものとなっている．

　以下に，2015 年 2 月時点で，医学中央雑誌(和文献)と PubMed(英語文献)を用いた検索の結果，海外もしくはわが国で使用例の多い数種の QOL 評価法について述べる．なお，本書で取り上げたのは，対象を特定の疾患や症状に限定しない包括的 QOL 尺度，しかも「プロファイル型尺度」と，「選好に基づく尺度」の評価法である[注6]．特定の疾患や障害を対象とする疾患特異的尺度は他書を参考にされたい．

ⓐ sickness impact profile (SIP)

　1970 年代に Bergner らによって開発され，1981 年に改訂された[3]．文字どおり，病いによる行動の変化を表現しようとしたものである．感覚(feeling)ではなく行動(behavior)に照準を合わせたこと，それも能力(capacity)ではなく実際の行動(performance)に照準を合わせたのが特徴である．アウトカム評価，健康調査，政策決定，個人の疾患後の経過記録などに用いることを意図していた．

　同プロフィルの開発に先立っては，病気によっておこる行動変化は何かについて，健康人，病者，専門職を対象とする大がかりな調査が行われたが(サンプル数 1,108)，ここで得られた 312 の陳述が SIP の基礎資料となり，最終的に 3 領域，12 カテゴリー，136 項目からなる評価票となった．3 領域 12 カテゴリーとは自立領域(睡眠と休息，食事，仕事，家庭管理，レクリエーション)，身体領域(歩行，移動性，身体ケアと運動)，心理社会領域(社交，覚醒行動，情動行為，コミュニケーション)である．これらのカテゴリーの下に「私は理由を考えたり，問題を解決したりするのが難しい」「私は全く歩けない」などの項目が並んでおり，回答者はある一日について，自分に最もよくあてはまる陳述を選んで印をつける．採点法にしたがって重みづけを行うと，SIP の総合スコア，身体的スコア，心理社会的スコアなどが算出できる．

　この評価法は，信頼性，妥当性について高い評価を得ている[3,37]．McDowell ら[3]は，同評価法が総合評価法の手本となるべき要素を備えているとしており，開発者 Bergner が 1992 年に亡くなったことを惜しんでいる．SIP は海外では今なお数多くの研究に使用されているが，日本における使用例は少ない．

ⓑ the Nottingham health profile (NHP)

　Hunt により 1981 年に初めて発表された[3]．初版では the Nottingham health index (NHI)と呼んでいたが，改訂版では the Nottingham health profile (NHP)になった．SIP の影響を受けているが，SIP が行動の変化を尋ねているのに対し，こちらは回答者の感覚(feeling)や情緒的状態(emotional status)を直接尋ねている．つまり，回答者の主観を重視しており，満足度調査などにも用いられることを想定している．あらかじめ 798 名の急性期または慢性期患者を対象とする調査を行い，ここ

注 6) QOL 評価は人の健康度(health status)を，複数領域の質問項目を用いて測定する多次元的尺度であり，領域ごとの健康度を示す「プロファイル型尺度」と最終的に単一のサマリースコアで健康度を示す「選好に基づく尺度」に分けることができる．「プロファイル型尺度」は領域ごとの変化を理解しやすいが，領域によって優劣が分れる場合，最終的な価値判断が難しいという問題がある．これを解決するために効用理論を用いて「効用値」という単一尺度にまとめ上げたのが「選好に基づく尺度」である[36]．SF-36，SIP，NHP は前者に，EQ-5D は後者に分類される．このほか，Health Utilities Index (HUI)も「効用値」を用いる「選好に基づく尺度」である．一般的には「疾患特異的尺度」は臨床研究，「包括的プロファイル型尺度」は社会疫学研究，「選好に基づく尺度」は医療経済研究に使用されることが多いという[34]．

で得た資料がもとになった.

　NHP は Part Ⅰと Part Ⅱから構成されており，10 分程度で実施できるという．Part Ⅰが主要部分であり，ここには「私はいつも疲れている」「夜には痛みがある」「いろいろなことが私を落ち込ませる」などの陳述が 38 項並んでいる．回答者はその一つひとつについて，そのときの自分にあてはまるかどうかを Yes/No で答える．Yes と答えた場合のスコアの重みが陳述ごとに決まっている．また，これらの陳述は 6 つのセクションに分類することができるので，セクションごとのスコアの算出が可能である(0〜100 点)．6 つのセクションとは，身体機能，痛み，睡眠，社会的孤立，情緒反応，エネルギーレベルの 6 つである．Part Ⅱでは，健康上の問題が仕事，家事活動，社会生活，家庭生活，性生活，趣味・余暇活動，休暇にどのような影響を与えたかを尋ねている．しかし，これはオプション扱いであり，実際にはほとんど使われていないという.

　NHP は項目構成や採点法に批判がないわけではないが，次にあげる SF-36 が開発されるまでは，ヨーロッパで最もよく使われた健康度評価法の一つであった[3]．日本語版も開発されたが[38]，わが国での使用例は少ない.

❶ the short-form-36 health survey(SF-36)， the short-form-12 health survey(SF-12)， the short-form-8 health survey(SF-8)

　SF-36 はこの種の評価法のうち，国内外ともに使用頻度の高いものの一つである．1990 年に RAND Corporation と JE Ware によって発表され，1996 年に改訂された[3]．現在は QualityMetric Incorporated によって管理されている.

　SF-36 の開発には長い前史がある．1970 年代に RAND Corporation が開始した医療保険制度の大規模研究がそのルーツである[3,39]．その後，米国で行われた医療評価研究(medical outcomes study；MOS)においてアウトカム測定に使用されたのが SF-36 の前身および SF-36 である．MOS で使われたオリジナル版は 245 の質問からなっていたが，これを短縮した SF-20 を経て，SF-36 が

作成された．SF-36 は国際的開発プロジェクトによって世界各国で翻訳され，計量心理学的方法による妥当性・信頼性も確認された．質問表現や回答肢数を改良した SF-36Ver.2 も開発され，現在では 170 か国語以上に翻訳され国際的に使用されているという[40,41]．また，短縮版として開発された SF-12(現在 SF-12Ver.2)，SF-8 も同様に翻訳と信頼性・妥当性の確認を経て，国内外において多数の研究に活用されている[41]．なお，数字はいずれも質問の数を表している.

　SF-36 は，8 種の健康概念(下位尺度)を測定する 35 の質問と，1 年前と比較した現在の健康状態を問う質問，計 36 問で構成され，各質問には 3〜6 の回答肢が設けられている(これは，SF-36Ver.2 も同様)．8 種の健康概念(下位尺度)とは，①身体機能，②日常役割機能(身体)，③体の痛み，④全体的健康感，⑤活力，⑥社会生活機能，⑦日常役割機能(精神)，⑧心の健康である．各質問の回答は一定のルールで下位尺度ごとの得点(各 0〜100 点の範囲)に変換され，高得点ほど QOL がよい状態であること示すこととなる．そして，この 8 種の下位尺度の得点を並べたものが健康度のプロフィルとみなされる．8 種の下位尺度は因子分析結果をもとに重みづけされ，欧米では身体的側面 QOL と精神的側面 QOL それぞれのサマリースコアを算出する．しかし，日本を含むアジア諸国では，因子構造の違いから，役割/社会的側面の QOL を加えた 3 つのサマリースコアを算出する方法が使用されている[41]．さらに，日本語版 SF-36 の特徴は，日本国民標準値が示されていることである．SF-36Ver.2 では 2007 年度版の日本国民標準値に基づくスコアリング(norm-based scoring；NBS)が標準的な得点計算方法として採用された．これは，平均値が 50 点，標準偏差が 10 点となるよう点数を変換する，いわゆる偏差値を算出する方法である．スコアリングプログラムを使用すれば，容易に評価対象者(あるいは群)の素点を標準値にあてはめて検討することが可能である.

　SF-36 の短縮版として作成された SF-12(現

在は SF-12Ver.2）と SF-8 は計量心理学的手続き
を経て信頼性と妥当性が確認された評価法であ
り，短時間で行えるため大規模な調査に適して
いる．日本版も用意されており，NBS を用いて
国民標準値と比較することもできる（注7）．また，
各 8 領域の下位尺度得点の算出が可能であり，
SF-12Ver. では 3 種のサマリースコアを，SF-8 で
は役割/社会的側面の QOL を除く 2 つのサマリー
スコアを算出できる．さらに，SF-36Ver.2，SF-
12Ver.2，SF-8 は同じ基準で測定できるよう設計さ
れているので，それぞれから得られた点数を用い
て結果を比較することも可能である．

　SF-36 の版権は米国の NPO である Health
Assessment Lab にあり，使用希望者はあらかじめ
使用許可願いを出して使用契約を結ぶことになっ
ている[39]．「日本語版 SF-36」「日本語版 SF-12」を
使用する際には NPO 法人健康医療評価研究機構
（iHope International）から登録が必要である[41]．

　これらの評価法は，国際的な規模での研究が進
んでおり日本での使用頻度も高い．それぞれ計量
心理学的手続きを経ているとはいえ，その項目数
に応じて評価の簡便性と測定結果精度が異なるこ
とは当然である．このため，目的や使用条件を考
えて評価を選択することが必要である．

d the EuroQol EQ-5D quality of life scale （EQ-5D＝EQ-5D-3L），EQ-5D-5L

　The EuroQol Group によって 1990 年に発表さ
れ，1993 年に改訂された[3]．作成にあたった the
EuroQol Group には，EU 諸国だけでなく，アメ
リカ，カナダ，日本の研究者たちも参加した．異
なる文化集団であっても横断的に使うことができ
るように，つまりは国際的研究のツールとして使

うことを目指してつくられ，現在も各国に適し
た尺度の作成と改訂が続いている．健康度を単
一指標で表すことを意図した「選好に基づく尺度
（preference-based measure）」であること，そして
90 秒で回答可能といわれるほどの簡明さが特徴
である．

　EQ-5D は 5 領域（dimension），すなわち① 移
動，② セルフケア，③ 通常活動，④ 痛み/不快，
⑤ 不安/抑うつの 5 項目について，それぞれ 3 件
法の回答肢を準備している．たとえば「① 移動」
の領域であれば，レベル 1 は「私は歩き回るのに
問題はない」，レベル 2 は「私は歩き回るのにいく
らか問題がある」，レベル 3 は「私はベッドに寝
たきりである」となる．それゆえ，①〜⑤の領域
の該当レベルを表す数字を順に並べれば，それが
回答者の健康度プロフィルということになる．こ
れを 5 数字プロフィル（five-digit profile）という．
もしこのプロフィルが「12311」であれば，その回
答者は領域①，④，⑤ については問題がないが
（レベル 1），領域②（セルフケア）にはいくらか問
題があり（レベル 2），領域③（仕事などの通常活
動）には著しい制限がある（レベル 3）と読める．5
数字プロフィルによって「12311」は「22311」よりも
好ましい状態であると理解できる．しかし，どれ
くらい好ましいのかわからない．また「12311」と
「23111」とではどちらが好ましい状態なのかもわ
からない．これに対し，EQ-5D には，5 数字プ
ロフィルを総合指数（summary index）に置き換え
る換算表（注8）が準備されている．それは，5 領域
の質問に，3 件法で回答したときに得られるすべ
ての組み合わせ（$3^5 = 243$）に，「死」と「意識不明」
を加えた 245 とおりの結果を，「死＝0」から「完全
な健康＝1」までの間隔尺度上に位置づけたもの
である[42]．

　EQ-5D のもう一つの包括的指数は，回答者自
身が評定する VAS（visual analogue scale）から得ら
れる．0 から 100 までの目盛がついた直線を与
え，「最悪の健康状態を 0，最高の健康状態を 100
とした場合にあなたの今日の健康状態はどの位置
にあたるかを答えてください」といって印をつけ

注 7）SF-36Ver.2 と SF-12Ver.2，SF-8 にはスタンダード
　　版（過去 1 か月を振り返り回答する）と，アキュート
　　版（過去 1 週間を振り返って回答する）がある．さら
　　に SF-8 には 24 時間版（過去 24 時間を振り返って回
　　答する）がある．2015 年 2 月時点で，日本語版 SF-8
　　のアキュート版および 24 時間版の信頼性，妥当性の
　　検証と，国民標準値の算出は終了していない[41]．
注 8）「日本語版 EQ-5D」ではこれを効用値換算表と呼ぶ．

てもらうのである．このスケールは天井効果があることや，回答肢の粗さを指摘されているが，それは最短手法をとったがゆえの代償とみるべきであろう．

現在，3件法の回答肢を用いる EQ-5D は EQ-5D-3L と表記されている．これは QOL 変化に対する感度を高め，天井効果を防ぐ目的で，5件法の回答肢を用いる EQ-5D-5L が 2005 年以降に開発されたことによる．これらの評価尺度は EuroQol Group Association（http://www.euroqol.org/）によって管理されており，日本語版を得るにもここに申請する必要がある．なお，近年 EQ-5D は医療経済研究に使用されることが多くなっている．

以上4つの健康度/健康関連 QOL 評価法を概観したことにより，これらと基本的 ADL または広域 ADL 評価との違いが自ずと明らかになったといえる．両者とも個人の日常行動のよく似た範囲を扱っているが，視点に違いがある．リハビリテーション領域で発展してきた基本的/広域 ADL 評価は，何といっても相手が問題を有しているということを前提にしており，それゆえに相手の個々の問題を正確に捉えることを基本姿勢としている．つまり，臨床医学的観点に立脚した評価法であるために質問は網羅的で，その人が何をなし得ているかを知るための工夫が施されている．それに対し，保健政策研究分野で発展してきた健康度/健康関連 QOL 評価法は，疫学的観点に立って集団特性を把握することに主な関心がある．このために，医療需要や医療アウトカムを類別化できる，効率的で感度のよい指標を目指している．

しかし，もう一つの大きな違いは，健康度/健康関連 QOL の評価が患者の主観を取り上げている点にある．これは従来の基本的/広域 ADL 評価になかった点である．Keith[37]は，リハビリテーションが扱ってきた機能状態評価（基本的/広域 ADL 評価とほぼ同じ）と他領域が扱ってきた健康度評価との重なりはそれほど多くないし，少なくとも健康度評価は臨床の役にはあまり立たないと

いう．しかし，見習うべき点は2つある．それは，患者の視点を取り入れていることと，アウトカム指標として優れていることだ，というのが彼の見解である[注9]．

② 保健領域で扱う主観調査

健康度/健康関連 QOL 評価が扱っていた主観は，自分の健康度はどの程度であるかや，病気や障害が日々の活動にどのような影響を与えているかを当事者の判断で答えてもらうものであった．しかし，主観にはもう一つの側面がある．それは，その人が自分の健康状態にどのような感情を抱き，どのような気持ちで日々を過ごしているか，という心情的側面である．すでに病気や障害をもっていることが明らかな人々を扱う保健領域では，このことが特に意識される．

次にあげるのは，患者の心情面に焦点を合わせた質問票である．

ⓐ life situation survey（生活状況調査）

Chubon[43]はそれまでに慢性期患者向きに開発された QOL 評価があまりにも狭い範囲を扱っていると考え，新たな評価スケールを開発した．慢性期疾患と障害をもつ人々に，自分の生活の質をよくするにはどのようなことが必要かを尋ね，これをもとに自記式の life situation survey（生活状況調査）を開発したのである．欧米では先述の SF-36，SIP と同様に活用されているが，わが国での使用は少ない．

注9）Keith の見解を解釈するなら，「健康度評価は，個人の問題を正確に捉えるための臨床評価としては役に立たない．しかし，多数の患者に実施したプログラムの善し悪しを，疫学的観点から判断するアウトカム評価として優れている．臨床評価のほとんどは医療者視点からの客観的評価だが，医療者の行う介入が，結局よかったのか，そうでなかったのかを知るには，患者視点を取り入れた評価が必要なのだ」となる．この見解を支持するように，近年，治療の有効性を評価する指標として患者による評価（patient reported outcome；PRO）が推奨されている．健康度/健康関連 QOL 評価は，多次元からなる計量心理的特性を有する主観的評価であり，信頼しうる PRO の一つとみなされている．

表 2-11　Chubon の生活状況調査

下に並んでいる文はあなたの<u>現在</u>の生活状況に関するものです．各文を読み，あなたがそれに同意する程度を右列の該当欄に✔を記入することで答えてください．あまり考え込む必要はありませんが，感じているとおりを正直に答えるように努めてください．文を読んだり印を書き入れたりするのが難しい場合はほかの人に手伝ってもらって構いませんが，正直に答えていただくことが最も有益だということを心に留めていてください．	同意する気持ちが非常に強い	同意する気持ちが強い	同意する	同意しない	同意しない気持ちが強い	同意しない気持ちが非常に強い
1　私は安心，安全の境地にあると感じる	(　)	(　)	(　)	(　)	(　)	(　)
2　私の健康状態は良好だ	(　)	(　)	(　)	(　)	(　)	(　)
3　私には頼みにできる友人がほとんどいない	(　)	(　)	(　)	(　)	(　)	(　)
4　私は今の私が気に入っている	(　)	(　)	(　)	(　)	(　)	(　)
5　私はこの国のたいていの人よりは暮らし向きがよい	(　)	(　)	(　)	(　)	(　)	(　)
6　私はいつもプレッシャーを感じている	(　)	(　)	(　)	(　)	(　)	(　)
7　私はあまりよく食べられない	(　)	(　)	(　)	(　)	(　)	(　)
8　私の将来には希望がない	(　)	(　)	(　)	(　)	(　)	(　)
9　私は幸福な人間だ	(　)	(　)	(　)	(　)	(　)	(　)
10　私には本当に必要なとき進んで私を助けてくれる人たちがいる	(　)	(　)	(　)	(　)	(　)	(　)
11　収入の問題はいつも私の心配の種だ	(　)	(　)	(　)	(　)	(　)	(　)
12　私はぐっすりと眠りさわやかに目覚める	(　)	(　)	(　)	(　)	(　)	(　)
13　私は必要とするだけの愛や情けを受けていない	(　)	(　)	(　)	(　)	(　)	(　)
14　私には何の楽しみも気晴らしもない	(　)	(　)	(　)	(　)	(　)	(　)
15　公共機関から受けているサービスは私の必要を満たしている	(　)	(　)	(　)	(　)	(　)	(　)
16　私はいつでもどこへでも必要なだけ出かけることができる	(　)	(　)	(　)	(　)	(　)	(　)
17　私は私の雇用状態（または学校）に満足している	(　)	(　)	(　)	(　)	(　)	(　)
18　私の居住区やその他の環境には私が楽しめるものはほとんどない	(　)	(　)	(　)	(　)	(　)	(　)
19　私は 1 日が終わる前に疲れ果ててしまう	(　)	(　)	(　)	(　)	(　)	(　)
20　私が私の人生を左右できる部分はあまりにも小さい	(　)	(　)	(　)	(　)	(　)	(　)

〔Chubon RA : Development of a quality-of-life rating scale for use in health-care evaluation. Eval Health Prof, 10 : 186-200, 1987 より〕

この調査票には，「私は安心，安全の境地にあると感じる」「私は頼みにできる友人がほとんどいない」「私は今の私が気に入っている」などの陳述文が 20 個並んでおり，回答者はそれぞれについて，同意する（またはしない）程度を 6 つの選択肢から選んで答えるようになっている（**表 2-11**）．これらの選択肢は間隔尺度を構成しており，Chubon 自身の記述によれば，信頼性，妥当性ともに十分だという．

この評価票に並んだ質問は確かに，医療者たちが日頃患者を気遣い，答えを知りたいと思っている事柄である．しかし，このように明々白々な書式にしてみると，あらためて次の気がかりが生じ

てくる．一つは，患者が本当に正直に答えてくれるだろうかという疑問であり，もう一つは，ここに並んだ質問は医療者側の価値観の列記にすぎないのではないかという疑問である．QOL は，心情的な面に近づけば近づくほど個人間の差が大きいと考えられるから，これは重大な問題だといわなければならない．

この点を切り抜ける方法として，患者自身に項目の選択や重みづけをしてもらう方式を考えた人々がいる．次の評価法がその一例である．

❺ QLI（quality of life index）

満足度と重要度という 2 つの観点から健康状態（主観）を評価する方法である．ともに看護師である Ferrans と Powers[44] によって作成され，同法を発展させる努力は現在も続いている[注10]．さまざまな情報が Web 上に公開されており，最新の

注 10）QLI-Web ページによれば，最初の発表は 1984 年である．

質問紙と採点法も同ページ上（http://www.uic.edu/orgs/qli/index.html）にある．

　これによると，本稿を書いている時点で，QLIには1つの generic version（一般バージョン）と14種の疾患別バージョンがあり，言語に関しては，たとえば generic version だと17か国語のバージョンがあるが，日本語版は見当たらない．

　QLI はどのバージョンも PartⅠと PartⅡから構成されている．generic version の場合，その内容は次のようになる．

　PartⅠは満足度の調査である．冒頭には「以下にあなたの人生のいろいろな側面をあげてあります．この一つひとつについて，あなたがどのくらい満足しているかを右側の回答肢から選んで答えてください．どれかが正しくどれかが間違っているということはありません」とあり，その下に「1．あなたの健康について，2．あなたのヘルス・ケアについて，3．あなたの現在の痛みの量について，4．あなたが日々の活動に注いでいるエネルギーの量について，…（中略）…，8．あなたの家族の健康について，9．あなたの子どもについて，10．あなたの家族の幸福について，11．あなたの性生活について，12．あなたの伴侶，恋人またはパートナーについて，13．あなたの友人について，…（中略）…，33．あなたの全体について」と，全部で33項が並んでいる．これらに対する回答肢は一律に，「1：非常に不満，2：中等度に不満，3：やや不満，4：やや満足，5：中等度に満足，6：非常に満足」である．

　PartⅡは重要度の調査である．冒頭には「以下にあげる事項について，それがあなたの人生にとってどのくらい重要であるかを右側の回答肢のなかから選んで答えてください．どれかが正しくどれかが間違っているということはありません」とあり，その下に PartⅠと全く同じ項目が同じ数だけ並んでいる．これらに対する回答肢は一律に，「1：非常に不重要，2：中等度に不重要，3：やや不重要，4：やや重要，5：中等度に重要，6：非常に重要」である．

　採点段階では，各項目について PartⅠ（満足度）の得点と PartⅡ（重要度）の得点の積を求める操作が行われる．すなわち，当人の重要度判断にしたがって満足度スコアが補正されるしくみになっている．そして，これらの積の合算から QLI スコアが導かれる．QLI スコアには，総合スコアのほか，各種のサブスコアがあり，表計算ソフトや統計ソフトを利用するプログラムも Web 上で示されている（http://www.uic.edu/orgs/qli/index.html）．

　疾患別バージョンは，関節炎，がん，心疾患など全部で14種の疾患に対応している．脊髄損傷や脳卒中にも対応している．これらは前述の generic version の33項目にその疾患特有の項目を数項加えた構成になっている．

Ⅴ 現在と将来の課題

　ここまでは，ADL とその周辺領域について，また健康度/健康関連 QOL について，どのような評価方法があるかを紹介した．臨床家の役割は，これらのすべてを患者に適用することではなく，選んで適用することにある．評価すべきは基本的 ADL か広域 ADL か，QOL か．評価によって知りたいのは，できる能力か，している状態か，あるいは対象者の主観か．評価の使用目的は，患者個人を詳細に把握すること（臨床評価）か，それとも集団への介入プログラムの善し悪しを判定すること（アウトカム評価）か．さらに，評価方法に簡便性を求めるか，否か．臨床家は，このような複数の観点から評価方法を選び，時に，組み合わせて使用しなければならない．このためには，既存の評価の特性を認識することが必要である．

　さらに，既存評価の改訂と，新たな評価の開発・導入は間違いなく今後も続いていく．臨床家は，このような試みとその背景にある課題を認識しておくことも必要である．ここでは，臨床目的で評価を行う場合について，現在および将来に託されている課題を述べる．

1 個別化に向かう評価（個々の考え・価値観を反映する評価）の活用

　ADL評価は，対象者個別の生活機能の問題を明らかにすることからスタートし，結果を比較検討する必要性から数値化・標準化する方向に向かった．QOL評価も同様の道を辿ったが，数値化・標準化を目指した評価が整うと，再び個別化の方向に向かう評価が現れてきた．これは，QOL評価が患者の視点を重視する評価であるがゆえの必然的な方向性といえる．その背景には，患者の視点を重視するには，個々の考え・価値観を反映するところまで踏み込むべきとの思いがある．つまり，患者中心の医療という考えの普及も影響していると思われる．

　Johnstonら[45]は，QOLの主要側面は① 活動/機能，② 認知/言語，③ 情感/感情の3つであるとしたうえで，このなかでは可視的な活動/機能（activity/function）を中心にした客観的評価を行い，次にこれと関連づけて主観的評価を行うのがよい，と提案している．1つのactivityの重みは個人ごとに異なるから，この違いを反映した評価法を確立することが将来的課題であるという．その一つの試みとして彼らがあげているのが先に紹介したQLIである（QLIは項目ごとに重要度という重みづけされた満足度が算出される）．このほか，半構造化面接によって行うschedule for the evaluation of individual quality of life（SEIQol）とその改良版であるSEIQol-direct weighting（DW）も個人ごとの重みづけを取り入れた新しい評価方法である[46]．

　QOL同様，個人の価値観を反映する日常生活活動の評価も現れてきた．カナダ作業療法協会が開発したカナダ作業遂行測定（Canadian occupational performance measure；COPM）[47]が評価する作業遂行（occupational performance）とは生活活動そのものであり，患者/クライエントに対し，あなたにとって最も気がかりな作業遂行は何か，またそれら（上位3つ）はどのくらい重要で，現状にあなたはどのくらい満足しているかを問う．気がかりな作業遂行とは，買い物を気持ちよく行う，夫と外出をする，仕事を再開するなど，その人ならではのきわめて日常的な，けれども当人にとって大切な事柄であり，回答者の主観によって10段階スケールで重要度と満足度は評定される．このように主観を重視するCOPMは，個別化に向かった拡大ADL評価の一つといえるだろう．

　Juniperら[48]は，彼らが開発した「（気管支）喘息患者のQOL質問紙」（Asthma quality of life questionnaire；AQLQ）について，回答者自身があげた5種目を使って活動制限の内容を答えてもらう場合と，あらかじめ研究者が指定した5種目についてそれを答えてもらう場合の違いを検討している．

　彼らがこのような問題を検討した理由は，当初は患者の個々の問題を汲み取るやり方で質問紙をつくったものの，それでは異なる患者間での得点を比較するのに困難が生じたことや，一人の患者の長期経過を追うのにその都度活動内容を照合しなければならないなどの不便が生じたためと推測される．そこには，最初期のADL評価の欠点を補うために指数化・標準化したADL評価の作成を試みた研究者たちに通じる思いがあったのかもしれない．

　検討の結果，両者の関連はきわめて高く，指定の5種目を使うやり方でも十分なことがわかったという．しかし，Juniperらの結論は，臨床場面で使うためには当初版がよいが，多数サンプルの検討や長期の経過追跡を行う場合は標準化版（指定種目を使うバージョン）でよい，というものである．彼らの指摘は，選ぶべき評価の方式は評価の目的によって異なることを改めて教える．

　標準化と個別化は対極の方向性である．それぞれを重視した評価は，たとえ関連は高いとしても目的によって使い分けることが大事である．これはQOLにとどまらず，ADLにもあてはまる．

2 疾患特異的機能評価の充実

　ここまでに取り上げてきたADL評価，QOL評価の多くはgeneric（一般的，包括的，総称的）なものであった．しかし，容易に想像されるように，

何にでも適用できる評価法は目が粗く，それだけでは疾患特有の問題が抜け落ちてしまう可能性がある．この問題を解決するため，数多くの疾患特異的評価の開発が続いている．Ferrans と Powers の QLI が多数の疾患別バージョンを用意したのも，1章で述べたように，対象疾患や分野に適した ICF Core Set がすでに 34 種も作成されているのもこのような努力の結果である．そのほか，さまざまな疾患/障害について固有の QOL 評価法を開発する動きが盛んである（たとえば文献 3,41,49 を参照のこと）．このような努力は，QOL だけでなく基本的 ADL や拡大 ADL 評価についても行われてきたし，今後も続くと思われる．たとえば，FAM（functional assessment measure）は，頭部外傷患者のための機能測定として Hall ら[50]により発表されたものである．前出の FIM に FAM 固有の 12 項目を加え，FIM ＋ FAM として使えるようにした．具体的には，FIM 運動項目に嚥下，自動車移乗，コミュニティ内移動（輸送機関利用）の 3 項目を，FIM 認知項目群に読むこと，書くこと，会話の明瞭性，情緒的状態，障害への適応，雇用可能性（家事・学業を含む），見当識，注意，安全判断の 9 項目を加えている．FAM は当初，頭部外傷患者のために開発されたが，これ以外の脳損傷でも，認知障害を伴う場合には利用価値が高い評価法である．その他，脊髄損傷を対象とした SCIM，Parkinson 病を対象とした self-assessment Parkinson's disease disability scale，認知症を対象とした disability assessment for dementia，N 式老年者用日常生活動作能力評価尺度なども疾患特異的評価である[51]．

Wright ら[52,53]の the patient-specific index（患者特異的指標）は股関節全置換術のアウトカムを知る目的でつくられているが，その名が示すように，疾患特異的であると同時に患者特異的である．

以上のような疾患（患者）特異的評価は，目的に応じて包括的評価と使い分けること，あるいは併用することが必要である．

３ 問題解決に結びつけるための評価の充実

ADL 評価にしろ，QOL 評価にしろ，それらを実施するのには二つの目的がある．一つは臨床的介入を適切にする資料を得るための評価であり，もう一つは介入のアウトカムを第三者に示すための評価である．しかし，第2の目的のために第1の目的がおろそかになってはならない．ADL 評価はもともと，患者の ADL 機能を最良にしたいという目的から生まれたものであった．しかし，ADL 評価は，その患者が何に困っているかを教えてはくれるが，どうすれば解決できるかを教えてくれるものではない．そこで，ADL の問題と同時にその要因を探り，解決への手がかりを得ようとする努力も続いている．

Arnadottir OT-ADL neurobehavioral evaluation（A-ONE）は，ADL 自立度と神経行動学的障害（高次脳機能障害）のタイプと重症度を評価する観察型評価法である[54]．それは，ICF の概念でいうところの活動（ADL 能力）と心身機能（高次脳機能）を同時に評価して問題解決を図るものである．また，assessment of living skills and resources（ALSAR）は，IADL 能力とともに，人的・物的・制度的資源を問う評価法である[55]．たとえば，車や交通機関の利用について，どこによく行くか，車をもっているか，運転できるか，運転してくれる人はいるか，利用できる公共交通機関と援助者は何かなどの準備された質問を行い，自分でできる，（援助を）調達できる，どちらもできない，の3段階で評価する．これは，ICF の活動・参加と，その要因となる物的・人的環境因子を同時に評価することによって，問題解決に結びつけようとするものである．

また，ADL 機能を改善するためには，"個体の側のより基礎的な力"の詳細を知らなければならないことがある．"個体の側のより基礎的な力"とは，運動・感覚的機能，認知的機能，心理・社会的機能である．最近はあまり使われない言葉になってしまったが，impairment の把握，といいかえてもよい．佐直ら[56]は，退院後 1 年以上経った歩行可能な在宅脳卒中患者 54 例を対象に，10m 最大歩行速度（MWS）と 75 項の日常生活活動遂行との関係を検討している．それによると，身辺処

理や新聞を読むなどの静的活動は MWS の速度とは無関係であったが，20m/分以上になると掃除・買い物などの家事活動や趣味・旅行などの余暇活動を行っており，40m/分以上になると政治・文化講演会などに参加，80m/分以上では高齢者などの世話を行っていることがわかった．このようなことがわかると，歩行訓練において速度の要素を取り上げることの意味がより明瞭になるばかりか，歩行測定に速度の一項を加える意義もより明瞭になる．impairment 評価のメニューが現在以上に多様化され，かつ精緻化されるならば，そしてそれらが通常の ADL 評価に併せて選択的に実施されるようになるならば，ADL 問題への対処は今よりも一層進化することになると思われる．

4 介護者観点による評価の導入

リハビリテーションにかかわる臨床家が，介護負担の評価を知る必要性は高まっている．臨床家は，直接的に病者(または障害者)の健康に関与するだけでなく，彼らの介護にかかわる家族や介護者の健康にも関与しているからである．

ADL，IADL 評価の多くは評価者の観点から行われ，QOL 評価は患者(対象者)の観点から行われる．ここに介護者の観点からの評価を加えることが，今後，ますます重視されるはずである．なぜなら，QOL 評価が，患者自身によって介入の善し悪しを示すアウトカム評価とすれば，介護負担評価は，患者を支える介護者によるもう一つのアウトカム評価になり得るからである．このような背景には，患者中心の医療から，患者とその家族を中心とした医療という，考え方の発展があるように思う．

介護負担の評価は，1980 年代から関心が高まり，ADL 評価や QOL 評価と同様，今日に至るまで数多くの評価の開発・改定が続いている．なかでも，Zarit Burden Interview は国内外で使用頻度の高い評価である．この評価では，介護負担は

「親族を介護した結果，介護者の情緒的，身体的健康，社会生活および経済的状態に関して被った苦痛の程度」と定義され，全 22 項目の質問が用意されている[57]．荒井らは，信頼性と妥当性の確認を経た日本版 Zarit 介護負担尺度を作成した[58]．この後，短縮版も作成され，国内外を問わず医療・介護の現場で数多く使用されている．このほか，介護負担を主観的な負担(精神的疲弊感や身体的疲労感)と客観的な負担(経済的負担や患者の症状)に区別して捉える評価や，ストレスに対する認識として捉える評価など，さまざまな評価法が開発されている．目的に応じた使い分けが必要なことはいうまでもない．

5 新しい枠組み，新たな分析理論に基づく評価の作成

すでに医療だけでなく多くの分野で ICF 概念が一般化している．WHO が作成した QOL 評価や疾患別 ICF Core sets は，当然ではあるがこの概念枠組みに基づいて構成されている．今後，この概念枠組みに従って作成・改訂される評価が増加すると考えられる．

また，項目反応理論や Rash モデルなどの新しい分析理論を用いた評価の作成・改訂もさらに増えてゆくと思われる[注11]．この背景には，新しいテスト理論を用いて既存の評価を精緻化し介入の効果判定を厳密に行う，異なる評価の結果を比較する，これまで別々であった評価を一元化して一つの評価をつくる，などの意図がある．この点については，別の文献を参照されたい(たとえば文献 22，59〜61 など)．

注 11)評価を作成する際に構成概念妥当性，基準関連妥当性，内的整合性，再テスト信頼性などを用いる方法は，古典的テスト理論と呼ばれる．

引用文献

1) Lawton EB : Activities of daily living for physical rehabilitation. McGraw-Hill, 1963
2) Rusk HA(小池文英監訳)：リハビリテーション医学．医歯薬出版，1966(原書：1964)
3) McDowell I : Measuring Health.A guide to rating scales and questionnaires, 3rd ed. Oxford University Press, 2006. http://centerforaging.duke.edu/services/141 (2015.02.08)
4) Mahoney FI, Barthel DW : Functional evaluation : The Barthel Index. Md State Med J, 14 : 61-65, 1965
5) Cohen ME, Marino RJ : The tools of disability outcomes research functional status measures. Arch Phys Med Rehabil,

81（12 Suppl 2）：S21-29, 2000

6）住田幹男，朝貝芳美，小竹伴照，浅見豊子，高橋秀寿，塚本芳久，美津島隆，森田定雄：リハビリテーション関連雑誌における評価法使用動向調査．リハ医学，42：603-608, 2005

7）Schoening HA, Anderegg L, Bergstrom D, Fonda M, Steinke N, Ulrich P : Numerical scoring of self-care status of patients. Arch Phys Med Rehabil, 46 : 689-697, 1965

8）Katz S, Ford AB, Moskowitz RW, Jackson BA, Jaffe MW : Studies of illness in the aged. The Index of ADL : A standardized measure of biological and psychosocial function. JAMA, 185 : 914-919, 1963

9）Katz S, Akpom CA : Index of ADL. Med Care, 14（5Suppl）: 116-118, 1976

10）Potvin AR, Tourtellotte WW, Dailey JS, Alberts JW, Walker JE, Pew RW, Henderson WG, Snyder DN : Simulated activities of daily living examination. Arch Phys Med Rehabil, 53 : 476-486, 1972

11）厚生省特定疾患（神経・筋疾患リハビリテーション）調査研究班 ADL 分科会：日常生活動作テストの手引．1979．（リハ医学，19：114-131, 1982 に同じ）

12）Granger CV, Hamilton BB, Keith RA, Zielezny M, Sherwin FS : Advances in functional assessment for medical rehabilitation. Top Geriatr Rehabil, 1 : 59-74, 1986

13）Granger CV, Cotter AC, Hamilton BB, Fiedler RC, Hens MM : Functional assessment scales:a study of persons with multiple sclerosis. Arch Phys Med Rehabil, 71 : 870-875, 1990

14）道免和久，千野直一，才藤栄一，木村彰男：機能的自立度評価法（FIM）．総合リハ，18：627-629, 1990

15）慶應義塾大学リハビリテーション医学教室訳：FIM，医学的リハビリテーションのための統一データセット利用の手引き第3版．慶應義塾大学リハビリテーション医学教室，1991

16）Granger CV, Hamilton BB, Linacre JM, Heinemann AW, Wright BD : Performance profiles of the functional independence measure. Am J Phys Med Rehabil, 72 : 84-89, 1993

17）辻　哲也，園田　茂，千野直一：入院・退院時における脳血管障害患者の ADL 構造の分析－機能的自立度評価法（FIM）を用いて．リハ医学，33：301-309, 1996

18）日本リハビリテーション医学会評価基準委員会：ADL 評価に関する検討―検討の経緯と結果．リハ医学，29：691-698, 1992

19）Carey RG, Posavac EJ : Program evaluation of a physical medicine and rehabilitation unit : a new approach. Arch Phys Med Rehabil, 59 : 330-337, 1978

20）Harvey RF, Jellinek HM : Functional performance assessment:a program approach. Arch Phys Med Rehabil, 62 : 456-460, 1981

21）細川　徹：ADL 尺度の再検討―IADL との統合．リハ医学，31：326-333, 1994

22）Lawton MP, Brody EM : Assessment of older people:self-maintaining and instrumental activities of daily living. Gerontologist, 9 : 179-186, 1969

23）古谷野亘，柴田　博，中里克治，芳賀　博，須山靖男：地域老人における活動能力の測定―老研式活動能力指標の開発．日本公衛誌，34：109-114, 1987

24）Dijkers MP, Whiteneck G, El-Jaroudi R : Measures of social outcomes in disability research. Arch Phys Med Rehabil, 81（12 Suppl 2）: S63-80, 2000

25）Holbrook M, Skilbeck CE : An activities index for use with stroke patients. Age Ageing, 12 : 166-170, 1983

26）白土瑞穂，佐伯　覚，蜂須賀研二：日本語版 Frenchay Activities Index 自己評価表及びその臨床応用と標準値．総合リハ，27：469-474, 1999

27）蜂須賀研二，千坂洋巳，河津隆三，佐伯　覚，根ヶ山俊介：応用的日常生活動作と無作為抽出法を用いて定めた在宅中高年齢者の Frenchay Activities Index 標準値．リハ医学，38：287-295, 2001

28）Whiteneck GG, Charlifue SW, Gerhart KA, Overholser JD, Richardson GN : Quantifying handicap : a new measure of long-term rehabilitation outcomes. Arch Phys Med Rehabil, 73 : 519-526, 1992

29）熊本圭吾，岩谷　力，飛松好子，熊野宏昭，園田啓示，外里冨佐江：CHART 日本語版の作成．総合リハ，30：249-256, 2002

30）青柳紀代，高橋秀寿，原　行弘，柴崎啓一，里宇明元，千野直一：脊髄損傷患者の社会的不利に影響を与える要因―Craig Handicap Assessment and Reporting Technique（CHART）による予備的検討．リハ医学，36：599-606, 1999

31）Willer B, Rosenthal M, Kreutzer JS, Gordon WA, Rempel R : Assessment of community integration following rehabilitation for traumatic brain injury. J Head Trauma Rehabil, 8 : 75-87, 1993

32）Willer B, Ottenbacher KJ, Coad ML : The community integration questionnaire:A comparative examination. Am J Phys Med Rehabil, 73 : 103-111, 1994

33）増田公香：CIQ（Community Integration Questionnaire）日本語版作成の経緯および使用方法．OT ジャーナル，39（10）：1022-1024, 2005

34）松田智大：QOL 測定の方法論と尺度の開発．保健医療科学，53（3）：181-185, 2004

35）福原俊一：いまなぜ QOL か　患者立脚型アウトカムとしての位置づけ．池上直己，福原俊一，下妻晃二郎，池田俊也編：臨床のための QOL 評価ハンドブック．pp2-7, 医学書院，2001

36）池田俊也：効用理論．池上直己，福原俊一，下妻晃二郎，池田俊也編：臨床のための QOL 評価ハンドブック．pp2-7, 医学書院，2001

37）Keith RA : Functional status and health status. Arch Phys Med Rehabil, 75 : 478-483, 1994

38）Nishimura K, Hajiro T, McKenna SP, Tsukino M, Oga T, Izumi T : Development and Psychrometric Analysis of the Japanese Version of the Nottingham Health Profile:CROSS－Cultural Adaptation. Intern Med, 43 : 35-41, 2004

39）福原俊一，鈴鴨よしみ：健康プロファイル型尺度（SF-36 を中心に）．池上直己，福原俊一，下妻晃二郎，池田

俊也編：臨床のための QOL 評価ハンドブック．pp34-44，医学書院，2001

40) 鈴鴨よしみ，福原俊一：包括的 QOL SF-36 SIP NHP．赤居正美編：リハビリテーションにおける評価法ハンドブック―障害や健康の測り方．pp262-267，医歯薬出版，2009

41) 認定 NPO 法人健康医療評価研究機構(iHope International)：https://www.i-hope.jp/(2015.02.08)

42) 池田俊也，池上直己：選好に基づく尺度(EQ-5D を中心に)．池上直己，福原俊一，下妻晃二郎，池田俊也編：臨床のための QOL 評価ハンドブック．pp45-49，医学書院，2001

43) Chubon RA : Development of a quality-of-life rating scale for use in health-care evaluation.Eval Health Prof, 10 : 186-200, 1987

44) Ferrans CE, Powers MJ : Quality of life index : development and psychometric properties. ANS Adv Nurs Sci, 8 : 15-24, 1985

45) Johnston MV, Keith RA, Hinderer SR : Measurement standards for interdisciplinary medical rehabilitation. Arch Phys Med Rehabil, 73(12-S) : S3-23, 1992

46) 大生定義：包括的 QOL　SEIQoL/SEIQoL-DW．赤居正美編：リハビリテーションにおける評価法ハンドブック―障害や健康の測り方．pp268-272，医歯薬出版，2009

47) Law M, Baptiste S, Carswell A, McColl MA, Polatajko H, Pollock N(吉川ひろみ，上村智子訳)：COPM マニュアルと評価表．大学教育出版，1998(原著：1994)

48) Juniper EF, Buist AS, Cox FM, Ferrie PJ, King DR : Validation of a standardized version of the Asthma Quality of Life Questionnaire. Chest, 115 : 1265-1270, 1999

49) 池上直己，福原俊一，下妻晃二郎，池田俊也編：臨床のための QOL 評価ハンドブック．医学書院，2001

50) Hall KM, Hamilton BB, Gordon WA, Zasler ND : Characteristics and comparisons of functional assessment indices : Disability Rating Scale,Functional Independence Measure, and Functional Assessment Measure. J Head Trauma Rehabil, 8 : 60-74, 1993

51) 道免和久編：リハビリテーション評価データブック．医学書院，2010

52) Wright JG, Young NL : The patient-specific index : asking patients what they want. J Bone Joint Surg Am, 79 : 974-983, 1997

53) Wright JG, Young NL, Waddell JP : The reliability and validity of the self-reported patient-specific index for total hip arthroplasty. J Bone Joint Surg Am, 82 : 829-837, 2000

54) Arnadottir G : The Brain and Behavior : Assessing Cortical Dysfunction Through Active of Daily Living. CV Mosby, 1990

55) Williams JH, Drinka TJ, Greenberg JR, Farrell-Holtan J, Euhardy R, Schram M : Development and testing of the Assessment of Living Skills and Resources(ALSAR) in elderly community-dwelling veterans. Gerontologist, 31(1) : 84-91, 1991

56) 佐直信彦，中村隆一，細川　徹：在宅脳卒中患者の生活活動と歩行機能の関連．リハ医学，28：541-547，1991

57) Zarit SH, Reever KE, Bach-Peterson J : Relatives of the impaired elderly : correlates of feelings of burden. Gerontologist 20 : 649-655, 1980

58) 荒井由美子：Zarit 介護負担スケール日本語版の応用．医学のあゆみ，186：930-931，1998

59) 細川　徹，坪野吉孝，辻　一郎，前沢政次，中村隆一：拡大 ADL 尺度による機能的状態の評価―(1)地域高齢者．リハ医学，31：399-408，1994

60) 細川　徹，佐直信彦，中村隆一，砂子田篤：拡大 ADL 尺度による機能的状態の評価―(2)在宅脳卒中患者．リハ医学，31：475-482，1994

61) McHorney CA : Use of item response theory to link 3 modules of functional status items from the Asset and Health Dynamics Among the Oldest Old study. Arch Phys Med Rehabil, 83 : 383-394, 2002

ADL の支援システム

障害者・高齢者の ADL 支援には，心身機能の回復・改善訓練による ADL 能力の向上を図るだけでなく，福祉用具の使用や環境整備などを含め，生活障害全般にわたる総合的なアプローチが必要である．そのため，リハビリテーション専門職は退院後の生活を支援する介護・福祉サービスにも精通し，必要なサービスを適宜・適切に供給できるように働きかけなければならない．

2000 年に介護保険制度が導入されて以後，高齢者の ADL を支援する社会資源は大幅に増加した．これに伴い，障害者の ADL 支援についても2006 年に障害者自立支援法が施行され（**図 3-1**），サービスの選択範囲が広がった．しかし，本法によるサービスは対象数が少ないうえ税金を原資とする福祉制度のため，介護保険サービスに比して社会資源の量が乏しく，手続きも煩雑である．ちなみに，本法は 2012 年「障害者総合支援法」（障害者の日常生活及び社会生活を総合的に支援するための法律）に改定され 2013 年 4 月より施行されており（**表 3-1**）[1]，制度の谷間を埋めるべく，障害者の範囲に難病が加えられた．また，発達障害や高次脳機能障害についても精神障害の範疇に組み込まれた．

一方，最近の福祉用具の開発は目覚ましく，ADL 支援の実用性は一段と高まっている．また，住環境整備の技術は肢体系障害だけでなく，自閉症スペクトラムなど精神系・知的系障害にも広がっており，いわゆる社会モデルのアプローチが充実してきた．それだけに，この分野の情報収集は個人レベルでは難しく，各領域を担う専門職と連携したチームアプローチが重要となっている．

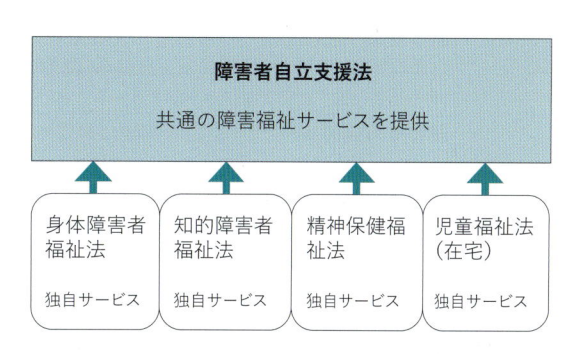

図 3-1 　身体・知的・精神障害および児童福祉サービスの一元化

I　ADL の支援

1 専門職の役割

ADL は人間が行う活動であり，精神および身体の個々の機能を統合して初めて成り立つものである．したがって，ADL が自立しない原因を単純に個々の機能障害に求めることはできず，その原因を解明するには総合的な評価が必要である．

具体的な指導にあたっては実現可能なゴール設定が必要であり，結果として，ゴール達成による成功感を得ることは，本人のみならず，支援者全体のリハビリテーション意欲を引き出すことにつながるであろう．

さまざまな自助具の使用や装具の装着，車椅子やリフトの利用など，福祉用具を適切に使うことは ADL の自立度を高める有効な方法である．しかし，その適応や使い方を間違えれば，単に無効というだけでなく，廃用症候群を引きおこす原因となり，事故につながる恐れもある，チームアプローチのもと，それなりに慎重に対処する必要があろう．その意味では，介護保険などによる貸与制度は，実際に使用して合わないと判断すれば交

表 3-1　地域社会における共生の実現に向けて新たな障害保健福祉施策を講ずるための関係法律の整備に関する法律の概要

趣旨	障がい者制度改革推進本部等における検討を踏まえて，地域社会における共生の実現に向けて，障害福祉サービスの充実等障害者の日常生活および社会生活を総合的に支援するため，新たな障害保健福祉施策を講じるものとする.
概要	**題名**：「障害者自立支援法」を「障害者の日常生活及び社会生活を総合的に支援するための法律（障害者総合支援法）」とする. **基本理念**：法に基づく日常生活・社会生活の支援が，共生社会を実現するため，社会参加の機会の確保および地域社会における共生，社会的障壁の 除去に資するよう，総合的かつ計画的に行われることを法律の基本 理念として新たに掲げる. **障害者の範囲**（障害児の範囲も同様に対応）：「制度の谷間」を埋めるべく，障害者の範囲に難病等を加える. **障害支援区分の創設**：「障害程度区分」について，障害の多様な特性その他の心身の状態に応じて必要とされる標準的な支援の度合いを総合的に示す「障害 支援区分」に改める. ※ 障害支援区分の認定が知的障害者・精神障害者の特性に応じて行われるよう，区分の制定にあたっては適切な配慮等を行う. **障害者に対する支援**： ① 重度訪問介護の対象拡大（重度の肢体不自由者等であって常時介護を要する障害者として厚生労働省令で定めるものとする） ② 共同生活介護（ケアホーム）の共同生活援助（グループホーム）への一元化 ③ 地域移行支援の対象拡大（地域における生活に移行するため重点的な支援を必要とする者であって厚生労働省令で定めるものを加える） ④ 地域生活支援事業の追加（障害者に対する理解を深めるための 研修や啓発を行う事業，意思疎通支援を行う者を養成する事業等） **サービス基盤の計画的整備**： ① 障害福祉サービス等の提供体制の確保にかかる目標に関する事項および地域生活支援事業の実施に関する事項についての障害福祉 計画の策定 ② 基本指針・障害福祉計画に関する定期的な検証と見直しを法定化 ③ 市町村は障害福祉計画を作成するにあたって，障害者等のニーズ把握等を行うことを努力義務化 ④ 自立支援協議会の名称について，地域の実情に応じて定められるよう弾力化するとともに，当事者や家族の参画を明確化
施行期日	平成 25 年 4 月 1 日（ただし，「障害者に対する支援」および「サービス基盤の計画的整備」①〜③については，平成 26 年 4 月 1 日）
検討規定	（障害者施策を段階的に講じるため，法の施行後 3 年を目途として，以下について検討） ① 常時介護を要する障害者等に対する支援，障害者等の移動の支援，障害者の就労の支援その他の障害福祉サービスのあり方 ② 障害支援区分の認定を含めた支給決定のあり方 ③ 障害者の意思決定支援のあり方，障害福祉サービスの利用の観点からの成年後見制度の利用促進のあり方 ④ 手話通訳等を行う者の派遣その他の聴覚，言語機能，音声機能その他の障害のため意思疎通を図ることに支障がある障害者等に対する 支援のあり方 ⑤ 精神障害者および高齢の障害者に対する支援のあり方

換できるため，より適切な福祉用具を提供する方法として有効である．しかし，実際には最初に貸与された用具を使い続けることが多く，いつでも交換できるからという安易な選定は戒めなければならない．当事者や家族は福祉用具に関する情報が乏しく，何が適切なのかを判断することは困難

なことが多い．そこに専門職が介入する意義があることに留意すべきである．

　ちなみに ADL の指導では，たとえ訓練室で可能になったとしても，実生活に活かされなければ意味がなく，実際に「している ADL」になるまで活動性を高める必要がある．そのためには，介護

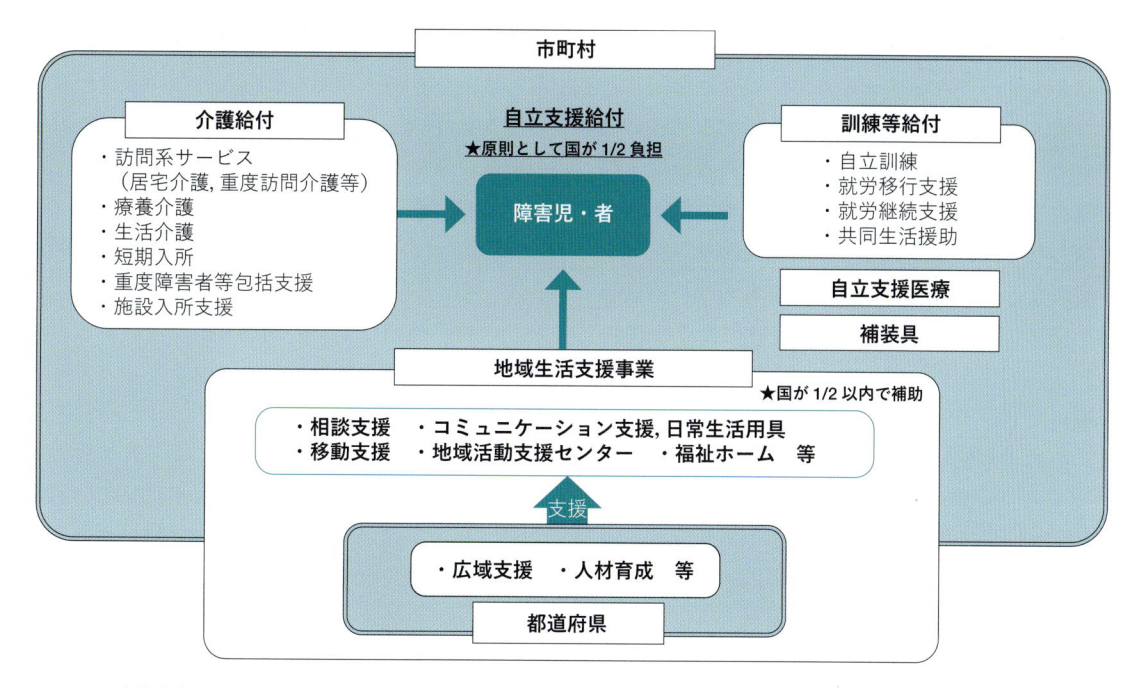

図 3-2　障害者総合支援法の給付・事業（法律の事項別概要）
「自立支援医療」のうち，精神通院医療の実施主体は都道府県および指定都市

者への介助法の指導や住環境の整備，社会参加の
ための方策や情報提供をあわせて行うことが重要
であり，その結果として ADL の定着を図ること
が求められている．

　介護保険制度により，高齢者介護については地
域資源も整いつつある．それだけに，介護者は家
族だけでなく，派遣されたヘルパーなどを含めて
複数人になることが多い．したがって，どのよう
な介護をどの程度行うのが適当なのか，過不足の
ないように，それぞれの人たちに繰り返し伝達し
なければならない．そのなかで一部の介護者にの
み負担がかからないように配慮することも肝要で
あり，リハビリテーションの専門職としては，以
上のことを総合的に判断して指導にあたる必要が
ある．

　なお，鎌倉[2]は「専門職全体としては，個々の
障害者に以下のことが行われるようになっていな
ければならない」として，① 未自立領域の原因分
析，② 現実的な目標設定，③ 機器の必要性の評
価，④ 技能指導と習慣化の評価，⑤ 介護者への

助言，⑥ 住環境調整の支援，⑦ 社会資源の紹介
など，7 つの事項を提案している．

2 サービス提供機関

　ADL 支援にかかわるサービス提供機関は，保
健・医療機関と福祉機関に分かれており，前者は
治療上の支援であり，後者は生活上の支援が建前
となっている．すなわち，ADL 訓練とそれに伴
う治療用装具や自助具などのサービスは，発症後
の急性期や回復期の治療を担う医療機関で提供さ
れる．そのファンドは一般的には医療保険である
が，一部介護保険によるサービスも利用可能であ
る．また，その後の生活支援として提供される各
種の相談，福祉用具や住環境の整備は，公的には
介護保険や障害者総合支援法などの福祉制度（**図
3-2**）[1]によって提供される仕組みとなっている．
なお，介護保険を利用する場合のキーパーソンは
ケアマネジャーであるが，障害者総合支援法では
市町村がその窓口である．

　在宅復帰後も ADL 能力を維持するには，障害
の程度が重度であれば継続的なサービス提供が必

要なことが多い．介護保険や障害者総合支援法による介護サービスをベースに生活の安定を図るとともに，なんらかの社会参加を保障するサービスが求められている．介護保険事業である保健・福祉施設のデイサービスやデイケア，地域生活支援事業として行われている地域活動支援センターや作業所などへの参加は，障害当事者の精神的活動性を高め，ADL 能力の維持に大いに役立っている．

最近では，介護保険法による予防事業を背景に，高齢者や障害者のスポーツ，文化活動（リハビリテーション・スポーツなど）が盛んになってきている．働くことができないまでも集団への参加によって他人とのかかわりをもつことは，人間の本質的な欲求を満たすものである．そこでは，単に体力や耐久力の向上だけでなく，結果として障害者や高齢者同士の話し合いや協力によるピア・カウンセリングが行われ，自立性や社会性を身につけることが期待できるであろう．

Ⅱ 介護の支援

1 家族への支援

同居家族がいる場合，主たる介護者の多くは配偶者，実子，嫁などである．彼らは，たとえ日中働きに出ていても夜間の介護を負っており，その介護にかかわる技術指導はリハビリテーション専門職にとって欠かすことのできない課題である．

家族に対する支援で重要なことは，第 1 に，主たる介護者の介護能力を知ることである．介護できる時間や動作介助に必要な力を備えているか，介護に対する姿勢や認識に不安はないかなど，物理的な問題にとどまらない評価が必要である．第 2 に，家屋環境に合った具体的な介助動作の実践的な指導が求められることである．居宅環境は家具などの配置を変えられず，病院や施設で行うような動作介助はできないことも多い．そのため介助方法も画一的ではなく応用的でなければならない．第 3 に，本人と介護者との関係を十分に配慮して，特定の家族に大きな負担がかからないよう

にすることが必要であり，負担が重くなるようであれば，ヘルパー派遣などの人的な介護サービスの導入を計画したほうが持続可能性を高めることができよう．

2 公的支援

2000 年に高齢者を対象に介護保険制度が導入され，わが国の介護事情は大きく変わった．以来，人材や技術に多くの問題を抱えながらも，介護に関する社会資源は増加の一途をたどっているが，その多くは 80 歳前後を対象とした高齢者用のサービスであり，2 号被保険者など若年層に対するサービスメニューは明らかに不足している．また，介護保険対象外の障害児者に対しては，障害者総合支援法により同様のサービスが提供されているが，高齢者に比べて数が少ないことや社会福祉制度に基づくサービスということもあり，介護保険によるサービスに比べて量的な不足が目立っている．

ちなみに，介護保険制度によりヘルパーなどの派遣サービスが低負担で提供されるようになり，現状では，面倒なリハビリテーション計画に基づくサービスよりヘルパー派遣の単純な計画が主流となっている．その結果，過剰な介護サービスが提供され，かえって ADL の低下を招いているとの指摘もある．家族やヘルパーへの介護指導にあたっては，この現実をどのように回避するのか，十分な配慮が必要であろう．

Ⅲ 福祉用具の支給

1 種類と名称

ADL を支援する福祉用具は，機能障害を補うものから代替するものまで，一本杖（Ｔ字杖）から介護ロボットまで，その種類は多種多様である．一方，用具の名称についても目的や形により区分され，義肢，装具，自助具，歩行器，車椅子，リフトなどの種別表記から，補装具や日常生活用具など，法制度に基づく呼称までさまざまである．

1993 年，福祉機器の研究開発の進歩を反映して「福祉用具法」（福祉用具の開発及び普及の促進

に関する法律)が制定され，過去においてさまざまに呼称されてきたこれらの用具は，法的には一括して「福祉用具」という概念で括られることになった．これにより，治療訓練機器やコミュニケーション機器などのリハビリテーション機器，いわゆる福祉機器と呼ばれるもの，身体障害者福祉法などで補装具として認められてきた義肢・装具や車椅子，さらには日常生活用具についても，

そのすべてを包括するときは，一般的に「福祉用具」と呼称されることが多くなった[3]．ちなみに，2002 年に制定された身体障害者の補助犬も福祉用具的存在といえよう．

2 ADL 訓練で使用されるもの

ADL 訓練では必要に応じて各種の福祉用具，なかでも手の装具や自助具がよく使われる．その多くはリハビリテーション専門職(作業療法士や

コラム 1

福祉用具

福祉用具とは，心身の，機能が低下し日常生活を営むのに支障のある老人又は心身障害者の日常生活上の便宜を図るための用具及びこれらの者の機能訓練のための用具並びに補装具をいう．

(福祉用具法：1993 年)

補装具

以下の 3 つの条件を満たすものであること
1. 障害者(児)の身体機能を補完し，または代替し，かつ，その身体への適合を図るように製作されたものであること
2. 身体障害者(児)の身体に装着することにより，その日常生活において，または就労もしくは就学のために，同一製品につき長期間にわたり継続し

て使用されるものであること
3. 医師等による専門的な知識に基づく意見または診断に基づき使用されることが必要とされるものであること

(障害者自立支援法：2006 年)

日常生活用具

以下の 3 つの条件を満たすものであること
1. 安全かつ容易に使用できるもので，実用性が認められるもの
2. 日常生活上の困難を改善，自立を支援し社会参加を促進するもの
3. 製作や改良，開発にあたって障害に関する専門的な知識や技術を要するもので，日常生活品として一般的に普及していないもの

(障害者自立支援法：2006 年)

コラム 2

身体障害者補助犬法

2002 年，議員立法により「身体障害者補助犬法」が制定され，盲導犬，介助犬，聴導犬が公費によって支給されるようになった．本法は身体障害者の社会参加の促進を目的に制定されたもので，病院やレストランなどが障害者による補助犬の同伴を拒否しないように求めている．

介助犬は，関節リウマチ者の立ち上がりの支えになったり，坂道で車椅子を引っ張ったり，床に落としたものを拾ったり，エレベータのスイッチを押したりすることで重度障害者の日常生活を支援してく

れる．また，特異的な介助としては，てんかん発作により意識を失った場合などに他人を呼んでくるなど，24 時間の監視役を担ってくれるため，緊急対応の介助としても有効である．

問い合わせ先：日本身体障害者補助犬学会事務局
(公益財団法人日本盲導犬協会東京本部内)
所在地：〒 150-0045 東京都渋谷区神泉町 21-3-3F
電話：03-3468-1733
E-mail：info@jssdr.net

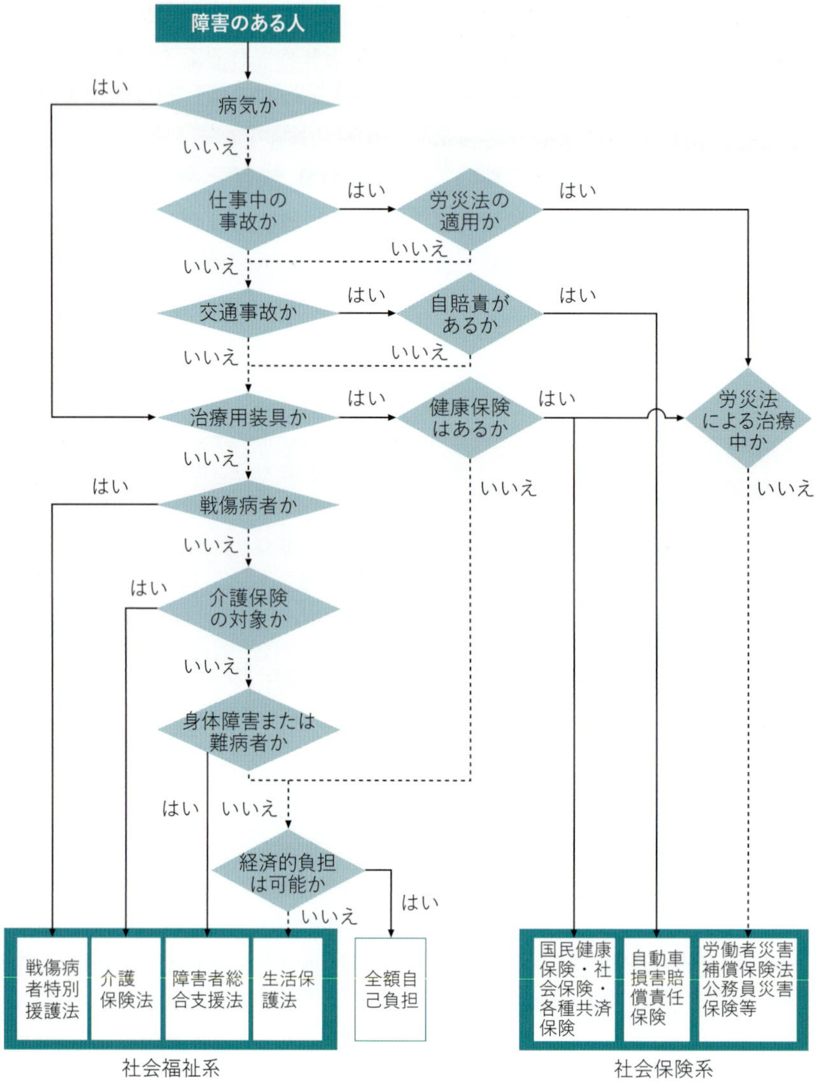

図 3-3　福祉用具支給制度選択のチャート
〔伊藤利之編：補装具費支給事務マニュアル 適正実施のための Q&A, p134, 中央法規出版, 2007 より一部改変〕

義肢装具士など）の手によって作製されるが，そ
れらは治療的要素の強いものから日常生活を継続
的に支援するものまでさまざまである．最近で
は，需要が多く一定の効果が認められるものは商
品化されて市販品となっているが，総じて頸髄損
傷者に処方される手関節の固定装具や対立装具な
ど，身体に装着して機能を補完する装具類は手づ
くりにならざるを得ない．一方，関節リウマチ者
などがよく使っているリーチャー類や瓶の蓋開け
具など，目的によって使い分ける道具類はいろ
いろなものが商品化されている．

　いずれにしても商品化されたものは体裁がよ
く，手の機能や形態との適合を正しく修正するこ
とで使い勝手も一段と改善することが多い．した
がって，自助具類の典型的なものは訓練室に用意
しておき，いつでも試用できるように準備してお
くとよいであろう．なお，自助具については，財
団法人テクノエイド協会による「改訂版自助具ハ
ンドブック」[4]に詳しく紹介されているので参照
されたい．

表 3-2　介護保険の対象となる福祉用具（2015 年 3 月現在）

貸与	車椅子	自走用標準型車椅子，普通型電動車椅子，介助用標準型車椅子
	車椅子付属品	クッション，電動補助装置など
	特殊寝台	
	特殊寝台付属品	マットレス，サイドレール，スライディングボード，スライディングマットなど
	床ずれ防止用具（特殊マット）	空気マット，ウォーターマットなど
	体位変換器	
	手すり	（工事を伴わないもの）
	スロープ	（工事を伴わないもの）
	歩行器	二輪，三輪，四輪，六輪，四脚を有するもの
	歩行補助杖	松葉づえ，カナディアン・クラッチ，ロフストランド・クラッチ，プラットフォームクラッチ，多点杖
	認知症老人徘徊感知機器	
	移動用リフト（吊り具の部分を除く）	床走行式，固定式，据置式（住宅改修を伴わないもの）
購入	腰掛便座	
	特殊尿器（自動排泄処理装置）	
	入浴補助用具	入浴用椅子，浴槽用手すりなど
	簡易浴槽	
	移動用リフトの吊り具の部分	

❸ 公的制度によって支給されるもの

ⓐ 制度適用の優先順位

　福祉用具の公的支給制度には各種の保険や福祉制度があり，一定の範囲にある対象者（介護保険制度対象者，身体障害者手帳所持者など）には種々の福祉用具が貸与（レンタル）されたり，必要な費用が支給されている．

　制度適用の優先順位は，加害者保険である労災・公災保険と損害賠償である自賠責保険，続いて公的保険である医療保険（治療用）と介護保険（貸与，一部購入），さらに福祉制度である障害者総合支援法（更生用），最後に生活保護法（治療材料）の順である．参考までに，**図 3-3** に支給制度選択のチャートを示した[3]．

ⓑ 各制度により支給される種目と利用手続き

　各制度によって支給される福祉用具の種類はさまざまであるが，ここでは，介護保険の対象となっている福祉用具（**表 3-2**）[5]，障害者総合支援法によって身体障害者（児）に支給される補装具費の対象種目（**表 3-3**）[6]，日常生活用具の対象種目例を示した（**表 3-4**）[6]．なお，介護保険で貸与される福祉用具には，障害者総合支援法の補装具費の支給対象である車椅子や歩行器なども含まれている．その場合，基本的には介護保険法に規定されている保険給付が優先されるが，介護保険による貸与は標準的な既製品のなかから選定されるため，障害者の身体状況に個別に対応する必要があれば，補装具費として支給して差し支えないとされている．

　利用手続きについては，**付録 1** に福祉用具の支給にかかる各種制度間の比較表を，**付録 2** に介護保険による福祉用具貸与の利用手順を[3]，**付録 3** に補装具費支給の判定および決定機関について示したので参照されたい[7]．

　日常生活用具として支給されるものについては，厚生労働省が示した種目例をもとに各市町村

表 3-3　補装具費支給の対象種目（2015 年 3 月現在）

義肢	義手	車椅子	リクライニング式片手駆動型
	義足		レバー駆動型
装具	上肢装具		手押し型
	下肢装具		リクライニング式手押し型
	靴型装具		ティルト式手押し型
	体幹装具		リクライニング・ティルト式手押し型
座位保持装置	平面形状型	電動車椅子	普通型（4.5km/時）
	モールド型		普通型（6.0km/時）
	シート張り調節型		簡易型
盲人安全杖	普通用		リクライニング式普通型
	携帯用		電動リクライニング式普通型
義眼	普通義眼		電動リフト式普通型
	特殊義眼		電動ティルト式普通型
	コンタクト義眼		電動リクライニング・ティルト式普通型
眼鏡	矯正眼鏡	歩行器	六輪型
	遮光眼鏡		四輪型（腰かけつき）
	コンタクトレンズ		四輪型（腰かけなし）
	弱視眼鏡（掛けめがね式，焦点調節式）		三輪型
補聴器	高度難聴用ポケット型		二輪型
	高度難聴用耳かけ型		固定型
	重度難聴用ポケット型		交互型
	重度難聴用耳かけ型	歩行補助杖	松葉づえ
	耳あな型（レディメイド）		カナディアン・クラッチ
	耳あな型（オーダーメイド）		ロフストランド・クラッチ
	骨導式ポケット型		多点杖
	骨導式眼鏡型		プラットフォーム杖
車椅子	普通型	重度障害者用意思伝達装置	ソフトウェアが組み込まれた専用機器，もしくは生体現象（脳の血流量など）を利用し「はい・いいえ」を判定するもの
	リクライニング式普通型		
	ティルト式普通型	座位保持椅子	身体障害児のみ
	リクライニング・ティルト普通型	起立保持具	
	手動リフト式普通型	頭部保持具	
	前方大車輪型	排便補助具	
	リクライニング式前方大車輪型		
	片手駆動型		

が独自施策として追加しているので，詳しくは居住地の役所で確認する必要がある．利用にあたっては，補装具で義務づけられている更生相談所や指定自立支援医療機関などへの意見照会（医師の判定）の必要はなく，市町村だけの判断で認可される．

◉費用負担

　介護保険では，介護負担度により要支援 1～2，要介護 1～5 に分類され，それぞれのレベルに応じて使える費用の上限額が決まっているため，そのなかから貸与や購入に要する費用の 10％相当額（2015 年 8 月 1 日からは，一定以上の所得がある場合は 20％相当額）を支払うことになる．

　障害者総合支援法による補装具費の支給では，障害者（児）の補装具は憲法第 25 条に規定されている「生存権」を保障するものであるとの認識から，「義務的経費」として国が 1/2 を，都道府県が 1/4，市町村が 1/4 をそれぞれ負担することになっている．利用者は，介護保険と同様に一品目ごとに基準額の 10％を支払うことになるが，所得の程度により月額の上限が設定されており，それ以上の支払いは免除されている．

　なお，日常生活用具は**図 3-2** に示したとおり，地方自治体の地域生活支援事業に組み込まれてい

表 3-4　日常生活用具の対象種目例（2015 年 3 月現在）

- ・特殊寝台（18 歳以上の者のみ）
- ・特殊マット，体位変換器，移動用リフト，移動・移乗支援用具
- ・訓練用椅子（18 歳未満の者のみ），訓練用ベッド（18 歳未満の者のみ）
- ・入浴補助用具，入浴担架，特殊尿器，収尿器，便器，特殊便器
- ・Ｔ字状・棒状の杖，頭部保護帽
- ・火災警報器，自動消火器，電磁調理器，歩行時間延長信号機用小型送信機
- ・聴覚障害者用屋内信号装置，ハーネス透析液
- ・加湿器，ネブライザー，電気式たん吸引器，酸素ボンベ運搬車
- ・動脈血酸素飽和度測定装置，発電機（医療機器が使用できるもの）
- ・盲人用体温計，盲人用体重計，盲人用血圧計
- ・点字ディスプレイ，点字器，点字タイプライター，点字図書，盲人用時計
- ・視覚障害者用ポータブルレコーダー，視覚障害者用活字文書読上げ装置
- ・視覚障害者用拡大読書器，盲人用テープレコーダー，音声 IC タグレコーダー
- ・携帯用会話補助装置，情報・通信支援用具
- ・聴覚障害者用通信装置，聴覚障害者用情報受信装置
- ・人工喉頭，電話音量増幅器
- ・ストマ装具（蓄便袋，蓄尿袋，洗腸用具）
- ・紙おむつなど（紙おむつ，脱脂綿，サラシ，ガーゼ）
- ・居宅生活動作補助用具

各市町村により対象種目が異なる場合がある．

る．そのため市町村の「裁量的経費」に基づいて費用が支給される点で補装具とは異なるが，それ以外は補装具と同様であり，利用者の費用負担も購入・貸与額の 10％である．ただ，用具の基準額や月額上限の設定など，その運用方法は市町村によって異なるので，詳細は居住地の役所に問い合わせる必要がある．

ⓓ 市販品として販売・貸与されているもの

　公的制度によって支給される用具は，支給される対象も種目も一定の範囲に限られている．しかし，実際にはそのほかにも多種多様な福祉用具が市場に出回っており，最近ではデパートにも福祉用具の販売コーナーが設置されるようになった．最新の福祉用具情報としては，毎年，東京で国際福祉機器展が開催されており，多くの目新しい福祉機器が展示されるため，リハビリテーションの専門職にとっては一度に大量の情報を得るチャンスとなっている．また，財団法人テクノエイド協会からも福祉用具の普及を図るために多くの情報が発信されている．

ⓔ 導入にあたって留意すべきこと

　労災・公災保険や医療保険で支給される義肢・装具は医師の処方が必要である．また，障害者総合福祉法による補装具費の支給では，障害者更生相談所などの判定ないしは医師の意見書が必要である．一方，介護保険による貸与ではケアマネジャーや福祉用具相談専門員がかかわる仕組みとなっているが，医学的知識や経験が乏しく，身体障害への対応では不適切なこともまれではない．とりわけ車椅子や歩行器の選定・適合では支給システム上の問題点が指摘されており，支給にあたっては，リハビリテーション専門職を中心としたチームによるかかわりが求められている．

　市販品についても同様であるが，市販品は情報量が多く，それを速やかに入手して適切に適用することは難しい．また，展示場で試用して具合がよいと思って購入しても，大きすぎて使い勝手が悪いなど，自宅環境との不適合により放置されていることも少なくない．とりわけ移動用具の導入にあたっては，住環境の整備と合わせた総合的な計画のもとで導入することが必須である．

Ⅳ 住環境の整備

1 居住環境の評価

　評価にあたっては，本人の生活目標および同居家族の生活スタイルを十分に考慮して検討しなければならない．入院中であれば，家屋の設計図などで評価せざるを得ないこともあるが，できれば訪問して実際に自分の目で確かめながら評価することが大事である．その際には，本人と主介護者だけでなく，同居家族にも同席してもらえるとより多角的な評価ができるであろう．

　評価の最大のポイントは本人の移動様式である．歩行ベースの生活ができるか，それとも車椅子ベースの生活にならざるを得ないか，その点をしっかりと見きわめたうえで，トイレ，食事室，浴室，屋外へのアプローチなど，動線を確認する必要がある．とりわけ高齢者では，加齢とともに機能が低下することを考慮し，長期的な予後予測に基づいた無理のない環境設定が大切である．

2 整備の実際

ⓐ 家具の配置換えや手すりの設置

　まずはベッドや家具の配置換え，邪魔なものを取り除く，福祉用具の利用など，また，実践的なADL 訓練や介護指導を行うことで安全な移動が確保できないかを考える．そのうえで，手すりの設置や敷居の段差解消を検討するが，その場合もできるだけ同居家族の邪魔にならないように，簡易に設置できるものを選ぶほうが適当である．ちなみに，手すりの取りつけでは十分な強度を確保することが肝要である．

ⓑ リフトなど大掛かりな福祉用具の導入

　比較的大がかりな福祉用具の導入にあたっては，カタログによる説明だけでなく，本人や家族に展示場などで実際に実物を見てもらい，吊り具の適合や吊り上げたときの問題などを十分に確かめる必要がある．とりわけ関節リウマチでは，吊り具による圧迫が関節症状の悪化を招く恐れもあるので，関節の位置や屈曲角度を確かめたうえで，ゆっくりと吊り上げるように心がけるべきで

ある．

ⓒ 家屋の改修

　改修工事の必要性が高い場所はトイレや浴室，それに玄関（屋外へのアクセス場所）である．トイレで問題になることが多いのはドアの開閉様式とスペースである．多くは手前に引く開き戸で，スペースは畳一畳もないほど狭いものが多い．歩行がおぼつかない場合には，ドアを手前に引いて開く行為は危険性が高く，引き戸に改修したうえで手すりを取りつけたいところである．スペースの拡大については，浴室や洗面室と合体（カーテンなどで仕切る）することが適当と思われるが，改修工事が大がかりになる欠点があり集合住宅では困難なことも多い．その場合は，便器の向きや手すりの位置を考慮するだけでなく，ドアをカーテンなどに変更し，介護者のスペースを確保するなどの工夫が必要である．

　屋外へのアプローチは「社会参加」を実現するためにも重要な要件であり，たとえ障害が重度であっても忘れてはならない課題である．一般に歩行が自立している場合には，手すりなどの設置により玄関からの出入りが可能になることも多いが，車椅子では段差が大きく困難性が高い．そのため，掃き出し口のある部屋から段差解消機を設置して屋外へアプローチするなどの工夫が必要である（図 3-4）．なお，介護保険（介護報酬）による住宅改修の Q&A が厚労省から出されているので参照されたい[8]．

3 住宅改修費の公的助成

　高齢者に対しては，介護保険法の 57 条において，「市町村は，居宅要支援被保険者が，住宅改修を行ったときは，当該居宅要支援被保険者に対し，介護予防住宅改修費を支給する」と定めている．支給対象となる住宅改修の種類は，① 手すりの取りつけ，② 段差の解消（スロープの設置，浴室の床のかさ上げなど），③ 滑りの防止および移動の円滑化などを目的とした床または通路面の材料の変更，④ 引き戸などへの扉の取り替え，⑤ 洋式便器などへの便器の取り替え，⑥ その他，これらに付帯して必要となる改修であり，負

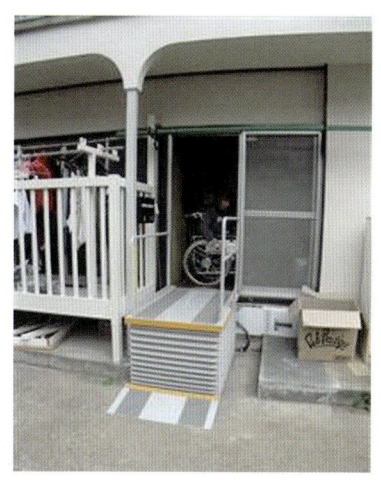

A. 据置き型

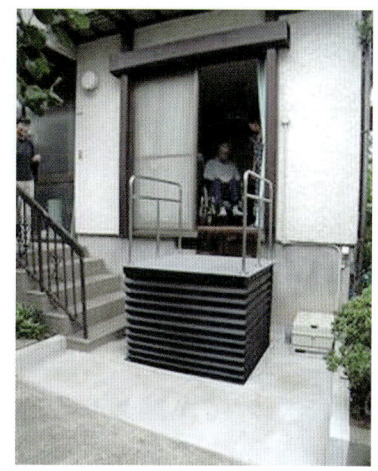

B. 設置型(埋め込み式)

図 3-4　段差解消機の設置

担額の上限は 20 万円(10％は自己負担)と定められている[9].

　障害者に対しては，市町村を実施主体として，障害者または障害者と同居する世帯に対して，障害者の専用居室などを増改築または改造するために必要な費用の補助(障害者住宅改造費補助)や経費の貸付制度がある(障害者住宅整備資金貸付).これらの事業の実施主体は地方自治体であり，対象者の範囲や補助額，貸付限度額についてはそれぞれの自治体で異なっているため，詳細は居住地の役所に問い合わせる必要がある.

　ちなみに横浜市では，横浜市単独の事業として，重度障害者に対する住環境整備を展開しており(障害者・高齢者住環境整備事業)，① 身体障害者手帳 1 級または 2 級，② 知能指数 35 以下，③ 身体障害者手帳 3 級＋知能指数 50 以下の障害者が住む世帯に対し，住宅改修費を支給している.本事業では，総合リハビリテーションセンターの専門職チーム(医師，理学療法士・作業療法士，建築士など)による総合評価(障害者当事者の機能，介護者の能力，福祉用具の適応，家屋評価など)に基づき，利用者と合意した改修内容に対して 120 万円を限度に費用の助成が行われている.もちろん，世帯の所得に応じて負担額(低所得世帯では負担なし)はあるものの，リハビリテーション専門職による総合評価などは無料であり，重度障害者の日常生活を支える行政基盤として有効に機能している.障害者に対するこのような行政サービスは憲法保障の問題であり，今後各地に普及することが期待される[10,11].

Ⅴ 交通手段

1 公共交通機関の利用

　2000 年，「交通バリアフリー法」(高齢者，身体障害者等の公共交通機関を利用した移動の円滑化の促進に関する法律)が制定され，駅周辺のアクセスが一段とよくなっただけでなく，低床バスが運行されるようになり，福祉タクシーも普及した(地方自治体によっては，重度障害者に対してタクシー券を支給している).また，1994 年に制定された「ハートビル法」(高齢者，身体障害者等が円滑に利用できる特定建築物の建築の促進に関する法律)は 2002 年に「バリアフリー新法」(高齢者，障害者等の移動等の円滑化の促進に関する法律)に代わり，公共の建物へのアクセスも一段と改善した.ちなみに高齢社会を背景に，これらの社会参加促進対策は多くの市民に歓迎され，若年者を含めて，障害者や高齢者の受け入れ姿勢も大きく前進したようにみえる.

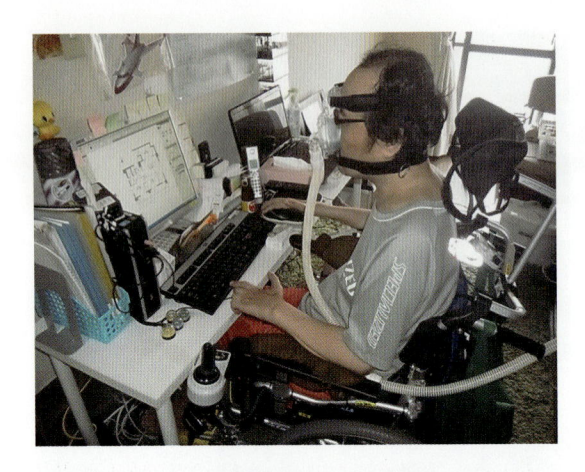

図 3-5　コンピュータを使った社会参加

2 自家用車の利用

　重度の障害者にとって最も便利な交通手段はなんといっても自家用車である．その利用のためには運転免許証の取得が必須であるが，道路交通法の規定により，幻覚症状を伴う統合失調症や発作により運動障害をもたらす病気では免許証を取得することができない欠格条項がある．これらの欠格条項は 1999 年の障害者施策推進本部の決定により見直されたが，精神薄弱者，てんかん病者などという疾患名は削除されたものの，実際には同様の制限があり，必ずしも緩和されたわけではない．

　障害者が運転免許証を取得しようとする場合，一般の人たちと同様に運転免許試験場へ行き，そこで適性試験を受ける．試験の結果は，無条件適格，条件付き適格，不適格に分かれるが，条件付き適格の場合には，車種の限定，車の改造，用具の取りつけなどの条件が設けられ，そのなかで教習を受けて試験に合格すれば運転免許を取得できる．すでに運転免許を取得している人が障害者になった場合には，身体障害の程度が自動車運転をするうえで適格であるか否か，適性試験を受けて判定されるが，高次脳機能障害などは必ずしも不適格と判定されないことも多い．しかし，半側無視などの障害では相応のリスクを伴うので，リハビリテーションの専門職としては，個々それぞれに慎重に検討したうえで的確な指導を行うべきである．

VI 情報へのアクセス

　障害者や高齢者の ADL を支援する施策や社会資源は，このほかにも数多くある．リハビリテーションの専門職としてはそれらの情報をリニューアルしつつ，いつでも提供できるように準備しておかなければならない．そのためにはそれぞれの領域に詳しい専門職とチームを組むことが一つの方法である．

　情報化社会といわれる現代においては，インターネットで必要な情報を瞬時に手に入れることは可能であるが，それらの情報をどのように加工すれば効率的で効果的なのか，実際の利用方法については必ずしも臨床現場と結びつかない．医療保険や介護保険，社会福祉制度などのサービスについては，歴史的な経緯があり文字どおり解釈できないことも多い．そのため，しばしば専門家による解説が必要なことも多い．さらに地方分権が進むなか，市町村の窓口やサービス事業者による法解釈の違いも現実におこっている．したがって，実際のサービス提供にあたっては，居住区の役所や社会福祉協議会に問い合わせるとともに，その地域で活動しているソーシャルワーカーやケアマネジャーとの連携を強め，実際のサービス内容を確認する必要がある．

　ちなみに，メールやインターネットなどの情報システムは，ベッド上の生活を余儀なくされている頸髄損傷や筋萎縮性側索硬化症（ALS）の人たちにとって，それ自体が ADL や社会参加を支援してくれる有力な方法であり，場合によっては唯一の方法でもある（**図 3-5**）．そのため，彼らにとってのコンピュータの存在意義を認識し，その利用環境を開発・整備することは，リハビリテーション専門職にとっても看過できない重要な課題である．

Ⅶ 今後の課題と展望

　障害者・高齢者のADLを支援する技術や社会制度の改革は，障害の重度化や急速な高齢化を迎えているわが国にとって喫緊の課題である．技術的にはiPS細胞の活用，医療・介護機器のロボット化などが期待されており，国を挙げてその開発に取り組んでいるが，それを支える人材育成やサービス提供のシステムは，倫理問題を含めいまだ脆弱である．

　ハイテクは便利でサービスの質的向上に役立つことは明らかだが，それだけに間違った使い方をすれば見返りとしてのリスクも大きい．iPS細胞の活用は障害像を大きく変える可能性があり，将来的には，それに相応しいリハビリテーション技術が求められるであろう．また，自立支援や介護の世界では，ロボット化が人的資源の不足を補ってくれると期待するが，それらを適切に使うには当面，相応の技術を習得した人材とチームによる対応が必要である．いずれにしても早急に対策を講じなければならない課題が山積している．

　現在，私たちはすでにハイテクの恩恵なしには生活できない時代を生きている．そのような状況では，リハビリテーション関連職種として，ADL支援における福祉用具の活用について今以上に認識を深め，その連続体のなかに位置するロボットにも着目する必要があろう．今後は，ロボットにかかわる最新の情報収集や実践体験をとおした知識や技術の蓄積に努め，それらを利用者に適切に提供するシステム構築に向けて，関係職種の英知を結集することが焦眉の課題である．

📖 引用文献

1) 障害者総合支援法が施行されました／厚生労働省：http://www.mhlw.go.jp/stf/seisakunitsuite/bunya/hukushi_kaigo/shougaishahukushi/sougoushien/(2015.3.1)
2) 鎌倉矩子：ADLの支援システム．伊藤利之，鎌倉矩子編：ADLとその周辺．pp42-53，医学書院，1994
3) 伊藤利之編：補装具費支給事務マニュアル適正実施のためのQ&A．中央法規出版，2007
4) 財団法人テクノエイド協会編：改訂版自助具ハンドブック．テクノエイド協会，2007
5) 財団法人テクノエイド協会：介護保険福祉用具の解説：http://www.techno-aids.or.jp/kaigo/shirabe.shtml(2015.3.1)
6) 厚生労働省：福祉用具：http://www.mhlw.go.jp/stf/seisakunitsuite/bunya/hukushi_kaigo/shougaishahukushi/yogu/(2015.3.1)
7) 財団法人テクノエイド協会編：補装具費支給制度について．補装具費支給事務ガイドブック．pp27-47，2013.
8) 厚生労働省：介護報酬に係るQ&A 住宅に関する抜粋：http://www.rumoi.pref.hokkaido.lg.jp/kk/rkk/H25.10.3shiryou2.pdf(2015.3.1)
9) 財団法人テクノエイド協会：介護保険における住宅改修：http://www.techno-aids.or.jp/jyutaku/kaigo.shtml(2015.3.1)
10) 伊藤利之：地域リハシステム．伊藤利之，白野明，田中理，渡邉慎一編：地域リハビリテーションマニュアル．pp13-21，三輪書店，2003
11) 横浜市障害者住環境整備事業：http://www.j-reform.com/reform-support/joho/detail/id=25140009(2015.3.1)

付録1　福祉用具の支給にかかる各種制度の比較

	社会保障サービスシステム	社会保険系		
	社会保障区分	労働者災害補償保険	公務員災害	公共企業体
支給区分	法律	労働者災害補償保険法	国家公務員災害補償法 地方公務員災害補償法	労働協約
	制度名	労働福祉事業	福祉事業	
	制度間優先順位	1　労災		
	受給者資格	「労災障害者」：障害給付を受給しまたは受給したことがある者	公務上の負傷などにより，規則別表に掲げる程度の障害が存する職員	
支給システム	運営主体	国	国 地方公務員災害補償基金	各企業体
	実施機関	都道府県労働局	人事院・地方自治体	
	対応機関	労働基準監督署	人事担当部局	
	給付財源	国庫負担(税)＋保険料	国庫負担(税)	国庫負担(税)＋保険料
	給付費用一部自己負担の有無	無	無	無
	判定・処方・適合審査など	労災病院など 義肢採型指導医(講習受講者)	実施機関に一任	在職期間のみ適用
	指定製作・供給業者の有無	無	実施機関に一任	
補装具など	義肢(殻構造・骨格構造)	●	●	労働者災害補償保険に準じる
	筋電電動義手	●	●	
	装具	●	●	
	座位保持装置	●	●	
	車椅子	●	●	
	電動車椅子	●	●	
	歩行器(歩行車)	●	●	
	歩行補助杖	●	●	
	頭部保護帽			
	座位保持椅子			
	起立保持具			
	頭部保持具			
	排便補助具			
	収尿器	●	●	
	盲人安全杖	●	●	
	眼鏡(コンタクトを含む)	●	●	
	義眼	●	●	
	点字器	●	●	
	補聴器	●	●	
	人工喉頭	●	●	
	ストマ用装具	●	●	
	かつら	●	●	
	重度障害者用意思伝達装置	●	●	
	浣腸器付排便剤	●	●	
	褥瘡予防用敷布団	●	●	
	介助用リフト	●	●	
	フローテーションパッド	●	●	
	ギャッチベッド	●	●	

●…購入費，■…貸与

（つづく）

付録1　（つづき）

	社会保障サービスシステム	社会保険系	社会福祉系		
支給区分	社会保障区分	介護保険	戦傷病者援護	障害者(児)福祉	
	法律	介護保険法	戦傷病者特別援護法	障害者総合支援法(障害者)	障害者総合支援法(障害児)
	制度名	福祉用具貸与 特定福祉用具販売 住宅改修費支給	補装具費支給	補装具費支給	補装具費支給
	制度間優先順位	2　介護保険	3　社会福祉		
	受給者資格	介護保険法に規定する要支援または要介護の認定を受けた者	戦傷病者特別援護法施行令別表の規定に該当する者	障害者総合支援法第4条に規定する障害者	障害者総合支援法第4条に規定する障害児
支給システム	運営主体	市町村	国	国	国
	実施機関	市町村	都道府県	市町村	市町村
	対応機関	市町村	都道府県	市町村	市町村
	給付財源	国庫負担(税)+保険料	国庫負担(税)	国庫負担(税)	国庫負担(税)
	給付費用一部自己負担の有無	費用の1割を自己負担	無	費用の1割を自己負担(所得に応じて月額負担上限あり)	費用の1割を自己負担(所得に応じて月額負担上限あり)
	判定・処方・適合審査など	市町村担当介護保険担当	都道府県知事への委任	身体障害者更生相談所	指定育成医療機関など
	指定製作・供給業者の有無	指定事業者(貸与，販売)	都道府県知事への委任	なし	なし
補装具など	義肢(殻構造・骨格構造)		●	●	●
	筋電電動義手				
	装具		●	●	●
	車椅子	■	●	●	●
	電動車椅子	■	●	●	●
	座位保持装置		●	●	●
	歩行器(歩行車)	■	●	●	●
	歩行補助杖	■	●	●	●
	頭部保護帽			●(オーダーメイドのみ)	●(オーダーメイドのみ)
	座位保持椅子		●		●
	起立保持具		●		●
	頭部保持具		●		●
	排便補助具		●		●
	収尿器		●		
	盲人安全杖		●	●	●
	眼鏡(コンタクトを含む)		●	●	●
	義眼		●	●	●
	点字器		●		
	補聴器		●	●	●
	人工喉頭		●		
	ストマ用装具		●		
	かつら				
	重度障害者用意思伝達装置		●	●	●
	浴槽	●			
	入浴補助装具	●			
	腰かけ便座	●			
	特殊尿器	●			
	自動排泄処理装置	■(交換可能部品●)			
	床ずれ防止用具(特殊マット)	■			
	特殊寝台	■			
	特殊寝台付属品	■			
	体位変換器	■			
	移動用リフト	■(吊り具部分●)			
	歩行支援用具(手すり・スロープなど)	■			
	居宅生活動作補助用具(住宅改修)	●			
	認知症老人徘徊感知機器	■			

〔伊藤利之編：補装具費支給事務マニュアル 適正実施のための Q&A．pp126-129，中央法規出版，2007 より一部改変〕

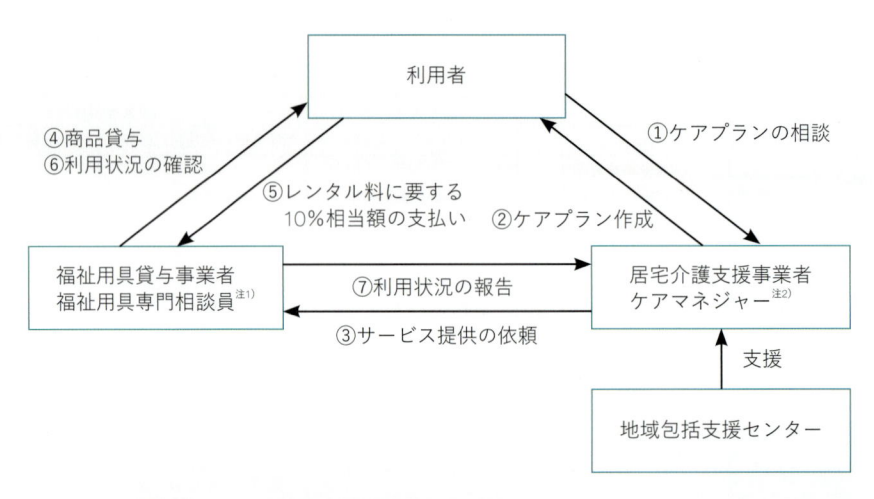

付録 2 　介護保険による福祉用具貸与の利用手順

注 1）福祉用具専門相談員：福祉用具の選定や使い方をアドバイスできるエキスパート．厚生労働大臣が指定した「福祉用具専門相談員指定講習会」において講義と実習を全 40 時間受講することが必要．

注 2）ケアマネジャー（介護支援専門員）：介護保険法において，要介護者の心身の状況や環境などを総合的に判断し，適切な介護サービスを提供できるように計画する医療職や福祉職の法定資格で 5 年以上の実務経験＋「介護支援専門員実務研修受講試験」に合格することが必要．

付録 3 　補装具費支給の種目別判定・決定機関

身体障害者

身体障害者更生相談所の判定により市町村が決定		医師の意見書により市町村が決定
更生相談所に来所（巡回相談等含む）判定	医師の意見書等により更生相談所が判定	・義眼 ・眼鏡（矯正眼鏡・遮光眼鏡・コンタクトレンズ・弱視眼鏡） ・車椅子（レディメイド） ・歩行器 ・盲人安全杖 ・歩行補助杖
・義肢 ・装具 ・座位保持装置 ・電動車椅子 　　　の新規購入 ・特例補装具	・補聴器 ・車椅子（オーダーメイド） ・重度障害者用意思伝達装置 　　　の新規購入	
	更生相談所は，新規申請者にかかる判定を行うときは，できる限り切断その他の医療措置を行った医師と緊密な連絡を取り判定に慎重を期すること．	上記にかかるものであって，補装具費支給申請書，医師意見書等により判断できる場合および再支給，修理の場合． 身体障害者手帳で必要性が判断できる場合は，医師の意見書を省略させることができる．

身体障害児

　市町村は，指定自立医療機関または保健所の医師が作成した意見書により判断する．医師の意見書は，身体障害者手帳で必要性が判断できる場合は，省略させることができる．

　また，市町村における支給の決定に際し，補装具の構造，機能等に関することで技術的助言を必要とする場合には，更生相談所に助言を求めること．

難病患者等

　原則，身体障害者・児の手続きに準じるものとするが，補装具費の支給申請を受けつけるにあたり，特殊の疾病告示に掲げる疾患に該当するか否かについては，医師の診断書等の提出により確認するものとする．

各論

各論では各種疾患（障害）に伴う ADL の問題を「コミュニケーション」「起居・移動」「セルフケア」「家庭生活」「社会生活」「住環境の整備」などの項目のもとで解説する．なお，基本的 ADL，広域 ADL，これにかかわる各種用語は用いず，一括して「ADL」を用いることとする．

4 脳卒中（片麻痺）

I 障害の概要

　脳卒中で特に問題になるのは，精神系では認知症による意欲の低下や失語症などによるコミュニケーションの障害であり，肢体系では片麻痺による歩行の障害である．これらの障害は彼らの社会復帰を妨げる大きな要因となっており，リハビリテーションに難渋することも多い．

　また，脳卒中は高齢者に多く発生することから，能力障害には高齢化に伴う他の因子，たとえば変形性関節症，変形性脊椎症，パーキンソニズム，筋力低下，認知症などが重なり，障害を助長していることが多い．さらに，60歳以上の高齢者ではリハビリテーションのゴールを職業復帰に設定することはなくなり，社会的活動に対する意欲は減退する．このため，障害の心理的受容と同時に社会的価値観の変更を余儀なくされ，結果としてリハビリテーションの意欲も全体に低下する．

A. 精神活動の低下

　最も問題にしなければならないのは，認知症による意欲の低下やコミュニケーション障害である．このような精神活動の低下は，脳卒中による片麻痺者の社会復帰を著しく阻害しているばかりか，日常生活における活動性にも大きく影響し，無為な生活を送る結果を招いている．

　失語症や仮性球麻痺などによる重度の麻痺性構音障害ではコミュニケーション障害が著しいが，この点についてはコミュニケーション障害の項（285頁参照）で詳述されているので，ここでは省略する．

　そのほか，失認・失行のような高次脳機能障害では，左半側を無視したり，着衣が困難になるなど，身の回り動作や作業能力の低下をきたすことが多い．とりわけ，左半側空間を無視する場合には自動車運転などは危険で，最も手軽な外出手段を失うことになる．また，前頭葉症候群などの運動企画や開始に関係する障害では，身の回り動作や作業の遂行が阻害され，何かをするときには声かけが必要なために自立生活が営めない例もまれではない．

B. 歩行能力の低下

　歩行を阻害する最大の因子は平衡機能の低下である．一下肢の痙性麻痺だけならいくら重度でも長下肢装具を使用すればなんとか歩けるが，平衡機能の悪い場合は杖や歩行器に依存しなければならない．しかし，杖だけでは不安定であり，上肢の障害が重い痙性片麻痺では，両手が使えないため歩行器の使用も困難である．その結果として車椅子での退院を余儀なくされ，認知症による意欲の低下が加われば寝たきりになる率は高い．一方，運動失調では平衡機能を補う機器として歩行器の使用がある程度有効である．ただし，歩行器は病院や施設，在宅生活では実用性が得られても屋外では有効とはいえず，運動失調の屋外移動に関する対策は乏しい．また，パーキンソニズムにみられる突進歩行や小刻み歩行では，杖や歩行器の効果は期待できず，ADL指導のうえで最も苦慮する対象である．

　もちろん，下肢の運動麻痺の程度が重度であれば，短下肢装具だけでは支持性が得られず，長下肢装具に依存せざるを得ない．この場合，長下肢装具の使用は平衡機能の障害が軽度でなければ，

屋外歩行の実用性を獲得することにつながりにくい．また，感覚障害も重要な因子であり，運動覚や位置覚の障害は，たとえ装具を装着したとしてもいちいち足元を見て歩かねばならず，歩行能力の低下を招くことは必至である．

C. 作業能力の低下

　痙性片麻痺では上肢・手指の機能障害が重く，共同運動パターンから離脱することができずに廃用手か補助手レベルにとどまることが多い．その場合，手作業は健側上肢による片手作業に限定され(**図4-1**)，タオルを絞ったり，果物の皮を剝いたり，包丁を使うなど，一般に両手を使う作業は困難である．また，健側の袖口のボタンをとめたりつめを切るなど，患側手ではどうしてもできない作業に対しては種々の工夫が必要である．

　運動麻痺の改善がみられ一部共同運動パターンから脱したとしても，感覚障害が強く運動覚や位置覚の低下が著しいこともまれではない．この場合には，自分の目で見ている限りなんとか使えても，視覚によるフィードバックがなければ廃用状態に等しく，実生活のなかでは有効に機能しないであろう．

　比較的麻痺が軽く，運動学的には共同運動パターンから離脱，感覚障害も表在に限られている場合には，実用的補助手あるいは実用手としての機能を回復することがある．しかし，手指の巧緻性やスピードの低下，両手の協調障害による作業能力の低下は免れがたく，巧緻作業の実用化という点では限界を感じることも多い．このため，いつまでも心理的障害受容が進まず訓練に固執する例も見受けられる．

　なお，作業能力を規定するもう一つの問題として，必要な作業姿勢を保ち，それを長時間維持できるかという課題がある．前述したように，平衡機能の低下は立位姿勢における作業能力を阻害する大きな因子である．下肢・体幹の筋力も重要な要件である．痙性片麻痺の場合，長時間に及ぶ立位での片手作業は，耐久性，危険性の面から実用

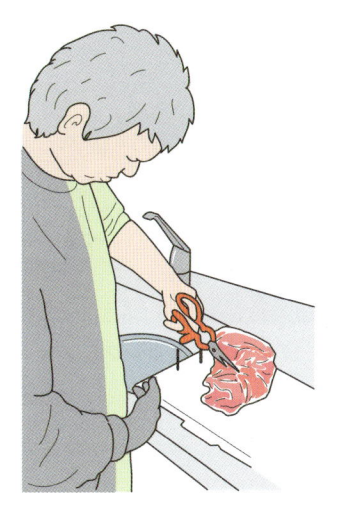

図4-1　片手作業
包丁を使わずキッチンバサミで
肉を切っている例

性に乏しく，一般的には座位作業を中心とすることが適当であるといえよう．

II 指導と介護

A. コミュニケーション

　脳卒中のコミュニケーション障害の原因は，認知症，失語症，構音障害などによることが多い．

　認知症によるコミュニケーション障害では，記銘力障害などのために複雑な話は理解できなくても，よほど重度でない限りADLレベルの日常会話は可能である．むしろ問題になるのは意欲低下に伴う精神的・身体的活動性の減退である．したがって，その指導や介護にあたっては，最も信頼性の高い家族との同居生活が重要な要件になろう．そのなかで，外出の機会をできるだけ多くつくり，社会的にも存在感を回復することである．そのためにはグループによるコミュニケーション活動が有効であり(**図4-2**)，理学療法や作業療法においても，個別指導だけでなくグループ訓練の機会を多くもつ必要がある．また，最近では犬や猫などのペットの世話も，認知症状の改善や活動性の向上に役立つとして注目されている．

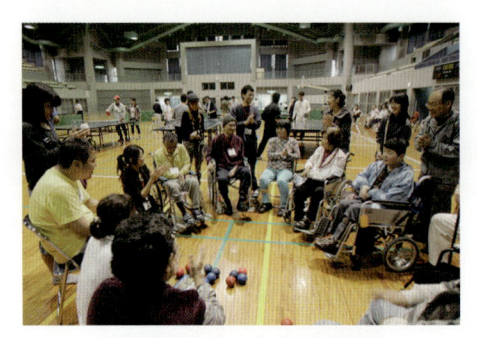

図 4-2　グループによるレクリエーション

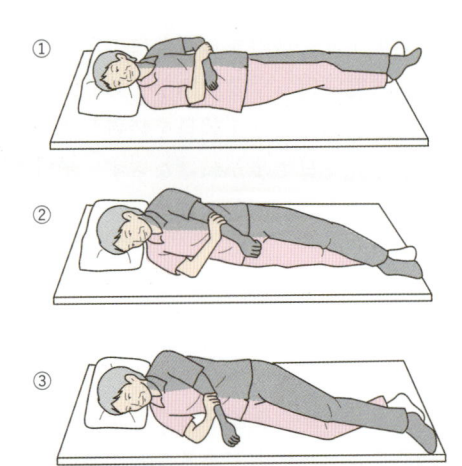

図 4-3　寝返り

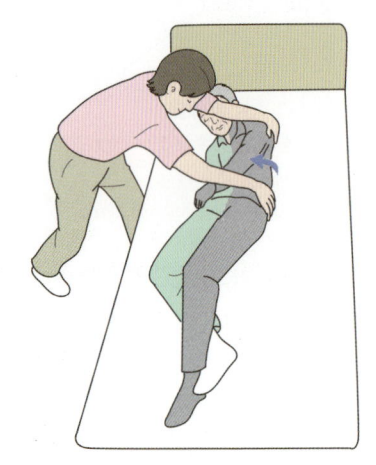

図 4-4　寝返りの介助（こちら側への寝返り）

コラム 1

向こう側への寝返り

　介護者から見て向こう側へ寝返りをうたせる場合は，健側下肢を下にして下肢を交差，患側上肢を腹の上に乗せて健側に引きつける．次いで，介護者は一方の手を頸部の下から健側の肩部にあてがい，もう一方の手を，患側膝下から健側の大腿下部にあてがう．そこでてこの原理を利用して肘関節を伸ばしながら向こう側へ寝返らせる．

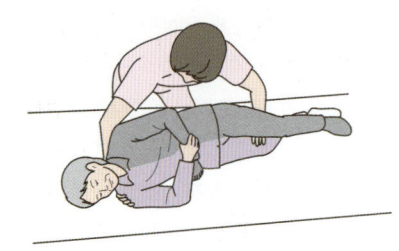

　失語症や構音障害については別にコミュニケーション障害の項（285 頁参照）があるので省略するが，くれぐれも「言語」はコミュニケーションの道具にすぎないことに留意して指導することが肝要である．たとえ話せなくても対人交流の場に積極的に参加する姿勢をどう身につけるか，つまり大事なことは臆することなく人と話そうとする態度をうまく養成することである．治療の導入に際しては十分に注意し，最初は同じようなレベルの人たちと楽しい一時を過ごすなど，極力劣等意識を植えつけない努力が必要である．

B. 起居・移動

1 寝返り

　健側下肢を患側の下肢の下に挿入し，これをすくい上げるようにして健側に引きつける．次いで健側上肢で患側上肢を腹の上に誘導し，患手側を健側に引きつけて寝返りする（図 4-3）．このとき，患側の肩関節に損傷を生じないよう，必ず健側を下に寝返りするのが原則である．健側上肢を下にすることで，起き上がりに際してこれを力源に上半身を起こすことができよう．

ⓐ 介助で行う方法

　上下肢を同様の状態にしたうえで，肩甲骨と骨盤部にそれぞれ介護者の手をあてがい，引くよう

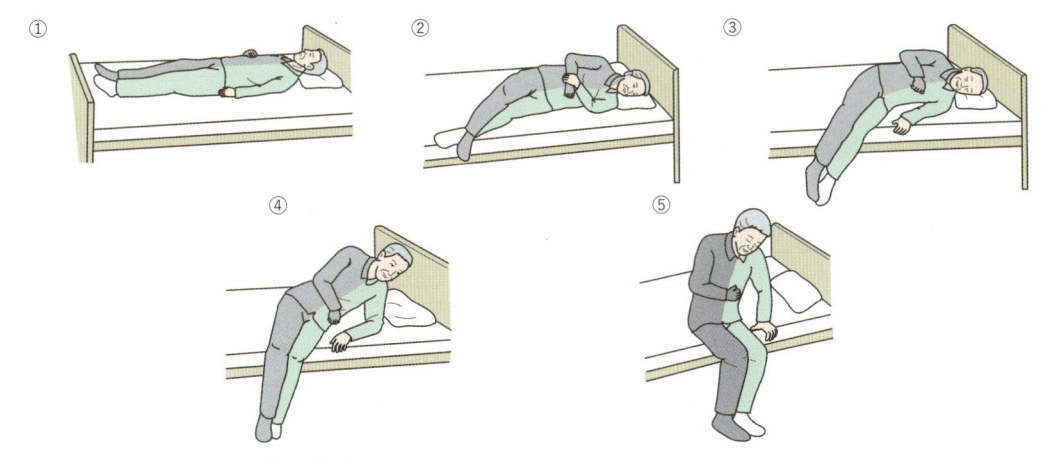

図4-5　ベッドサイドでの起き上がり

にして手前に寝返らせる（**図4-4**）.

2 起き上がり

　起き上がりは，ベッドから離れるために欠かすことのできない動作であり，どのような障害でもできるだけ早期に訓練することが望まれる.

　具体的には，前述した「寝返り」と同様に健側を下にした側臥位をとり，そのまま下腿部をベッド端から下ろし，下肢の重さを利用して，臀部を支点に健側上肢を伸展することで起き上がるのが最も効率のよい方法である（**図4-5**）.

ⓐ介助で行う方法

　介護者の立つ手前に健側を下に寝返らせたうえで，介護者の片方の手を患側下肢の膝外側にあて，もう一方の手を頸部に差し込み，臀部を支点に体幹と下肢をそれぞれてことして起き上がらせる方法が効率的である（**図4-6**）. なお，膝関節の屈曲拘縮やハムストリングスの短縮などがある場合は長座位がとれないため，ベッド端から下肢を下ろして膝を屈曲位にしなければ起き上がりはより困難である.

コラム 2

電動ベッドを利用した起き上がり

　電動ベッドの背上げ機能を利用する場合，仰臥位で背を上げてからベッド用の手すりを利用して端座位になるよりも，あらかじめベッドから足を降ろして側臥位となり，その後，背を上げて起き上がったほうが容易であることが多い.

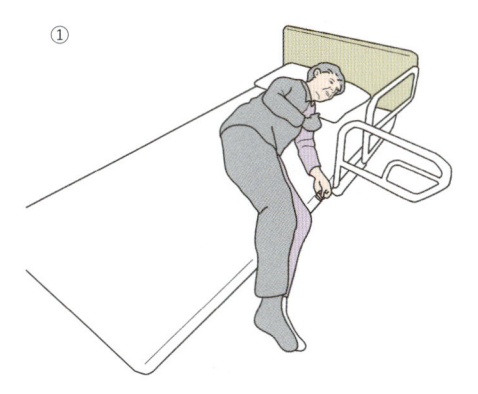

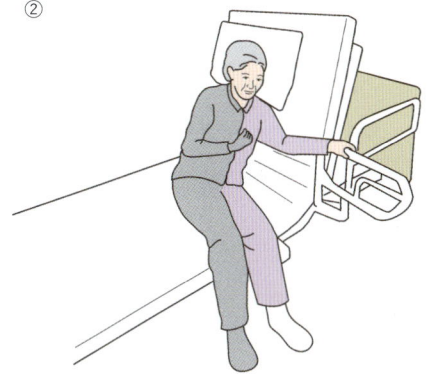

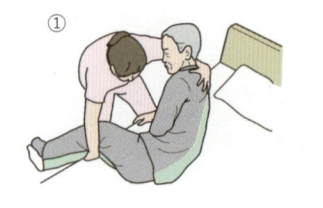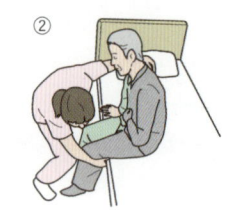

図 4-6　ベッドサイドでの起き上がり介助

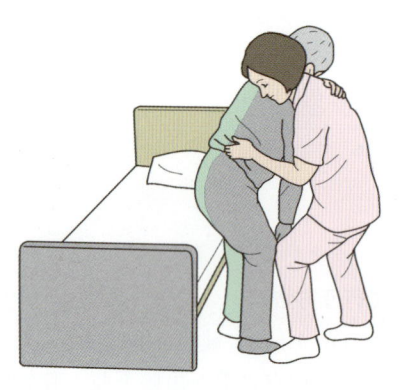

図 4-7　ベッドからの立ち上がり介助

3 ベッド上での座位移動・立ち上がり

　椅子に座るようにベッドの端に腰かけ，健側上肢をベッド上に置き，肘を伸展させながら（プッシュアップ）臀部を健側にずらし，やや浅目に腰かける．次いで健側手でベッド柵をつかみ，健側下肢をできるだけベッド端に引きつけ，体幹を前屈させながら健側手でベッド面やベッド用手すりを利用して立ち上がる．

ⓐ 介助で行う方法

　患肢の膝折れと前方への滑り出しを防ぐ目的で，介護者の膝と足を患者のそれぞれの部位に前方からあてがい，腰に手を回して腰紐をつかむ．患者には健側手で介護者の肩か頸部をつかませ，膝を曲げ腰をおとした状態から手前に引くようにして立たせる（**図 4-7**）．

4 移乗（ベッド ⟷ 車椅子）

　車椅子をベッドに斜めに近づけておき（健側），健側手でベッド用手すりか車椅子の近位側のアー

ベッド用手すりを利用した立ち上がり

　座位バランスが悪く十分な前屈姿勢がとれなかったり，下肢の筋力が弱く健側手のプッシュアップだけでは立ち上がれない場合，可動式のベッド用手すりをベッドにしっかり取りつけ，可動部を90 度開いて健側手で引っ張るようにして立ち上がると容易である．このとき，できるだけベッド端に浅く腰かけ健側下肢を十分に引きつけておくこと，ベッドの高さは床に足先がつく範囲で可能な限り高くセットすることがポイントである．

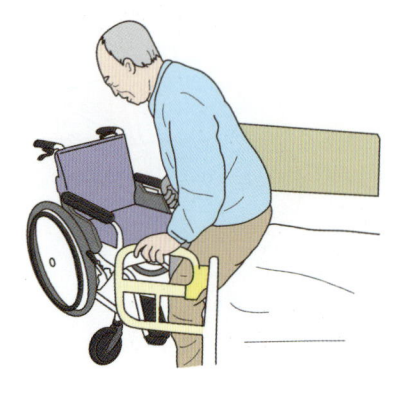

ベッド用手すりの立ち上がり以外の活用例

　ベッドサイドでポータブルトイレを利用する場合，ベッド用手すりを用いて立ち上がり，手を離して立位姿勢を安定して保持できるようであれば，そのまま健側手でズボンの上げ下ろしが可能である．しかし，もし不安定ならば無理をせず，手すりに寄りかかって行うようにすると安全である．

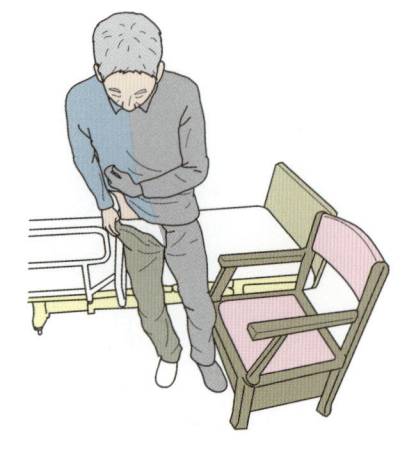

ムサポートにつかまって立ち上がったのち，車椅子の遠位側のアームサポートに持ち替え，健側下肢を軸に 1/4 ＋ α 回転して車椅子に乗り移るのが最も簡単な方法である（図4-8）．

　車椅子からベッドへの移乗はこの逆で，健側から斜めにベッドに近づき健側のアームサポートを

つかんで立ち上がったのち，健側手をベッド上において身体を支えるかベッド用手すりに持ち替え，健側下肢を軸に 1/4 ＋ α 回転して移乗する（図4-9）．あらかじめ車椅子のブレーキは必ずかけておく．

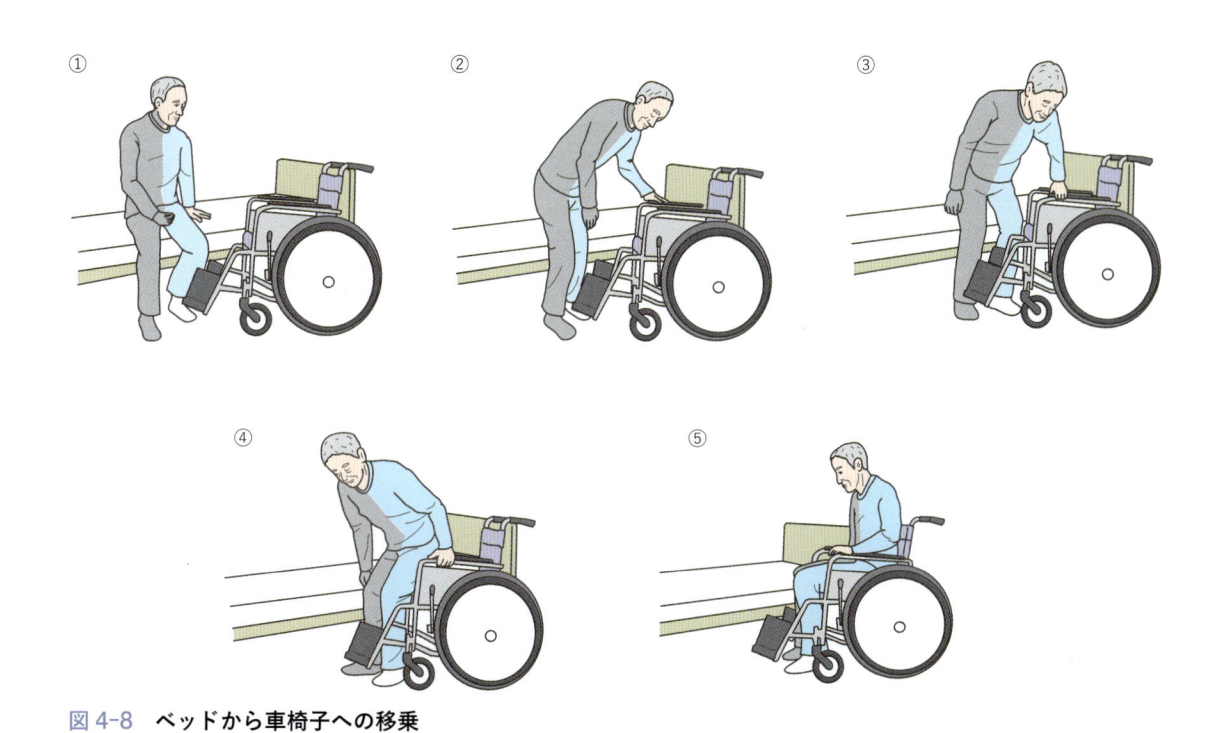

図 4-8　ベッドから車椅子への移乗

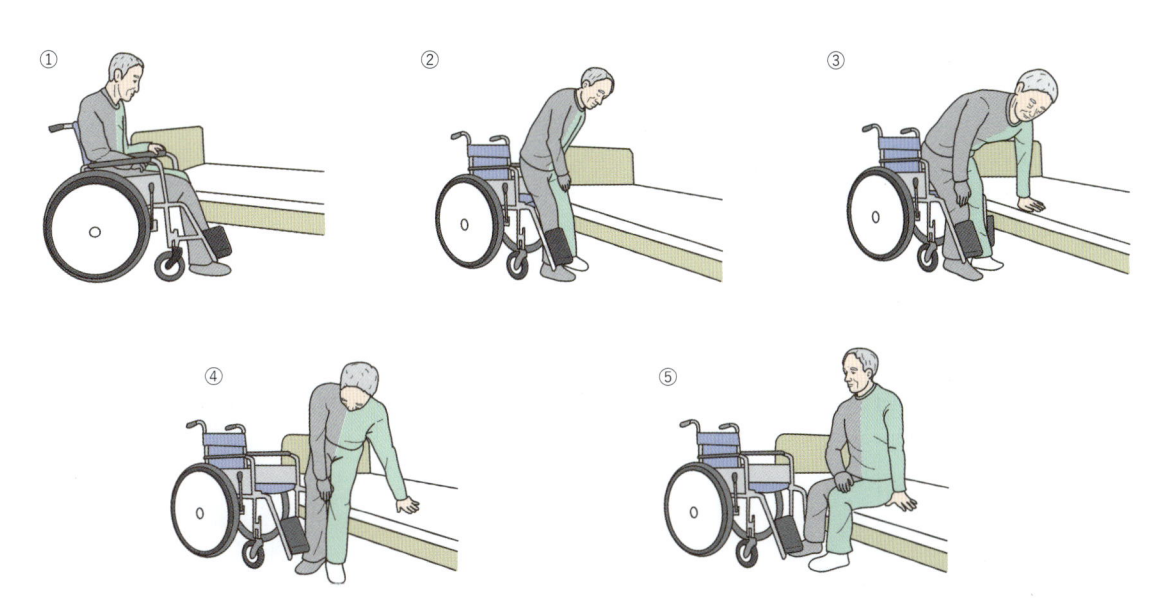

図 4-9　車椅子からベッドへの移乗

コラム 5

ベッドから車椅子への移乗（直角法）

　狭い日本家屋では，ベッドの上下2方向から車椅子を斜めに近づけるほどのスペースはなく，車椅子をベッドに直角に近づけることしかできないことが多い．この場合，ベッド→車椅子と，車椅子→ベッドの移乗は対称的にならざるを得ず，いずれも健側下肢を軸に1/2回転することによって行う．基本的に動作手順はベッドに対して斜めに車椅子を設置した場合と同様であるが，移乗に際して体幹を回転させる角度が大きくなるため，それだけ平衡機能や下肢の筋力が要求されることになろう．しかし，コツさえつかめば困難さに大差はなく，重要なことは繰り返し訓練することで自分なりのコツをつかむことである．

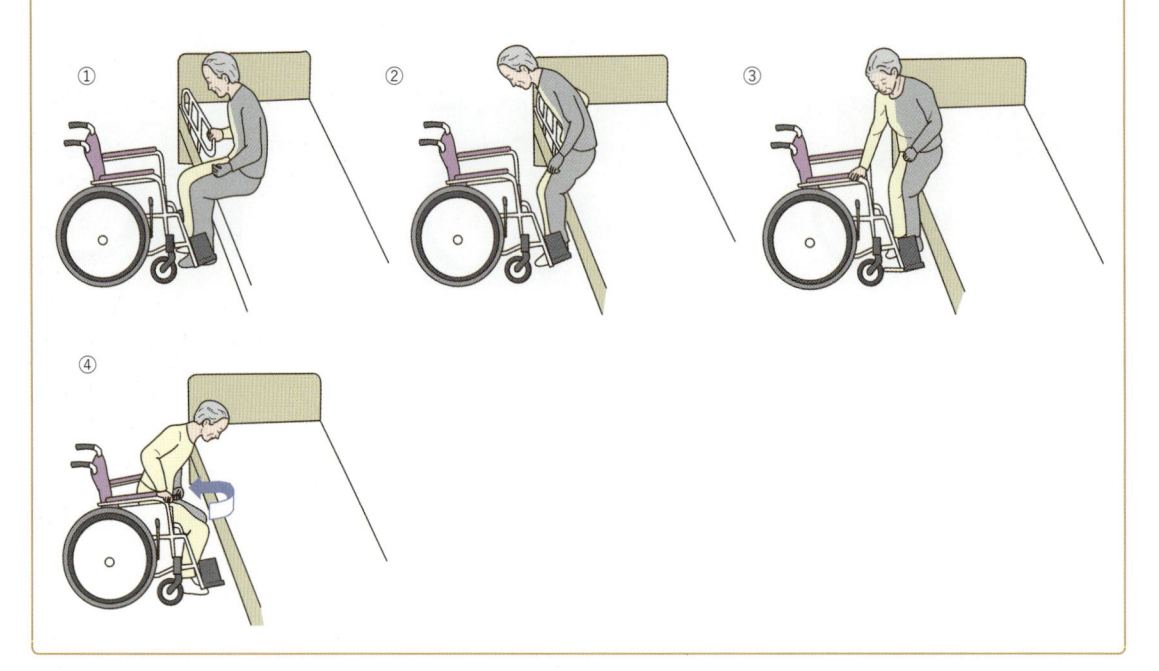

コラム 6

福祉用具を利用した移乗

　介護者の体力が乏しい場合など，一人介助での移乗は困難なことが多い．このような場合には，リフト（A）や回転式簡易移乗機（B）などの福祉用具を利用して，力を要する介助を代替する．

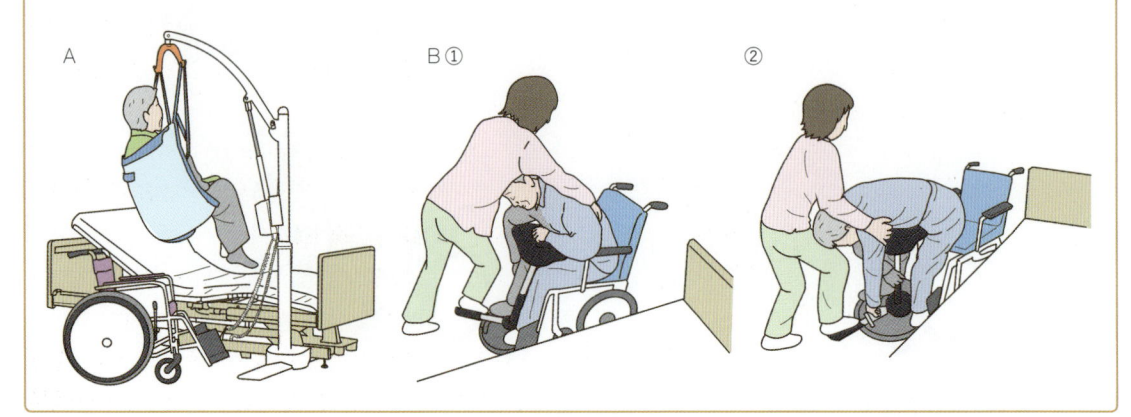

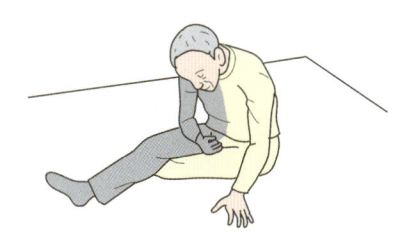

図4-10　床上前方座位移動

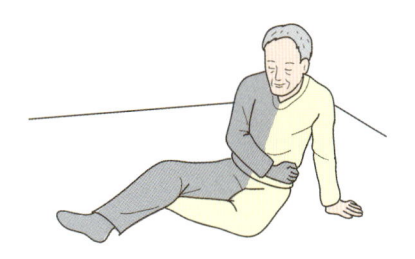

図4-11　床上後方座位移動

ⓐ介助で行う方法

　立ち上がりのときと同様に患者の膝に介護者の膝をあてがい，手前に引くようにして立ち上がらせ，健側下肢を軸に1/4回転させて車椅子に座らせる．この際，患側の骨盤が後退しやすいので，介護者はこれを前方に引き出すように介助しなければならない（**図4-7**）．

⑤床上移動・立ち上がり

　床上座位での移動方法には前方移動と後方移動がある．いずれも基本姿勢は患側下肢を伸ばし，

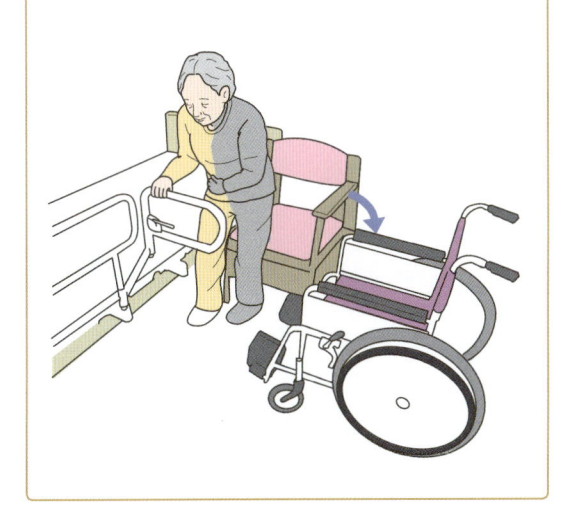
健側下肢を屈曲して患側下肢の下に入れた状態とする．前方移動は体幹も前屈し，健側上肢に体重を乗せるようにしながら臀部を浮かし気味に，健側下肢を屈曲しながら足部で床を蹴る力を利用して行う（**図4-10**）．また，後方への移動は後方においた健側上肢に体重を乗せ，健側下肢を伸ばしながら足部外側で床を蹴って移動する（**図4-11**）．

　床からの立ち上がりは，健側上肢で身体を支持して両側膝立ちから健側片膝立ちとなり，次いで健側上肢と患側下肢に体重を乗せ，健側下肢を前方へ抜き出して立ち上がるのが最も一般的である（**図4-12**）．なお，机や椅子につかまって立ち上がれば，より安全・確実な方法となろう．

ⓐ介助で行う方法

　介護者が机や椅子代わりになり，健側手で肩につかまらせて一緒に立ち上がるのが適当である．このとき，介護者は患側前側方から患者の腰を支え，上半身を起こしながら上方へ押し上げるように立ち上がると効果的である．

⑥歩行

　身の回り動作を遂行するために要求される移動能力は，家屋内移動のレベル，特にトイレやリビング，浴室間の移動を可能にすることである．

ⓐ杖歩行

　家屋内で実用性のある歩行は，T字杖＋短下肢装具で安定した歩容を有することである．短下肢装具は室内用の両側支柱つきのもの，プラスチック製のものなどがあるが，内反・尖足が著しくない限り裸足での歩行が最も現実的といえよう．ただし，この場合でも玄関やトイレ，浴室，寝室などの出入り口には段差があるうえドアの開閉動

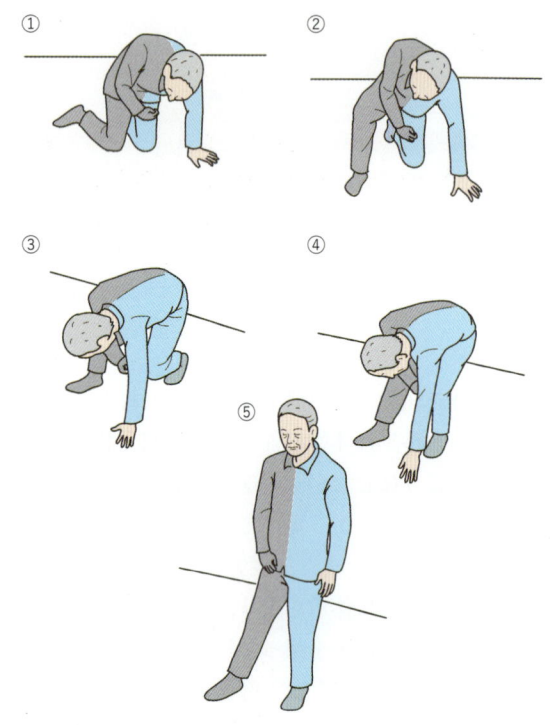

① ② ③ ④ ⑤

図 4-12　床からの立ち上がり

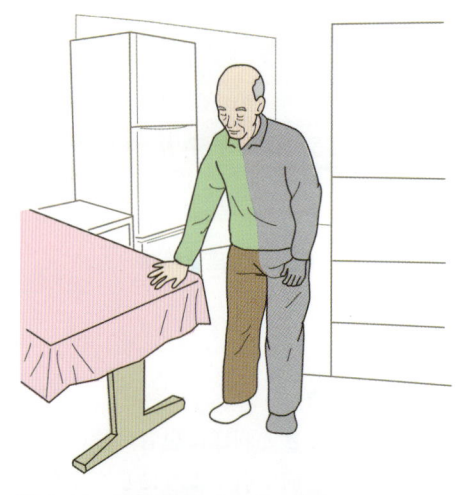

図 4-13　片麻痺者のつたい歩き

を持つように指導することである．なお，毛足の長いじゅうたん，敷居の段差などはできるだけ取り除き，夜間，足元が見えにくい場所には足灯などを取りつけることも，事故防止の対策として重要である．

ⓑつたい歩き

　平衡機能のよくない重度障害者では上肢の麻痺も重いことが多い．このため，歩行中にバランスを崩した場合に上肢のパラシュート反応が出ず，患側の腰から床に落ちて大腿骨頸部骨折を生じやすい．

作を伴うことが多く，手すりの設置は必須と考えたほうがよいであろう．転倒の危険があればいつでも手すりにつかまれる状態にしておくべきである．その意味でも，スキーのストックを握るように，杖についている紐リンクに手を通してから杖

簡易な立ち上がり

　患側下肢を屈曲できない場合や，より早く立ち上がりたい場合など，患側下肢を伸展位のまま健側で片膝立ち，健側上下肢により一挙に立ち上がる方法がある．ただし，この方法はより強い下肢筋力と，体幹のバランス機能が要求され，それなりの機能が保たれていないと困難である．

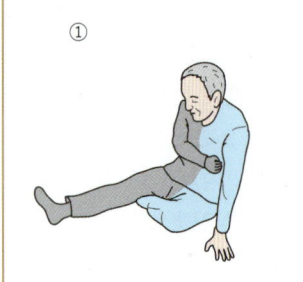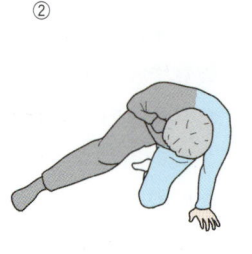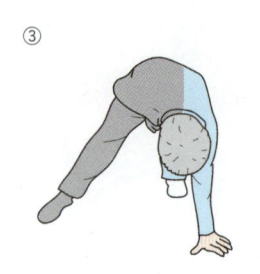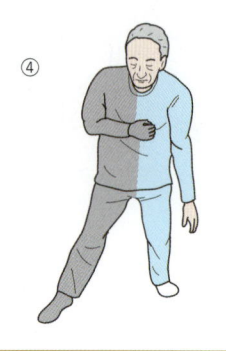

① ② ③ ④

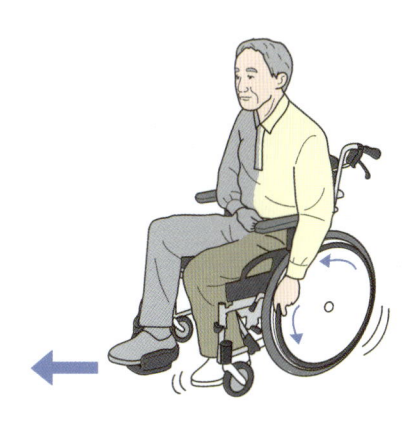

図 4-14　片麻痺者の車椅子駆動

　安全な移動方法としては，ベッド柵，テーブル，壁，手すりなどをつたいながら歩くか（**図4-13**），介助による歩行が実用的である．この場合，家具は固定性がよいことが大事で，キャスターのついているような家具は危険である．また，廊下などはかえって狭いほうが安全で，たとえバランスを崩しても，患側の壁に一度ぶつかってから床に崩れ落ちることで，骨折を避けることができる．

7 車椅子駆動

　歩行することのできない片麻痺者では，健側の上下肢で車椅子を駆動することが現実的な移動方法である．車椅子の駆動は両上肢が有効に機能していれば容易であるが，片手しか機能していない場合には，健側下肢で舵をとりながら床を蹴り，かつ片手で車椅子を駆動する（**図4-14**）．この場合，敷居などの数 cm の段差でも力不足で乗り越え困難なことが多く，スロープ化するなどの対策が必要である．なお，スロープを上がる場合は車椅子を後進（バック）させるほうが容易である．

　なお，家屋内における車椅子走行では，フットサポートやハンドリムをドアや家具にぶつけることが多い．特に，半盲や半側無視などの高次脳機能障害がある場合はその率は高くなるので，狭い出入り口などでは床上 15 cm 程度までフェルトでカバーするとよいであろう．

家屋内における実用的車椅子駆動

　在宅生活における実際的な車椅子の駆動方法は，健側下肢で床を蹴り，健側上肢で家具や壁，手すりを引っ張ったり，押したりしながら推進，かつ舵をとることである．病院や施設内のような広い平坦な床上を走行する場合とは異なり，狭いうえにじゅうたんなどによる摩擦抵抗の大きい床を走行することから，車椅子の推進と舵とりは上下肢の両方を使って同時に行う．

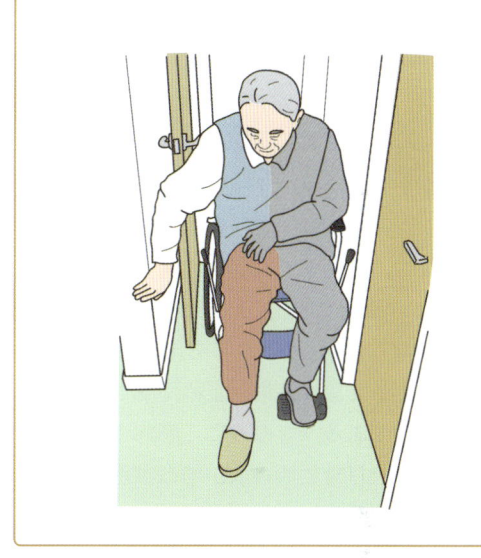

C．セルフケア

1 食事

　片麻痺者では食事が自立できないものはごく少数である．利き手で食べる場合は箸で，非利き手で食べる場合はスプーン，フォークを利用して自立することが多い．

　食事は発病後最も早くから訓練すべき ADL の課題であり，ギャッチベッドで座位がとれるようになれば，食事の時間に合わせて座位訓練と健側上肢による食事訓練を同時に行うのが効率的である．このとき，利き手が麻痺している場合には非利き手にスプーンやフォークを持たせて行うが，最初は肉や魚などをスプーンですくいやすい大きさにあらかじめ切っておく配慮が必要である．そ

義歯利用者の食事訓練

　高齢の脳卒中片麻痺者では義歯を利用している人が多い．このため，麻痺による義歯の不適合が原因で強い痛みを訴え食事がとれないこともまれではない．その場合，義歯を再作製することが原則であるが，痛いからといって義歯を装着しないでいると，余計に歯肉が廃用性に萎縮し，新たに作製した義歯もまた不適合になることが多い．したがって，食事訓練は義歯の完成を待つことなく，歯肉で直に食物を噛めるように軟食にして行うべきである．

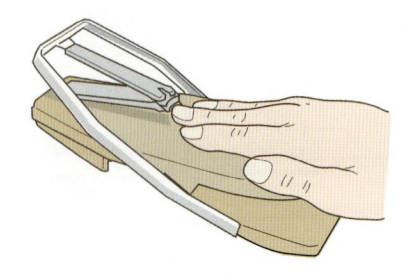

図 4-15　つめ切り用自助具

の後，利き手交換訓練，片手動作訓練などを行うことにより，これらの配慮は漸次必要なくなるであろう．なお，患側手で茶碗や汁碗などを持つことができない場合には（よほど機能がよくなければ実用的にならない），これらをテーブルの上に安定して固定しておける滑り止めマットや吸盤を用いると有効である．ちなみに，麻痺手に茶碗を持たせることは日常生活のなかでは実用化できないことが多い．

　多発性脳梗塞などによる仮性球麻痺のために嚥下障害がある場合は，食物や水分を飲み込むことができず，むせて吹き出したりして周囲に迷惑をかけることが多い．このような場合には，食物を加工してとろみをつける，お粥のようにやわらかくして食べやすくする，水分も同様に濃度をつけて喉越しをよくすることが重要である．そのうえで，少しずつ口に入れてゆっくりと噛んでから飲み込む訓練を行うことである．言語訓練として行われる発声訓練や構音訓練，舌の運動なども有効な方法であろう．なお，服薬時などにどうしても水を飲む必要がある場合には，吸い飲みかストローを利用してゆっくりと飲むとよい．

❷整容

　顔を拭いたり，電気ひげ剃り器でひげを剃ったり，髪をとかしたりすることは片手でも容易に可能である．したがって，片麻痺者では意識が回復

して病状が安定したら，自分で行えるように種々の条件を整えるべきである．これらの行為は治療に直接かかわらないため軽視されがちであるが，生活にメリハリをつけてリズムを整えることは重要である．

　座位がとれるようになれば，水を張った洗面器をテーブル上に置いて洗顔してもよいが，できれば車椅子を利用して洗面所で行うほうが適当である．洗顔は多くの場合片手で行うことになるが，車椅子座位では上半身を洗面台上にかがめることが困難で，うまく洗えないばかりか周囲を水びたしにすることも多い．しかし，これは洗面台が車椅子用に設計されていないことが大きな原因であり，立位で行えるようになれば，洗面台に腹部を押しつけて姿勢の安定を図り，上半身を洗面台上にかがめて洗顔できるようになるであろう．そのほか，歯磨きは歯ブラシを洗面台上に置き，その上に歯磨き粉をチューブから搾り出せばよいし，義歯は市販の洗浄用薬剤を使用すれば問題なく片手で可能である．

　片麻痺で問題になるのは，健側手の洗浄，つめ切り，タオル絞りなどであるが，これらはいずれも片手だけでは困難な行為で，なんらかの自助具を利用するのが適当である．たとえば，健側手の洗浄には吸盤つきのブラシを洗面台に取りつけておけば便利であるし，タオルを絞るには半分に折って蛇口に巻きつけて絞るか，専用の取っ手を洗面台に取りつけておけば容易に可能である．健側のつめ切りはつめ切り用の自助具を利用する方法がある（図4-15）．最近では，ネイルケア用の電動ヤスリを台上にテープで固定し，それでつめ

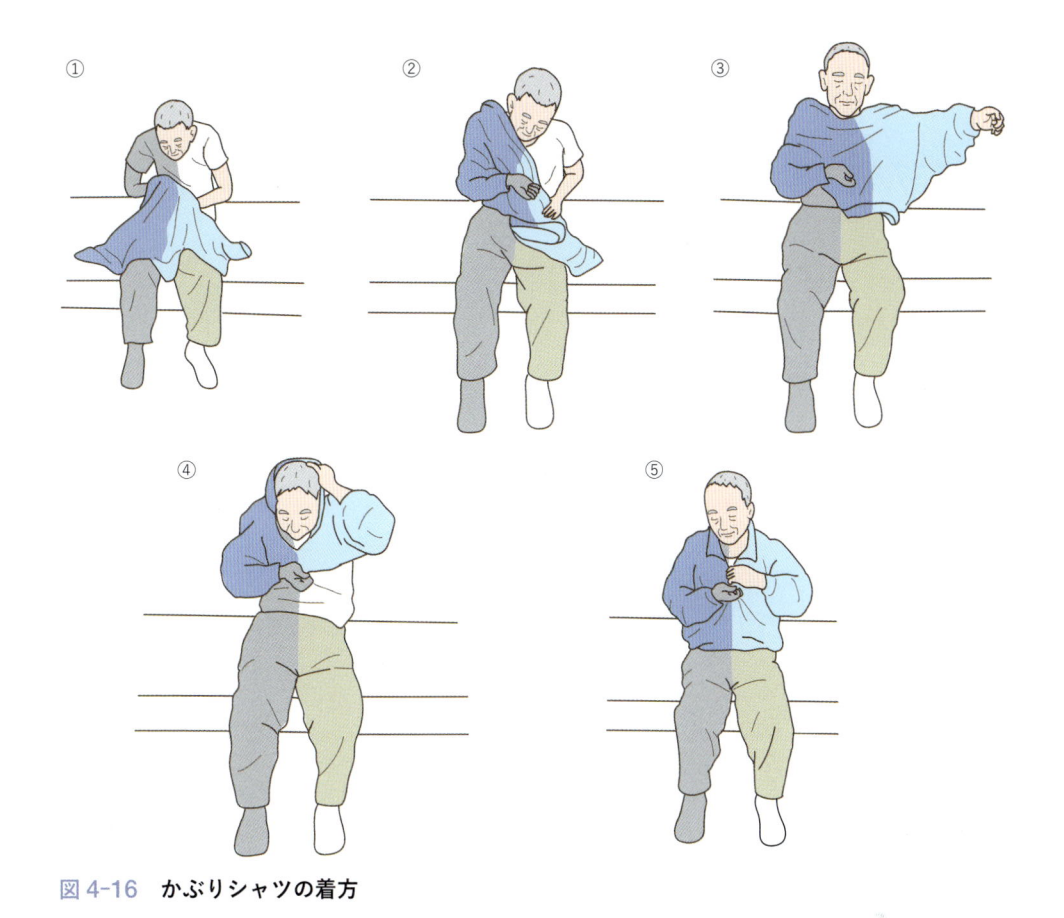

図 4-16　かぶりシャツの着方

を削るのが最も簡単な方法である.

3 更衣

　食事や整容に比べると難度の高い行為である. しかし，整容と同じく治療とは直結しておらず，病院では一日中パジャマのままでいることも多い. また，介助に際しても大きな力を要せず，頻度も低いことから在宅生活における自立のニーズも低い.

　難易度は衣服の形態により大きく異なるが，いずれにしてもベッド端に安定して腰かけられることが必須の条件である. 最初はできるだけ大きめの衣服を選び，ボタンはないかあっても片手で操作できる大きさで，ベルトはゴム製のものが適当である. 着るときは患側から，脱ぐときは健側から行うのが原則で，できれば伸縮性のある生地のものが更衣しやすいであろう. ボタンやジッパーの操作が片手で困難であれば，面ファスナーを利用して衣服を着やすいように改めることも一つの方法である.

ⓐかぶりシャツの着脱

　膝の上に背中部分が上にくるようにシャツを広げ，健側手で背中部分をひとまとめにして患側上肢の袖を通し，次いで健側上肢の袖を通す. シャツを患側上肢の肘上までたくり上げたうえで，再びシャツの後部をひとまとめにして頭を通し，後はシャツの前後を下に引っ張って衣服を整えれば完了である（図 4-16）. 脱衣の場合はこの逆である.

ⓑズボンの着脱

　患側下肢を健側下肢の上に交差して組ませ，患側下肢からズボンを通す. ズボンは患側下肢を他動的に持ち上げながらできるだけ上まで引き上げ，患側下肢を床上に下ろす. 次いで健側下肢を他方のズボンの脚に入れ，同じくできるだけ上ま

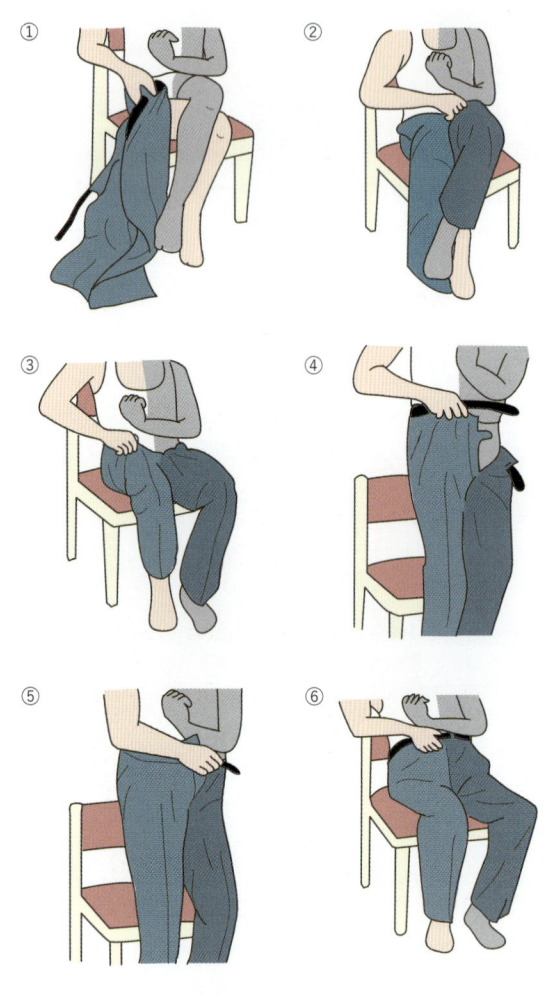

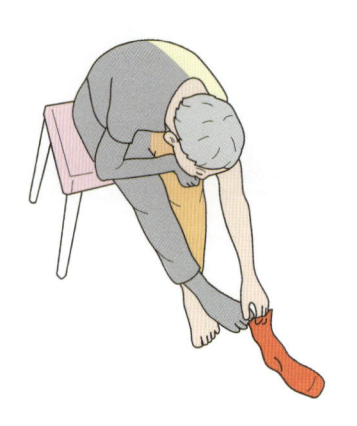

図 4-18　靴下のはき方

図 4-17　ズボンのはき方

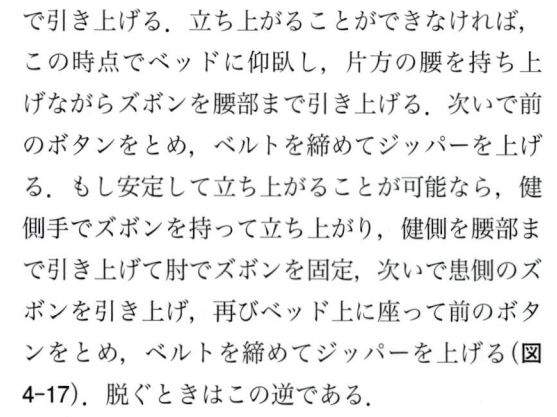

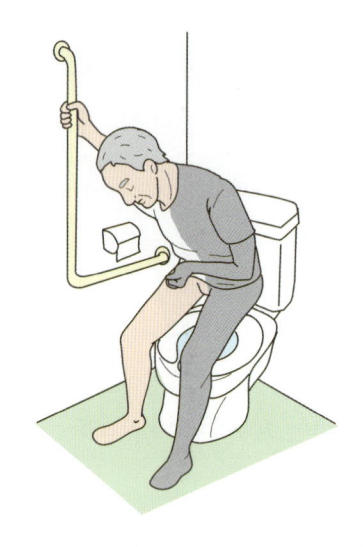

図 4-19　L字型手すりの利用（側壁）

で引き上げる．立ち上がることができなければ，この時点でベッドに仰臥し，片方の腰を持ち上げながらズボンを腰部まで引き上げる．次いで前のボタンをとめ，ベルトを締めてジッパーを上げる．もし安定して立ち上がることが可能なら，健側手でズボンを持って立ち上がり，健側を腰部まで引き上げて肘でズボンを固定，次いで患側のズボンを引き上げ，再びベッド上に座って前のボタンをとめ，ベルトを締めてジッパーを上げる（図 4-17）．脱ぐときはこの逆である．

◉ 靴下の着脱

　ズボンと同じようにベッド端や椅子に座り，患側下肢を健側下肢の上に交差して組ませる．次いで靴下を健側手の指で履き口を広げ，足先に被せ

て漸次引っ張り上げるのが一般的な方法である（図 4-18）．脱ぐときも同様である．

４ 排泄

　便器への移乗，ズボンや下着の上げ下ろし，局所の清拭など，比較的ダイナミックな動きが求められる行為であり，必要頻度が高い．また，在宅生活においても入浴と並んで自立に対するニーズの最も高い行為である．

　現在，都市部における家庭用トイレの形態はほとんど洋式化している．このため，座位バランスが安定していれば排泄行為そのものは可能である．また，温水洗浄便座の普及により局所の清拭も容易になった．問題は便座への移乗と，ズボンと下着の上げ下ろしをどのように行うかである．

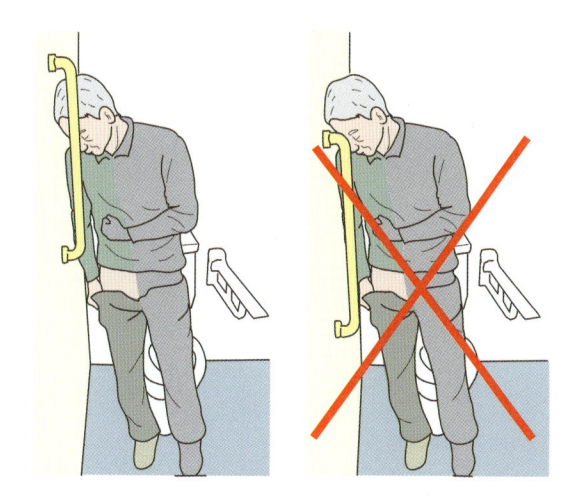

図 4-20　健側の肩部を壁につけてのズボンの着脱
手すりは頭部まで十分な長さが必要．右の図では手すりの
上縁が額に当たってしまう．

歩行しているものでは，健側の壁に取りつけたL
字型手すりか（**図4-19**），正面の壁に取りつけた
横手すりを使用すれば便器へのアプローチは可能
であるが，車椅子使用者ではそう簡単ではない．
車椅子←→便器の移乗動作の基本は，前述した
ベッド←→車椅子の移乗と同様，健側下肢を軸に
手すりを利用して1/4回転して行うが，トイレで
は便器に車椅子をどれだけ近づけることができる
かが問題である．まして，車椅子から便器へ移る
ときとその逆とで車椅子の位置を変えることは，
少なくとも日本家屋の現状では実際的とはいえな
い．現実的には，トイレの入り口まで車椅子で近
づき，そこでドア付近につけてある手すりにつか
まって立ち上がり，数歩歩いてから便座へ座ると
いうパターンが最も多い．したがって，つかまっ
て立ち上がることと，数歩でも歩けることが自立
のための条件といえよう．このような動作の獲得
が困難な身体状況であれば，車椅子で直接入れる
ようにトイレを拡大整備しなければならないであ
ろう．
　ズボンや下着の上げ下ろしは，バランスを崩し
たときにいつでも手すりが利用できるように，手
すりの側にしっかりと立って健側手でゆっくりと
行う方法と，便器に座った後，患側下肢に体重

トイレ兼用入浴用車椅子の利用

　重症で立ち上がることが困難な場合には，ス
ロープなどで出入り口の段差を解消し，トイレ兼
用入浴用車椅子（手押しB型車椅子）を利用するの
も一つの方法である．この方法では大幅なトイレ
改造の必要性がないうえ，移乗行為が1回で済
むため介助を簡略化することができる．

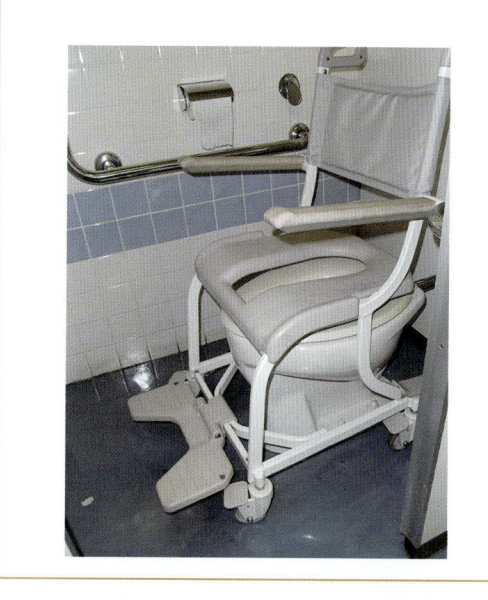

を移して健側臀部を便座からやや浮かして半分
ほどズボンと下着を下ろし，次いで健側下肢に体
重を移して患側臀部を浮かして必要なだけ下ろす
という，大きく分けて立位と座位の2つの方法が
ある．明らかに座位による方法のほうが安全で
あり，時間を要しても確実だと思われるが，実際
には立位でズボンや下着を下ろすほうが一般的で
ある．これは病前からの習慣も重要な要件と思わ
れるが，何といってもそのほうが便利だからであ
ろう．したがって，ここではいかに安全に安定
した状態で立位姿勢を保持していられるかが課題
である．立位バランスが悪い場合には，壁に寄り
かかって安定性を保持するのが適当な方法と思わ
れるが，この場合，健側下肢で体重を支え背中
や健側の肩部を壁に押しつけて安定性を保持する
方法と，前方の壁に額を押しつけて支える方法が

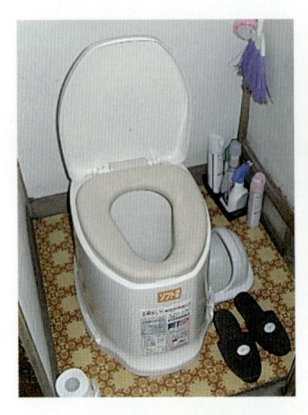
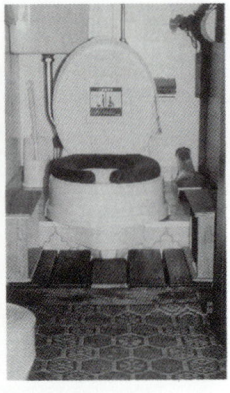

図 4-21　トイレの洋式化補助具

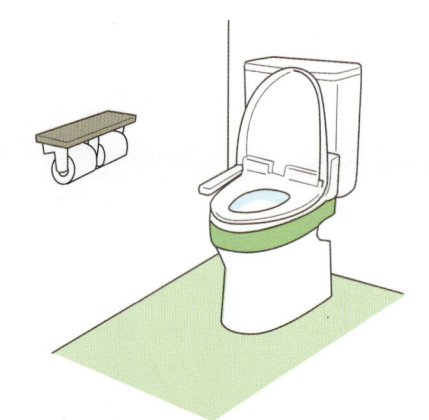

図 4-22　補高便座

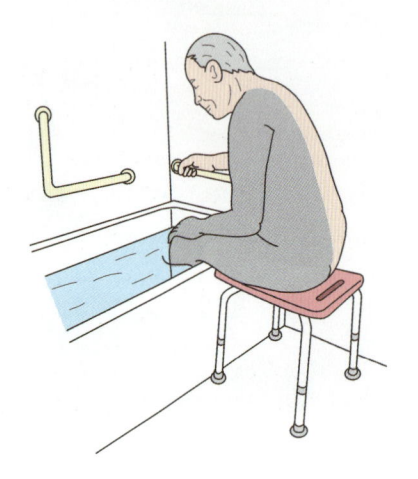

図 4-23　入浴用椅子を利用した浴槽への出入り

ある．あまりスマートな方法とはいえないが，実際には後者のほうが有効なことが多いようである．前者の健側の肩部を壁に押しつける方法では，手すりの上端が目に当たらないように，手すりは頭部まで十分な長さがあったほうがよい（**図4-20**）．いずれの方法で行うにしても，ズボンや下着が膝下まで下がってしまわないように，ベルトはゴム製のものを使用するほうが便利である．

　和式トイレや汽車式トイレの洋式化については，市販の補助具を使用すれば容易であるし（**図4-21**），便器が低くて立ち上がりが困難な場合には，補高便座（**図4-22**）を利用すれば簡単に改修できる．基本的には，ADL 指導にあたって「これも訓練のうち」ということで，無理なやり方を強

いることは適当ではない．むしろ，容易な方法を選択して長く継続することを重視すべきである．

5 入浴

　入浴はセルフケアのなかで最もダイナミックな動きを必要とする難しい行為である．とりわけ，浴槽への出入りが困難な場合には「力」の介助が必要であり，これを援助するリフトや家屋改造などのニーズも高い．

　立ち上がることができない場合には，車椅子のまま浴室へ出入りできるように段差を解消し，浴室用のリフトを取りつけて浴槽への出入りを支援するのが理想的である．この場合，段差の解消は適当な高さのすのこを使えば簡単であるが，リフトの設置はスペース的にも経済的にも困難なことが多い．

　つかまって立つことができる場合には，片麻痺では手すりと入浴用椅子（シャワーチェア），あるいはバスボードを利用して浴槽へ出入りするのが一般的である．この場合，浴槽の縁の高さが40〜50 cm でなければ腰かけることができないため，段差解消のために入れるすのこの高さで調節するか，埋め込み式の浴槽ということが条件である．まず，手すりにつかまって椅子に座るか浴槽の縁またはバスボードに座る．ここで椅子を使う場合は向きを浴槽と平行方向に変え，浴槽側の手すりにつかまって1/4 回転しながら健側下肢を浴槽内に入れ，次いで健側手で患側下肢を持ち上げ

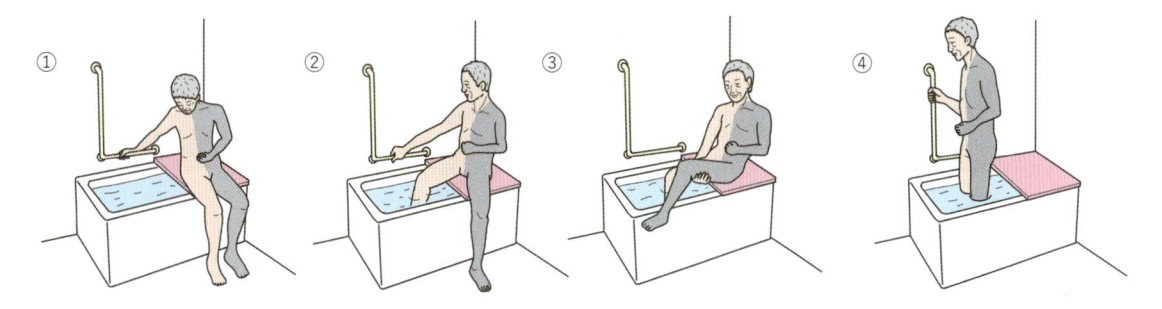

図 4-24　バスボードを利用した浴槽への出入り

ながら浴槽内に入れる（**図 4-23**）．後は前方の手すりにつかまって立ち上がり，一歩進んで再び向きを変えてからしゃがみ込む．出るときはこの逆である．

　一方，浴室の縁やバスボードに座って出入りする場合には，浴槽のある正面の壁に L 字型の手すりを取りつけ，バスボードを置く側の壁には手すりなどを設置しない．まずバスボードにあらかじめ深く座り，本人から見て後方，浴槽正面の手すりにつかまって 1/4 回転しながら健側下肢を浴槽

内に入れる．次いで，背中を壁に押しつけて座位の安定を保ち，健側手で患側下肢を持ち上げながら浴槽内に入れる．後は L 字型手すりの縦の部分につかまって立ち上がり，一歩進んでからしゃがみ込む（**図 4-24**）．介助する場合でも，これらの方法では患側下肢を持ち上げて浴槽内に入れるだけで済むことが多く，「力」の介助を要することはない．

　麻痺が軽症か運動失調などでは，手すりにつかまれば従来どおりまたいで浴槽に出入りできるこ

コラム ⑫

ループ状タオルによる洗体

　2 枚の洗体用タオルの端と端を縫い合わせてループ状にすれば，これをタスキのように身体にかけ，健側手で絞り込むようにして把持し，動かすことにより背中を洗うことができる．麻痺側の手が使えれば健側上肢を洗うことができるが，使えない場合は，椅子に座った姿勢で健側の大腿部にタオルを巻き，体幹を前後屈することで健側上肢を洗う．

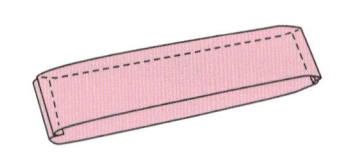

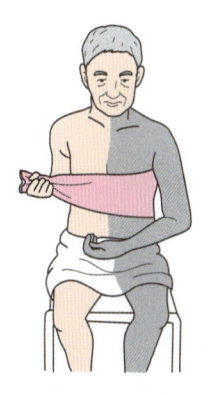

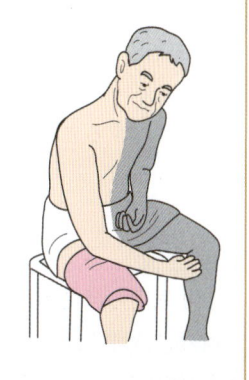

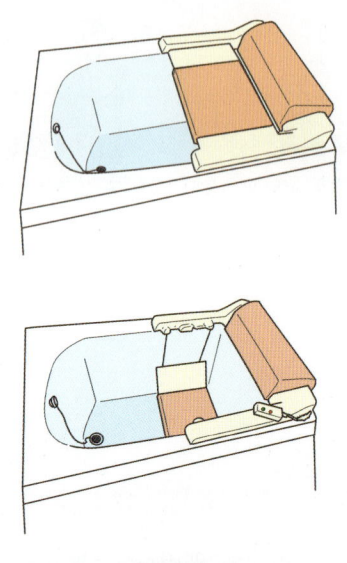

図 4-25　浴槽設置式リフト

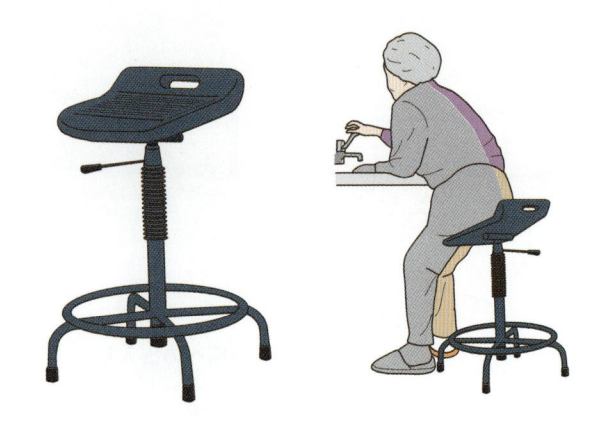

図 4-26　スタンド椅子の利用

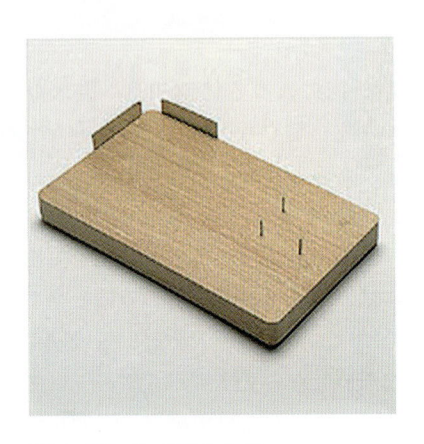

図 4-27　片手用まな板

とが多い．この場合には，無理を通して椅子やバスボードに座らせる必要はないであろう．なお，浴槽が広く，滑るために安定した座位を保持できない場合には，市販の滑り止めテープを貼るか，吸盤つきの小型の椅子を浴槽内に設置すると便利である．

浴槽内での移動と洗体・洗髪については，つかまれば裸足で歩けること，およびシャワーが装備されていることが条件になろう．もちろん，内反・尖足変形に対しては，滑り止めのついたプラスチック製短下肢装具を装着するなどの対策はあるが，できれば手術やフェノールブロックなどで矯正し，数歩でも裸足で歩けることが実利的である．なお，洗体には入浴用椅子，長柄つきブラシ，ループつきタオルなどを利用すると便利である．浴槽内での立ちしゃがみ動作が困難な場合には，バスボードに昇降機能がついた浴槽設置式リフトを利用するとよい（**図 4-25**）．

D．家庭生活の維持

家庭生活の自立を図るには，前述したセルフケア以外に調理，洗濯，清掃，ベッドメイキングなどが必要である．また，屋外活動として買い物などは必須の条件であり，そのためには公共交通機関の利用も重要な要件である．

1 調理

台所での仕事は，片麻痺の場合は立位姿勢で行うことが最も多い．脳卒中の場合，屋内で車椅子を使用しなければならない状態では ADL の自立は難しく，調理に参加する条件はないのが普通である．しかし，たとえば体幹の運動失調が強く，どうしても車椅子を利用しなければならない場合は，脊髄損傷と同じように台所を車椅子用に改造する必要があろう．

立位姿勢が不安定であれば調理台に腹部を押しつけて支持するか，高さ調節のできるスタンド椅子を用意し，それに座って調理すると便利である（**図 4-26**）．いずれにしても調理作業は片手で行

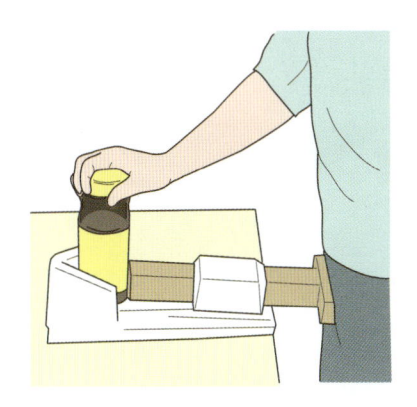

図 4-28　瓶の蓋開け器

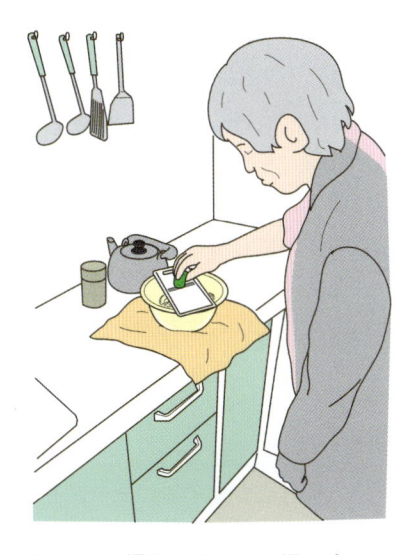

図 4-29　濡れフキンでの滑り止め

うことが多く，調理の対象物を固定する片手用ま
な板(図 4-27)，瓶の蓋開け器(図 4-28)，フライ
パンホルダーなど，自助具の利用が必要である．
しかし，自助具が多くなると置き場に困ったり，
費用がかさむだけで現実的ではない．むしろ濡れ
フキンを滑り止めマットとして活用するなど(図
4-29)，ちょっとした工夫が有効である．また，
麻痺側が利き手の場合には利き手交換が必要であ
るが，非利き手による調理は難しく調理のすべて
を自立することはごくまれである．
　なお，最近は電子レンジをはじめとする電化製
品の開発が進み，その操作もワンタッチのものが

コラム ⑬

洗濯物を運ぶ工夫

　干す前の洗濯物は水を含んで重く，籠に入れて
車椅子で運ぶことは困難なことが多い．床をフ
ローリングにして段差をなくすことができれば，
キャスターのついたハンガーかけを利用すると便
利である．

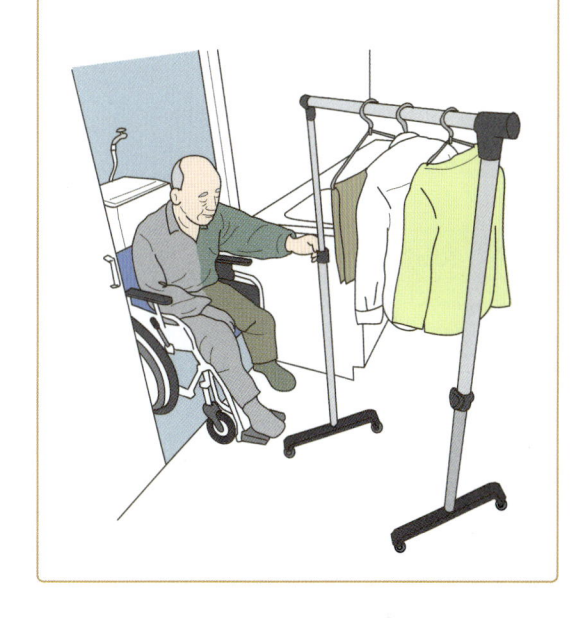

増えているので，できるだけ片手で操作可能な機
器を導入すればかなりのことが可能である．ま
た，食品も加工品，半加工品だけでなくスライス
済みのパックなども多数出回っており，少なくと
も都市部では調理を相当に簡略化することができ
る．したがって，調理の自立を図ることは決して
困難な課題とはいえず，部分的になら多くの人た
ちが参加できるであろう．問題はそれを実行しよ
うとする意欲の有無である．

2 洗濯

　洗濯のほとんどは機械に任せておけばよいが，
片麻痺の場合に問題なのは洗濯物を干すことであ
る．高いところに干すことは困難なことが多く，
低い物干し台にハンガーかけなどを利用して干
す．この際，後でアイロンかけをしないですむよ
うに，できるだけきちんとしわをのばして干す努
力が必要である．そのためには洗濯物を竿にかけ

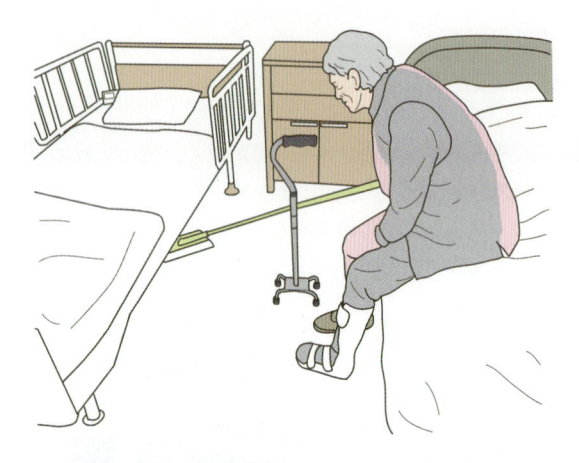

図 4-30　座位での掃除

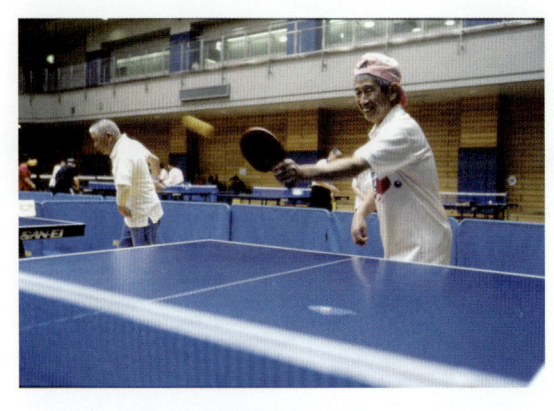

図 4-31　スポーツ（卓球）

たのち，大小各種の洗濯バサミでこれをしっかりと固定し，次いで順次下方に引っ張ることがコツである．場合によっては少々重みのあるものをぶら下げられるように工夫すると便利である．

3 清掃・ベッドメイキング

清掃はハタキ（吸着剤や静電気などを利用したもの），モップ，電気掃除機などを使用すれば大まかには可能である．椅子やベッドに座りながら掃除をすることは，姿勢を安定させる一つの方法だが（図 4-30），机の下や部屋の隅などの細かいところは歩行が安定していなければ困難である．布団の上げ下ろしも片麻痺では困難なことが多く，麻痺が軽症で歩行が安定していること，麻痺側上肢もある程度使えることが条件となろう．麻痺側上肢が補助手レベル以上であれば，ベッド上の布団を整えることは可能である．

4 公共交通機関の利用

安定した立位・歩行能力と一定の歩行スピードがあれば，電車やバスの利用は可能である．最近ではリフトつきバスの運行やエレベーターの設置が普及してきたので，整備された都市部では電動車椅子を使用して買い物もできる．しかし，安定した歩行が得られない状態であれば，無理に歩いて電車やバスに乗る必要はないであろう．

屋外歩行が実用的な片麻痺者にとって，できれば電車やバスを自由に利用したいと考えるのは当然のことである．しかし，これらの行為は頭で考える以上に難しく，「安定」に加えて「スピード」が必要なばかりか，最終的には「自信」が持てなければ実用化しない．したがって，監視者（介護者）つきで実際に種々の場面を繰り返し経験し，その都度問題点を明らかにしながら訓練を積むことが肝要である．退院前にセラピストの監視下でこのような訓練ができればさらに有効と思われる．

E.　社会生活

人間が社会生活に参加することは，健康や機能を維持するうえで重要な条件である．脳卒中では高齢者が多く，ただでさえ社会性を失いがちであることを考慮すれば，なんらかのかたちで外出の機会をつくることの意義は大きい．特に同じような障害のある人達との交流は心理的にも受け入れやすく，デイサービス事業への参加は彼らの活動性を高めるうえで有効な方法である．さらに，麻痺が軽症で全身状態が許せば，プールでの歩行やゲートボール，ホッケー，卓球，ボウリングなどのスポーツ活動にも積極的に参加することで（図 4-31），より効果的な結果を得ることができるであろう．

今後は，このようなデイサービスや障害者のスポーツ・レクリエーション活動の場が保障されること，および外出するための住環境の整備，街づくり，送迎サービスの充実などソフト・ハードの

施策が必要である．医療機関で働くリハビリテーション関係者はこれらの情報をできるだけ早く入手し，今すぐに利用できないにしても，忘れずに情報提供することが責務といえよう．

Ⅲ 住環境の整備

　脳卒中による身体の障害は多彩であり，障害が重度であれば，その状態に合わせた生活環境の整備が必要である．特に居室，トイレ，浴室，玄関などの整備は必須であり，退院に際してはこれらの環境を調整し，生活上の阻害因子をあらかじめ除去するよう働きかけることが肝要である．

　脳卒中による片麻痺では，かなり重度の障害でも手すりにつかまれば立てることが多い〔62 頁のコラム 3 参照〕．たとえ下肢の筋力低下が著しい場合でも，昇降装置つき電動ベッドを導入し，健側手による操作でベッドを高くしてから立ち上がれば容易に可能であろう．したがって，ベッドからの車椅子やポータブルトイレへの移乗は，精神機能の著しい低下がない限り自立する可能性が高い．

　そこで問題なのは，居室からトイレ，浴室，食堂などへつたい歩きできる条件，あるいは片手片足駆動による車椅子操作ができる条件をどう整備するかである．この場合，いずれの方法でも段差はないほうが適当だし，あまり広くないほうがものにつかまったり，手すりを引っ張ったりしやすいことに留意する必要がある．この点，脊髄損傷による両下肢対麻痺を対象とした環境整備とは大きな違いがある．

　次にトイレであるが，最近では多くの家庭で洋式化しており，障害者にとっては大変都合のよい状態になったといえる．一般には，トイレの出入り口に縦手すりを，側壁に L 字型手すりを設置するだけで十分なことが多い（図 4-19）．なお，車椅子を使用する場合〔71 頁のコラム 11 参照〕は，出入り口の段差を解消するだけでよいが，便器を正面に向ければなお介助が容易になろう．ちなみに，脳卒中の場合はトイレにリフトを設置するこ

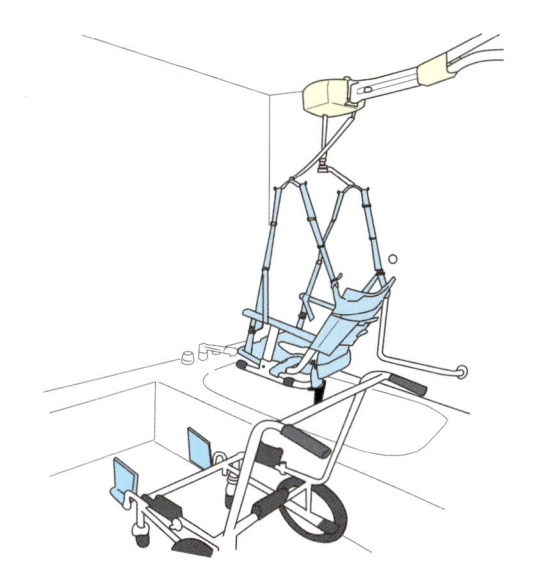

図 4-32　リフトの設置（浴室）

とはほとんどなく，それほど重度な障害者では，ベッドサイドでポータブル便器を使用するかオムツを使用するほうが現実的である．

　浴室の整備は，多くの場合，すのこ，バスボード，手すりで解消するが（図 4-24），時にリフトの設置が適当なこともある（図 4-32）．ただし，脳卒中による障害では，ここでリフトを使用しなければならない身体的障害があれば，それなりの精神機能の障害もあることが予想されるため，たとえリフトを設置しても介護者なしで自立することは困難である．要するに，介護者の力の介助を軽減することが主目的にならざるを得ないといえよう．

　屋外へのアプローチは，前述したように，健康や活動性の維持・増進を図るだけでなく，生活の質的向上を目指すうえで重要な条件である．縦手すりの設置だけで玄関の段差を越えることができれば問題はないが，車椅子介助によらなければ外出困難な場合は，比較的大きな段差を解消する昇降機（51 頁の図 3-4 参照）や階段昇降機の設置が有効である（図 4-33）．なお，これらの機器は高価なうえ設置のための工事費を要するが，最近では自治体による公的サービスの対象になりつつあり，今後ますます充実していくものと思われる．

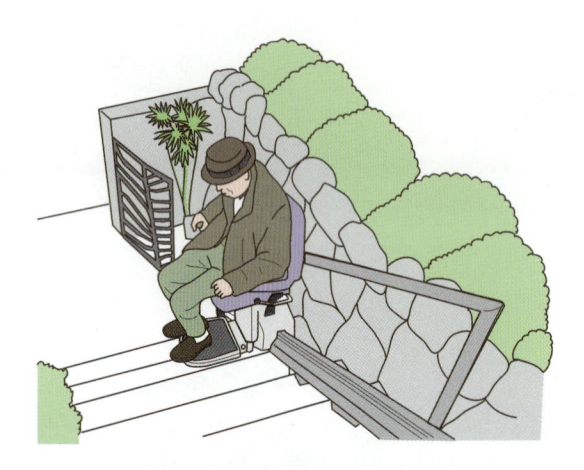

図 4-33　階段昇降機の設置

Ⅳ 留意事項

　脳卒中による障害者の多くは高齢者で，高齢化に伴う脳の萎縮が進んでおり，若年者に比べて平衡機能の低下が著しい．また，脳卒中は身体の障害だけでなく，認知症や失認・失行などの高次脳機能障害を伴うことが多く，大なり小なり精神機能の障害を伴っている．このため，ADL の指導にあたってはこれらの条件から生じる問題に十分留意して対処しなければならない．

　高齢者ということはそれだけ長い間生活をしてきたことを意味しており，それなりの生活習慣が深く身についているということである．見方を変えれば，身についた生活習慣はなかなか変えることができず，この点を重視したプログラムを具体化すれば，日常生活のなかに定着させることは可能である．

　また，平衡機能の低下や精神機能の障害は，たとえ肢体の障害が軽くても，歩行やセルフケア能力を著しく低下させる原因になりかねない．したがって，ADL 指導にあたっては肢体の障害以上にこの点に留意し，より安全で確実な方法を選択して繰り返し訓練する必要がある．なお，介護者としての家族指導にあたっては，実生活場面を想定した継続可能な方法を模索し，具体的・実践的なホームプログラムを策定しなければならない．要するに，「できる ADL」よりも実際に行える「している ADL」の視点に立った指導が求められているといえよう．

Ⅴ 課題

　脳卒中を対象とした ADL の特徴は，前述の「Ⅳ．留意事項」で述べたように，身体的障害に加えて精神・心理的障害の占める割合が大きく，それが ADL を左右する重要な因子になっていることである．ここに「できる ADL」と「している ADL」の視点の違いを問題にしなければならない主な要因があるといえよう．

　急性期・回復期を担う医療現場では，今後，ADL の動作解析をさらに進めそのパターン化を図るとともに，治療的立場から各動作パターンに対する訓練方法を確立することが課題である．

　一方，地域リハビリテーションの立場からは，いわゆる「している ADL」の視点から，実際に行っている ADL を正しく把握し，その一つひとつに対するサービスを提供する必要がある．今後は，健康維持や機能の維持，介護予防，生活の質的向上を目指して，生活支援のためのさらなる技術開発と，これを支えるサービス・システムを確立することが課題である．

引用文献

1) 前田真治ほか：障害別日常生活活動訓練の実際—片麻痺．伊藤利之ほか編：日常生活活動（ADL）新版—評価と支援の実際．pp137-160，医歯薬出版，2010
2) 藤井 智：脳卒中（片麻痺）．伊藤利之ほか編：地域リハビリテーションマニュアル 第 2 版．pp98-113，三輪書店，2003
3) 藤井 智：環境調整と理学療法．森本 榮ほか編：理学療法 MOOK 10 高齢者の理学療法．pp166-171，三輪書店，2005
4) 藤沢しげ子：片麻痺．鶴見隆正ほか編：標準理学療法学 日常生活活動学・生活環境学 第 4 版．pp114-125，医学書院，2012

5 脊髄小脳変性症

Ⅰ 障害の概要

　脊髄小脳変性症は小脳あるいは脊髄の障害による運動失調を主症状とする，原因不明の慢性進行性神経変性疾患群の総称である[1]．臨床症状は，基本的には小脳症状(運動失調など)，錐体外路症状(不随意運動，パーキンソニズムなど)，錐体路症状(痙性など)，自律神経症状(起立性低血圧，膀胱直腸障害など)からなり，これらがさまざまな程度に，さまざまな組み合わせでおこる[2]．また，運動失調による構音障害，書字障害，摂食・嚥下障害は，生活活動の直接的な障害となる．

　脊髄に病変がほぼ限局する痙性対麻痺，大脳基底核にほぼ限局する線条体黒質変性症，自律神経系に主病変がある Shy-Drager 症候群なども脊髄小脳変性症に分類されており，ほとんど小脳症状がみられないこともあるが，本項では運動失調に対する生活動作指導を中心に解説する．

　運動失調は，筋力はあるものの，目的のところに正確にかつスムーズに手や足をもっていけないといった四肢協調運動障害，歩行時や座っているときに身体が動揺するといった平衡機能障害を特徴とする．眼振を認めることも多く，姿勢の保持や上肢による巧緻運動に悪影響を及ぼす[3]．

　慢性進行性であり，根治療法はないため，運動失調を中核とする運動機能障害の進行により生活活動は徐々に制限される．厚生省(現厚生労働省)の重症度分類では下肢機能障害，上肢機能障害，会話障害をⅠ～Ⅴの5段階に分類しており，それぞれの障害の進行の目安として活用できる(**表 5-1**)[4]．多くが中高年の発症であることから，疾病の進行により生活の活動性の低下とともに，加齢や廃用などの要因により生活障害がより重度化する．このため，廃用症候群対策が重要で，外出を含む社会生活の支援，日常生活を活性化するための支援とともに，残存機能の維持的訓練の継続が必要である．また，この年代は社会的にも重要な役割を担っており，仕事のことや家族のことなど多様な悩みを抱えているのが特徴である[5]．

Ⅱ 指導と介護

A. コミュニケーション

　失調性構音障害の特徴は，話し方は全体的に緩徐で，長く続けて発声できず言葉の音がところどころ途切れる(断綴性言語)，あるいは突然大きな声になる(爆発性言語)など，抑揚やリズムが障害されることである．失調性構音障害の特徴と訓練法を示す(**表 5-2**)[6]．

　日常生活では，腹式呼吸でリズムをとりながら焦らずゆっくり，はっきり一語一語区切って話すように指導する．体幹の安定性が少なからず呼吸筋群を含めた発話にかかわる筋群の協調性に影響するため，座位では，背もたれに寄りかかる，足底をしっかり床につけるなど，安定した姿勢をとるよう指導する．話し相手も同様にゆっくりしたペースで会話するように心がける．

　書字障害に対しては，握りが太めのペンや，重いものを活用し操作性を向上させる．また，反対側の手で書字する側の手首のあたりを握り，書字動作をコントロールする方法もある．パソコンの操作は，キーボードカバーを用いると誤打しにくくなる(**図 5-1**)．

　新聞や本を読む際に，眼振や複視により疲れが生じる場合は，拡大鏡を用いる．

　会話が困難な場合，文字盤やトーキングエイド

表 5-1　脊髄小脳変性症の重症度分類

	下肢機能障害	上肢機能障害	会話障害
Ⅰ度 (微度)	「独立歩行」 独り歩きは可能．補助具や他人の介助を必要としない	発病前（健常時）に比べれば異常であるが，ごく軽い障害	発病前（健常時）に比べれば異常であるが，軽い障害
Ⅱ度 (軽度)	「随時補助・介助歩行」 独り歩きはできるが，立ち上がり，方向転換，階段昇降などで，壁や手すりなどの支持補助具，または他人の介助を必要とする	細かい動作は下手であるが食事にスプーンなどの補助具は必要としない．書字も可能であるが，明らかに下手である	軽く障害されるが，十分に聞き取れる
Ⅲ度 (中等度)	「常時補助・介助歩行—つたい歩行」 歩行できるが，ほとんど常に杖や歩行器などの補助具，または他人の介助を必要とし，それらのないときはつたい歩きが主体をなす	手先の動作は全般に拙劣で，スプーンなどの補助具を必要とする．書字はできるが読みにくい	障害は軽いが少し聞き取りにくい
Ⅳ度 (重度)	「歩行不能—車椅子移動」 起立していられるが，他人に介助されてもほとんど歩行できない．移動は車椅子によるか，四つ這い，または座位移動で行う	手先の動作は拙劣で，他人の介助を必要とする．書字は不能である	かなり障害され聞き取りにくい
Ⅴ度 (極度)	「臥床状態」 支えられても起立不能で，臥床したままの状態であり，日常生活動作はすべて他人に依存する	手先のみならず上肢全体の動作が拙劣で，他人の介助を必要とする	高度に障害され，ほとんど聞き取れない

下肢機能障害，上肢機能障害，会話障害を 5 段階に分けてあるが，これらの障害は必ずしも並行しない．
障害度の最も重いところをもって（その患者のその時期における）障害度とする．
〔厚生省特定疾患運動失調症調査研究班：総括研究報告—平成 3 年度研究報告書．pp1-5，厚生省，1992 より〕

などのコミュニケーション機器を利用するが，ほかの動作と同様に，上肢の随意性を向上させるために，クッションやパッドなどにより体幹を安定させる工夫をする．

コミュニケーション機器は，キーボードを直接操作するものと，画面上の文字をスイッチ操作で選択するものとに大別される．キーボードのほうが効率的に文字を入力できるため，まずは前述したキーボードカバーなどを試してみる．文字盤も同様に，ガードカバーをつけるとポイントしやすくなる．

症状の進行に伴い構音障害は悪化するが，最期までコミュニケーション方法を確保することは大切である．

B. 摂食・嚥下

誤嚥を防ぎ，栄養を確保することが重要で，これらに配慮してできるだけ食事を楽しめるように支援する．これには，医療機関での嚥下造影検査などによる嚥下障害の評価をもとに，栄養指導，摂食・嚥下指導が行われるのが望ましい．日常生活では定期的な体重測定や食事の栄養状況のチェックの実施，食前に嚥下体操を行うことが習慣化されるように指導する．

病状の進行に伴う経口摂取から経管などの非経口栄養への移行の目安としては，① 嚥下性肺炎を繰り返す，② 嚥下造影検査上，2 種類以上の食べ物で誤嚥所見がみられる，③ 食事時間に 60 分以上かかることがあげられる[7]．

食事用の座具を工夫して，安定した姿勢を確保することが必要である．座位姿勢のチェックポイントは，椅子座位であれば，足底が床に接地しているか，肘かけや背もたれが身体を支持しているか，テーブルが姿勢を安定させ，上肢が使いやすい高さとなっているかなどである．床に座る場合は，テーブルの位置を工夫して壁に寄りかかる，座椅子の背もたれや肘かけを利用するなどして姿

表5-2　失調性構音障害の特徴と訓練法（三浦）

言語病理	訓練
構音に関する筋の緊張が低下し，発話に必要な高度に統合された筋調整が崩壊して，運動のタイミング，範囲，速度，方向の協調が障害される	1) 呼吸訓練 ・腹式呼吸 ・鼻から大きく息を吸って，口からゆっくり長く吐く ・呼気保持：息を吸った後，少しの間息を止めてからその後吐く 2) 喉頭調節 ・最大呼気の後，やわらかな声立て（ため息をつくような感じ）で「あー」と声を伸ばす．大きすぎない声で，自然な高さの声で ・呼気持続：できるだけ長く「あー」と声を伸ばす ・意図的に声の長さを調節する：2〜3秒間声を出し，数回繰り返す 3) 構音訓練 ・誤りやすい音節を含んだ無意味音節を練習する（例：「あさあ，あさい，あさう」など） ・誤りやすい音節の繰り返しパターンを練習する）（例：「あさささささ，あさあさあさあさ」など） ・誤りやすい音節を含んだ単語，句，文などを練習する 4) プロソディー練習 ・発話速度の調節：メトロノームに合わせて発話する，文節ごとに区切って話す，モーラ（音節）に合わせて指折りしながら話す ・発話リズムの調節：机や膝を手でたたきリズムをとりながら話す ・イントネーションの調節：高さ，アクセントを際立たせる ＊上記の練習は，基本的には訓練者が見本を示して指導する．自主練習としては，深呼吸，「あー」と伸ばす，文章を意味のあるところで区切りながら読むなど．歌も練習材料としては有効
言語症状	
声：粗雑性嗄声，気息性嗄声，爆発的起声，声の大きさの変動，声の高さの変動（声の翻転） 共鳴：異常がないことが多い 構音：構音操作そのものはおおむね可能．一貫性のない不規則な構音のひずみ（主として構音運動の測定異常による） プロソディー：自然の滑らかさの欠如，音節や語の途切れ・引き伸ばし，不適切な強勢パターンや異常なイントネーション，発話速度の低下と変動，発話リズムの不整，不適切な息継ぎ ＊軽症〜中等度では，全体として会話の明瞭度は保たれているが，発話の異常度が感じられる．これは特にプロソディーの異常が前面に出てくるためと思われる 重症の場合には，爆発性の要素が強く構音の不正確さが著しくなり，速度が遅く，引き伸ばした話し方をしていわゆる断綴性言語を示す．明瞭度の低下が著しく異常度も高い	

〔渡邊 進ほか：脊髄小脳変性症．千野直一ほか編集主幹，大橋正洋ほか編：リハビリテーションMOOK 10 神経疾患とリハビリテーション．p216，金原出版，2005 より〕

勢を安定させる．

　座位姿勢では，骨盤を安定させることにより摂食動作が容易になることも多い．車椅子用の姿勢保持用のクッションやパッドは多くの種類があるので，車椅子以外の椅子にもこれらを活用するとよい（**図5-2**）．

　臥床を余儀なくされている場合のベッド上などの臥位では，食物を咽頭に送りやすくするため体幹を30度程度起こし，頸部を軽度前屈すると，誤嚥しにくくなる．

　誤嚥を防止するためには，① 一口量を多くしないようにする，② 一口に対して数回「ごっくん」をする，③ 食形態を誤嚥しにくいものに工

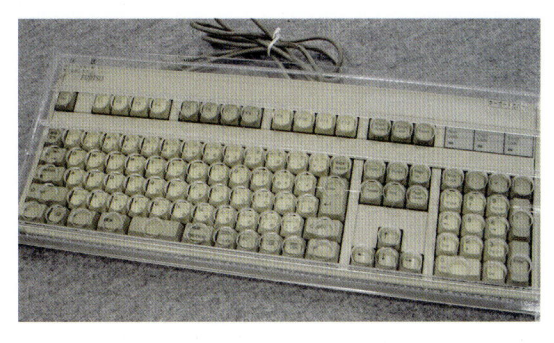

図5-1　パソコン用キーボードカバー

夫，増粘剤を利用する，④ 食物を水分やゼリーと交互に摂取させる，などの点に配慮し，「ゆっくりと，少しずつ，確実に」飲み込むように指導する．また，毎食後には必ず口腔ケアを行い，口内

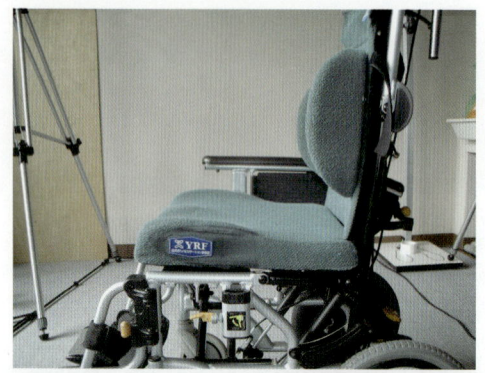

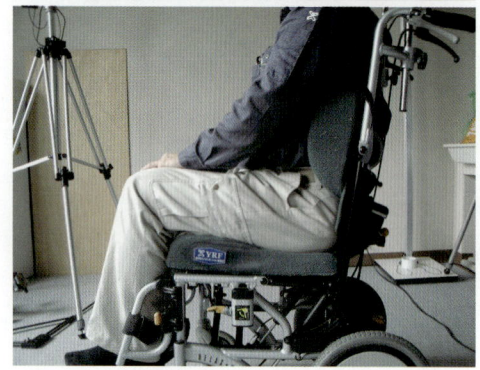

図 5-2　姿勢保持用のクッション

炎などの口腔疾患や嚥下性肺炎の予防，爽快感の獲得による食欲の増進を図ることが重要である．

C. 起居・移動

1 移動方法の選択の留意点

　移動のバリエーションには歩行，車椅子，手足移動(四つ這い)・座位移動がある．移動方法の選択や工夫は，日常生活のなかで危険(転倒・衝突)を回避することを目的に，つたえる場所はあるのか，段差はどのくらいか，戸の形態などの生活環境に十分配慮して行う．この際，歩行が不安定であるので移動はすべて車椅子といった画一的な方法をとらず，居室内は手足移動，廊下では車椅子，トイレ内ではつたい歩きといった，生活動作ごとの移動目的や場所に応じた適切な移動方法を検討する．症状の進行に伴う廃用による下肢や体幹の筋力低下は歩行障害をより悪化させるため，できる限り歩行や手足移動の機会を確保する

ことで，自立性を保つことがポイントである．

　また，移動を伴う食事，排泄，入浴，更衣といったいわゆる日常生活活動に費やす時間は，1日のうちの数時間でしかない．たとえベッドで就寝していても，日中は床に座って過ごす場合も多く，ベッドがあるから立ち上がりなどは問題ないと安易に判断せずに，日中の過ごし方全般に配慮し，移動方法を指導することが重要である．

2 寝返り・起き上がり・立ち上がり

　寝返りは布団あるいはベッド上で行われる動作であり，体幹や四肢が床面について姿勢が安定しているため，起き上がりや立ち上がり動作に比較して容易な動作である．日中の生活では，寝返り，起き上がり，立ち上がりを一連の動作で行うことが多く，手すりを利用することで，この一連の動作が安定することが多い．ベッドではベッド用手すり，布団の場合は，床と天井に突っ張って固定するものや，布団の下に敷きこんで固定するものを活用する(図 5-3)．

　また，和式生活で座位移動を移動方法としている場合，いったん腹臥位をとってから両上肢を用いて徐々に身体を起こす方法も実用的である．

　立ち上がり(座り)は，両脚を開く，上肢を床につけるなど常に支持面を広くとり，バランスを保持することが必要である．このため，スペースが必要で，特に狭いトイレなど立ち上がりの場所が確保できるか確認が必要である．手すりなどの固定物につかまる，あるいは前腕を台について行うとより安定する(図 5-4)．

　また，座面昇降機能つきの座椅子や椅子などの福祉用具の利用も活用できる．特に，日中を座椅子で過ごす場合は，背もたれや肘かけにより座位姿勢を保持するために，座面昇降機能つきの座椅子は有効である．ちなみに，座面昇降機能つきの座椅子は，介護保険の給付対象(福祉用具貸与：移動用リフト)となっている．

a 介助で行う方法

　介助で起き上がりを行う場合は，介護者の頸部などにしっかり手を回す，あるいは手すりなどをつかんでもらい，介護者は身体を近づけてバラン

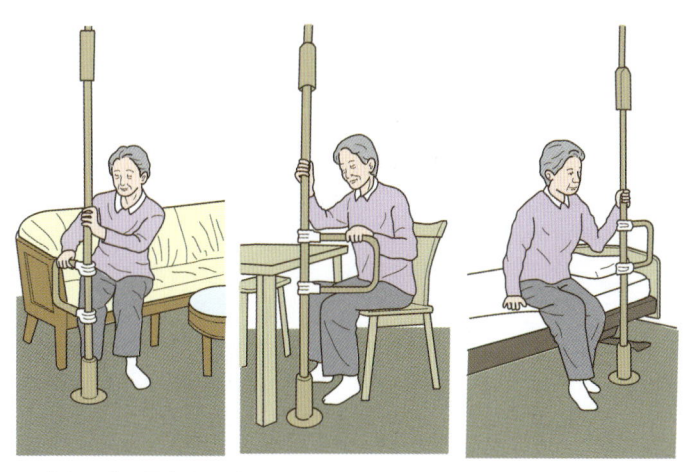

A. 床と天井で固定する手すり

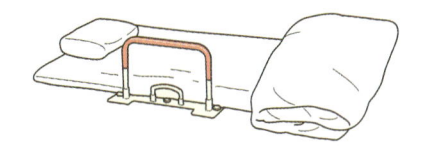

B. 布団の下に敷きこんで固定する手すり

図 5-3　手すりの設置

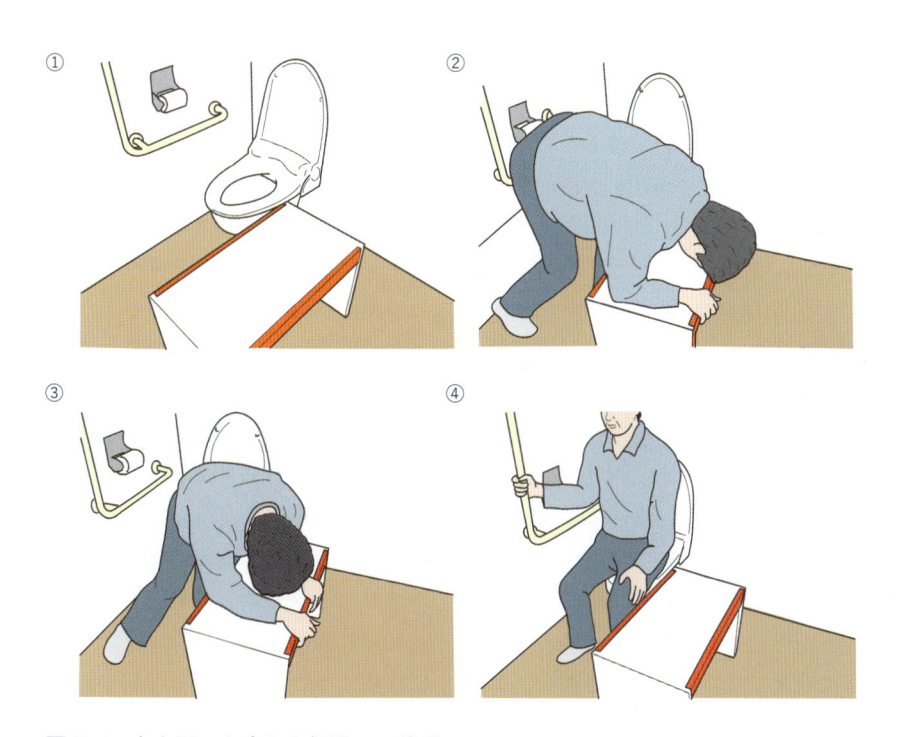

図 5-4　台を用いた床から便器への移乗

スを崩さないように介助する．介護者は両脚を開き，介助の始めから終わりまでの一連の動作で，重心が基底面から外れないようにすることがポイントである．

❸特殊ベッド

　一般のベッドを使用すると，床上に比べて起き上がり，立ち上がりが容易になる．また，背部や脚部の傾斜角度や高さが調整できる特殊ベッドは，臥位から座位などへの姿勢の変換，車椅子やポータブルトイレへの移乗時の介助者の負担の軽減にも有効である．特に，ベッドに取りつける手すりは，寝返り，起き上がり，立ち上がりの自立性を向上させることに有効で，積極的に活用すべきである．

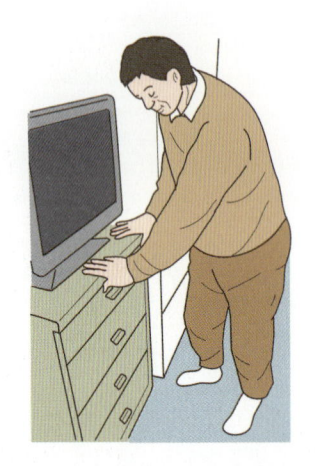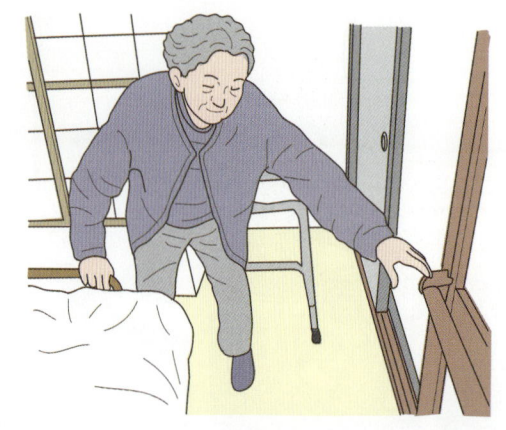

図 5-5　家具などを利用したつたい歩き

4 歩行

　下肢・体幹の失調により体幹が左右に動揺しやすいため，途切れなくつかまる，あるいは手をつく場所の確保が重要である．手すりは，歩行時の安全性の向上に最も有効である．通常手すりの高さは，T字杖と同様に大転子の高さ程度であるが，本疾患ではバランスを保つために，手すりをしっかりと引きつけてつかめるように腰から胸の範囲とやや高めに設置することが多い．平行棒内のように両側に連続的に支持する場所があるのが理想的であるが，生活動線のすべてに手すりを設置することは困難なため，たんす，テーブル，ソファなどの家具の配置や高さを変更して，つたう対象をできる限り手の届く範囲に設定するのが現実的な対応である（図5-5）．また，家具などはバランスを崩したときに安定しているかを確認する．

　つたい歩きでは，物を持って運ぶことが困難であるため，ワゴンを活用する．

　杖や歩行器などの歩行補助具は，T字杖よりも4点杖，杖よりも歩行器というように操作性よりも安定性を重視して選択する．歩行器はオートストップ機能つきなど抵抗の大きいタイプが安全で，安定した椅子などの利用も可能である．また，転倒時の頭部の怪我を防ぐために，頭部保護帽も有用で，デザイン性の高いものは比較的受け入れがよい．

ⓐ 介助で行う方法

　つたい歩きが可能であれば，介護者の後方から両肩を支えにする，あるいは介護者と向き合う手引き歩行などが実用的である．

5 手足移動・座位移動

　手足移動（四つ這い）や座位移動は，歩行に比較して重心が低く，また立ちしゃがみ動作を伴わないため安全な移動方法である．また，布団などの和式生活にも適しており，つたい歩きが実用的な時期でも，居室内で手すりのある位置までの短い距離の移動に有効である．

　安定性が悪い場合は壁際を移動し，身体を寄りかけるようにして安定を図る．また，膝が痛いときはサポーターなどの利用も考慮する．

　低床に設計された特殊ベッドやマットレスの下に設置する背部を昇降して起き上がりを補助する機器は，四つ這いの場合に有効である（図5-6）．

6 車椅子

　椅子，ベッド，便座などの高さは，床からおおむね 40 cm 以上あるため，車椅子からの乗り移りに重心の上下動が少ない．また車椅子は，歩行に比べて転倒・転落の危険が少なく安全な移動手段ではあるが，居宅は病院や施設と異なり，部屋や間口が狭いため，車椅子の回転スペースがとれなかったり，敷居や戸枠などの段差のため走行できないことも多い．レンタルで流通している車椅子

体圧分散マットレス

リクライニング
装置

手元スイッチ

図 5-6　布団の下に設置し，背部が昇降する機器

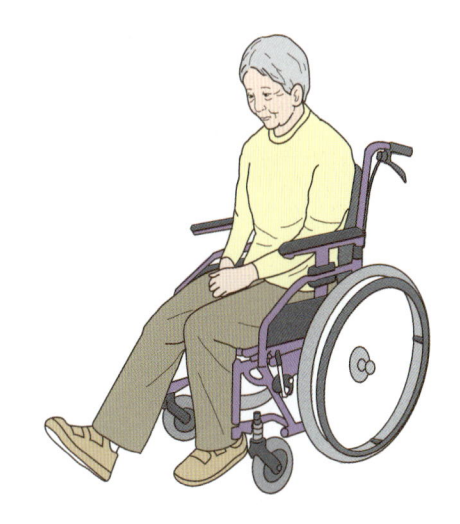

図 5-7　座面が低く，フットサポートが取り外し可
能な車椅子による脚駆動

の多くは，駆動には通行幅 80 cm 程度，回転には最小で直径 140 cm 程度の円形スペースを必要とするため，家屋の状況を評価して，できる限りコンパクトな車椅子を選択することが肝要である．屋内用に開発された六輪車椅子は最小で 50 cm 程度の半径で回転でき，狭い日本家屋で有用である．また，トイレ，浴室などの移動先での移乗が安全にできるように，手すりの設置や間口の拡大，段差解消，便器など移乗するものにできる限り近づけるように環境を整備する．

　症状の進行に応じて移動方法を車椅子に変更する場合，少しでも歩き続けたいという本人や介護者の機能維持への気持ちに配慮することが大切である．廃用症候群を防止するためにも，デイケアや訪問リハビリテーションなど歩行訓練の機会を確保するように調整する．

　車椅子は，車輪にカバーをつける，指を挟み込まないようにハンドリムを車輪に密着させるなどして，手指を保護する．また，上肢の随意性が低下している場合は，脚での駆動が実用的なことも多い．足部が床につくように座面を低く設定し，フットサポートは取り外し可能なものを選択する（図 5-7）．

　車椅子の座面や背もたれの張り調整，姿勢保持機能の高い車椅子クッションを活用し，車椅子での姿勢を安定させることが重要である．また，起立性低血圧には，リクライニングやティルト機構があるものが有効である．

　車椅子への移乗は立ち上がりや歩行と同様に手すりがあると安定するため，移乗する場所には手すりを設置する．ベッドと車椅子間の移乗ではベッド用の可動式手すりの活用が有用である（図 5-8）．

　座位保持が困難な場合，車椅子の移乗にはリフトを検討する．リフトは，操作や吊り具の着脱に手間がかかるが，介護者の腰痛を防止し，安全な移乗を可能にする．床走行式，固定式，据置き式があり，家屋状況や経済状況に応じて選択する．

D. セルフケア

　体幹や上肢の運動失調により手指の巧緻性が低下するため，安定した姿勢で転倒や怪我をしないようにセルフケアを行うことが最も重要な課題である．

1 食事

　食事は，1 日 3 回と頻度が高いものの，入浴や排泄に比べて力の介助が必要でなく，また苦労せず食べることを楽しみたいという意向から介助で行われることが多い動作である．本人や家族の意

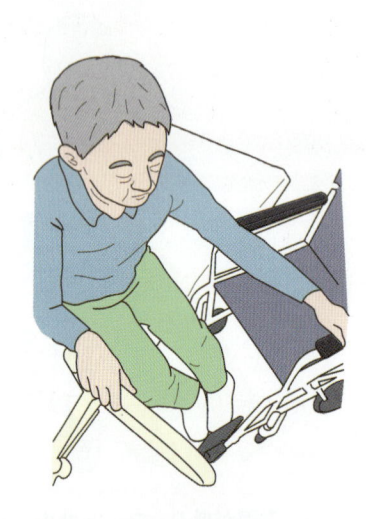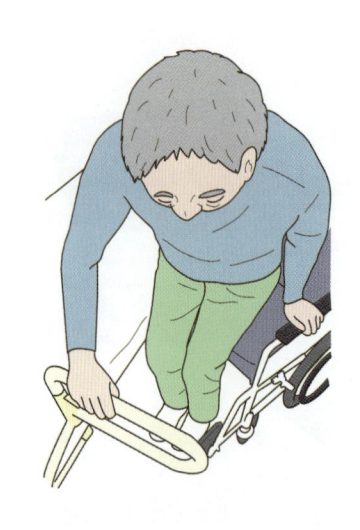

図 5-8　可動式手すり

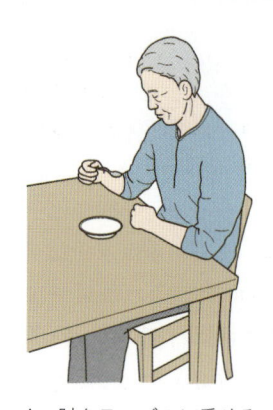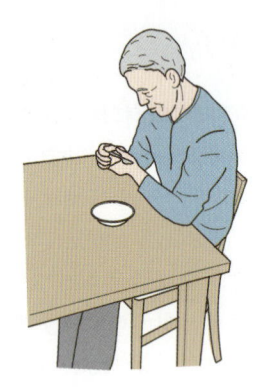

A. 肘をテーブルに乗せる　　B. 片手で反対側の手をつかむ

図 5-9　テーブルでの食事動作

向と動作の安定性や疲労に留意し，支援を行うことが必要である．

　具体的には，テーブルに肘や前腕を乗せて，あるいは背もたれや肘かけのある椅子を利用して姿勢を安定させる．また，テーブルに肘や前腕を乗せ，肩関節の動きを制限することで運動失調の影響を少なくすることができる．片手で反対の手をつかむことも有用である（図5-9）．重錘を利用（0.5〜2 kg 程度）すると動作が安定することもあるが，取り外しに手間がかかり実用的でない場合が多い．

　運動失調による怪我を避けるためには，幼児用のやわらかいスプーンや先の丸いフォークは有用

で，一口量も少なく摂食・嚥下が容易となる．また，片麻痺用のすくいやすい食器は安定性がよく，滑り止めがあるものは使用しやすい．

2 整容

　整容では，背もたれや肘かけのある椅子を利用するとともに，上腕を身体につける，片手で反対の手をつかむなどして，動作を安定させる．特に洗顔は，前傾姿勢での両手動作となり不安定になるため，両肘を台につける，体幹前面でシンクに寄りかかるなど工夫する．濡れタオルなどで代用するのも一法である．また，電動歯ブラシや水流式の歯ブラシは便利である．

3 更衣

　更衣は，座位で行うことを習慣化し，壁などに寄りかかって姿勢を安定させるが，部屋の隅や家具などを利用して，寄りかかる面を増やすとより安定する．床に座って行う場合も，あぐら座位により支持面を広くとるとよい．下衣の着脱は難易度の高い動作であるが，臥位でブリッジしながら行うと安全に行うことができる．また，ボタンエイドやボタンを面ファスナーに変更する，あるいはファスナーを操作しやすくするためにリングを取りつけるなど，自助具を活用する．

4 排泄

　尊厳の保持のためにもできるだけトイレでの排

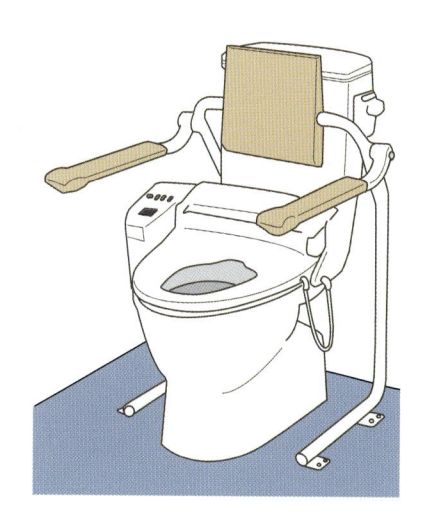

図 5-10　便器の背もたれ

泄を支援するが，排泄頻度が多い場合や，夜間などトイレまでの移動時に転倒の危険性がある場合は，ポータブルトイレや収尿器を活用する．尿閉および残尿などの閉塞症状が高度であれば自己導尿や膀胱留置カテーテルの適用となるため，自己導尿のための手指の巧緻性，あるいは介護状況などについて主治医に情報提供し，できる限り自立性を確保するように支援することが重要である．

　トイレの出入り口は外開き戸が多く，戸の開閉は前後方向へのバランスを崩しやすいため，壁に寄りかかる，手すりを把持するなどして姿勢を安定させつつ行う．住宅改修により，扉を引き戸に変更すると動作が容易になる．

　下衣の上げ下げは，トイレの狭さを活用して，手すりにつかまる，壁に寄りかかり姿勢を安定させつつ行う．

　便座への移乗では，座るときに勢い余って転倒することがないように，移動様式が歩行や車椅子では手すりを利用，また座位移動ではプラットフォームを利用する．便器の後ろ側に背パッドがあるものは安定性が向上する（図 5-10）．また，便器の上に取りつけて便座の高さを調節する補高便座（72 頁の**図 4-22** 参照）や，簡単な取りつけ工事で設置できる据置きタイプの便座昇降機は，安全性の確保に有用である．補高便座や便座昇降機

は腰かけ便座として介護保険の給付対象（購入）である．

　ポータブルトイレは背もたれ，肘かけのあるものを用い，ベッドからの移乗には，ベッド用の手すりを用いると安全である．トイレ用の車椅子は，車椅子のまま便器にアプローチできるため，狭いトイレでの移乗動作が省略できるが，居室からトイレまでの段差やスペースなど，車椅子を使用するための環境整備が必要である．

　排泄後の後始末は，温水洗浄便座を活用するとよい．

5 入浴

　浴室の出入り口は 1 枚戸あるいは 2 枚折れ戸で内開きが多く，脱衣所と浴室には段差があるのが一般的である．このため，トイレと同様に，壁に寄りかかる，手すりを把持するなどして姿勢を安定させて行う．扉がガラス製のものは危険であるため，強化プラスチック製などの割れにくいものを用いる．

　浴室は滑りやすく，浴槽の出入りや洗体は難易度の高い動作であるため，安全性の確保が特に重要である．とりわけ浴槽を立ってまたぐ場合は，手すりを両手で把持できるように設置し，脚を加えて常時 3 点で身体を支持するようにする．手すりの位置によっては重心が高くなりすぎることがあるので留意する（図 5-11）．座ってまたぐ場合は，バスボードを使い，手を広くついて，しっかり壁に寄りかかるように指導する（図 5-12）．

　洗体は，背もたれと肘かけつきの洗体椅子を利用するか，洗い場に直に座り，浴槽や壁に寄りかかって姿勢を安定させる．浴室が狭い場合は，椅子を利用すると介助スペースがとれないこともあり，背もたれの代わりに壁に寄りかかる方法が適当である [5]．シャワーは可動式のとめ具を設置して手で把持せずに使用できるようにしたり，シャワーの握りに水の止め出し装置がついているものを活用する．

　浴槽への移乗が自力では困難であれば，移動用リフトを検討する．

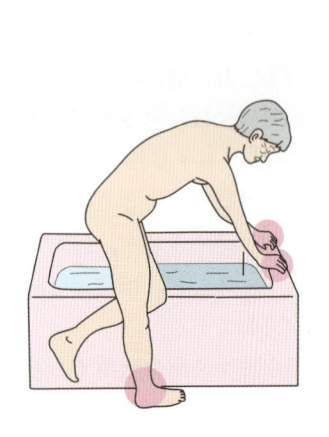
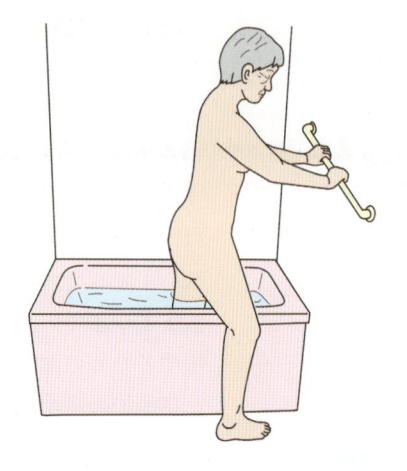
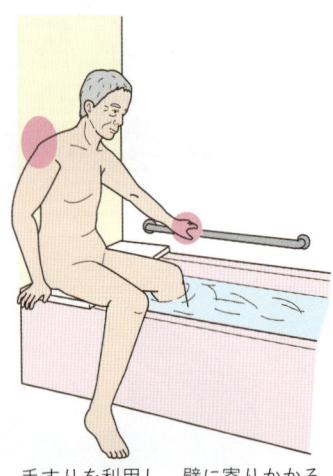

A．3点で支持

B．手すりを高く取りつけすぎて，重心が高くならないように注意する

手すりを利用し，壁に寄りかかる

図5-11　浴槽への移乗

図5-12　座っての浴槽への移乗

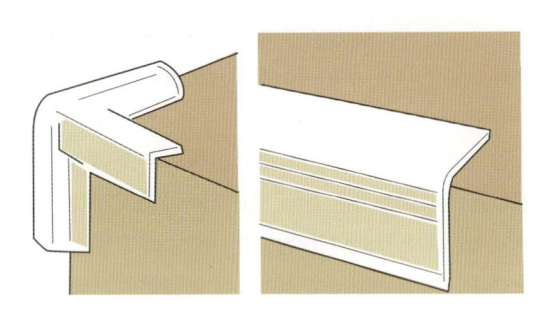

図5-13　家具のプロテクター

E．家庭生活

　調理，清掃，洗濯などの家事動作では，ほかの動作と同様に家具や壁に寄りかかる，あるいは椅子を利用して姿勢を安定させて行う．また，電磁調理器，フードプロセッサー，縦置きの洗濯機，軽い掃除機など，操作しやすい家電製品を活用する．

F．社会生活

　原疾患の進行とともにおこる，筋力低下，全身耐久性の低下などの廃用症候群を予防することが重要である．脊髄小脳変性症は中年期以降の発症

が多いことから，就労の継続支援や家事支援が必要である．通勤方法，職務内容を把握し，移動や作業姿勢について指導する．

　脊髄小脳変性症は厚生労働省指定難病である．医療費，介護保険の適用となる医療サービスなどについて公費負担を受けられるため，市町村窓口，あるいは病院の医療ソーシャルワーカーに相談するとよい．また，運動機能障害などの症状により日常生活に支援が必要となれば，身体障害者認定も受けることができるため，これらを上手に活用することが大切である[3]．

Ⅲ　住環境の整備

　環境整備の目的は，立ち上がりや歩行時にバランスを崩したときに怪我や転倒を防ぐことである．狭い日本家屋の特徴は，つたい歩きには都合がよいが，車椅子を利用する場合は，通行幅員や回転スペースの確保が必要である．

　眼球運動障害により下方への注視も困難なため[3]，移動動線上の床上には物を置かないようにし，じゅうたんなどは毛足の短いものにする．家具の角にはプロテクターをつけ（**図5-13**），障子やふすまなど安定性の悪いものをつたわなくてよ

いように，家具の配置換えや固定を行う．また，ガラス製の戸は，破損して怪我をすることがあるため，強化プラスチック製に変更するとよい．

　手すりの設置は移動や移乗の安定性の確保に有効であるが，壁面の下地を補強するなどしてしっかり固定することが大切である．また，壁に近づけすぎて設置すると，咄嗟のときに把持しづらいこと，また細すぎると力強く握るには適さないため，手すりの形状や取りつけ位置，手すりの太さ，下地の補強方法について，施工者と打ち合わせておくことが必要である．手すりは，本人に実際に動作してもらい，決定することが不可欠である．

　深部感覚に障害がある場合，視覚的な代償によりバランスを保持するため，廊下や階段には足元灯があると安全性が向上する．照明のスイッチは，プッシュ式などの操作しやすいものを選択する．

　浴室やトイレでの起立性低血圧による転倒などに備えて，通報装置を設置すると安心である．また，体温調整機能の障害などの自律神経障害がある場合は，室内の温度や湿度の調整に配慮し，エアコンや扇風機などを活用する．

Ⅳ 留意事項

　本疾患では，片麻痺や対麻痺のように健側（肢）が明らかでないため，健側（肢）を強化する，あるいは健側（肢）による代償機能を活用することで生活機能レベルを向上させるといった明確な手法がとりにくい．失調症という特徴を踏まえ，動作ごとに全身の状況を判断しながら安全な方法を指導することが重要である．特に，症状の進行に伴う安全な移動方法の選択は，廃用症候群を防止し活動性を維持するために必要で，個々に異なる生活環境に適したものを選択する．

　起立性低血圧は，運動失調とともに生活動作の阻害要因である．立ち上がり動作，移動動作，洗髪動作などの動作要因だけでなく，排尿後や食事後臥床状態でも血圧が低下することがあるので[8]，これに配慮して生活動作指導を行う．起立性低血圧には，① いったん座って一息ついてから立ち上がるなど，急激な姿勢変換を避ける，② 就床時の臥位では頭部を挙上する，③ 弾性包帯や弾性靴下を利用するなどの対応を行う．

Ⅴ 課題

　日常生活活動を維持・改善するには，適切な医療管理と医学的リハビリテーションを継続的に受けることが必要である．機能維持のための訓練は，通院・通所により継続的に行われるとともに，家庭で実施できるように，訪問リハビリテーションにより実際の生活の場所で指導することが望ましい．

　根治療法がなく進行性の疾患であるため，病気に対する不安だけでなく，生活や就労などさまざまな問題を抱えている．適切な医療管理（通院や訪問診療）とともに，さまざまな社会資源を活用するケアマネジメントが重要で，障害の進行に伴い変化するニーズに対応するために，ソーシャルワーカーやケアマネジャーの活躍が期待される．

📖 引用文献

1) 柳本真市：概念，歴史，疫学，分類，診断．MB Med Reha，28：1-7，2003
2) 平田順一ほか：神経変性疾患総論．総合リハ，31：38-42，2003
3) 菅田忠夫ほか：脊髄小脳変性症—診断から在宅生活まで．総合リハ，25：1017-1042，1997
4) 厚生省特定疾患運動失調症調査研究班：総括研究報告—平成3年度研究報告書．pp1-5，厚生省，1992
5) 渡邉慎一：脊髄小脳変性症．伊藤利之ほか編：地域リハビリテーションマニュアル 第2版．pp129-135，三輪書店，2003
6) 渡邊 進ほか：脊髄小脳変性症．千野直一ほか編集主幹，大橋正洋ほか編：リハビリテーション MOOK 10 神経疾患とリハビリテーション．p216，金原出版，2005
7) 長屋政博：脊髄小脳変性症における随伴症状とその対策．MB Med Reha，28：41-47，2003
8) 佐藤隆一：脊髄小脳変性症の理学療法．PT ジャーナル，38：99-108，2004

6 筋萎縮性側索硬化症(ALS)

Ⅰ 障害の概要

筋萎縮性側索硬化症(amyotrophic lateral sclerosis；ALS)は，上位運動ニューロンと下位運動ニューロンが選択的に侵される進行性の疾患である．症状は，上位運動ニューロン障害として，筋緊張や腱反射の亢進，病的反射，痙性麻痺，下位運動ニューロン障害として，筋萎縮，筋力低下，筋線維束性収縮(muscle fasciculation)が出現する．本疾患では現れにくい症候として，① 褥瘡，② 感覚障害，③ 膀胱直腸障害，④ 外眼筋麻痺の4つ(陰性四徴候)がある[1]．

臨床的には，上下肢および呼吸筋を含む体幹の運動機能障害とともに，舌運動麻痺，仮性球麻痺などによる構音障害，嚥下障害が，生活機能を低下させる直接的な原因となる．中年以降に発症し，罹患率は男性にやや多い．予後はきわめて悪く，症状は急速に進行し，呼吸筋麻痺や球麻痺による呼吸不全を患い5年以内に死亡する例が多い．特に球麻痺や上肢の麻痺や筋力低下が先行するものは，下肢の麻痺や筋力低下が先行するものに比べて予後が悪い[1,2]．人工呼吸器装着により，数年間在宅療養生活を行う場合もある．

数年の全経過のなかで進行する筋力低下に対応し，次におこる ADL 障害を念頭に置きながら，各時期に適切なプログラムを提供する必要がある．知的レベルは保たれるため急速な病状の進行に伴う心理的不安は大きく，加えて感覚障害がないことは動かない身体を常時意識することとなり，大変な苦痛を強いられる状況となる[3]．したがって，家族，介護者，医療提供者などの身近な人々とのコミュニケーションの確保が重要な課題である．

Ⅱ 指導と介護

A. コミュニケーション

病状の進行とともに声が小さく，ゆっくりになるなど発語が不明瞭となる．また，上肢の運動麻痺により書字，電話，パソコンの操作が困難となり，あらゆるコミュニケーションが急速に障害される．コミュニケーションは人として生きるうえで大変重要で，患者の尊厳の保持のためにも最期まで諦めずに支援することが大切である．支援では，ケアや介護に必要なコミュニケーションのためなのか，家族や友人との会話を確保するためなのか，あるいは日記を記すためなのかなど目的を明確にし，それぞれに適した方法を検討する[3]．

1 「はい」「いいえ」のシンボル化[4]

うなずき，まばたき，指先を曲げるなど，単純な動作を「はい」「いいえ」のシンボルとして用いる．介護者は患者が「はい」「いいえ」で答えられるように話しかける必要があるが，発話が困難な場合の最も実用的なコミュニケーションの方法である．

2 筆記・空書

手内筋麻痺など上肢の末梢部の麻痺が中枢部の麻痺より先行している場合は，ペンや鉛筆などの筆記用具の柄を太くする，あるいは滑りにくくすることにより書字が容易となる．一般の事務用具で握りにゴムがついたものや柄の太いものがあり，これらを活用するとよい．

また，指や足指でシーツや介護者の手掌に文字を書き(空書)，これを介護者が読み取る方法も実用的な方法である．

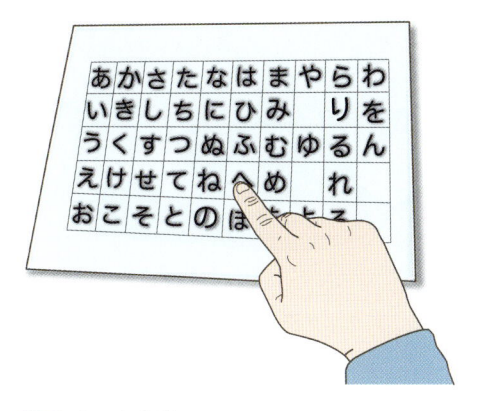

図 6-1　文字盤

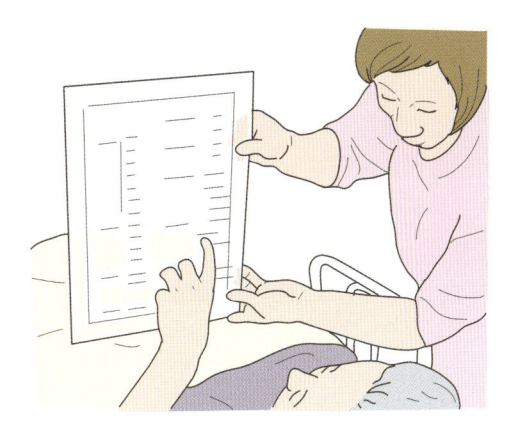

図 6-2　メッセージボード

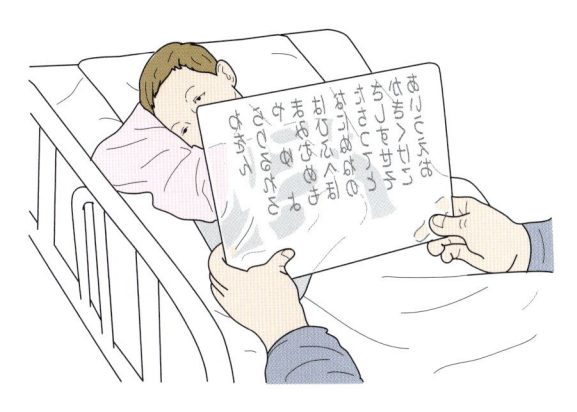

図 6-3　透明のアクリル板を利用

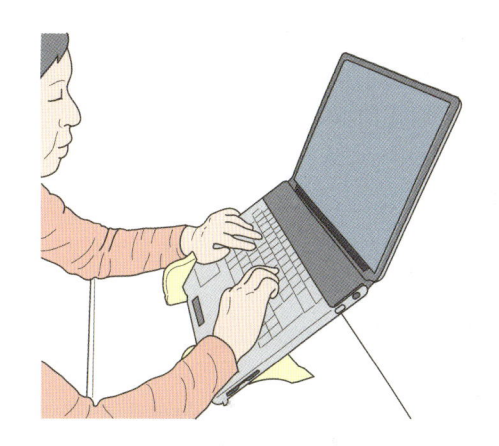

図 6-4　キーボード操作を容易にする書見台

3 文字盤・メッセージボード

　球麻痺により発語ができない場合には，上述した空書とともに，五十音を書いた文字盤を指差し，仮名を1文字ずつ拾って意思伝達を行う（図6-1）．仮名ごとに縁などで区切りがあるとポイントしやすい．介護上でよく使う顔，手，足などの身体の部位，左右前後などの位置を含んだ単語，訴えの多い事柄などを箇条書きにしておくと効率的である〔メッセージボード（図6-2）〕．指差しが困難な場合では，五十音で書かれた透明のアクリル板を使い，介護者は対面に位置して眼球の動きで文字を判読する（図6-3）．また，介護者が五十音を発声し，本人が適切なところでまばたきや眼の動きなどで合図することで，仮名を一つずつ伝える方法もある[3]．

4 パソコン・携帯電話などの電子機器

　パソコンのワープロ，インターネット，電子メール機能は汎用的で，これらを使いこなすことでさまざまなコミュニケーションが可能となる．パソコンが操作しやすいように，机をスペイサーなどで補高する，書見台により傾斜をつける（図6-4）などして，キーボードの位置を調整する．また，手指による操作が困難であれば，鉛筆やペンなどの棒状のものにハンドタオルを巻いて太くする，あるいは面ファスナーで手掌に固定して操作するなど工夫する．BFO（balanced forearm orthosis）も有効なことがあるので試みる価値がある．キーボード操作が困難であればマウスパッド，トラックボールを活用する（図6-5）．
　携帯電話，モバイル型パソコンなどの電子機器

のメールやメモ帳機能は，鉛筆などによる書字が困難になっても比較的長期に操作ができるため有用である．特に発症以前からこれらの機器を使用している場合は受け入れがよいため，操作ボタンの大きい機器などに変更するなどして継続的に使用できるように支援する．

5 呼び出しベル・意思伝達装置

移動が困難になると，介護者を呼ぶための呼び出しベルが必要不可欠となる．呼び出しベルのスイッチ操作は，手指や足部の残存する機能を評価して，プッシュ式，レバー式などを選択する．この際，市販されているものを使うとメンテナンスが容易である．

スイッチ操作を決定する際の評価のポイントは，① 操作姿勢，操作場面を明確にすること，② 操作能力（筋力，随意性，耐久性），③ スイッチのセットアップの容易性で，特に体位変換などの姿勢の変化に対応できるかが重要である[3]．

意思伝達装置は，パソコンのキーボードやトラックボールによる操作が困難な場合，スイッチ操作により文字を入力して，それを読み上げたり，印刷することができる装置である[4]．スイッチは，前述したものが使用できるが，四肢による操作が困難な場合，額の動きや眼球運動を利用した光電式スイッチ，筋電式スイッチなどを活用するとよい（図6-6）．

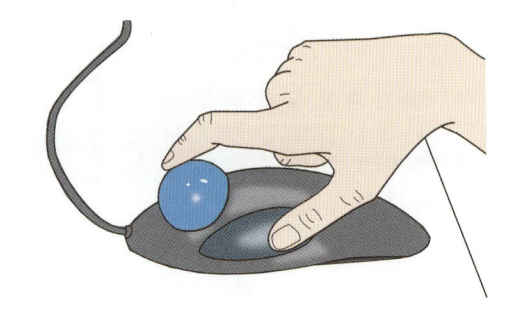

図 6-5 　トラックボールによるパソコンの操作

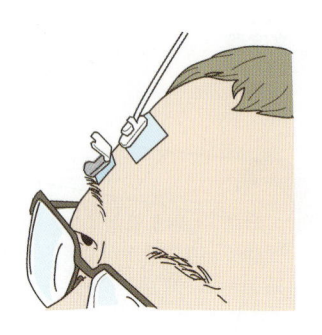

図 6-6 　額の動きを利用した光電式スイッチ

B. 摂食・嚥下

症状の進行により摂食・嚥下が次第に困難になり，嚥下時に顎を前に突き出すことで食道の開きを改善し食物を通過しやすくするなどの代償嚥下を毎日の食事のなかで身につけていたり，自然と食形態を飲み込みやすいものに変更していることが多い[5]．感覚障害はないため，どのような食形態が嚥下しやすいのか，どのような姿勢がよいのかなど嚥下に関する自覚症状をよく聞き取り，支援することが重要である．

摂食・嚥下しやすい食形態は，やわらかく噛まなくてもよいもの，適度な粘り気のあるもの（ペースト状・ゼリー状）である．嚥下は臥位よりも座位のほうが容易なため，椅子やテーブルの高さを調整し，摂食・嚥下しやすい姿勢を検討するとともに，味覚が障害されないことを念頭に置き，食事が楽しめるように支援する．

頻回に誤嚥するようになれば，経鼻経管栄養や胃瘻などを併用して，経口摂取を楽しみながら必要な水分・栄養を補うように援助することが望ましい．

C. 起居・移動

1 起居動作

ベッドを使用すると，下肢を下ろしながら起き上がり，座位姿勢をとるなどの一連の動作が可能となり，立ち上がりや車椅子への移乗動作の自立性が向上する．また，介助で行う場合も，布団上

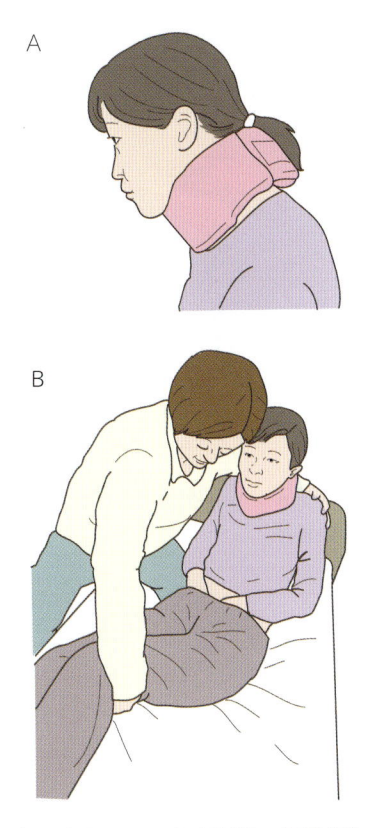

A

B

図 6-7　ネックカラーによる頸部の保護（A），上肢を
　　　　ズボンに差し込んでの介助動作（B）

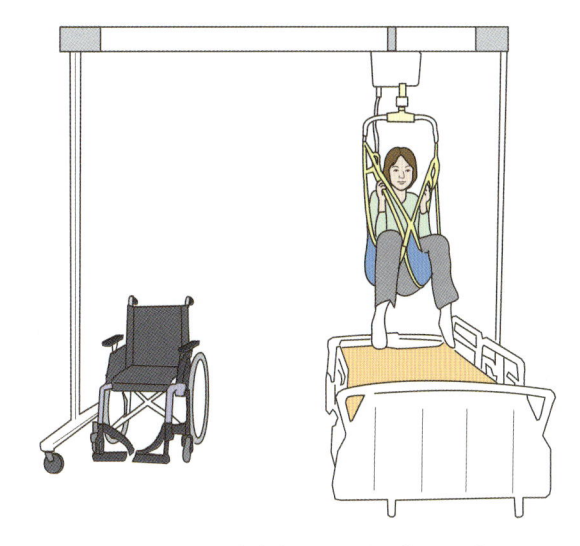

図 6-8　取りつけ工事を必要としない据置き式リフト

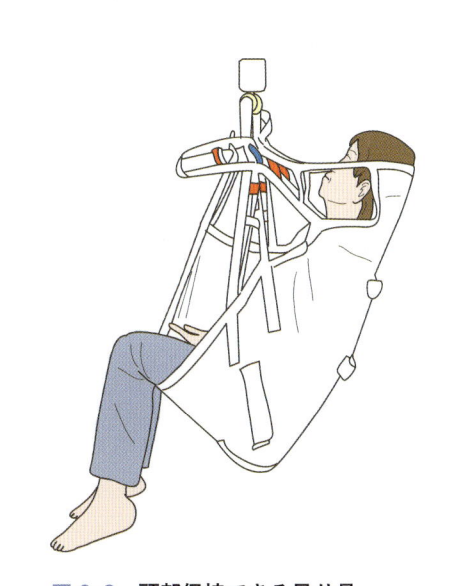

図 6-9　頭部保持できる吊り具

での介護動作に比較して効率的な介護ができるた
め，ベッドは有用である．布団の重みなどで寝
返りがしにくく寝苦しさがある場合，ベッドの背
上げや脚上げができれば，わずかな身体の動きで
安楽性が保たれることがあるので，背部や脚部の
傾斜角度がスイッチ操作で無段階に調整できる特
殊ベッドを早期から導入するのが適当である．ま
た，布団の重みを軽減し，寝返りなどの体動を容
易にするために離被架を用いることもある．

　寝返りや起き上がりの際にベッド用手すりは有
効である．ベッド用手すりを引きつけるようにし
て起き上がるのが一般的であるが，上肢が使用で
きない場合，下肢を手すりに引っ掛けて上体を起
こす[6]．また，ベッド用手すりは可動式のものが
あり，これを用いると立ち上がりや車椅子への移
乗が容易になる〔86頁の図5-8を参照〕．

　寝返りや起き上がりを介助で行う場合は，筋力

が低下した肩関節が過度に伸展・内旋して痛みを
生じさせないように，上肢は体幹の前方において
介助する．その際，上肢を患者のズボンや介助
ベルトの腹部あたりに差し込み，固定するとよ
い[3]．頸部もネックカラーなどで保護すると安心
である（図6-7）．

　ベッド・車椅子間の移乗介助が困難であれば，
移動用リフトの導入を図る．病院や施設で使わ
れている床走行式は居宅ではスペースがなく，

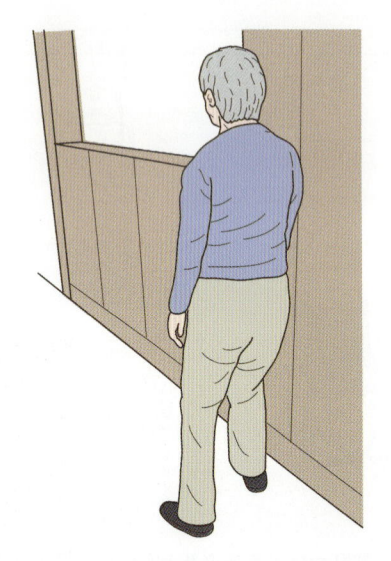

図 6-10　　壁に寄りかかりながらの歩行

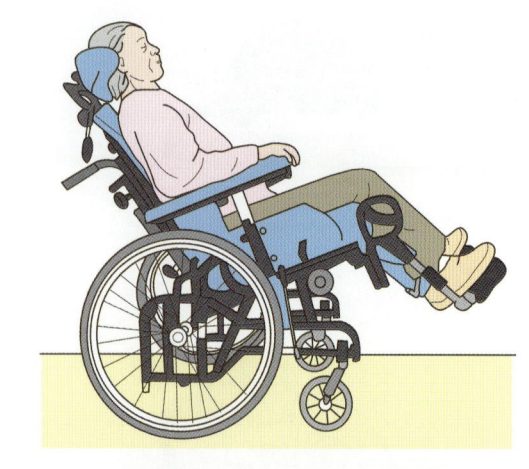

図 6-11　　ティルト・リクライニング機構のついた
車椅子

使用しづらいことが多い．このため工事を必要と
しない据置き式のリフトが最も実用的であり(図
6-8)，吊り具は頭部保持のあるものが姿勢が安定
する(図 6-9)．ちなみに，移動用リフトは介護保
険の給付対象(福祉用具貸与：移動用リフト)であ
るので，積極的に活用し，介護者の腰痛防止など
の安全性の確保を図るべきである．

2 歩行

　筋力低下や麻痺により，下肢の挙上や支持が困
難となるため，敷居や戸枠などの段差をまたぐ，
あるいは戸を開閉するときにバランスを崩して転
倒しやすい．段差解消や手すりの設置は有効であ
るが，同時に身体を壁や家具に寄りかかるなどし
てバランスを崩さないように動作指導をすること
が重要である．上肢の麻痺により手すりが把持で
きない場合は，壁などに寄りかかって移動するこ
とで自立することもある(図 6-10)．

　下肢の痙性麻痺による尖足あるいは筋力低下に
よる膝折れや下垂足に対して，下肢装具や膝装具
が適応となる．しかし，病状の進行により装具を
採型・作製をしている間に使えなくなることや，
病状の進行により利用できる期間も短いため，あ
る程度調整が可能で，簡易なものを処方する必要
がある．短下肢装具(AFO)ではプラスチック製の

軽量なものやサポーターが使いやすい．

　歩行の介助は，介助ベルトを軽く保持して動作
の邪魔にならないようにする，後方より身体を密
着させ抱きかかえるようにするなど，麻痺の進行
の程度によりさまざまであるが，どのように介助
すればよいのか本人に確認しながら行う[3]．

3 車椅子

　屋内の歩行が困難となり車椅子を使用する時期
には，上肢での車椅子操作が困難で，介助用の車
椅子が導入されることがほとんどである．しか
し，下肢による操作で室内の移動や方向転換など
自力でできることもある．廃用症候群の防止や心
理面を考慮して，できる限り残存機能を活用する
観点から，自操できる車椅子を導入する[6]．介護
保険の利用対象であれば，車椅子はレンタル(福
祉用具貸与：車椅子)でき，状況の変化に応じて
取り替えることができるので活用するとよい．

　なお，一般の事務用の椅子にも姿勢保持機能を
有しているものがあり，日中の作業用椅子として
の利用とともに居室内の移動に使う例もある．

　車椅子は生活上の移動とともに，日中の座具と
しての機能が重要である．姿勢保持が困難な場
合，ティルト機構，リクライニング機構，頭部を
保持するヘッドサポートの装着機構を有する車

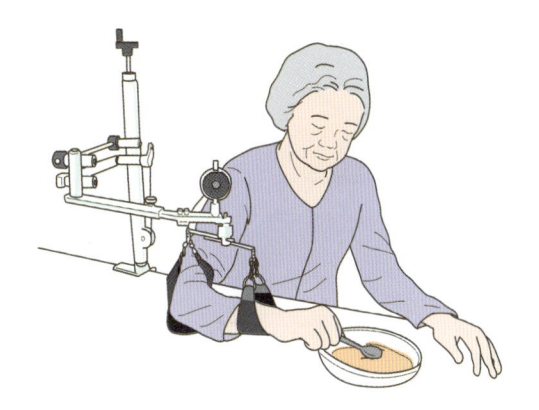

図 6-12　**スプリングバランサー**

椅子を利用し，快適な座位姿勢を支援する[3]．特に，ティルト機構やリクライニング機構は安楽性を保つために有用である（**図 6-11**）．

　頸部の筋力低下により頭部の保持が困難な場合，ネックカラーを用いる（**図 6-7A**）．通院など車に乗車しているときには有効であるが，装着が困難なこと，蒸れて暑いなどの理由から日常的には使用されることは少ない．また，ヘアバンドなどを利用し後方から固定するなどの方法もある[3]．

D．セルフケア

1食事

　食事動作の補助具としては，上肢の挙上を補助するスプリングバランサー（**図 6-12**），スプーンやフォークの把持を補助する把持装具，滑り止めマット，安定性のよい皿などがある．本疾患は，片麻痺や末梢神経麻痺とは異なり急激な症状の進行を呈し，疲労しやすいため，これらの補助具を用いても一時的には動作が改善するものの持続的な効果は期待できない．しかし，少しでも動作を容易にしたい，一口でも自分で食べたいというニーズがあれば積極的に活用すべきである[3]．

　食事は安定した姿勢で行うことが重要で，椅子は両足部をしっかりと床に接地させ，テーブルは上肢が使いやすい高さに設定する．嚥下は臥位よりも身体を起こした状態のほうが容易なため，ベッド上では背もたれを上げて，オーバーテー

食事用のロボットアーム

　食べ物を食器からすくい，口に運ぶといった食事動作全般を行うロボットアームは，スイッチでアームを操作することにより自力で食事が可能となる．レンタル制度もあるため活用するとよい．

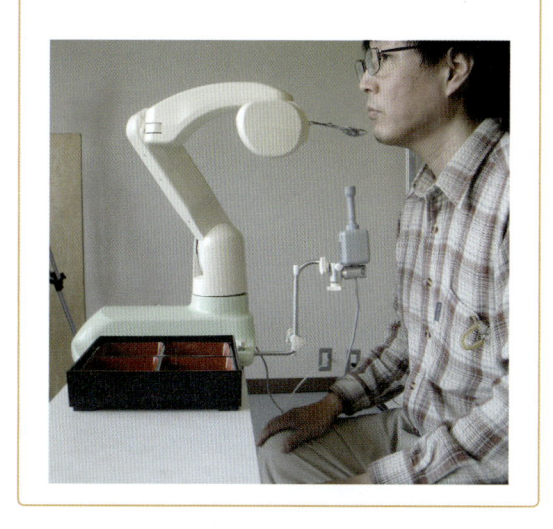

ブルを使用し，クッションなどで姿勢を整えて行う[3]．

2整容

　疾患の進行により上肢の挙上や把持が困難となるため，座位姿勢で肘をついて行う，櫛や歯ブラシは滑り止めのついた把持しやすいものを使うなどの工夫をする．水流式の歯ブラシは軽量で操作しやすく，ブラッシングしなくとも汚れが落ちて便利である．

3更衣

　ゆったりとした衣類の着脱が容易であり，ボタンやファスナーよりもマジックテープのほうが扱いやすい[3]．

4排泄

　本疾患は膀胱直腸障害がないため，できる限りトイレで排泄したいという希望が強い[3]．トイレまでの安全な移動方法の確立とともに，狭いトイレ内での動作についてできるだけ自立できるように支援することが重要である．しかし，病状の進

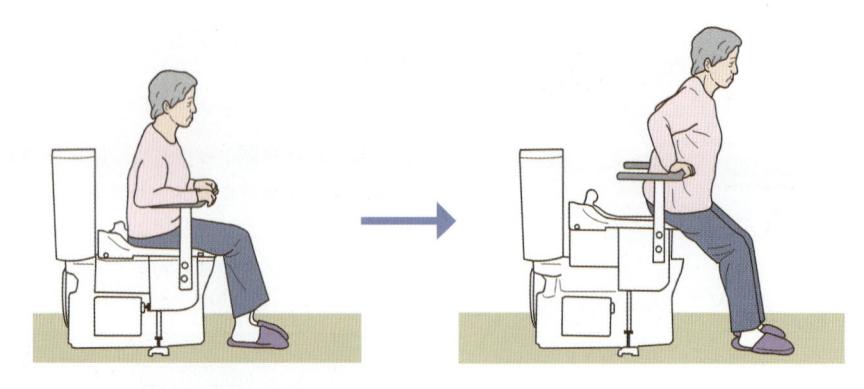

図 6-13　便座昇降機

行により，トイレまでの歩行，狭いトイレ内での立ちしゃがみや後始末に介助が必要になると，介護者は無理な姿勢を強いられることになる．したがって，夜間のみはポータブルトイレを使用するなど，介護者にとって無理のない排泄方法を選択し，実施できるように援助する必要がある．

　トイレの戸は通常外開きで，開閉動作時にバランスを崩しやすいため，可能であれば引き戸に変更する．トイレ内の移動や便器への立ちしゃがみ動作では手すりを用いるが，狭いトイレ内では壁に寄りかかって行う方法も有効である．

　便器への立ちしゃがみは，洋式便座を約 5〜10 cm 補高することで容易になる．また，便座昇降機は，スイッチを操作できれば便器への移乗が自立することがあり，介助で行う場合でも，狭いトイレ内での立ちしゃがみの介助が大変楽になる（**図 6-13**）．和式便器については，簡易便器を利用して洋式化する（72 頁の**図 4-21** 参照）．ポータブルトイレは，アームサポートやヘッドサポートがついており，体幹および頭部が保持できるものであれば安定して使用できる．

　排泄後は温水洗浄便座で清拭するとよい．

⑤入浴

　脱衣所と浴室の段差は，浴室内にすのこを設置して解消する．浴槽への移乗の際の立ちまたぎ動作は，浴槽脇に置いた入浴台や浴槽縁に渡したバスボードにいったん座って行う座りまたぎ動作に変更すると安全である．また，浴槽内の立ちしゃ

がみを容易にするには滑り止めマットや浴槽内台が有効であるが，浴槽内台を用いると肩まで湯に浸かれなくなるので，浴室を十分に暖める，あるいは肩にタオルを置き，シャワーで暖をとるなどの配慮が必要である．浴槽の縁に設置する簡易浴槽設置式リフトは工事を伴わず，介護保険で貸与（福祉用具貸与：移動用リフト）できるため活用するとよい（74 頁の**図 4-25** 参照）．

　洗体は椅子を利用すると立ちしゃがみや介助が容易になるが，床に座るより不安定になるため，洗体用椅子の肘かけや浴室の壁などを利用して身体を保持しながら行う．

　歩行による移動が困難になっても，入浴用車椅子を使用することによって比較的長期に浴室でのシャワー浴が可能となる（**図 6-14**）．浴室内のすのこの設置による段差解消，動線上のスロープの設置などと同時にこれを導入するのが適当である[6]．

E．家庭生活

　急速に進行する運動障害により調理，洗濯などの家事動作は早期から困難となる．発症前から家事動作を行っている場合は，作業姿勢を立位から座位に変更する，あるいはワゴンを利用して洗濯物などを運搬するなど安全性に配慮した動作指導を行う．

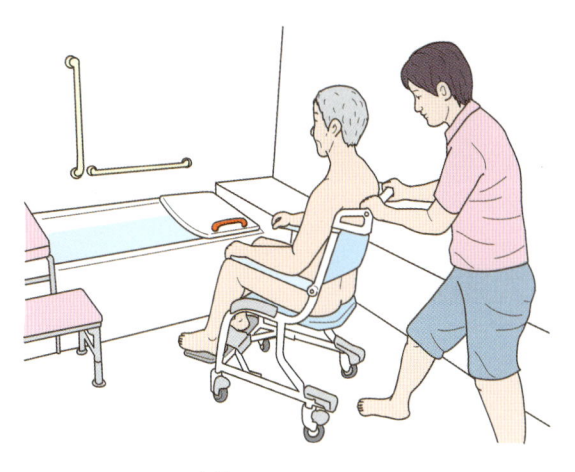

図 6-14　入浴用車椅子

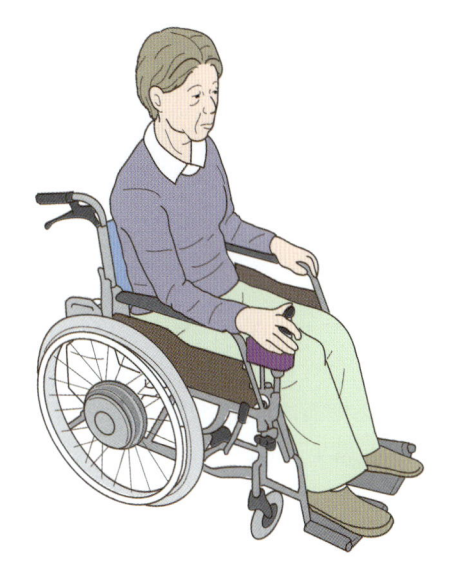

図 6-15　折りたたみが可能な電動車椅子

F．社会生活

　ALS は中年以降の発症が多い．この時期は働き盛りの年代で，社会生活の役割も重く，最期まで生きがいである仕事や趣味などを通じて社会活動を続けたいと願う者がほとんどである．日々病状が進行していくなかでの精神的サポートのためにも，生きがいとしている活動を支援することは重要で，外出機会の確保，コミュニケーション方法の確立について，常に念頭に置いて支援することが大切である．特に就業を継続することは QOL の向上に有効であるため，仕事の内容を聞き取り，自助具の紹介，職場内での移動用具の紹介など必要な支援を行う．

　歩行が困難になった時期では電動車椅子が適応となるが，コンパクトで折りたたみが可能な簡易型の電動車椅子は実用性が高い（図 6-15）．介護保険で貸与（福祉用具貸与：車椅子）できるため，積極的に活用するとよい．また，車椅子での外出には段差解消機を設置すると便利である（51 頁の図 3-4 参照）．

　ALS は厚生労働省特定疾患である．医療費，介護保険の適用になる医療サービスなどについて公費負担を受けられるため，市町村窓口，あるいは病院の医療ソーシャルワーカーに相談するとよい．また，運動機能障害などの症状により日常生活に支援が必要となれば，身体障害者の認定も受けることができるため，これらを上手に活用することが大切である．

Ⅲ　住環境の整備

　病状の進行が比較的急速であるため，浴室，トイレ，階段などの大がかりな改造は間に合わないことが多い．したがって，手すりや簡易スロープの設置，水洗金具をレバー式に変更するなど，簡易な住宅改造と福祉用具で対応するのが現実的である．住環境の整備の目的は，できないことをできるようにするといった積極的な自立支援ではなく，現在行っている動作を容易にすること，少しでも継続して実施できるようにすることである．

　手すりの設置は歩行，移乗，立ちしゃがみに有効である．手で握れない場合には平手すりを設置し前腕部を乗せて体重をかける方法もあり，上肢麻痺の程度を評価したうえで，手すりの高さ・形状を選択する．

　テレビ，冷暖房器具，電話，特殊ベッドなどの電気機器をベッド上や車椅子上から操作する環境

制御装置は自立支援に有効である．操作スイッチは，圧式センサー，タッチ式センサー，光電式センサーなどがあり，残存能力に応じて対応できる．

Ⅳ 留意事項

　ホームエクササイズは，早期には残存機能が残っている筋に対する筋力維持訓練と，関節拘縮が予測される関節に対する関節可動域訓練を指導するが[6]，日常生活活動や社会活動をできる限り継続することにより廃用症候群を防止する視点が重要である．

　根治療法のない本疾患は，病状の進行により日常生活活動は急速に困難となるため，訓練・指導の目的は，現在行っている動作を継続的に行えるようにすることである．具体的には，現在行っている動作を補う福祉用具や動作を速やかに導入するとともに，効率的な介助方法を指導することが大切である．福祉用具の導入や住宅改修は少なからず経済的負担を強いるため，障害の進行を見越したものを勧めやすいが，あまり早い時期から情報を提供し，生活に対する意欲を損なわせないように注意する．

　症状が進んでくると，夜間の体位変換や清拭など，日常生活全般にわたり介護者は多大な介助を強いられる．筆者らの経験では，常時の介護者 1 人に加え，体位変換，車椅子への移乗などを行うときに補助的介護者が必要で，通常 1.5 人以上の介護体制をとる必要がある．このため，介護疲れに十分注意し，余裕をもった介護ができるように，ホームヘルパーの利用や家族・親族の援助体制などについて，早期からケアマネジメントを行う必要がある[3]．

Ⅴ 課題

　円滑な在宅生活を送るには，医療・介護・保健サービスが密接に連携して提供される必要がある．特に医学的管理は重要で，介護者に保健衛生管理や栄養管理方法の指導を十分に行うとともに，緊急時の対応について医療機関との密接な連携をとることが不可欠である．このためケアマネジメントを支える医療機関を中核とした地域ケアネットワークを構築することが課題である．

📖 引用文献

1) 森本 茂：筋萎縮性側索硬化症．総合リハ，29：1007-1012, 2001
2) 平田順一ほか：神経変性疾患総論．総合リハ，31：38-42, 2003
3) 渡邊愼一：筋萎縮性側索硬化症．伊藤利之ほか編：地域リハビリテーションマニュアル 第 2 版．pp136-143, 三輪書店，1995
4) 大澤富美子：進行性神経筋疾患者の補助代替コミュニケーション(AAC)．聴能言語学研究，16：55-60, 1999
5) 市原典子：運動ニューロン疾患．J Clin Rehabil, 15：627-633, 2006
6) 森本 茂：筋萎縮性側索硬化症．千野直一ほか編集主幹，大橋正洋ほか編：リハビリテーション MOOK 10 神経疾患とリハビリテーション．pp179-189, 金原出版，2005

7 頸髄損傷

Ⅰ 障害の概要

1 疫学と発生要因

脊髄損傷は，転落・落下，交通事故，飛び込みなどのスポーツ事故による脊椎の過度な屈曲と伸展，骨折や脱臼での発生率が高い．発症者は年間約 5,000 人であり，20 歳台と 50・60 歳台の発症が多く二峰性を示している．頸髄損傷が約 6 割を占め，好発部位は第 5〜7 頸髄節であり，その 4 割程度が完全損傷である．

2 障害像

脊髄の損傷により，運動障害や感覚障害が生じ，頸髄損傷では上肢・体幹・下肢の四肢麻痺が生じる．また，自律神経機能障害もみられ，排尿・排便障害，血管運動障害，体温調節障害，性機能障害，自律神経過反射などが生活に大きく影響する．さらに，呼吸筋の麻痺や体幹の運動障害により呼吸機能の低下をきたし，特に第 3 頸髄節以上の損傷では人工呼吸器が必要となる．これらの機能障害は多くの合併症の発生要因にもなり，骨萎縮や異常骨形成，関節拘縮，肺合併症などの危険性がある．特に褥瘡と尿路感染症は頻度が高く注意が必要であるが，リハビリテーションチームのケアにより予防できるものである．

近年，転倒による高齢者の頸髄不全損傷者の発生率が増加している．老化による頸椎椎間板の変性や後縦靱帯の骨化，変形性頸椎症などの基礎疾患があり，転倒時の頸椎過伸展など軽微な衝撃で頸髄の損傷を生じやすい．高齢者の場合は中心性損傷が多く，下肢機能に比較して上肢機能が障害されやすい．

3 損傷レベルと残存能力の評価

頸髄損傷者の部位診断は残存する筋群と筋力の程度をもとに「機能レベル（Zancolli の分類）」で表示されることが多い（表7-1）．さらに完全損傷か，不完全損傷かの判別を行う．たとえば「第 6 頸髄完全損傷（C6 レベル：C は頸髄節を示す）」とは，第 6 頸髄節が支配する機能は完全に残存するが，第 7 頸髄節支配の機能以下は完全に障害されていることを示す．

なお，麻痺症状の評価では米国脊髄損傷協会（ASIA）の神経機能評価表が用いられることが多い（詳細は第 8 章の「胸腰髄損傷」を参照）．

※　※　※

本書では脊髄損傷について，本章の「頸髄損傷」と第 8 章の「胸腰髄損傷」とに便宜上振り分けて執筆している．しかし，これらを全く別のものと分けて考えるのではなく，これらを包括的に捉えることで脊髄損傷全体の理解・学習につなげてほしい．

Ⅱ 指導と介護

1 リハビリテーションの概要

頸髄損傷者の指導は，個々の機能レベルにより獲得可能な生活機能の上限を予測して計画的に実施していくことになる．障害が重度なため受傷早期は心理的な葛藤が大きい．障害受容や動機づけに配慮した対応，指導計画が必要となる．急性期では，合併症と二次的障害に留意しながら筋力や関節可動域，全身持久力など残存機能の回復・改善に努める．あわせて離床，座位の獲得とともに残存機能に合わせた ADL の獲得，生活範囲の拡大を図っていく．余暇活動や仕事，スポーツなど対象者に合わせた生活を支えていく支援も必要である．頸髄損傷者の動作獲得のためには，長い期間と専門的な指導・練習が必要であり，リハビリ

表 7-1　機能レベル（Zancolli の分類）

最下位機能髄節	可能な動作	残存運動機能		
C5	肘屈曲	上腕二頭筋 上腕筋	A	腕橈骨筋（−）
			B	腕橈骨筋（+）
C6	手背屈	長・短橈側 手根伸筋	A	手背屈弱い
			B	手背屈強い　Ⅰ．円回内筋（−），橈側手根伸筋（−），上腕三頭筋（−） Ⅱ．円回内筋（+），橈側手根伸筋（−），上腕三頭筋（−） Ⅲ．円回内筋（+），橈側手根伸筋（+），上腕三頭筋（+）
C7	手指伸展	総指伸筋 小指伸筋 尺側手根伸筋	A	尺側手指の完全伸展可能 橈側手指および母指は伸展不能
			B	橈側および尺側手指の完全伸展可能 母指伸展は弱い
C8	手指屈曲 母指伸展	深指屈筋 示指伸筋 長母指伸筋 尺側手根屈筋	A	尺側手指の完全屈曲可能，橈側手指および母指は 屈曲不能，母指の完全伸展可能
			B	橈側および尺側手指の完全屈曲可能，母指屈曲は 弱い，母指球筋は弱い，浅指屈筋は±

〔Zancolli E : Structural and dynamic bases of hand surgery 2nd ed. pp229-262, Lippincott, 1979 より一部改変〕

テーション専門職の専門的知識が欠かせない．また，同じ障害のある者同士のピアサポートも大きな役割をもつ．長期的な広い視野をもち，リハビリテーションゴールに向けて根気強く着実に練習を積み重ねていくことが重要である．

2 指導のポイント

　頸髄損傷者が生活機能を獲得していくための指導は，残存する筋群や筋力の程度を見極めながら段階的に実施される．完全損傷の場合は，機能レベルごとに自立する可能性のある上限動作項目が示されている（表7-2）．これは臨床の試行錯誤の実績と頸髄損傷者自身の努力による能力開発の成果によるものである．同じ機能レベルでも，意欲，身体の柔軟性，運動技能，体型，年齢，利用する福祉用具などの違いや，痛み，関節拘縮，痙性の有無などにより獲得能力や実用性に差が生じる．個々の状態に合わせて動作指導の方法や期間の選定を行うべきである．

3 ADL 指導の捉え方

　頸髄損傷者の生活は，ベッドやトイレ，浴室，自動車といった場所同士を車椅子で移動しながら動線をつないでいる．そのため，車椅子への移乗動作の自立度がADLに大きく影響する．以下，移乗動作に焦点をあて説明する．動作能力は個々の状態により大きな差があるが，C6Aレベル以上では高位損傷になるほどADLの介助量は増大し，福祉用具の使用や家屋改修の必要性が増してくる．

　車椅子とベッド間の実用的な移乗動作を獲得できる頸髄損傷者はC6BⅠレベルからといわれており，ADLの自立を目標とするレベルである．C6BⅡレベルになると，前方移乗動作からより効率的な側方移乗動作が可能となり，C6BⅢレベルでは距離や高低差のある場所への移乗ができるようになってくる．移乗動作能力の獲得は，車椅子での自由な移動やトイレでの便器への移乗，浴室での洗い場への移乗や浴槽への出入り，車の座席への移乗など，ADLの自立性を高めていく．また，強い手関節背屈運動が可能なC6BⅠレベルでは，テノデーシス・アクションを利用することでADL能力の拡大をもたらす．C7Aレベル以下では残存能力の量と質が増すためADL自立範囲はさらに拡大し，動作遂行の効率性や実用性が向上する．もちろん，C6BⅠレベルより高位損傷でもADLが自立できることは多くあるため，対象者の状態に合わせて対応する．

表 7-2　機能レベル別 ADL 達成可能域

	C4	C5A	C5B	C6A	C6BⅠ	C6BⅡ	C6BⅢ	C7A	C7B	C8A	C8B
起居・床上移動											
寝返り											
起き上がり											
床上移動											
移乗動作											
車椅子－ベッド											
車椅子－洋式便器(手すり)											
車椅子－自動車											
車椅子上動作											
プッシュアップ											
上体前屈位からの起座											
足上げ											
車椅子駆動(車椅子駆動用手袋)											
食事動作											
飲水(カフ付ストロー)											
摂食											
整容動作											
整髪											
ひげ剃り，洗顔											
歯磨き											
更衣動作(上衣・下衣)											
電動ギャッチベッド使用											
車椅子上											
便器上											
排尿動作											
自己導尿											
排便動作											
排便用車椅子使用											
便器上排便											
入浴動作											
入浴用車椅子使用								(このレベルには適用しないことが多い)			
洗い場と浴槽使用											

　能力や環境の条件によって自立可能な場合がある
　動作条件を整備するとほとんどの場合自立可能
　器具や自助具は使用しなくてもほとんどが自立可能

〔細谷　実ほか：脊髄損傷．石川　齊ほか編：図解作業療法技術ガイド 第 3 版．pp555-577，文光堂，2011 より一部改変〕

A．コミュニケーション

　手紙(文字)や電話(言葉)によるコミュニケーションは，移動障害により生活行動の範囲が制限される四肢麻痺者にとって重要な生活機能の一つである．また，書字や携帯電話，パソコン，スマートフォンなどの情報端末の操作は就学・就労の可能性を広げ，絵画などの趣味活動，インターネットを利用した買い物や情報発信など社会参加のための大きな役割を担う．

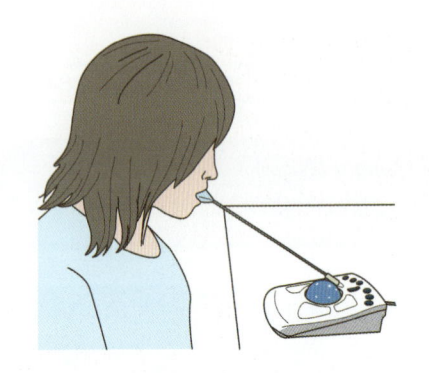

図 7-1　C4 レベルのパソコン操作

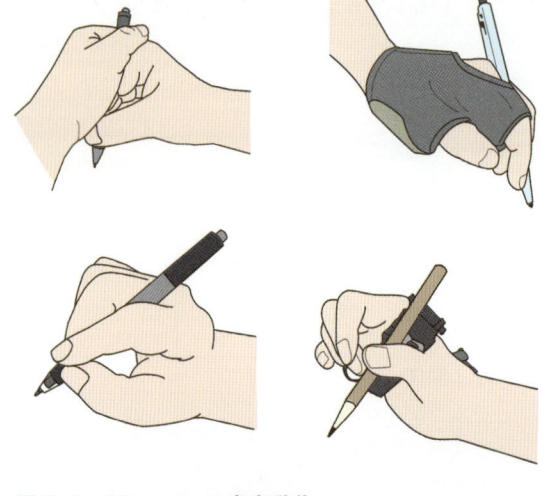

図 7-2　C6 レベルの書字動作

C4 レベルでは，市販品のパソコンやワープロを使う場合はマウススティックを使ってキーボードやトラックボールの操作を行う（**図 7-1**）．内蔵されている「ユーザー補助のオプション」で，キーの同時操作や役割の変更・操作速度などが調整でき，実用的な操作が可能である．また，呼気スイッチや顎を使ったコントローラー，頭部で押すスイッチなどの外部入力装置を使い，選択項目の自動スクロールやマウス操作をスイッチ入力に切り替えるなどの補助ソフトも利用できる．市販の情報端末でも音声入力システムが一般化されており，視線制御システムや赤外線式ポインティングデバイスなども利用できる．また，携帯電話の操作はマウススティックを使ってキーを操作しメールやインターネットを利用したり，イヤホンマイクを併用して電話を行うこともできる．スマートフォンなどのタッチパネル操作は静電容量式操作が主流であるため，導電素材のマウススティックが有効である．電動車椅子に固定台をつけると利用範囲が広がる．

C5 レベルでは，キーボード操作は手関節固定装具に棒を固定したり，隙間に棒を差し込んで行う．C4 レベルと同様にパソコンの機能設定を行い，片手でキーを押すことが多いが両手の操作も可能である．書字も手関節固定装具にボール

ペンを固定して行う．肩周囲や肘の筋力が弱いときは，ポータブルスプリングバランサーの利用も有効である（95 頁の**図 6-12** 参照）．携帯電話やスマートフォンの操作に特別な道具は必要なく，本体を手のひらにのせ，本体に耳を近づけて電話をしたり，反対側の示指の PIP 関節や母指を使って操作可能である．ストラップで首にかけておくと落下防止となり，操作性があがる．

C6 レベル以下では，キーボードや携帯電話のボタンは上肢の動きを使って指で押したり，車椅子駆動用グローブやカフに棒を固定して両手で可能であり，マウス操作もできる．同様にグローブやカフでペンを固定すれば書字も可能である（**図 7-2**）．携帯電話などはテノデーシス・アクションで把持できる．

B.　呼吸・摂食・嚥下

1 呼吸の管理

腹筋や肋間筋の麻痺のため，換気能力や痰の排出力の低下が生じる．また，肺活量は健常時の30〜50％に低下しているため肺合併症を生じやすい[1]．沈下性肺炎や無気肺を併発しやすいため，受傷早期から体位排痰法による予防，排痰練習や呼吸筋の機能改善練習が必要である．風邪や気管

支炎の際も呼吸器症状が長期化することもあるため，本人に自己排痰の方法や体位の指導も必要である．第3頸髄節以上の損傷の場合には人工呼吸器が装着され，自動吸引器による痰の除去も必要となる．

2 摂食・嚥下

受傷早期の腸管は神経因性腸管となり腸蠕動運動が麻痺している．この状態が回復するまで点滴→流動食→五分粥→全粥と段階的に実施していく．この時期の食事介助は誤嚥に注意して行う．介助するときは姿勢や頸部の位置，食べ物を口へ運ぶタイミングに配慮しながら行う．

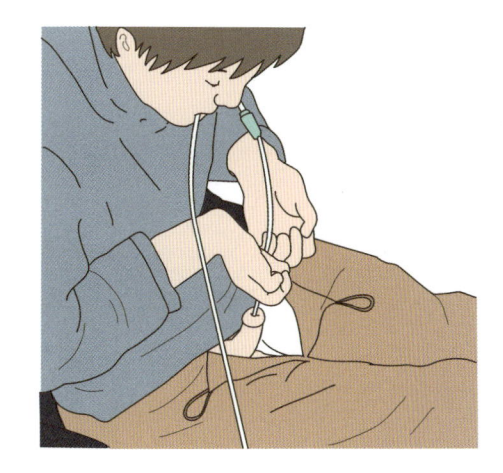

図7-3　車椅子上での自己導尿（C5B 男性）

C. 排泄コントロール

1 排尿管理

尿路感染症は，脊髄損傷者に最も多い合併症の一つであり，間欠導尿法が広く普及する以前は死因の大きな割合を占めていた．排泄動作を含めた尿路管理は生命維持のため不可欠である．頸髄損傷者の排尿には，カテーテルを用いて定時排尿を行う間欠導尿，収尿器を用いる失禁性排尿，腹壁に外科手術により尿路を造る膀胱瘻，留置カテーテルなどの方法がある．感染予防や腎臓や膀胱の機能保全の観点から間欠導尿が第一選択とされる．

間欠導尿は膀胱にカテーテルを挿入して排尿し，その後カテーテルを除去することによって一定の間隔で膀胱を空にする管理法であり，1日に3〜4回行う．これが難しいときには留置カテーテルが選択される．これは，カテーテルを膀胱に留置し，集尿袋に尿を流す方法であり，細菌感染や尿路結石には十分な注意が必要である．また，下腹部を軽くリズミカルに叩き補助的に手圧や腹圧を加えながら排尿する手圧排尿や腹圧排尿がある．膀胱に圧力をかけるため，長期間の実施によって膀胱の変形には注意が必要である．

脊髄損傷者は生涯にわたり定期的な泌尿器科のフォローアップが不可欠であり，生活環境や動作能力の変化に応じて排泄方法を考慮することも必要である．

2 排尿動作

排尿動作の自立には，カテーテルを用いた自己導尿動作，導尿姿勢をとるための姿勢変換，道具の準備や片づけ，衣服の操作が必要となる．また，道具の管理や尿器内の尿の廃棄など，環境による方法の使い分けも指導が必要である．自立可能な機能レベルは実施場所が車椅子上なのかベッド上なのか，環境や性別によって異なる．

a 自己導尿

ベッド上での自己導尿動作は，条件を整えると男性ではC5Bレベルから自立の可能性がある．女性では尿道の構造により姿勢調整やカテーテル操作が難しくC6BⅡレベルで可能となる．車椅子上では，男性はC5Bレベルから可能となる（図7-3）．女性では衣服や環境の工夫によりC6BⅢレベルで自立の可能性があるが実用性は乏しい．

カテーテルは使い捨てのものや消毒液につけ置き，繰り返し使用できるものなど種類があり，素材や剛性が違うため，本人の能力に合わせて使いやすいものを選択する．

女性の場合は，カテーテルの操作や更衣のしやすさからベッド上で行うことが多い（図7-4）．女性は尿道口が目視しにくいため，大きく足を開排し，下衣をずらし，鏡を使って陰部を確認する．陰唇を開き尿道を見るなど，男性と異なった姿勢

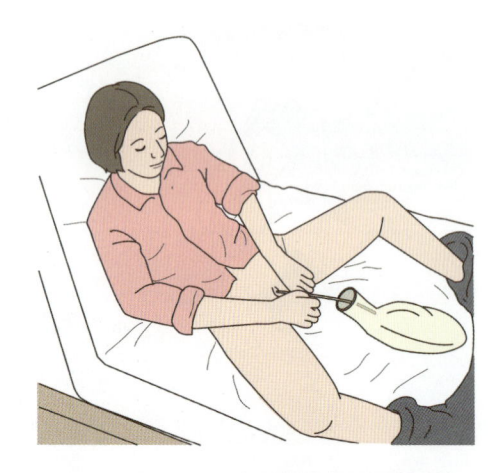

図 7-4　ベッドの上での自己導尿（C6BⅡ女性）

助者による間欠導尿，膀胱瘻や尿道カテーテル留置の方法がとられる．間欠導尿は医療行為であり，介助者は家族や医師，看護師に限られる．そのため，必要な時間や家族の介助負担を考慮し排尿方法を検討することが必要である．

３排便管理

　小腸や大腸は自律神経である内臓神経によって調節されているが，直腸と肛門は膀胱と同様に脊髄神経によって支配されている．脊髄損傷により，直腸や肛門の感覚，知覚の異常による便意の消失や，直腸の便を貯めたり出したりする機能に異変が生じる．その結果，直腸内に十分な便が貯められない，反対に貯まりすぎてしまう．また体幹筋の麻痺により十分な腹圧がかけられず，排便困難が生じる．

　脊髄損傷者では，定期的に直腸まで便が下降するよう，食事の調整や下剤を使用し排便周期を確立し，排便のタイミングに合わせて坐薬や浣腸など直腸への刺激を補うことで排便を行う．排便管理は，本人や家族にとって相談しづらく，生活習慣や心理的状態により変化するものである．また，便失禁の頻度は尿に比して比較的少ないが，臭気や衛生面において格段の心理的ダメージがあ

や器具が必要となる．

　男性には有効な収尿器が開発されているが，女性の場合はないため利用率はきわめて低い．

　男性の市販の収尿器には，コンビーン®〔コンビーン㈱〕やユニボン®〔アルケア㈱〕，パンツ固定式収尿器〔日本オートランニングシステム㈱〕が利用されている．

❺介助で行う方法

　C5 レベル以上では自己導尿が困難であり，介

トイレでの排尿動作

　車椅子上の自己導尿が可能な場合，セルフカテーテルのキャップ部分にチューブを取りつけて延長さ

れたものを使うと，便器に直接尿を捨てることができる．尿器の尿廃棄や洗浄が必要なく，また外出時に便利である．

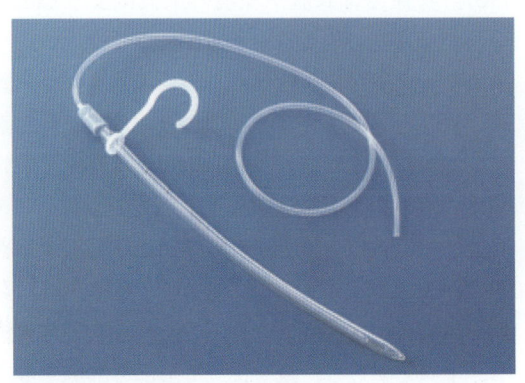

セルフカテ EX 型（富士システムズ）

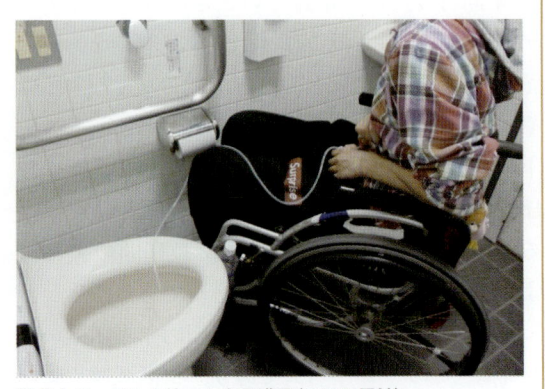

延長カテーテルを使った自己導尿（C6BⅢ男性）

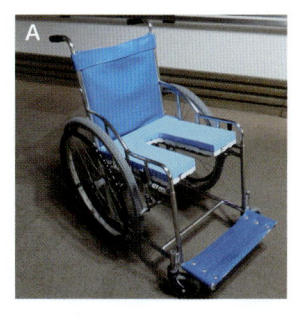
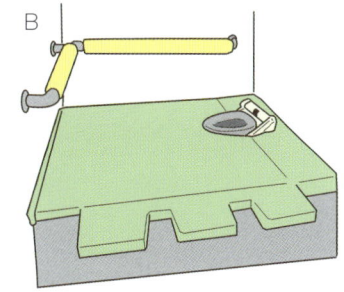
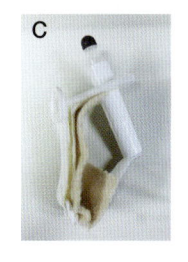
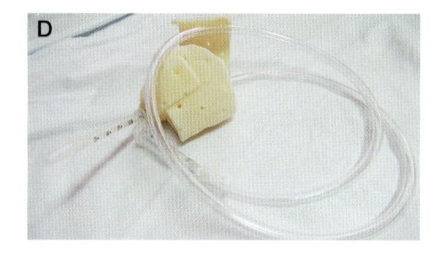
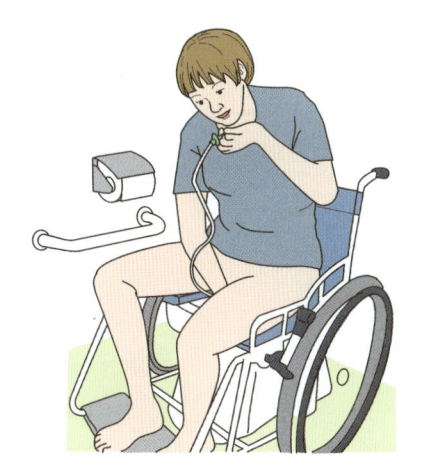

図7-6 排便用車椅子と浣腸挿入用
自助具の使用場面(C6BⅡ女
性)

図7-5 排便動作にかかわる環境と用具
C：坐薬挿入自助具(有薗製作所)

るため，失敗を避けようと過度な服薬や刺激の使用を行いやすい傾向にある[2]．そのため，動作だけでなく，生活全般を捉えた指導が重要である．

4 排便動作

排便動作は，浣腸や坐薬の挿入，便器や排便用車椅子への移乗，下衣の着脱，後始末など多様な動作が必要であり自立までには多くの時間が必要となる．また，トイレまでの動線やトイレ内の環境など住環境の調整も必要となる．しかし，動作の条件を整えるとC6BⅠレベルから自立可能である．

排便は排便・入浴用車椅子(図7-5A)や高床式の埋め込み型トイレ(図7-5B)の利用，手すりつき洋式便器や長便器を用いることもある．それぞれの環境により移乗動作や更衣動作の方法，坐薬や浣腸挿入の姿勢が異なるため，本人の機能や能力により一連動作として組み立てる．

坐薬や浣腸を指で持って挿入することは難しく，坐薬挿入自助具(図7-5C)や浣腸挿入用自助具(図7-5D)を利用して行う．この動作は見えない位置で行うため，肛門の感覚がなくても肛門の位置や挿入方向が確認できるよう鏡を利用するこ

ともある．動作が習熟すると鏡を見ずにできることも多い(図7-6)．また，後始末は温水洗浄便座で洗ったり，トイレットティッシュエイドを利用して拭き取ることができる．

ⓐ介助で行う方法

排便用車椅子を使ってトイレで行う，ベッド上で行うなどの方法がある．排便には時間がかかるため，体温や血圧の管理，座位の安定性の確認に留意する．ベッド上臥位よりも排便用車椅子を使用するほうが，腹圧がかかりやすく，排泄しやすい姿勢となる．また，排便用車椅子ではトイレで実施するため臭気や汚染をあまり気にせず家庭生活を送りやすい．

D. 起居・移動

頸髄損傷者は主にベッドなどの平面上と車椅子で生活しており，この2つの環境における基本動作がADLにおいて非常に重要である．平面上における基本動作としては，寝返り・起き上がり，長座位・端座位の保持，座位での前後・左右への移動，前傾位からの起き上がり，下肢の操作，

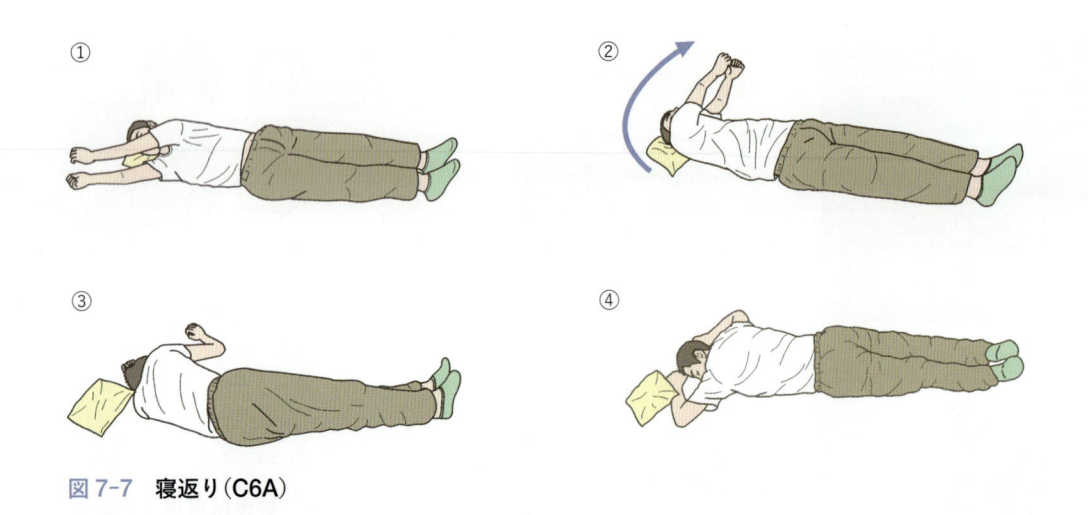

図 7-7　寝返り（C6A）

プッシュアップ動作などである．また，車椅子上では，座位保持，除圧動作とされる側方・下方へのリーチ動作や前傾位からの起き上がり，足上げ・足組み動作などがある．頸髄損傷者が行うほとんどの ADL 動作はこれらの動作や含まれる要素の連続によって成り立っている．

■1 寝返り・起き上がり

　支持物のない場所での寝返り・起き上がりは C6B I レベルから可能となる．実際の ADL ではベッド柵などの支持物があるため生活上では頻度の低い動作だが，含まれる要素はすべての ADL 動作獲得のために必須である．頸髄損傷者の基本的な寝返りは，頭頸部の屈曲・肩甲帯の前方突出により上部体幹を回旋させ，体幹・骨盤・下肢へ波及させていくことで行う．上肢帯を振り反動をつけると行いやすい．C6B III レベルより高位では肘の伸展が保持できないため肩を外旋させて反動をつける（図 7-7）．

　肘の伸展が可能な C6B III レベル以下では，寝返り，側臥位から上体を起こし起き上がることが可能である（127 頁の図 8-1，2 参照）．C6B II レベル以上では，寝返りに労力が必要となることも多いため，寝返りを行わず直線的な起き上がり動作を用いることが多い．肘の伸展ができればより容易な動作となるため C6B III レベル以下でも用いることもある．この機能レベルになると動作の安定性や速度が向上する（図 7-8）．

■2 床上移動

　座位での前後・左右の移動（図 7-9），前屈位からの起き上がり（図 7-10），下肢の操作（図 7-11）などがあり，この動作は平面上での移動の基本となり，姿勢変換や移乗などさまざまな場面で応用できる．C6A レベルから可能で，最初は面積が広く固い平面上しか移動できないが，習熟するとベッド上や除圧マットレスなど狭い場所や柔らかく沈み込む面でも移動できるようになる．下肢伸展挙上（SLR）や股関節の可動域制限が動作の阻害因子となるため注意が必要である．

■3 車椅子の操作

　頸髄損傷者にとって車椅子は移動手段であり，生活の場である．身体に適合した車椅子でなければ駆動速度，効率，機動性など高い操作能力，技術は発揮できず，また後述する車椅子上動作にも影響がでる．一日の大半を車椅子で過ごすため，褥瘡予防を目的としたシートクッションが必要であり，それが本人の動作にも大きく影響する．本人の身体寸法，動作能力に適した車椅子やシートクッションの選定と操作技術，車椅子上動作の指導は非常に重要である．ベテランユーザーの動作はまるで車椅子が身体の一部のようであり，それが彼らの高い活動性の基盤となっている．

　車椅子の選定は，車椅子は座角度や座背角度，

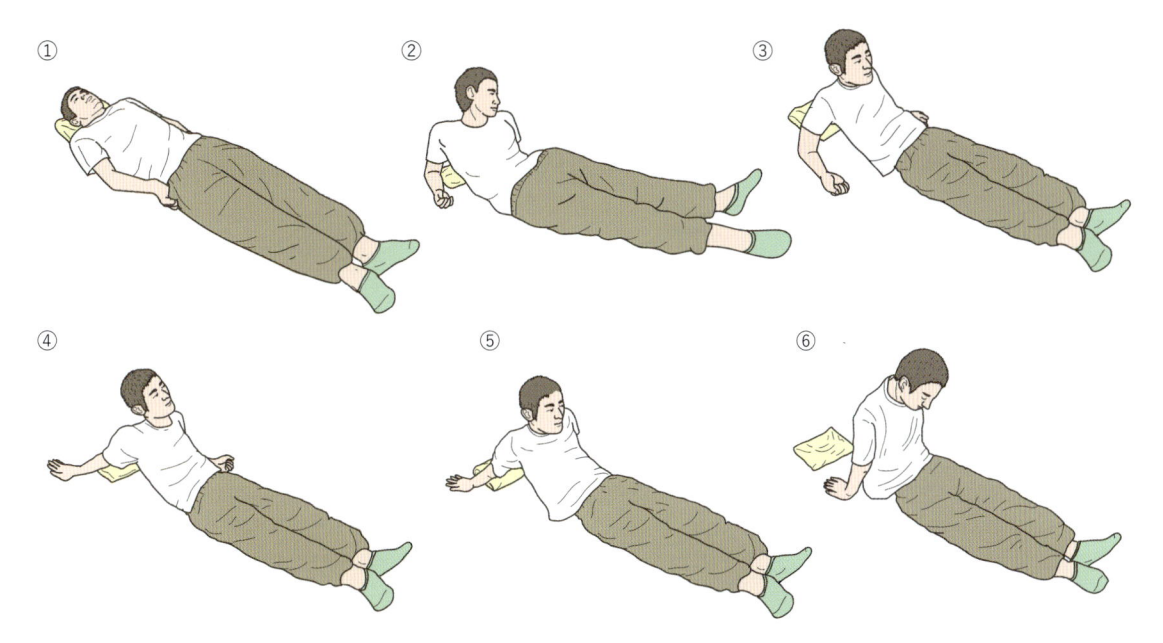

図 7-8　臥位からの起き上がり（C6BⅠ）

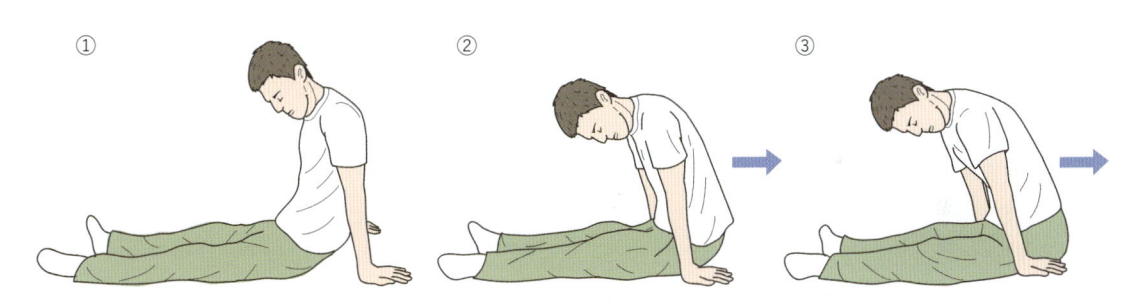

図 7-9　長座位での後方移動（C6BⅠ）

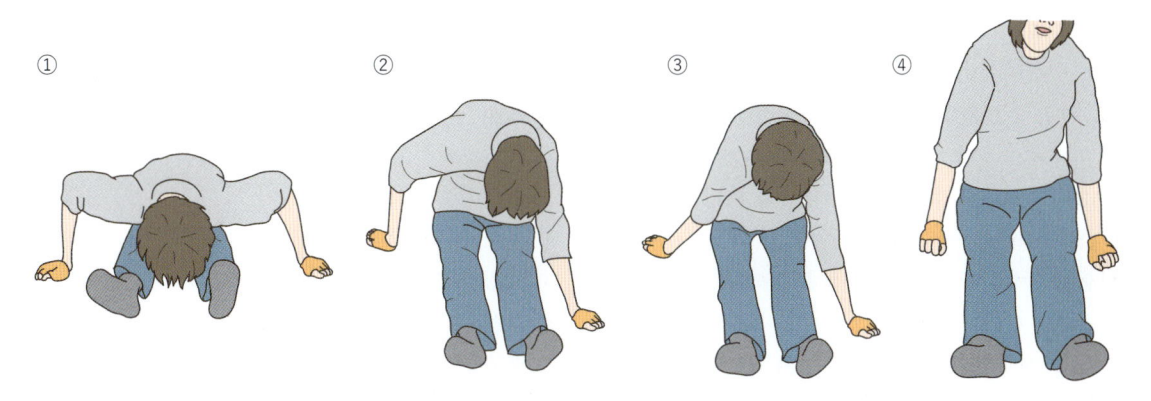

図 7-10　前屈位からの起き上がり（C6BⅡ）

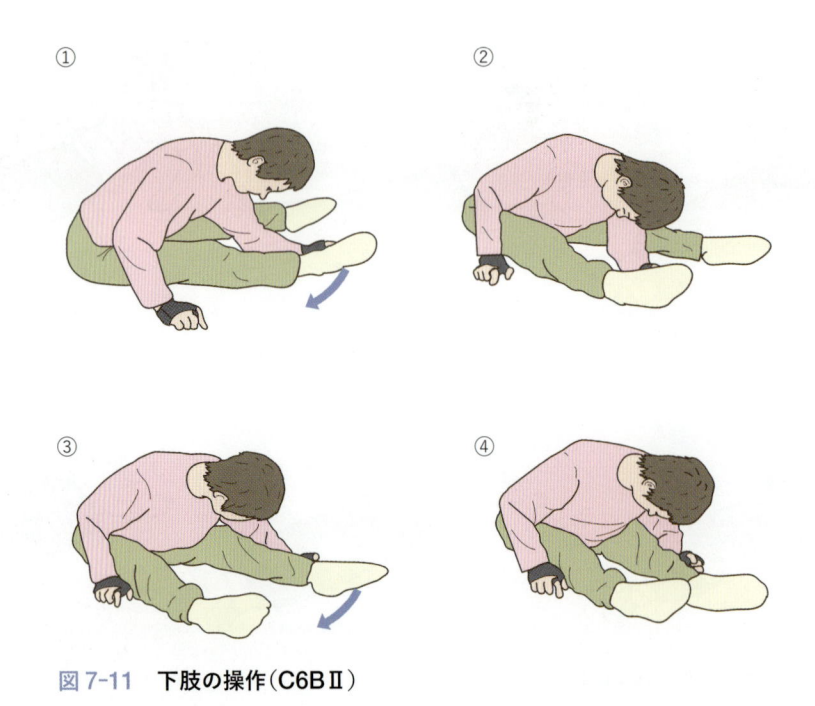

図 7-11　　下肢の操作（C6BⅡ）

バックサポート高，座面長，座幅，バックサポートの張りなど詳細な適合が必要である．シートクッションは，褥瘡予防のために圧力分散に優れた空気調整タイプやゲルタイプのものが多い（図7-12）．褥瘡の危険性は個人差が大きく，また姿勢や座位保持に大きく関与するため，選択に際しては身体状況や動作能力，生活方法など幅広い評価が必要である．

　C4 レベルでは，頭部まで支持できるヘッドサポートつきバックサポートと褥瘡予防動作のためのティルト・リクライニング機構が必要である．また，頭頸部の動きや呼気・吸気を利用したスイッチにより電動車椅子の自走や電動ティルト・リクライニングでの除圧動作が可能である（図7-13）．これらの操作が簡単にできれば，介助者の負担が軽減されるだけでなく，本人が自由に時間を過ごすことができ，生活範囲の拡大へとつながっていく．

　C5 レベルでは，標準型の車椅子が使用でき，操作は動作能力に合わせて検討する．駆動が困難な場合は，ジョイスティック操作による電動車椅子を使う（図7-14A）．駆動が可能な場合でも速度や段差，傾斜など環境の制限も多く屋外移動は難しいため，本人の手動での駆動力を電動アシストする簡易型電動車椅子の使用も選択肢となる（図7-14B）．

　C6 レベル以下では，自立して ADL を行いやすいよう，モジュラー型車椅子を活用して，より身体状況や動作能力に合わせ，機動性を高めていく（図7-15）．動作の際は重心が前方へ移動し，前方への倒れこみが生じやすくなるため，車椅子の座角度を大きくし重心位置を股関節の後方にして座位の安定性を高める．本人が安定する座位の重心位置と車椅子の重心を近づけることで車椅子の機動性を高めることができる．駆動の際，ハンドグリップをしっかりと握れない場合は，摩擦を高め駆動力をあげる．ゴムやビニールでコーティングされたハンドリム，グローブの利用などが考えられる（図7-16）．

ⓐ介助で行う方法

　車椅子の走行介助は，不整地面や坂道，段差などの移動時に行われる．不整地面ではキャスターを上げて大車輪で走行すると振動が少ない（図7-17A）．坂道（スロープ）では後ろ向きに下り，

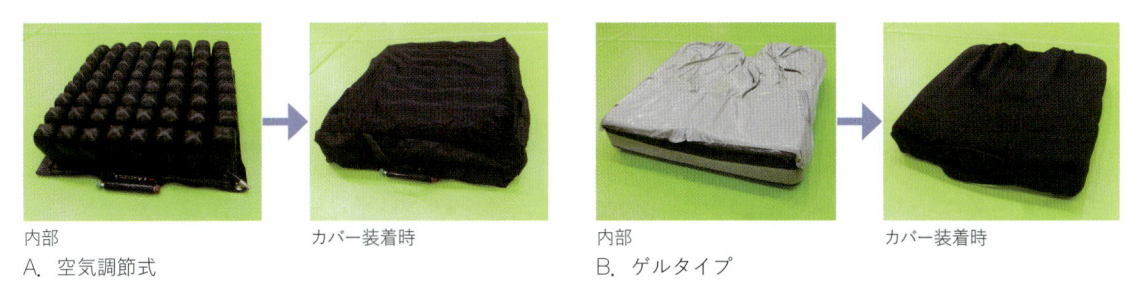

内部　　　　　　　　　　カバー装着時
A．空気調節式

内部　　　　　　　　　カバー装着時
B．ゲルタイプ

図 7-12　シートクッションの種類

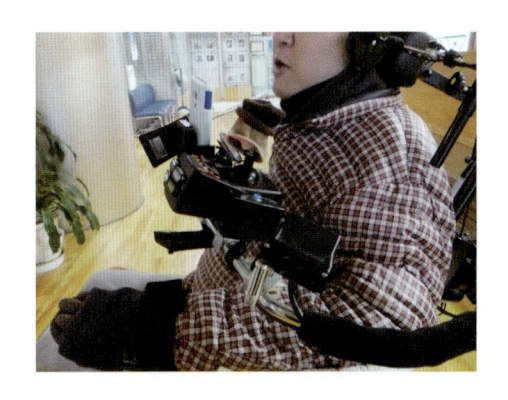
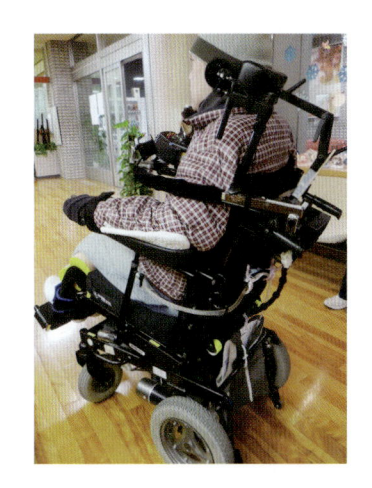

図 7-13　ティルト・リクライニング式電動車椅子

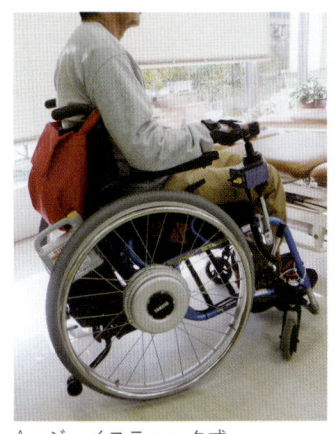
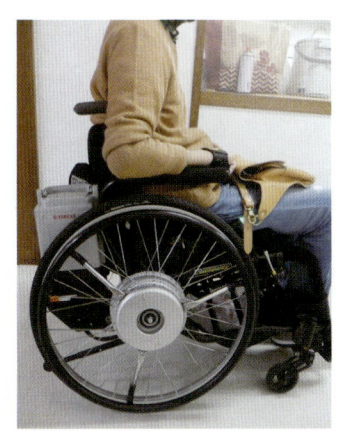

A．ジョイスティック式　　　B．アシスト式

図 7-14　簡易型電動車椅子

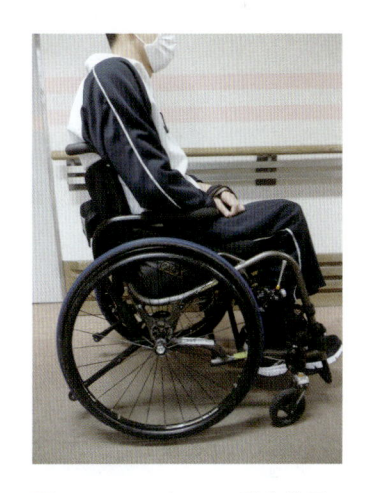

図 7-15　モジュラー型車椅子

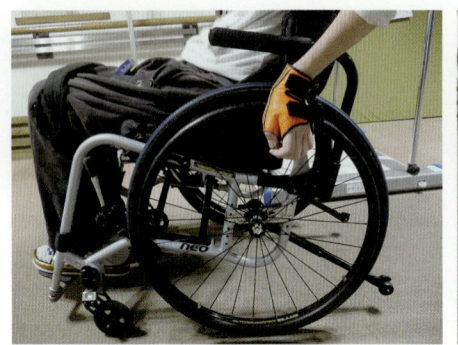
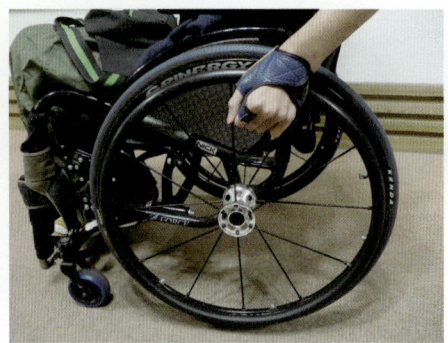

A. グローブ(Long)ラバーコーティング　　　B. グローブ(Short)ラバーコーティング

図 7-16　車椅子操作のための工夫

① 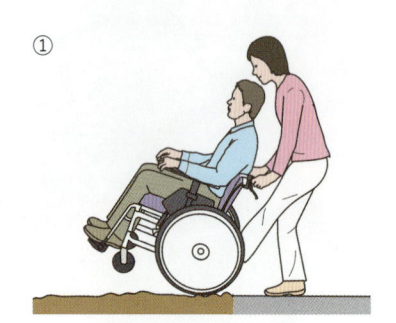　②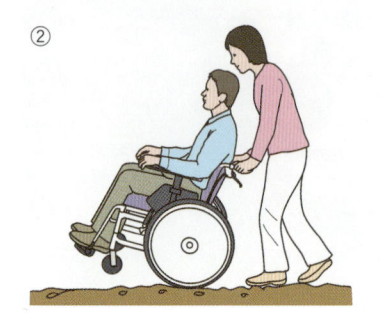

A. 不整地面の走行

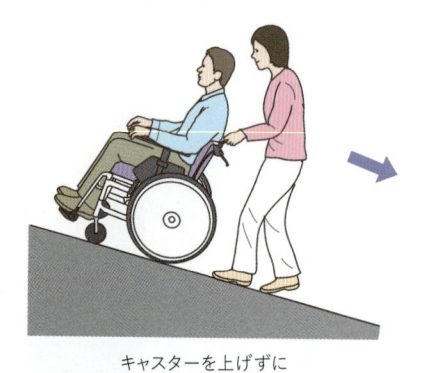　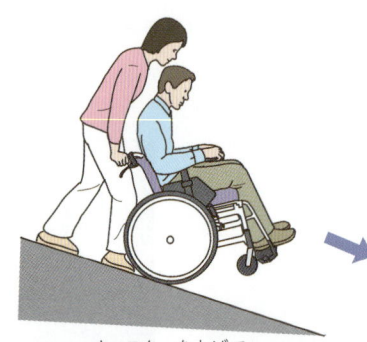

キャスターを上げずに　　　　　　　　　　　　キャスターを上げて

B. 坂道走行

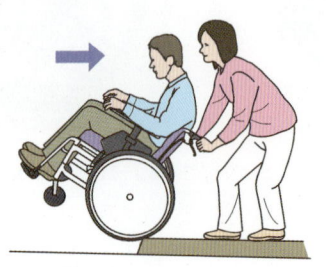　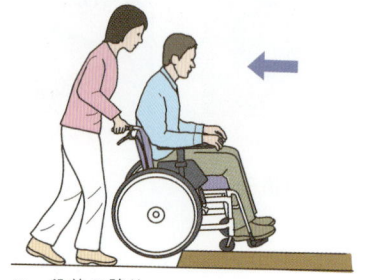

C. 段差の昇り　　　　　　　　　　　　　　　D. 段差の降り

図 7-17　車椅子の走行介助

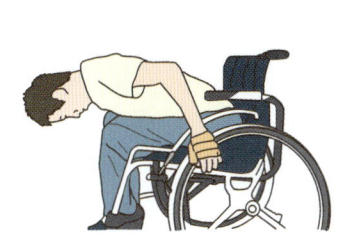 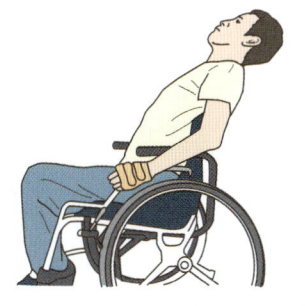 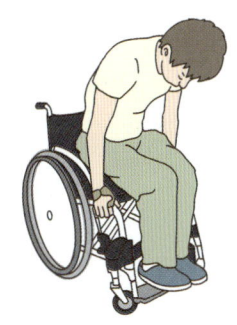

A．体幹前屈（C6-C8）　　　　B．後ろ反り返り臀部前出し（C5B-C6BⅢ）　C．プッシュアップ臀部移動（C6BⅢ-C8）

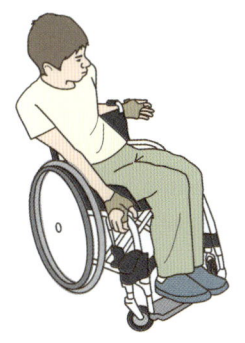 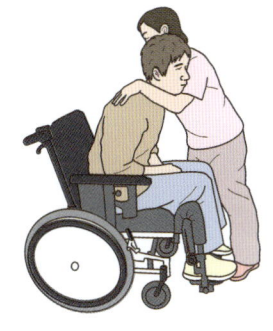 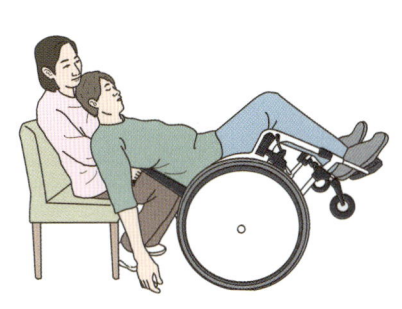

D．側方ハンギングで下方リーチ（C5B-C8）　E．介助除圧（前方に倒す）（C4-C5）　　F．介助除圧　（C4-C5）

図 7-18　車椅子上動作

前向きで登ると不安が少ない．緩斜面の坂道では前向きで介助して下る場合もあるが，対象者に不安を与えないようにキャスターを上げて介助者が後方に重心をかけて少し引きながらゆっくり走行する（図 7-17B）．段差の昇降は前向きと後ろ向きで行う方法があるが，ゆっくり後ろ向きで行うほうが安全で安心感も高い（図 7-17C，D）．

4 車椅子上動作

　一日の大半を車椅子上で過ごす頸髄損傷者にとって褥瘡予防を目的とした除圧は必要不可欠である．車椅子上での体幹前屈や臀部の前後移動，体幹側屈による下方リーチにより臀部を除圧する（図 7-18A〜D）．また，この動作は，座位バランスの保持や車椅子上で行う ADL 動作に必要不可欠な基本的動作である．

ⓐ 介助で行う方法

　C4-5A レベルの場合は，介助者が抱えて前方に倒して除圧する方法，また車椅子を後方に倒して行う方法がある（図 7-18E，F）．

5 ベッド上動作

　実際の生活では，ベッドには布団や除圧用クッションが置かれ，体圧分散できるやわらかいマットレスが使われるため，動作の難易度が高い環境も多い．姿勢変換に時間や労力が必要な頸髄損傷者はベッド周囲に電化製品の充電器やリモコン，ティッシュなどの生活品，排泄用の道具などさまざまなものを置いていることも多く，起居・移乗などベッド周囲の動作では身体の位置や運動方向・力加減などより細かな調整が必要である．

　C5 レベルでは，ギャッチベッドを使いリモコン操作で起き上がりや除圧が可能である．食事や自己導尿など ADL に必要な姿勢変換も行う．ボタンを押しやすくしたり，カフや柵への取りつけなどリモコン本体の固定方法を工夫し使用することもあるが，顎など押しやすい部位を利用することも多い（図 7-19）．寝返りはベッド柵を使うと行いやすく，更衣などの際も側臥位を保持しやすい（図 7-20）．

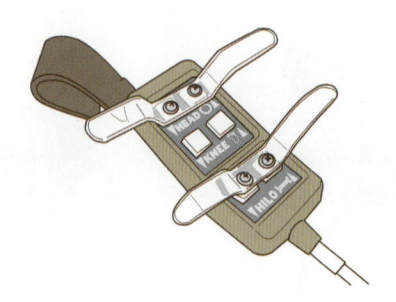
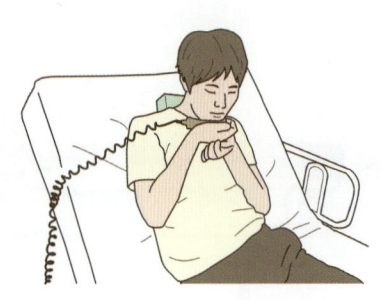

図 7-19　改造したベッドリモコン

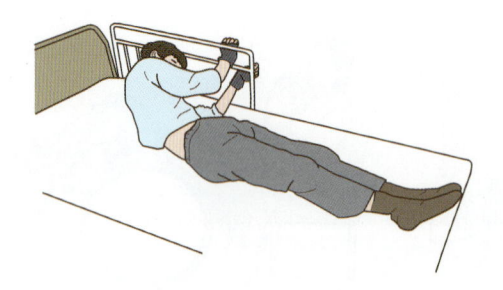

図 7-20　ベッド上での柵を利用した寝返り
　　　　（C6BⅠ）

6 移乗動作

　頸髄損傷者の移乗動作には，前方アプローチと側方アプローチがある．前方アプローチは工程が多く時間はかかるが，車椅子からの転落の可能性は低く安全性が高い．スペースが必要であり，狭い環境や高低差がある場所には適さないため，環境に制限はあるが，C5B レベルの自立も可能である．側方アプローチは C6A レベルから可能性があり，前方アプローチより短い時間でできるが，バランスの保持が難しく倒れこみや転落などの危険性が高い．しかし，トイレや自動車などさまざまな環境への移乗にも応用できるため，重要な動作である．

a 前方移乗

　前方移乗は車椅子上での足上げ・足組みなどの下肢操作，靴の着脱動作，長座位での臀部移動・下肢操作，ベッド上での起居動作から組み立てられる（図7-21）．車椅子のレッグサポートにより，ベッドとの隙間が大きいときは，トランスファー

ボードを使用すると安全に動作ができる．

b 側方移乗

　側方移乗では，プッシュアップ動作による車椅子とベッド間の移乗を行う．ベッド上での姿勢変換や下肢操作，靴の着脱動作などでは，端座位での動作が多く，高いバランス能力が必要となる（図7-22）．

c 介助で行う方法

　介助者の身体的負担や本人の安全性，不快感などを考慮し，リフトの利用が望ましい．ベッドと車椅子，浴室やトイレへの移動や移乗などに使用され，天井走行式や床走行式，固定式のリフトがある（図7-23）．近年，リフトやスリングはさまざまなものが市販されており，本人の身体機能や介助者の状況，生活方法や使用環境などを考慮し導入すべきである．

E. セルフケア

1 食事

　飲水と摂食動作からなる．高位頸髄損傷者でも自立しやすいが，自立度だけでなく食物の形態の変化への対応や食べこぼしの有無など動作の質にも着目したい．決まった道具の利用だけでなく，一般的な食器やコップの利用ができれば外食など生活範囲の拡大につながる．

　C4 レベルでは，基本的に全介助であるが，食事支援ロボット・マイスプーン®〔セコム〕を利用して食事を行うことができる．ストローの位置調整を行えば飲水が可能であり，ベッド柵や電動車

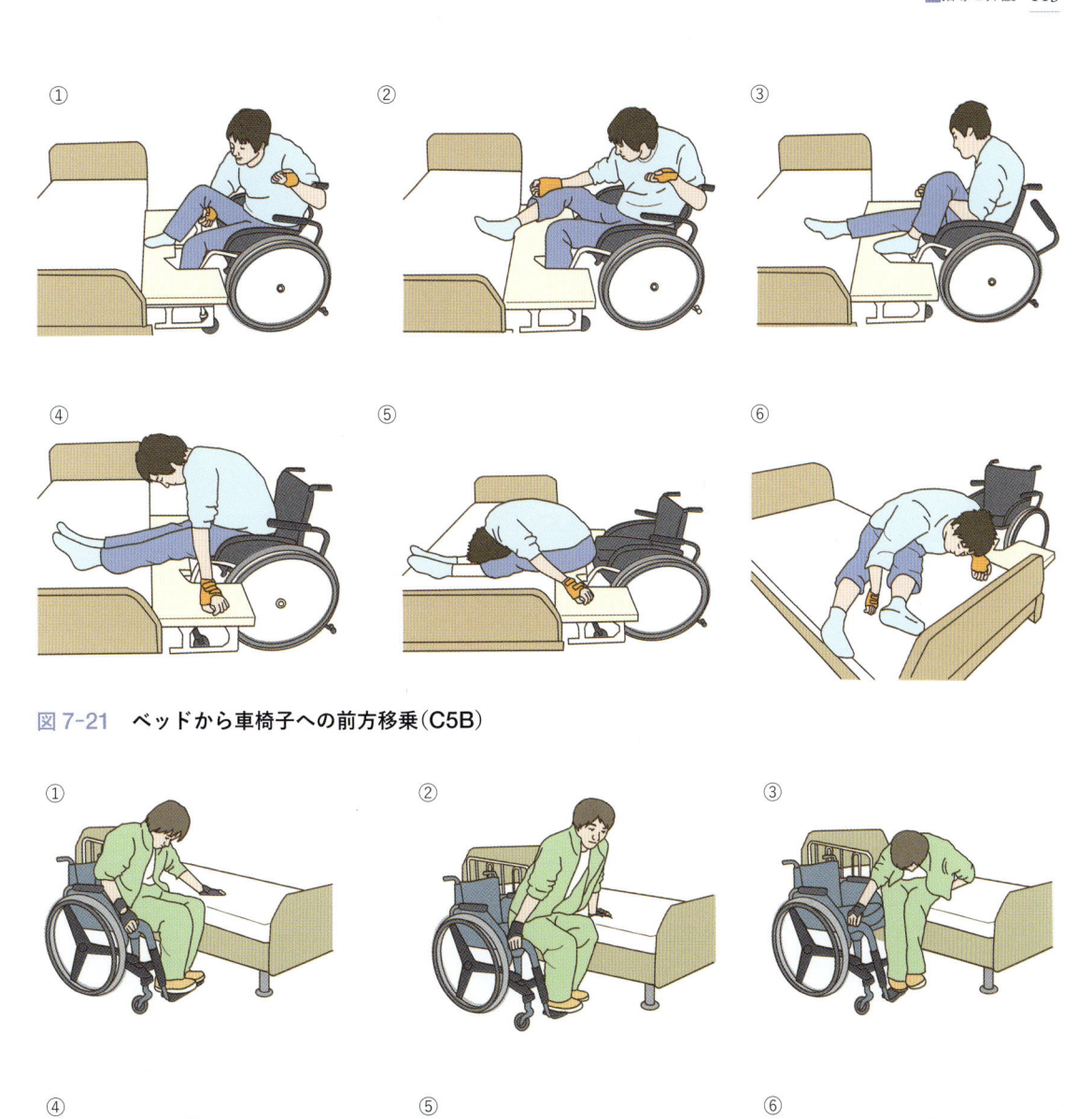

図 7-21　ベッドから車椅子への前方移乗（C5B）

図 7-22　ベッドから車椅子への側方移乗（C6BⅠ）

椅子に延長ストローを設置することも多い.

　C5 レベルでは，飲水はストローやカフつき
コップを，摂食はスプーンホルダーやカフなどを
用いて C5B レベルから自立する可能性がある.

座位安定性や肩甲帯や肩関節の筋力，持久力が
低下している場合は，スプリングバランサー（95
頁の**図 6-12** 参照）などの補助器具も有効である.

　C6 レベル以下では，カフつきスプーンや車椅

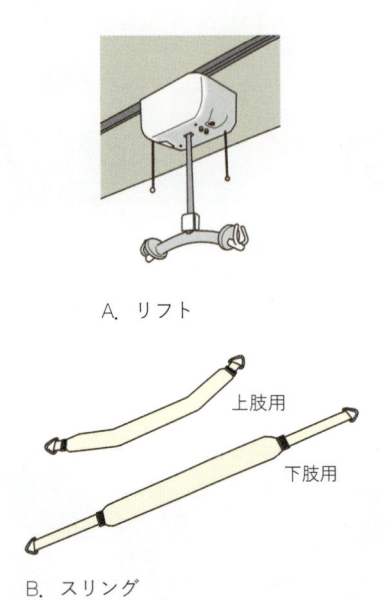

A. リフト

上肢用

下肢用

B. スリング

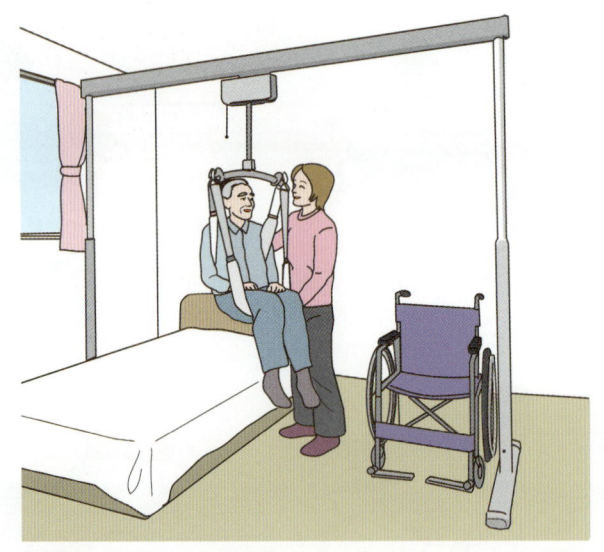

C. 据置き式リフトの利用例

図7-23　リフトとスリング

コラム 2

リフトを使った移乗の自立

　介助を前提として使用されるリフトだが，電動の天井走行式や据置き式リフトとベルト型スリングを用いると，C5B機能レベルから移乗自立が可能となる．入浴用車椅子への移乗など皮膚損傷の危険性が高い場合や高齢者や女性，股関節の可動域制限などにより前方アプローチが困難な際も移乗動作の自立が可能である．

①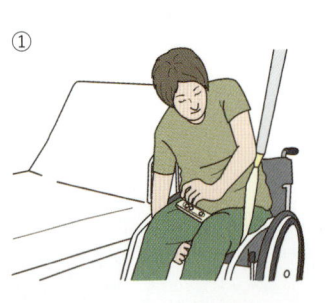

②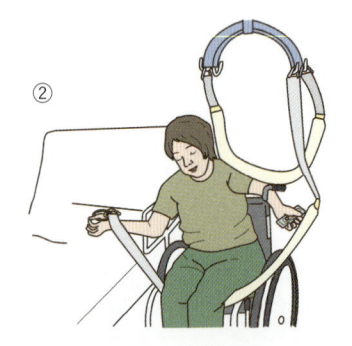

③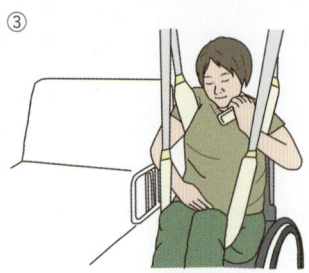

④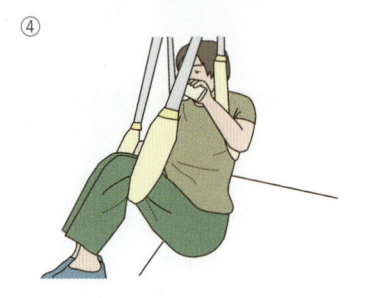

ベルト式スリングの移乗自立

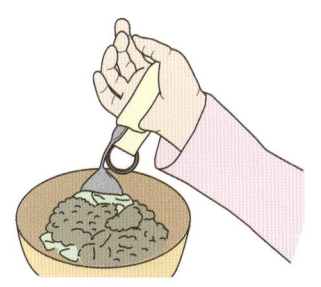

A．カフつきスプーンの利用

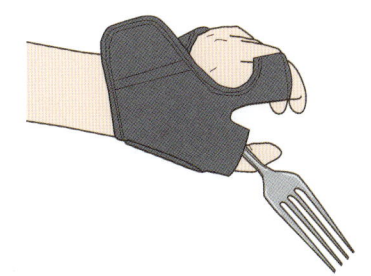

B．車椅子グローブの利用

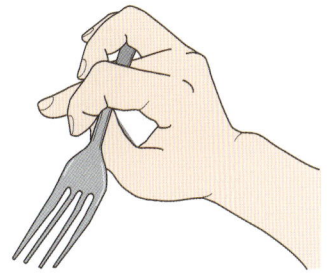

C．指の間へのはさみ込み

図7-24　食器の固定方法

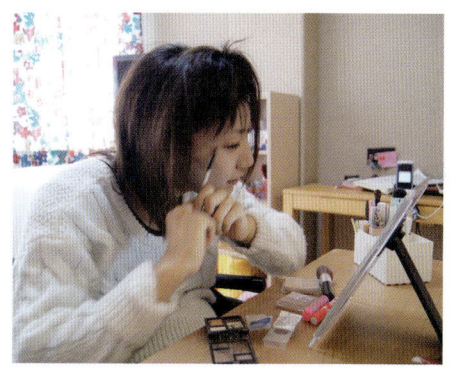

A．コンタクトレンズの装着　　　　　B．アイシャドーをつける

図7-25　整容動作の様子（C6BⅡ女性）

子用のグローブに食器を差し込んで食べる．食器を指の間にはさみこんで自助具を使わずに食べることも多い（**図7-24**）．テノデーシス・アクションを利用してコップやビールジョッキを把持したり，自助具を使って缶のプルタブを開けることもできる．

2 整容

　身だしなみを整える動作は多岐にわたり，また個人差も大きい．性別や年齢によっても異なるため本人の生活習慣を確認することが重要である．道具が汚れたり濡れることも多く，自分で道具の洗浄や手入れを行えると実用性が高い．歯ブラシなど消耗するものも多く交換することを前提に道具を選択することが重要である．

　C5レベルでは，整髪，ひげ剃り，歯磨きなどは条件を整えればC5Aレベルから自立の可能性

がある．歯ブラシやひげ剃りは電気式のものが実用性が高く，両手で把持したり，カフをつけて使う．つめ切りや洗顔はC5Bレベルが自立可能レベルとなる．

　C6レベルでは，C6Aレベルになると洗面台に車椅子を横づけして洗顔するなどの動作が可能となる．C6Bレベルでは両手使用や指間にはさむなど，自助具を使わずに可能となる．コンタクトレンズの着脱や管理も特別な道具を使わずに自立する可能性がある．女性ではテノデーシス・アクションを用いてマニュキアを塗ったり，化粧用チップやマスカラの操作も可能となる（**図7-25**）．

ⓐ 介助で行う方法

　ベッド上で行うことが多い．方法や価値観は個人によって差があるため，要望に沿った援助が必要である．歯磨きは介助者には確認しづらいの

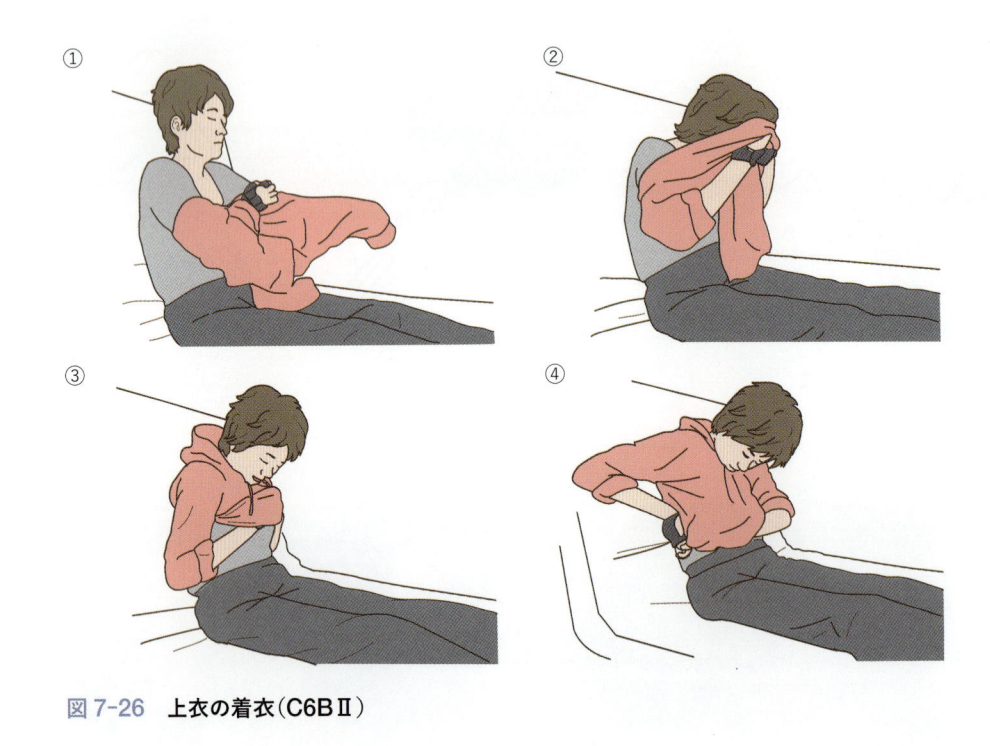

図 7-26　　上衣の着衣（C6BⅡ）

で，ガーゼを指に巻いて口の中や歯の部分を拭く
ことも有効である．

3 更衣

　更衣動作は寝返り，起き上がり，姿勢変換の複
合動作であり，頸髄損傷者にとっては時間と労力
が必要な応用動作である．更衣動作練習導入時は
着脱しやすい衣服が適しているが，熟練者はスー
ツや水着など着脱が難しい衣服も扱い，またピア
スや時計などの装飾品やおしゃれな服を着て自分
を表現している．
　電動ギャッチベッド上でのかぶりシャツ，下
衣，靴下，靴の着脱は条件を整えると C6A レベ
ルから自立可能となる．また，車椅子上でも下衣
以外の更衣は可能となる．条件を整えなくても実
用的になるのは C6BⅡ レベルである．
　上衣の着脱では，ボタン操作が不要なかぶり
シャツを使用することが多く，ゆったりとした伸
縮性のある材質が着やすい．手背部や母指を衣服
に引っ掛けたり，巻き付けて操作し，脱衣時には
袖口を口でくわえて引っ張りながら袖から腕を抜
くことも多い．背もたれから背中を離す必要があ

る背部の操作が難しく，座位バランスが必要とさ
れる（**図7-26**）．ボタンなどのとめ具は面ファス
ナーを利用したり，C6BⅡ レベルになるとボタン
エイドなどの自助具を操作してボタンの着脱が自
立できる．ブラジャーの着脱は，フックのないス
ポーツ用を用いたり，あらかじめフックをとめて
おき，かぶることで可能である．ブラジャーには
金具が多いため，摩擦などによる皮膚の損傷には
注意が必要である．
　下衣の着脱では，ズボンの腰部分はゴムが入っ
たものが操作しやすく，ズボンを上げやすいよう
に腰にループ状の紐をつける改良を行うこともあ
る．ベッド上では，足組みや体幹の前傾で足部に
ズボンをとおし，左右へ寝返り臀部を操作する．
寝返り・起き上がりの能力に合わせて電動ギャッ
チベッドの利用を考慮する（**図7-27**）．習熟すれ
ば座位での姿勢変換により着脱できることもあ
る．車椅子上では，臀部の操作が難しく，座面上
でのプッシュアップや左右への臀部の移動により
行い，C7A レベルから実用的に可能となる（138
頁の**図8-20**参照）．ジーンズなど固い素材のもの

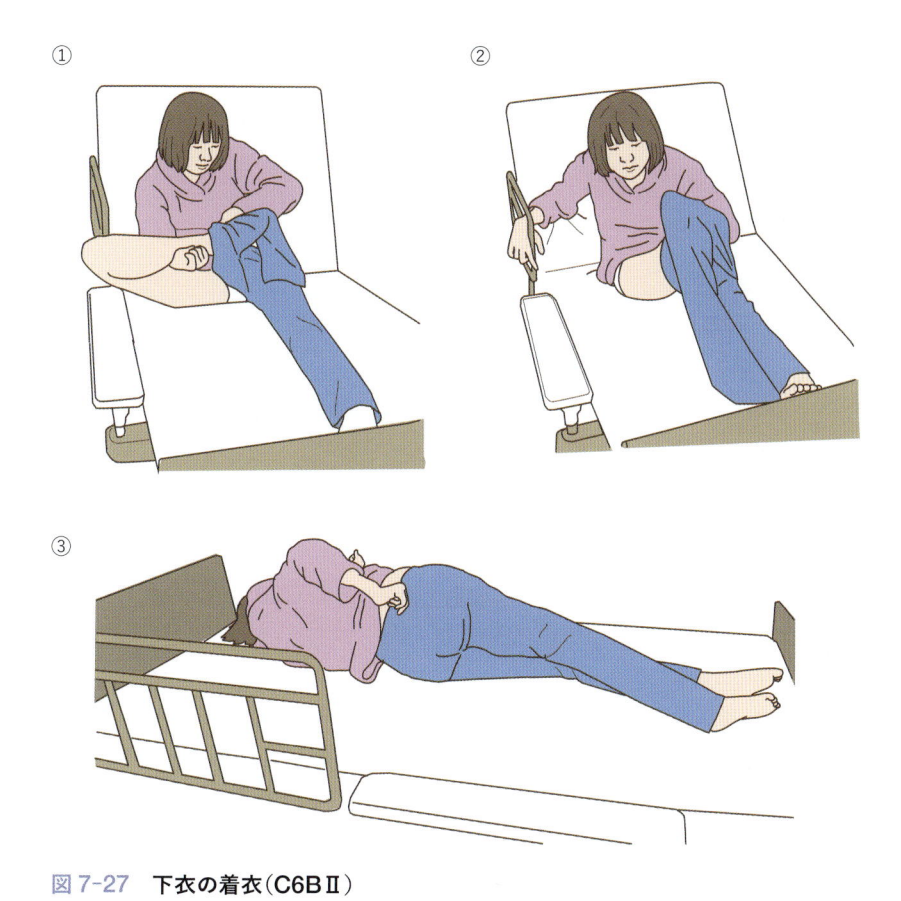

図 7-27　　下衣の着衣（C6BⅡ）

では臀部ポケットの金具や縫い目などの突起物による皮膚損傷にも注意が必要である．

　靴・靴下の着脱では，着脱容易なサンダルややわらかいリハビリシューズを選ぶこともあるが，活動性が高い場合は特に足部の保護のため靴の着用が望ましい．ベッド上では足組みや前傾姿勢で行い，車椅子上では足組みで行う．靴下は操作しやすいようループ状の紐をつけることもあるが，車椅子用グローブの摩擦を利用したり指で引っ掛ける，手のひらで滑らせるなどの方法も有効である．靴は足部を深く入れ込んだ後，手部を打ちつけるようにして踵部を入れたり，上下に少しずつ動かしながら履く方法もある（図 7-28）．

ⓐ介助で行う方法

　C4〜5A レベルでは全介助で行うことが多い．ズボンの着脱介助はベッド上で，かぶりシャツなどの上着は車椅子上で行うと介助しやすい．

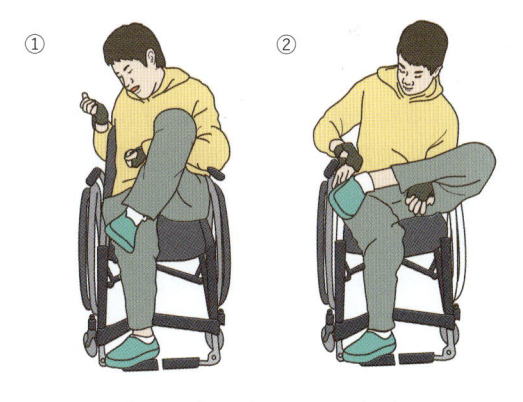

図 7-28　　靴履き（C6A）

❹入浴

　入浴動作は更衣，洗い場移乗・移動，浴槽出入り，洗体など工程が多く，難易度が高いため自立までに時間がかかる動作である．また，裸になるため皮膚損傷のリスクも高く，動作中の自己身体

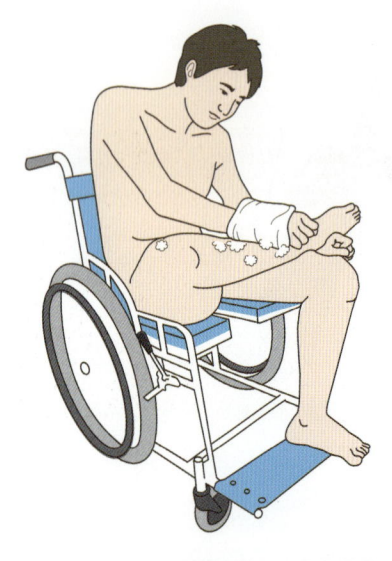
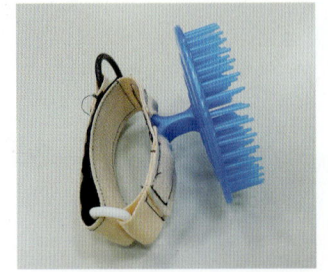
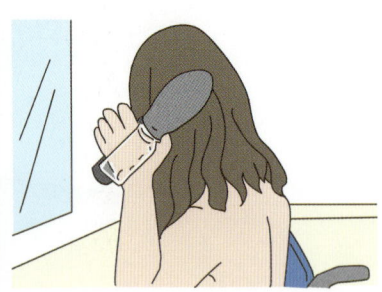

図 7-29　入浴用車椅子での洗体動作　　**図 7-30　洗髪ブラシの工夫（C6BⅡ）**

への配慮や浴室環境の調整は重要である．

　高床式の洗体台を使用する場合は，前方アプローチで移乗し，背もたれや壁で身体を支えながら洗体，洗髪を行う．環境が整えばC6Aレベルから自立可能となる．長座位での動作となるためバランスがとりやすく足部などは前屈位で洗うこともできる．

　入浴用車椅子を使用する場合は，ベッド上で下衣の着脱を行う場合が多く，居室で入浴用車椅子に移乗する場合が多い．入浴用車椅子は，トイレ用車椅子と兼用とすることも多く，座面がU字型になっている．そのため，バランスがとりにくく，導入には十分な練習が必要である．洗体動作では，ループつきタオルで背部を洗ったり，手部に巻きつけて身体をこするなどの方法が用いられる（図7-29）．泡で手や足が滑ることも多く，シャワーで流しながら姿勢変換を行うほうがよい．洗髪動作は，手掌部分や指先を使って洗うこともできるが，髪が長い場合や強くこすりたいときはヘアブラシや市販の洗髪ブラシも利用できる．指の間に引っ掛けたり，カフをつけて使用する（図7-30）．

　浴槽への出入りは，C6BⅢレベルより可能である．浴槽に入る際は，浴槽縁に端座位となり下肢

から浴槽内に入り，プッシュアップ動作により臀部を浴槽内へと沈めていく．その際，下肢の位置や臀部の位置に注意しながらゆっくりと行い，浴槽内で長座位となる．浴槽から出る際には，浴槽縁に両手をつき，浮力を利用しながらプッシュアップにより臀部を浮かせ，後方へ臀部を持ち上げ浴槽縁に端座位となる（144頁の図8-28参照）．

ⓐ介助で行う方法

　家族の身体的負担が大きくなりやすいが，通所サービスや訪問入浴，ホームヘルパーなど公的な資源が比較的利用しやすい行為である．活用の際には，利用できる時間帯や頻度に限りがあり，特に就学や就労をしている場合は生活時間に合わない場合も少なくないため，注意が必要である．

F.　家庭生活

　家庭生活は，ADLだけでなく余暇活動や役割活動で構成されている．高位頸髄損傷者の場合，自由な時間を介助者に頼らずに過ごせるかどうかは重要な問題である．照明やエアコンなど部屋の環境調整や電動ベッドでの除圧，テレビやDVDレコーダーなどの家電製品の操作，携帯電話や呼出機器，玄関ドアホンなど連絡機器の操作の自立

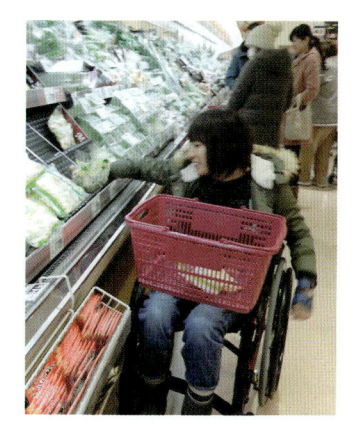

図 7-31　買い物の様子（C6B Ⅱ）

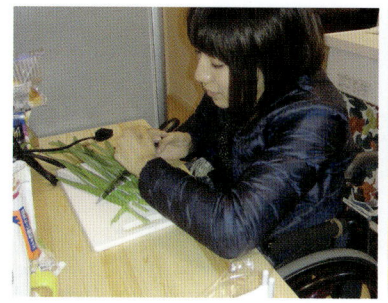

図 7-32　調理の様子（C6B Ⅱ）

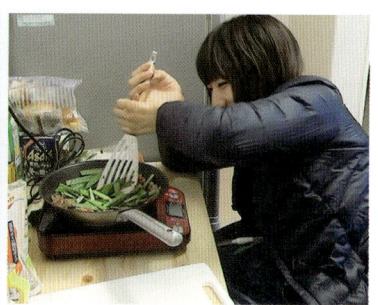

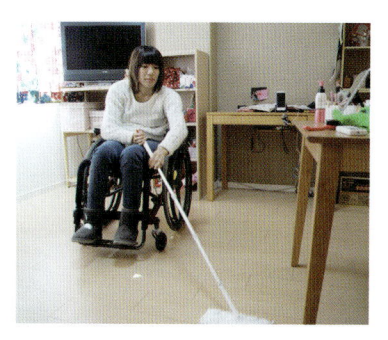

図 7-33　掃除の様子（C6B Ⅱ）

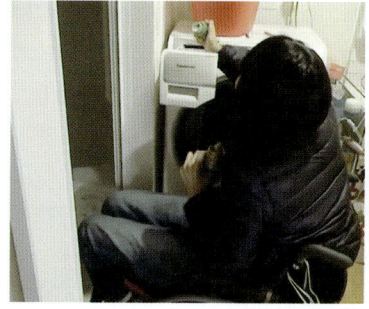

図 7-34　洗濯の様子（C6B Ⅱ）

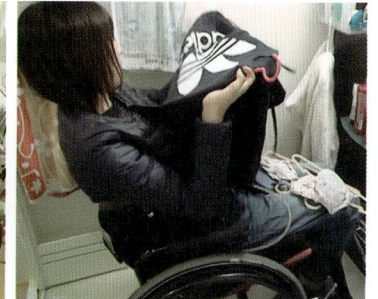

が生活の自由度に大きな影響を及ぼす．その意味で C4 レベルへの環境制御装置導入は有用である．操作には呼気スイッチや押しボタン式スイッチ，舌タッチスイッチなどの入力方法があり，これらを使って操作を行う．

1 家事

家庭生活における重要な役割が家事である．特に，単身生活者であれば毎日の生活に必要不可欠である．家事動作は買い物（図 7-31），調理，洗濯，掃除，ゴミの管理など多岐にわたり，時間と労力のかかるものである．そのため家事動作は重労働であり，環境調整や動作の省力化に配慮して活動の継続性を図ることが大切である．

2 炊事・調理

台所環境では，車椅子対応の流し台，水道栓はレバー式，ガス栓はワンタッチ式が使用しやすい．手元作業が可能な作業台の設定や，調理道具・用具などは取り出しやすいように低い位置に収納，配置するなどの配慮が必要である．食器洗い機の整備や電動調理器具の使用は動作の省力化に有効的である．包丁はカフをつけたり両手で操作し使用できるが，鶏肉の皮などは切れにくいためあらかじめ切られたものを利用してもよい．お玉やフライ返しなどの調理器具は指に引っ掛けたり，グローブに差し込むなどの方法でも使用できる．フライパンや鍋の中身が見えにくいため浅めのものが使いやすい（図 7-32）．

3 掃除

軽い掃除機や清掃用ワイパー・クイックルワイパー®〔花王〕などを使って床掃除を行う（図 7-33）．床の拭き掃除などは困難であるが，最近はハンディモップなど使いやすく，ごみ収集力の

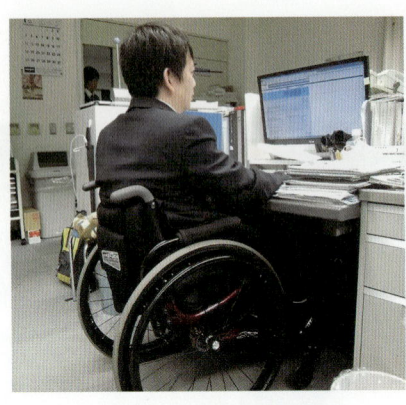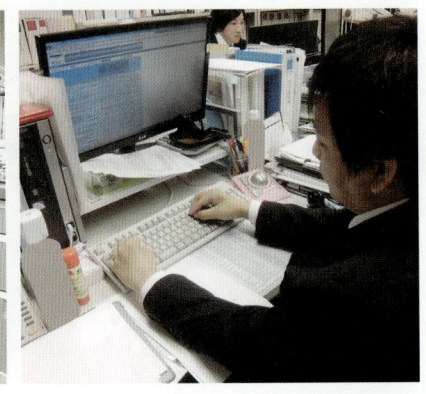

図7-35　就労（C6BⅠ）

高い掃除用具が多く市販されており，細かな部分も掃除できる．また，ロボット掃除機の利用も便利である．トイレの便器を柄つきブラシで磨いたり，洗面台をスポンジでこするなどもできるが強く研磨することは難しいため，汚れが落ちやすいようこまめに掃除をしたり予防することが重要である．掃除は家事のなかでも緊急性が低く，労力も必要であるためヘルパーなど社会資源の利用も有効である．

4 洗濯

洗濯は全自動洗濯機が普及したため自立しやすく，操作もプッシュ式のため楽に行える．洗濯物はネットに入れて行うと取り出しやすくなる．上方から洗濯槽に入れるタイプより低位置で前方に取り出し口があるドラム式洗濯乾燥機が出し入れしやすい（図7-34）．低いパイプハンガーなどがあると衣服をかけたまま収納でき，管理がしやすい．

G．社会生活

1 就労・就学

頸髄損傷者は，受傷からの長期間にわたる入院生活や四肢麻痺による能力障害から離職を余儀なくされることが少なくない．また，生活においてADLの実施が身体的・精神的負荷となり，就労への意欲を失うことも多い．一方で，在宅ワークや企業における障害者雇用枠での就業，また在宅支援サービスの事業所の立ち上げや起業など精力的に活動している頸髄損傷者もいる（図7-35）．日本で頸髄損傷者が働くための社会制度や人的・物理的環境はまだ課題が多い．しかし，要望がある場合は粘り強く可能性を検討していきたい．

就学は，本人の可能性を最大限活かし，将来を切り開くため可能な限り検討すべきである．学校側と連携し，教室の位置や机の高さなどの環境調整や体育や実技教科時の対応などを検討する．ノートテイクのボランティアの利用やパソコン・タブレット型端末による学習も有効である．構内がバリアフリーであれば便利だが，費用もかかり困難なこともある．友人や教師による人的介助も頼もしい味方である．

就労・就学ともに本人の強い意志，意欲が必要である．施設の動線やトイレ，使用する机や道具の確認・調整が必要であるが，環境調整などは当事者間で話し合いながら徐々に整備されることも多い．また，動作に多くの時間と労力が必要な頸髄損傷者では，就労・就学による時間の制限により，朝の準備や夜の就寝準備，入浴や排便など自宅でのADLに余裕がなくなることも多い．就労・就学の継続のため，ライフスタイルに合わせてADLや家庭生活の方法を検討することも必要である．

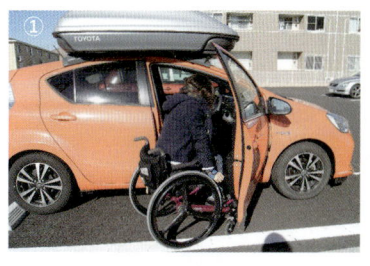 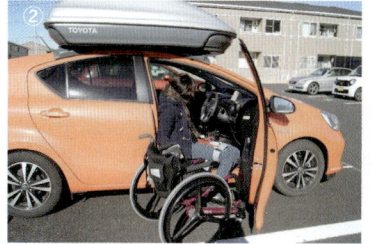 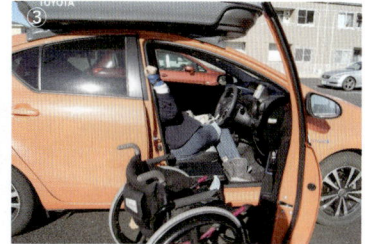

図7-36　運転席への移乗（C6BⅡ）

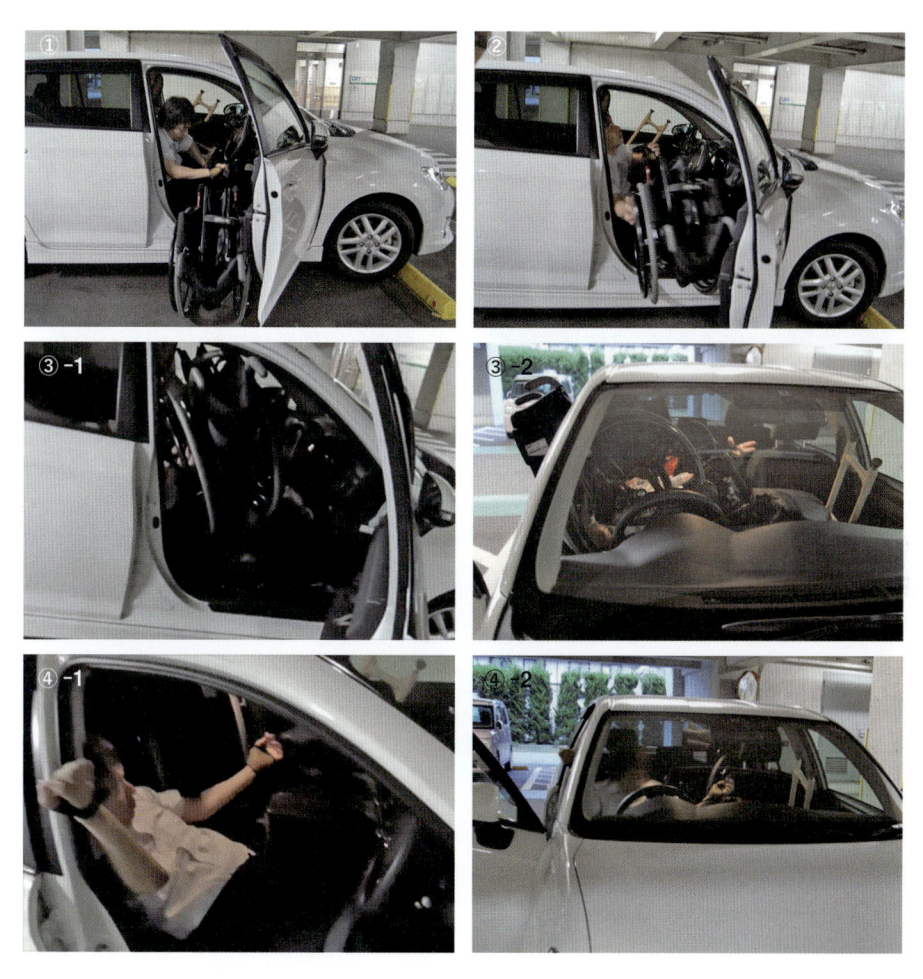

図7-37　車椅子の積載（C6BⅢ）

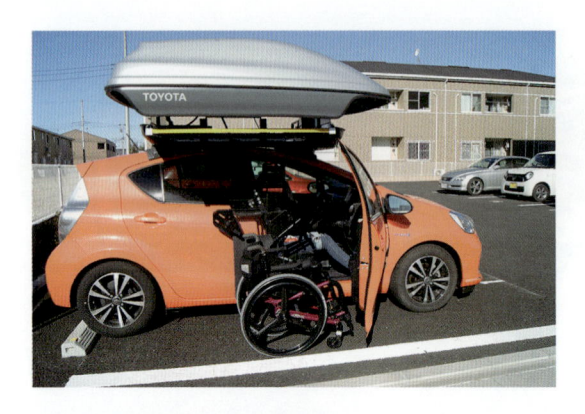

図 7-38　車椅子収納支援装置

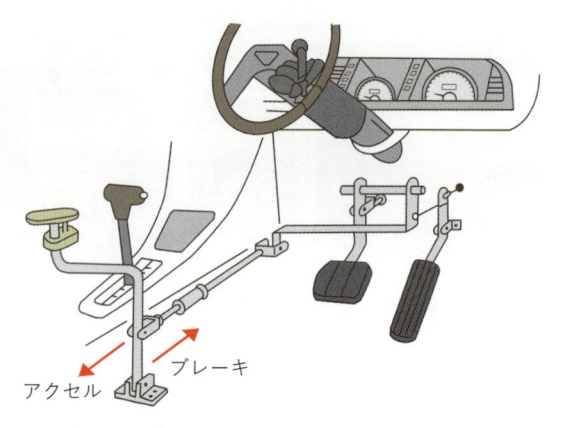

図 7-39　手動装置

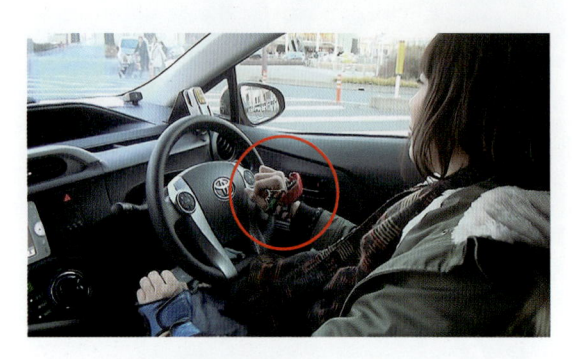

図 7-40　旋回装置（C6BⅡ）

② 自動車の運転

　頸髄損傷者が社会生活を営むうえで屋外移動の手段の確立は重要である．特に，自動車の運転は彼らの生活範囲を拡大し，就学・就労を含めた社会参加の機会を増大させる．自動車の運転のためには，車椅子と運転席間の移乗，車椅子の積載，運転動作が必要である．また，自動車運転はあくまで移動手段であり，目的地での活動が主目的であるため，過度な疲労を伴わない効率的な動作の獲得・習熟が必要である．

　車椅子と運転席間の移乗は，側方アプローチで行う．座席と車椅子の間には高低差やドアの厚みによる隙間があるため，プッシュアップ能力が低い高位頸髄損傷者や女性，高齢者ではトランスファーボードを利用することもある．運転席へ移乗後，下肢の操作や臀部の移動を行い，運転姿勢をとる．座席を電動リクライニング機構へ改造す

ることで，座席と車椅子間の高低差が軽減したり乗り込み動作が行いやすくなるため，動作の省力化に有効である．環境調整を行えばC6BⅠレベルより可能となる（図7-36）．

　車椅子の積載は，自力で行う場合，車椅子を自分の身体の上を転がし助手席や後部座席へ収納する方法で行うことが多く，C6BⅠレベルより可能となる（図7-37）．また，車椅子収納支援装置やリフトを利用すれば女性や高齢者でも行いやすい（図7-38）．

　運転動作は，アクセル・ブレーキ操作を上肢で行うよう手動装置への改造が必要となる（図7-39）．また，ハンドルを握れず旋回が困難な場合は，ハンドル旋回装置やノブ型の旋回装置を使用する（図7-40）．サイドブレーキや方向指示器，パワーウインドウの操作など動作の確認や環境調整が必要である．

③ 趣味（余暇）活動

　スポーツやレジャー，文化的活動などの趣味活動は，健康維持，仲間づくり，生きがいづくり，社会参加など多くの効果をもつ．四肢麻痺者もバスケットボールをはじめ，マラソン，水泳，スキー，テニス，卓球など多くのスポーツを楽しんでいる．国内で頸髄損傷者にポピュラーなスポーツとしては，車椅子ツインバスケットボール（図7-41）やウィルチェアーラグビーなどがある．また，ハンググライダー，スキューバダイビングな

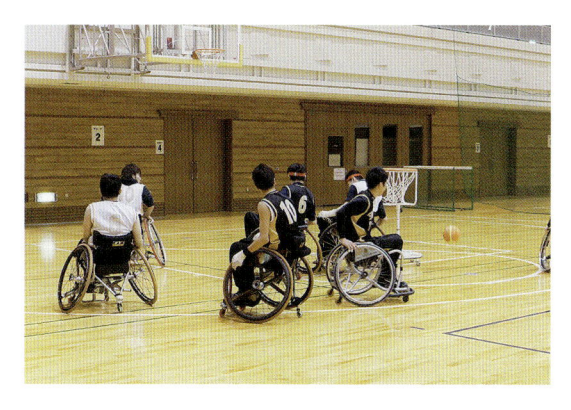

図 7-41　スポーツ（車椅子ツインバスケットボール）

どのレジャーへ参加したり，旅行や絵画，写真など多彩な趣味活動を行っている者も多い．

Ⅲ 住環境の整備

住環境整備は，対象者の機能や能力，生活動作の自立度によって異なってくる．介助が主体か自立が主体か，家族と共用か本人専用かなどの生活方法や，どういった生活を送りたいのかといった生活様式を踏まえた検討に加え，対象者が高齢化することを念頭に置いた配慮も必要である．屋内は，居室，トイレなど各場所ごとに捉えず，車椅子の動線を考慮することが必要である．また，体温調節機能障害のため，細やかな空調整備などにも配慮したい．

Ⅳ 留意事項

頸髄損傷者の生活に大きな影響がある合併症としては自律神経過反射と褥瘡がある．

自律神経過反射は，膀胱充満，褥瘡，麻痺肢の傷などによる末梢麻痺域への刺激による自律神経反射でおこる．頭痛，発汗，鳥肌などの症状がみられ，特に急激な血圧上昇を引きおこす発作性高血圧には注意が必要である．これらの症状は好ましくないものばかりでなく，軽い症状を代償尿意・便意として利用することもある．

褥瘡は局所的な圧力や剪断力により発生し，ADL の低下や活動の縮小を引きおこし，生活に大きな影響を及ぼす．特に社会復帰後では，休養をとりにくく悪化し，治療に長期の休業を余儀なくされる場合もある．入院中の褥瘡予防指導と適切な ADL 方法や用具の選定が重要となる．

Ⅴ 課題

さまざまな障害，合併症を有する頸髄損傷者であるが，就労・就学や一人暮らし，海外旅行やスポーツと自らが望む生活を営んでいるものも多い．彼らは四肢麻痺があり，残存する機能には限りがあるが，リハビリテーションと適した用具，環境の設定によりさまざまなことを可能とすることができる．彼らの可能性を引き出すためには十分な量と質の高い練習，専門的知識・技術が必要であり，指導の際にはぜひ最新の知見を参照してもらいたい．IT 技術は著しい進歩がみられ，たとえばタブレット型端末を介してさまざまなことが行えるようになっている．簡単な操作によりパソコンや電化製品を扱える技術は，高位頸髄損傷者の生活を拡大し，就労や独居の可能性を広げる手段の一つとなるかもしれない．

近年，脊髄再生医療の研究が開始されている．その効果や対象はまだ研究段階であるが，頸髄損傷者の生活を大きく変化させる可能性を秘めており，リハビリテーションの果たす役割も大きく変化することが予想される．今後の発展・臨床的応用を期待したい．

📖 **引用文献**

1) 羽田晋也：呼吸理学療法．岩崎　洋編：脊髄損傷理学療法マニュアル　第 2 版．pp57-76，文光堂，2014
2) 玉垣　努：排便リハビリテーション．住田幹男ほか編：脊損慢性期マネジメントガイド．pp49-54，日本せきずい基金，2010
3) 細谷　実：脊髄損傷．石川　齊ほか編：図解作業療法技術ガイド―根拠と臨床経験にもとづいた効果的な実践のすべて 第 3 版．pp555-577，文光堂，2011

8 胸腰髄損傷

Ⅰ 障害の概要

　脊髄は，脳と筋肉，皮膚，臓器などの末梢器官とを結ぶ神経の伝導路である．

　脊髄損傷は，外傷や血行障害，感染などの疾病により脊髄が損傷され，損傷された部位以下において，運動麻痺や感覚麻痺そして，膀胱直腸障害などの自律神経障害が生じる複合的な疾患である．

1 原因

　脊髄損傷のなかで，外傷性の胸腰髄損傷は，高所からの転落，物体落下，転倒，圧迫骨折などが発生原因となる．脊椎の骨折，脱臼を原因とする脊髄損傷の発生が多く，全脊椎損傷のうち40〜60％に脊髄損傷をみる．受傷原因では交通事故による発生が最多で，次いで高所からの転落事故が多く，両者で約3/4を占める．また，脊髄梗塞，脊髄炎，腰椎ヘルニアなども類似の症状を示す．

2 麻痺の評価

　脊髄損傷の麻痺の評価は，脊髄横断面の損傷程度と，損傷高位の両面からの評価が必要である．

　脊髄横断面の評価としては，完全麻痺から不完全麻痺(以下，不全麻痺)までの損傷程度を表す Frankel の分類[1]が，麻痺症状の評価として用いられていたが(表8-1)[2]，近年，脊髄機能評価として米国脊髄損傷協会(American Spinal Injury Association；ASIA)で採択された脊髄損傷の神経学的および機能的分類基準(International Standards for neurological and Functional Classification of Spinal Cord Injury)[3]が国際的な評価基準となっている．これは，運動機能スコア，知覚機能スコア，神経損傷高位，部分的神経機能残存域，機能障害スケール，臨床症状分類から構成され，その

なかの機能障害スケールは，Frankel の分類を改変したもので，広く用いられている(表8-2)[3]．

　損傷部以下の髄節支配域の完全または持続的な知覚脱失，随意運動および深部反射の消失を完全麻痺という．仙髄節支配域の知覚，運動が完全に消失し，球海綿体反射や陰茎持続勃起症があれば完全麻痺と診断するのに役立つ．

　不全麻痺は，損傷部以下の髄節支配域の知覚，運動および深部反射が部分的に残存しているものをいう．非対称性の知覚あるいは知覚解離，運動麻痺，日時の経過に伴う回復傾向があれば不全麻痺と判断できる．不全麻痺では，少なくとも6か月の経過観察が望ましいとされている．

3 障害像と指導のポイント

　胸腰髄損傷の障害像は，両下肢麻痺の対麻痺のみと理解されがちであり，一般的に，頸髄損傷と胸腰髄損傷との残存機能的な違いは上肢麻痺の有無であるとされている．上肢機能をつかさどる腕神経叢は第5頸椎から第1胸椎が関連している．したがって胸腰髄損傷でも第1胸髄の損傷においては上肢麻痺(手指の巧緻動作能力の低下)を伴うが，それ以下の損傷において上肢は損傷前の機能が保たれる．そのため，安定した臥位や座位が確保されるならば，眼と手の協調性は保障され手指巧緻動作が可能になる．この点において，手指機能がなんらかの形で障害される頸髄損傷とは，ADL におけるアプローチ方法が大きく異なる．

　また，胸髄損傷(第5胸髄以上)では，迷走神経が伝導路となり，起立性低血圧，体温調整障害，自立神経過反射などの自律神経機能障害が出現する．さらに，脊髄損傷者のほとんどが，膀胱直腸障害など，排泄機能になんらかの障害を抱えている．

　次に胸腰髄損傷を胸髄と腰髄とに分けて考えて

表 8-1　Frankel の分類

A	Complete 完全（損傷高位以下の知覚・運動の完全麻痺）
B	Incomplete-preserved sensory only 知覚のみ（損傷高位以下の運動完全麻痺で知覚は仙髄節を含みある程度温存される）
C	Incomplete-preserved motor nonfunctional 無用な運動（損傷高位以下にある程度の筋力はあるが実際には役に立たない）
D	Incomplete-preserved motor functional 有用な運動（損傷高位以下に有用な筋力があり補助歩行または独歩が可能）
E	Complete recovery 回復（神経学的症状がない：筋力低下，知覚障害，括約筋障害がない，反射の異常はあってもよい）

〔高田正三：脊髄損傷．兵庫県立総合リハビリテーションセンター編：チームアプローチによる総合的リハビリテーション．pp237-238，三輪書店，2000 より〕

表 8-2　ASIA 機能障害スケール（ASIA Impairment Scale）

A	Complete S4-S5 仙髄節に知覚・運動機能がない
B	Incomplete 神経学的レベル以下の運動完全麻痺で知覚は S4-S5 仙髄節に残存する
C	Incomplete 神経学的レベル以下の運動機能は残存するが半数以上の key muscles の筋力が徒手筋力評価法（MMT）で 3 未満
D	Incomplete 神経学的レベル以下の運動機能は残存し半数以上の key muscles の筋力が MMT で 3 以上
E	Normal 知覚・運動機能は正常

〔Maynard FM Jr，et al：International Standards for Neurological and Functional Classification of Spinal Cord Injury．Spinal Cord，35：266-274，1997 より〕

みると，胸髄損傷では，下肢麻痺は基本的にすべて出現し，それに加え，体幹麻痺がおこる．体幹麻痺は障害髄節によって変化し，上位胸髄損傷者は，腹筋群などの体幹筋が麻痺していることから，脊椎の骨・靱帯などの構造学的な支持により座位姿勢を保つ．一方で下位胸髄損傷者は体幹筋が機能するため，筋力的に座位姿勢を保つことができるが，トレーニングが必要となる．また，損傷部位のプレート固定や治療のためのコルセット固定の影響により，体幹筋や可動性，柔軟性などが変化してしまいバランス機能が障害されることも忘れてはならない．

腰髄損傷では，下肢麻痺がおこるが体幹麻痺はおこらない．下肢麻痺は障害髄節によって変化する．このため胸髄損傷では，移動のアプローチを考える場合，下肢麻痺を前提とした歩行以外の手段（一般的には車椅子）での移動の獲得を目指すことが多いのに対し，腰髄損傷では，歩行以外の手段を前提としたアプローチと歩行を前提としたアプローチの両方が考えられ，下肢の残存機能によって以下の 3 タイプのアプローチを選択することになる．

①臥位・座位を前提とした生活

②臥位・座位・立位を前提とした生活

③臥位・座位・立位・歩行を前提とした生活

胸腰髄損傷の指導のポイントは，まず，臥位・座位を前提とした生活において，上肢が下肢や体幹の役割を担わなければならないため，練習の初期において体幹を支持するのに必要な運動性や安定性をもった肩甲帯と肩関節周囲の筋群をつくっていくことである．これは，上肢だけで体幹を支持するという，今までにおよそ行ったことのない新しい運動を学習しなければならないことを意味する．また，残存域から麻痺域までの関節可動域，筋力，感覚などの残存機能の評価・訓練をはじめとした肩甲帯周囲筋群へのアプローチはもちろん，残存している上肢機能を十分に活用できるための体幹バランス機能の再獲得を行ったうえで，各 ADL の練習に移行することが必要となる．

※　※　※

本書では脊髄損傷について，第 7 章の「頸髄損傷」と本章の「胸腰髄損傷」とに便宜上振り分けて執筆している．しかし，これらを全く別のものと分けて考えるのではなく，これらを包括的に捉えることで脊髄損傷全体の理解，学習につなげてほしい．

II 指導と介護

A. 排泄コントロール（排尿・排便動作）

　脊髄損傷者にとって，排泄コントロールが確立することは，日常生活を送るうえでも，復学や復職，就職などの社会生活を送るうえでも最も重要な項目であるといえる．

1 排尿動作

　排尿は，膀胱機能による排尿反射と随意筋である外尿道括約筋の協調によりおこる．膀胱の収縮は副交感神経である骨盤神経，内尿導括約筋の収縮は交感神経である下腹神経，外尿道括約筋の収縮は体性神経である陰部神経によって支配されている．各神経の脊髄中枢は，骨盤神経と陰部神経が第2〜4仙髄，下腹神経が第11胸髄から第4腰髄に位置している．これらの神経支配によって，機能的な排尿（膀胱括約筋収縮）と随意的な排尿（外尿道括約筋収縮）がコントロールされている．

　脊髄損傷では，障害髄節レベルによって排尿の状態が異なる．急性期の脊髄ショック期は排尿筋が麻痺して膀胱が収縮せず尿閉となるため，カテーテル留置となるが，受傷後1〜3か月の回復期には，積極的な排尿練習を始め，膀胱容量，尿意，代償尿意，尿漏れ，動態膀胱機能検査などの尿路機能評価を行い，排尿方法を確立する．排尿方法の詳細は，頸髄損傷の章に譲るが，多くの場合は，自己導尿などの間欠導尿（103頁の**図7-3**，104頁の**図7-4**参照）が必要となる．

　ただし，残存機能の回復により，ブラッダースキャンなどで膀胱の残尿測定を行い，可能であれば自排尿が行えることもある．しかしこの場合，将来にわたって定期的な泌尿器科でのフォローが必須となる．

2 排便動作

　排便は，食事・水分の管理，下剤の調整などを含めた，排便周期の把握とコントロールを習慣化することから始める．急性期では，ベッド上での臥位排便であるが，回復期では座位排便に向けてコントロールする．排便方法としては，服薬とともに，摘便，坐薬，浣腸，自然排便などの方法があり，上肢機能障害のない胸腰髄損傷者では，便座に着座し，ふき取り動作を含めた肛門へのリーチ動作を評価後，コントロール状況に応じた排便手技を獲得し，自立していく．

3 便座への移乗（排泄の一連動作）

　排便・排尿コントロールが可能となれば，排泄全般の自立に向け，便座への移乗と下衣の上げ下ろしが必要となる．便座への移乗は，胸腰髄損傷の場合，手すりなどの環境を整えることで可能となることがほとんどである．ただし，便座上は限られたスペースであり，移乗後の座位バランスや，排便・排尿動作を片手もしくは両手で行うため，これらの動作時の座位バランスを含めて評価する．

　また，リスク管理として，長時間の排便（座位）による，臀部の褥瘡や保温便座の高温設定による低温熱傷などには配慮する．

B. 起居・移動

　起居動作は，亜急性期の訓練室のプラットフォーム型マットではじめに指導される．起居動作では，① 寝返りと起き上がり，② プッシュアップについて，移乗動作では，① 側方移乗（サイドトランスファー），② 床への移乗・床からの移乗について，移動動作では① 車椅子での移動，② 歩行での移動について述べる．

1 起居動作

ⓐ 寝返り・起き上がり

　寝返りと起き上がりは基本的に連続した一連動作で行われることが多い．胸腰髄損傷では，上肢機能や上部体幹機能が残存しているため，体幹，骨盤，下肢をどのようにすれば連動して動くのかの，動きの再学習が可能となる．肩関節，肩甲帯，脊柱の可動性，ハムストリングスの柔軟性は必要で，痙性が重度であると動作の阻害因子となることもある．

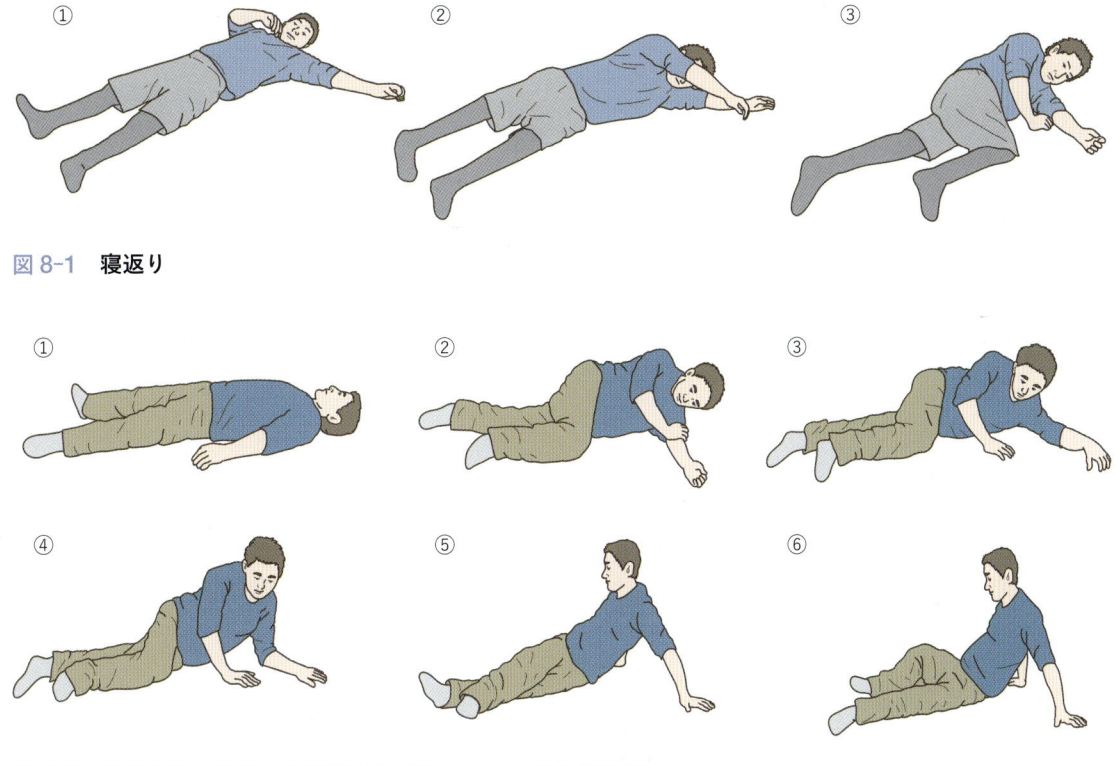

図 8-1　寝返り

図 8-2　臥位からの起き上がり（側方に手をついての起き上がり）

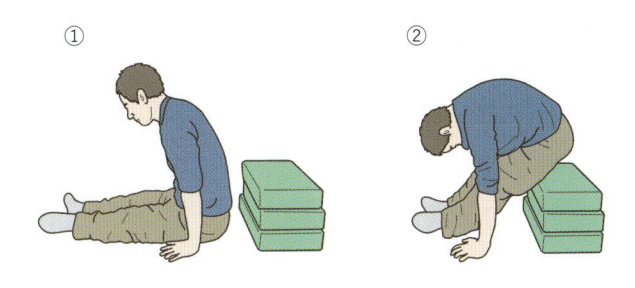

図 8-3　長座位でのプッシュアップ

1）寝返り

反動をつけて上肢の振り出しを利用し，肩甲帯の前方突出（protraction）から胸郭帯，背部，下部体幹，骨盤への動きを伝えていく方法や，ベッド柵などの支持物を利用し上肢を引っ掛けて寝返る方法などがある．胸腰髄損傷者では，不十分であるが体幹筋も利用できるため，反動をつけずに上肢や胸郭帯からの回旋による寝返りも可能となる（図 8-1）．

2）起き上がり

後方に手をついて起き上がる方法（107 頁の図 7-8 参照）や，背臥位から側臥位となり，体幹の回旋運動を使い，側方に手をつきながら起き上がる方法（図 8-2）などがある．

❺プッシュアップ

1）長座位でのプッシュアップ

前方移動，後方移動，左右側方移動，回転などの同一面の移動（107 頁の図 7-9 参照）や，長座位で段差を越える（図 8-3）などの動作がある．

プッシュアップの考え方
（上肢で体幹を支持するということ）

歩行を前提とした人間の生活においては，下肢で体幹を支持し，骨盤帯と股関節周囲筋群が運動性・安定性ともに重要な役割をもつ．しかし，脊髄損傷では下肢の役割を上肢が担わなければならず，肩甲帯と肩関節周囲筋群が骨盤帯と股関節周囲筋群の役割を担うことになる．受傷前までの，二足歩行を前提とした生活においては，肩甲帯と肩関節周囲筋群の働きはそれとは異なっており，上肢だけで体幹を支持する生活をしている人は稀であろう．脊髄損傷の受傷により，長期臥床による廃用性の萎縮が重なり筋力低下が起こり得るが，上肢機能が残存する胸腰髄損傷では，上肢を上肢の役割として使うことは早期から可能であり，受傷前の状態に戻すことは想定しやすい．

ところが，上肢を下肢や体幹の役割として使う，たとえばプッシュアップや移乗動作においては上肢で体幹を支持しなければならず，受傷前の肩甲帯と肩関節周囲筋群と同様の動きのみでは困難であるといえる．現状では，肩甲帯と肩関節周囲筋群以外の筋を使って上肢で体幹を支持する練習を行うことが多く，たとえば，上腕三頭筋，広背筋，あるいは体幹の残存筋などがよく使われ，この場合，体幹を前屈させ殿部を上方に振り上げるようなプッシュアップとなる．この練習の結果，肩甲帯と肩関節周囲筋群の使い方も向上する場合もあるが，この方法を獲得できない場合は臀部を浮かすために体幹をさらに前屈させようとし，ある段階で前後のバランスがとれず，体幹は前方へ倒れこむことになる．

移乗動作もその方法の延長として練習するため，体幹を前屈させ臀部を高く横方向に振り上げて移乗をする．しかし，もし体幹を前屈する方法でプッシュアップをしても殿部を床面から浮かすことができなければ，移乗元と移乗先（たとえば車椅子とベッド）の高さをできる限り揃え，同一平面上を滑らせる移乗方法となる．

移乗方法においては選択肢が一つということはなく，状況によって方法を選択できることは利点となるかもしれないが，練習の初期において体幹を支持するために必要な運動性や安定性をもった肩甲帯と肩関節周囲の筋群を作っていくことは，現状で選択肢が制限されている脊髄損傷者やその担当セラピストにとって，その後の練習のしやすさとして効果を感じることになるのではないか．肩甲帯と肩関節周囲の筋群を作っていく方法として，プッシュアップの際の姿勢のとり方を，従来の方法（前傾タイプ）と新しい方法（直立タイプ）としてコラムに紹介しているので，参照してほしい．

2）プッシュアップについて

脊髄損傷者にとって，プッシュアップは各動作の基礎となり，残存機能により動作様式が異なる．上肢の筋力増強と体幹の前屈を重視しがちであるが，体幹と肩甲帯，体幹と頭頸部の分離した運動が必要となる．胸腰髄損傷者においても，肩甲骨の動かし方を新しく学習することが重要となる．

2 移乗動作

ⓐ 側方移乗（サイドトランスファー）

移乗動作の基本となるのが，前方（垂直）移乗（113 頁の図 7-21 参照）と側方移乗（サイドトランスファー）であり，さまざまな ADL の基本となる．

車椅子をベッドにつけ，キャスターの位置を移乗する方向とは逆になっていることを確認し，車椅子のブレーキをかける．必要に応じ，下肢をフットサポートから片方もしくは両方下ろす．車椅子側の手は，車椅子のフロントパイプをしっかり把持し，ベッド側の手は，マット上につく．臀部を少し前に移動させてプッシュアップの準備をする．体幹を起こし，前方に移動させた臀部を，ベッド側にさがるようなイメージでプッシュアップし乗り移る（図 8-4）．

サイドトランスファーは，頸髄損傷は C6B1 から可能（113 頁の図 7-22 参照）とされている．しかし，胸腰髄損傷者のなかで，女性や高齢者など移乗動作が十分に行えない場合は，ベッドと車椅子の間を埋め，マットレスの沈み込みを補うため

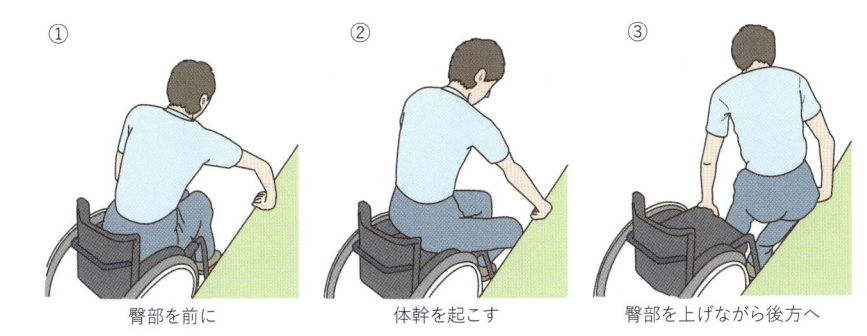

① 臀部を前に　② 体幹を起こす　③ 臀部を上げながら後方へ　④ 着座

図 8-4　移乗動作（側方移乗）

にトランスファーボードなどを用いることがある（図 8-5）.

　サイドトランスファーは，車椅子とベッド（マット）だけではなく，車椅子とトイレ（図 8-6），車椅子と自動車（121 頁の図 7-36 参照），車椅子から車椅子（図 8-7）など，さまざまな移乗動作場面で高い頻度で使用される.

ⓑ床への移乗・床からの移乗

　車椅子と床の移乗は，入浴や和室での生活，転落時の対応など，胸腰髄損傷者にとって，生活範囲を拡大するために必要な動作となる.

　床への移乗の際は，両下肢をフットサポートから前方に下ろし，キャスターが前向きになっていることを確認する.フロントパイプをしっかり把持し，臀部を前にずらし，ゆっくりと臀部を床へ下ろす（図 8-8）.

　床からの移乗の際は，臀部をフットサポート近くに設置し，両手でフロントパイプをしっかり把持し，臀部を引き上げ，シートとクッションに臀部が引っかからないように，肩甲帯と体幹の関係を意識しながら着座する（図 8-9）.ほかにも，片手を床について垂直方向（横向き）への動作や足を屈曲させて行う方法（図 8-10）などバリエーションがある.

　この動作のプッシュアップにおいても，肩甲帯と体幹の分離が必要となる.

　リスク管理として，移乗動作時の臀部や背部の擦過傷や，下肢の過度な捻れなどへの配慮が必要となる.

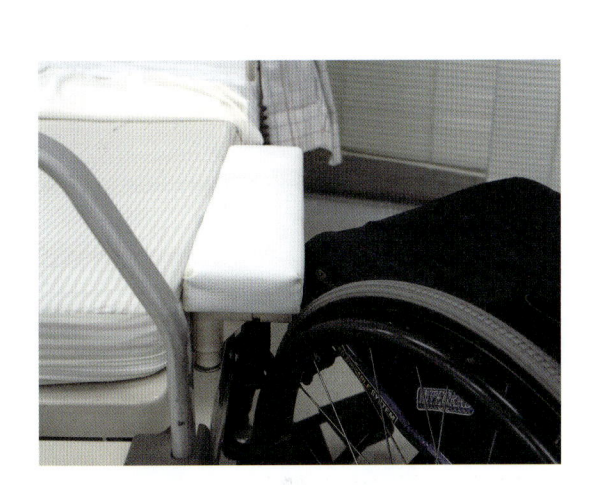

図 8-5　トランスファーボード

３移動動作

ⓐ車椅子での移動

1）車椅子駆動

　胸腰髄損傷者にとって，移動を自立するためには，車椅子で自走し操作することが不可欠となる.そのためには，身体と残存機能と車椅子が正しく適合されていることが必要である.

　車椅子操作は，前進・方向転換・後進などを行う.直線の駆動では，両手を左右対称に後方に引きハンドリムをしっかり把持し，体幹の前傾を利用しながら肩の屈曲と肘の伸展を同時に行って前に押し出し，力を抜く.その際，肩関節のみの小さな動きではなく，頭頸部や肩甲骨，胸郭帯を含めた上部体幹の大きな運動を指導する.走行時は，車椅子が慣性の法則で進むことを体感し，大きなストロークを意識し，効率的な駆動を心がけ

側方移乗のタイプ
（前傾タイプと直立タイプ）

　側方からの移乗（側方移乗）は，前方からの移乗に比べて応用性は高いが危険性も高く，頸髄損傷でZancolliの分類ではC6BⅠあたりが獲得の境目とされている．従来，側方移乗の形態は，体幹を前傾させて足部を軸にした円運動で殿部を移動させるタイプ（前傾タイプ）が一般的である．胸腰髄損傷者に関してはこのタイプでの動作獲得を目指して練習することがほとんどであり，練習中に体幹の前方への倒れ込みに留意しながら行う必要があった．しかし，ここで紹介する直立タイプで練習することで，前方への倒れ込みを起こさずにプッシュアップや側方移乗の動作獲得ができるようになっている．

前傾タイプ

　体幹を前傾させ頭部を重心線よりも前方にもっていくことで重心をできるだけ低くし，肩関節を視点とし「てこの原理」を利用してプッシュアップを容易にしようとする方法で，体幹は水平面において足部を軸にした円運動を行っている．

直立タイプ

　体幹を床面に直立させ重心をできるだけ高くした状態から，後方へプッシュアップすることで体幹の前方への倒れ込みを防ごうとする方法で，体幹は水平面において斜め後方への直線運動を行っている．

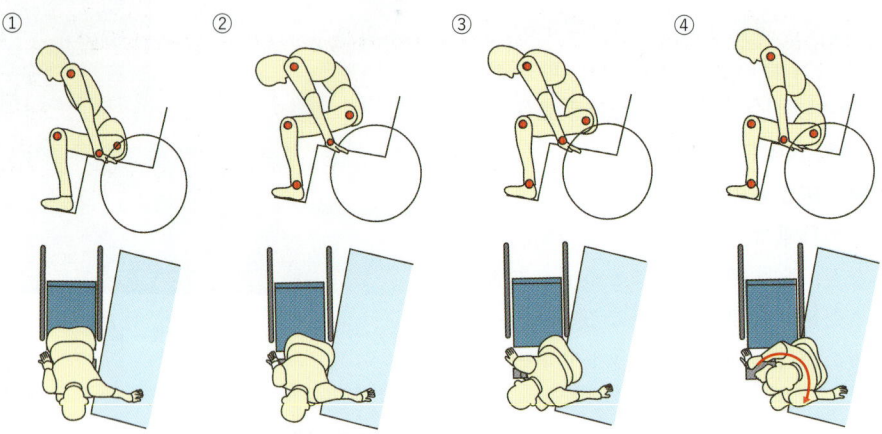

前傾タイプの動作手順：体幹は水平面において足部を軸とした円運動を行っている．

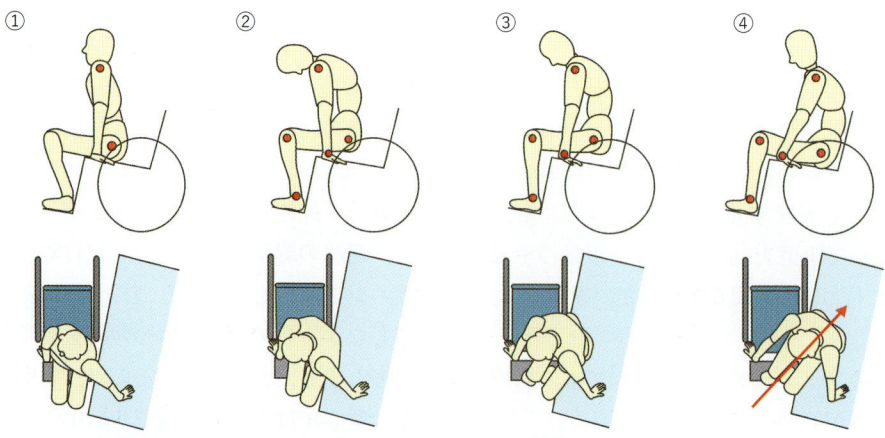

直立タイプの動作手順：体幹は水平面において斜め後方への直線運動を行っている．

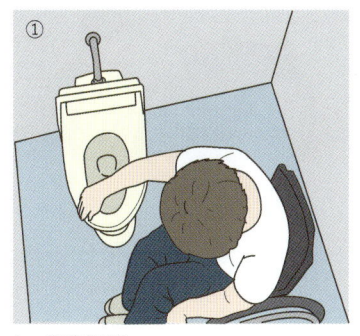
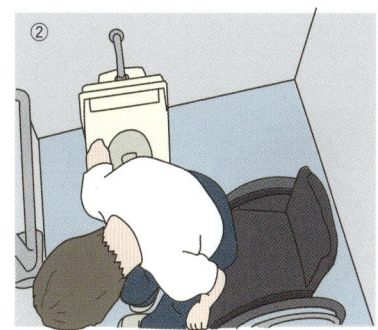
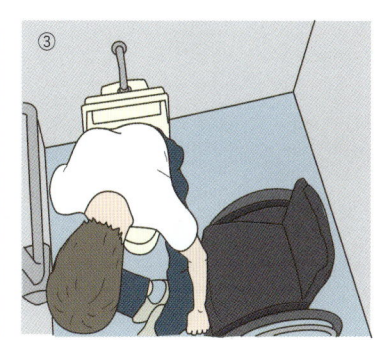

A.　便座把持

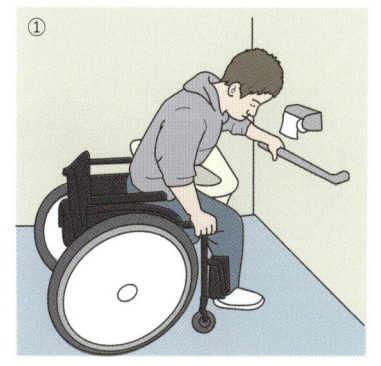
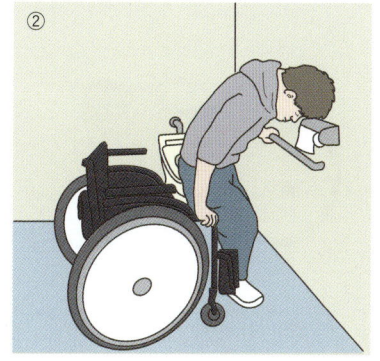
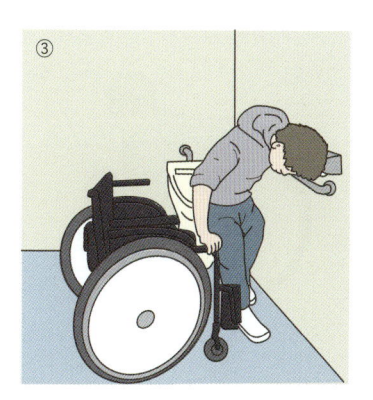

B.　手すり把持

図 8-6　車椅子からトイレへの移乗

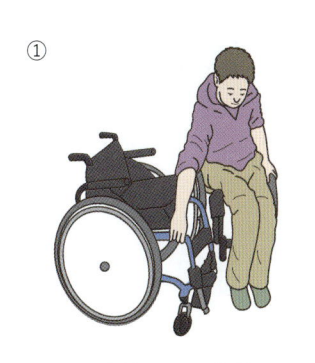
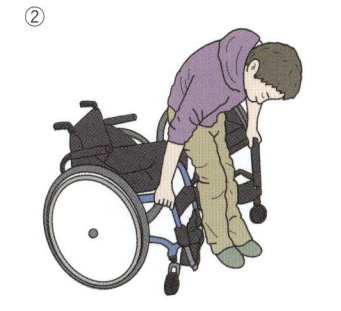
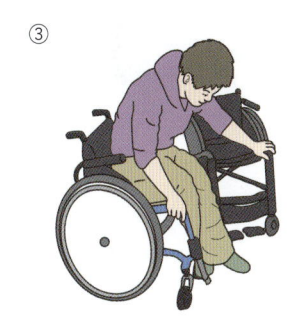

図 8-7　車椅子から車椅子への移乗

る．制動の際は，体幹を後傾し，両手を前方に伸ばしハンドリムをゆっくり抑え，手の摩擦を利用する．

2）キャスター上げ（キャスターアップ）

　キャスター上げは，屋外での段差や溝，坂道を走行するのに必要となる動作である．方法としては，重心を後方に移し，両手でハンドリムを把持

しハンドリムを引きながら，勢いをつけてキャスターを上げる．体幹筋の残存レベルにより，バックサポートにもたれたまま行う方法や，体幹を前屈する方法などがある（**図 8-11**）．

　上肢のみでバランスをとるのではなく，頭頸部や胸郭帯も協調的に使用し，バランスをとれるようにする．

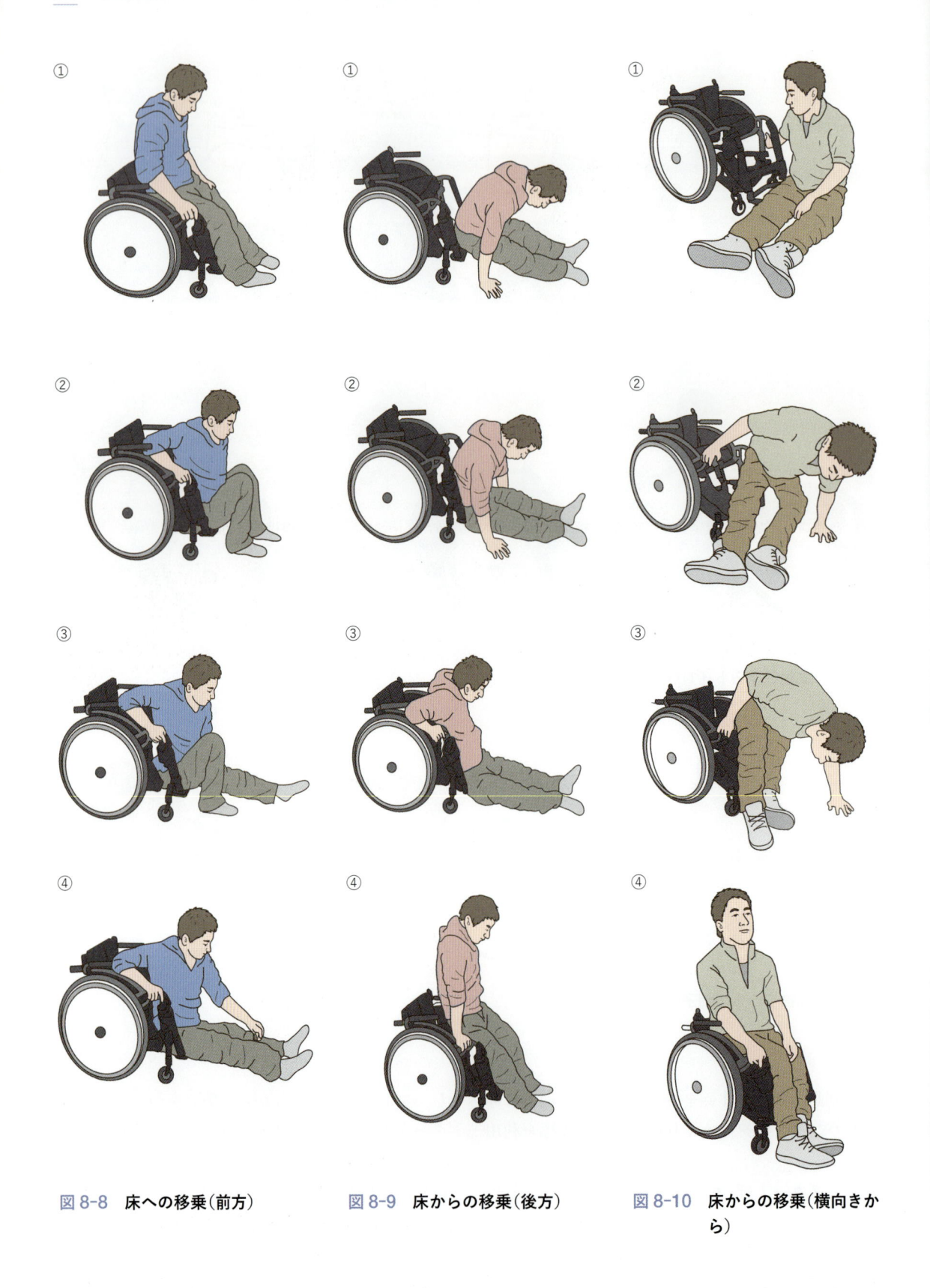

① ② ③ ④

図 8-8　床への移乗（前方）　　図 8-9　床からの移乗（後方）　　図 8-10　床からの移乗（横向きから）

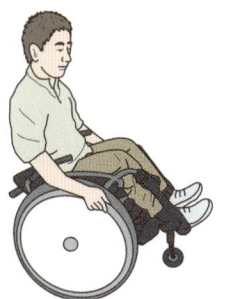
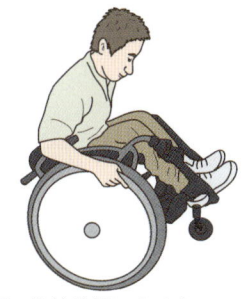

A. バックサポートにもたれ
　　たキャスター上げ

B. 体幹前傾によるキャス
　　ター上げ

図 8-11　**キャスター上げ**

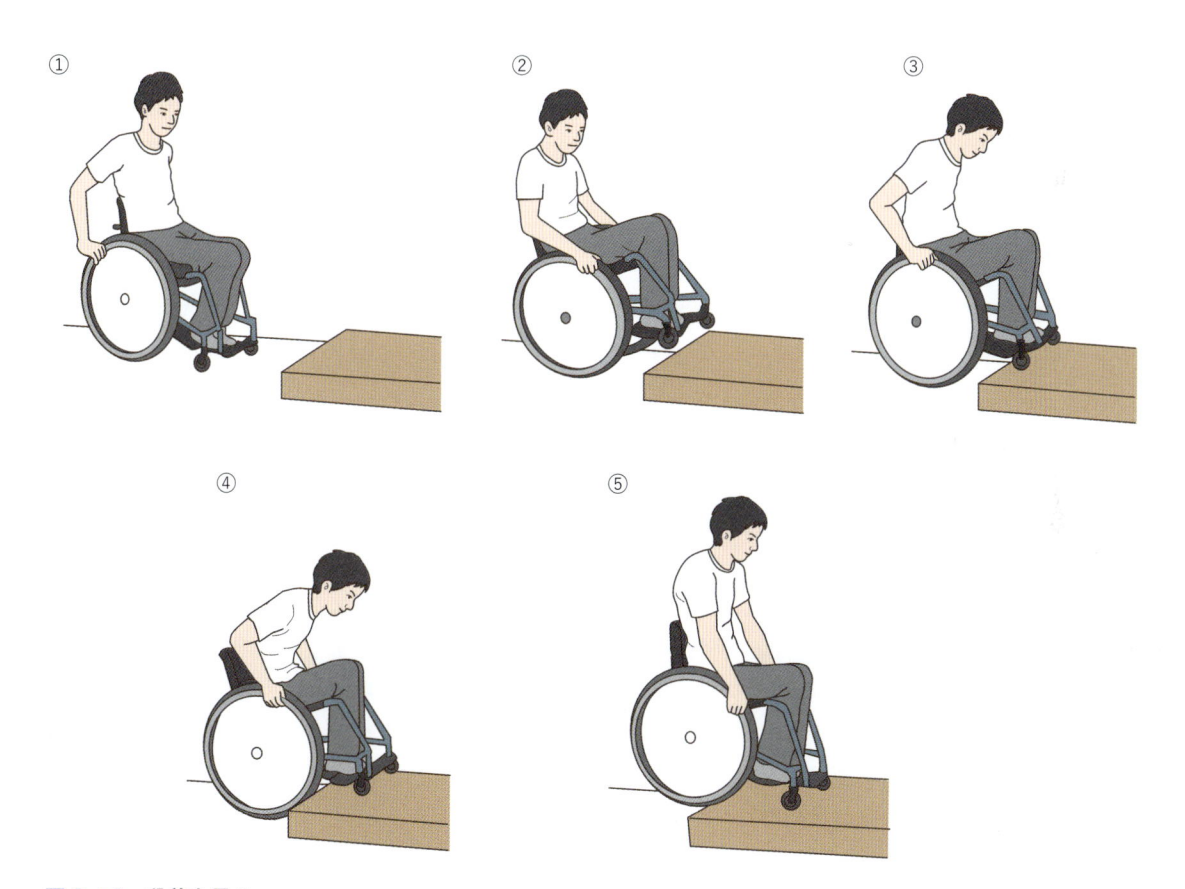

図 8-12　**段差を昇る**

3）段差の昇降

　段差を車椅子で昇るときは，キャスターを段差
前におき準備をし，キャスター上げを行い，少し
前進し，キャスターを段差の上に置く．後輪を段
差に付け，ハンドリムの最も強く押し出せるとこ

ろを把持する．

　上肢で後輪を押し上げ段差を昇る．押し上げる
際には，頭部・体幹を前傾しタイミングを合わせ
ながら行う（図 8-12）．

　車椅子で後方から段差を降りるときは，段差の

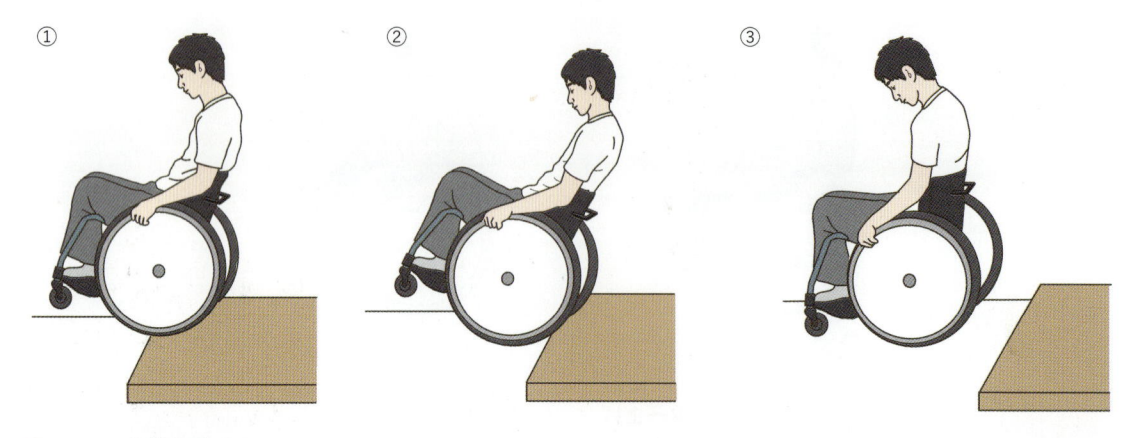

図 8-13　段差を降りる

手前で方向転換し後方を向ける．ハンドリムを
しっかり把持し，体幹を前傾させながらゆっくり
と後進し，後進しながら後輪を段差から降ろす．
後輪が降りたことを確認し，キャスターを上げて
段差から降ろす．

　また，前方から降りる方法は，段差の手前で
キャスターを上げバランスを取りながらハンドリ
ムをしっかり把持し，スピードを制動し左右対称
に少しずつ動かしながら段差を降りる．降りる瞬
間は，車椅子をやや後傾に保ちキャスターが下が
らないようにする．段差を降りた後，ゆっくり
キャスターを降ろす（**図 8-13**）．

4）スロープ（坂道）の上下

　スロープを車椅子で上がる場合は，手前から助
走をつけ，十分に体幹を前傾させながら駆動し上
がっていく．駆動は，素早くかつしっかり強く押
し出すことを繰り返し，上肢の筋力のみの使用で
はなく，体幹の前後屈の動きを利用し，前方に強
く押し出す．

　また，長いスロープで途中休憩する際は，車椅
子を横に向け停止させる．

　下る場合は，頭部・体幹を少し後ろに引き，ハ
ンドリムを握りその摩擦力でスピードを調整しな
がら行う．さらに，キャスターを上げながら下る
方法では，ハンドリムを軽く握り，滑らすよう
にスピードを調節しゆっくり下る．加速がついた
場合はハンドリムの摩擦を強くすることでキャス

ターを上げて停止する方法もある．極端な急制動
は転倒のリスクとなるため，上半身でスピードを
体感しながら操作を学習する．

5）階段の昇降（車椅子で手すりを使用）

　昇りは，片手は後方の手すりを持ち，もう片手
は手すり側のハンドリムを持って，階段下でキャ
スターを上げる．手すりで引き寄せる力と，把持
したハンドリムから大車輪を段差に押し付ける力
を利用し上がる．その際，キャスターは上げたま
まバランスを保持し，手すりとハンドリムの把持
位置を変え，同様に次の階段も上がっていく（**図
8-14**）．

　また，降りはキャスターを上げたまま，バラン
スを取り，片手で手すりを把持し，反対の手は階
段側のハンドリムに持ち替える．段差の位置を確
認し，左右の大車輪のバランスを取りながら，把
持したハンドリムを前に動かし段差を降りる（**図
8-15**）．

6）エスカレーターの昇降

　昇りは，移動手すり（ハンドレール）に手をか
け，ステップの動きに合わせながらキャスターを
踏み面の奥にあるステップ側に入れ，位置を固定
する．ハンドレールを把持したまま，体幹をや
や前傾させ，大車輪を，次に来たステップの段
鼻と踏み面に押し付け，安定する位置をとる（**図
8-16**）．

　降りは，後方を確認し車椅子とベルトの位置

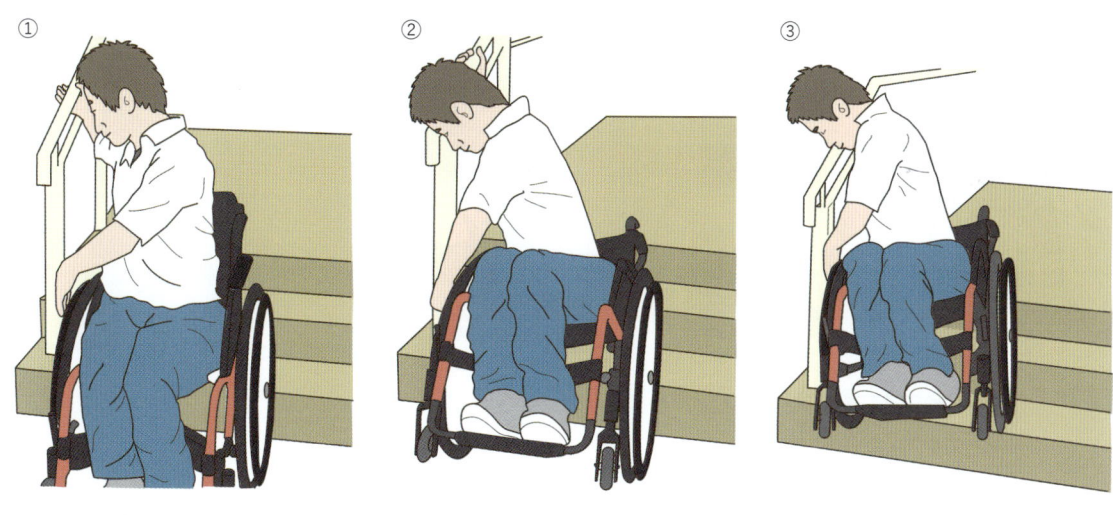

図 8-14　　階段を昇る（車椅子で手すりを使用し階段を昇る）

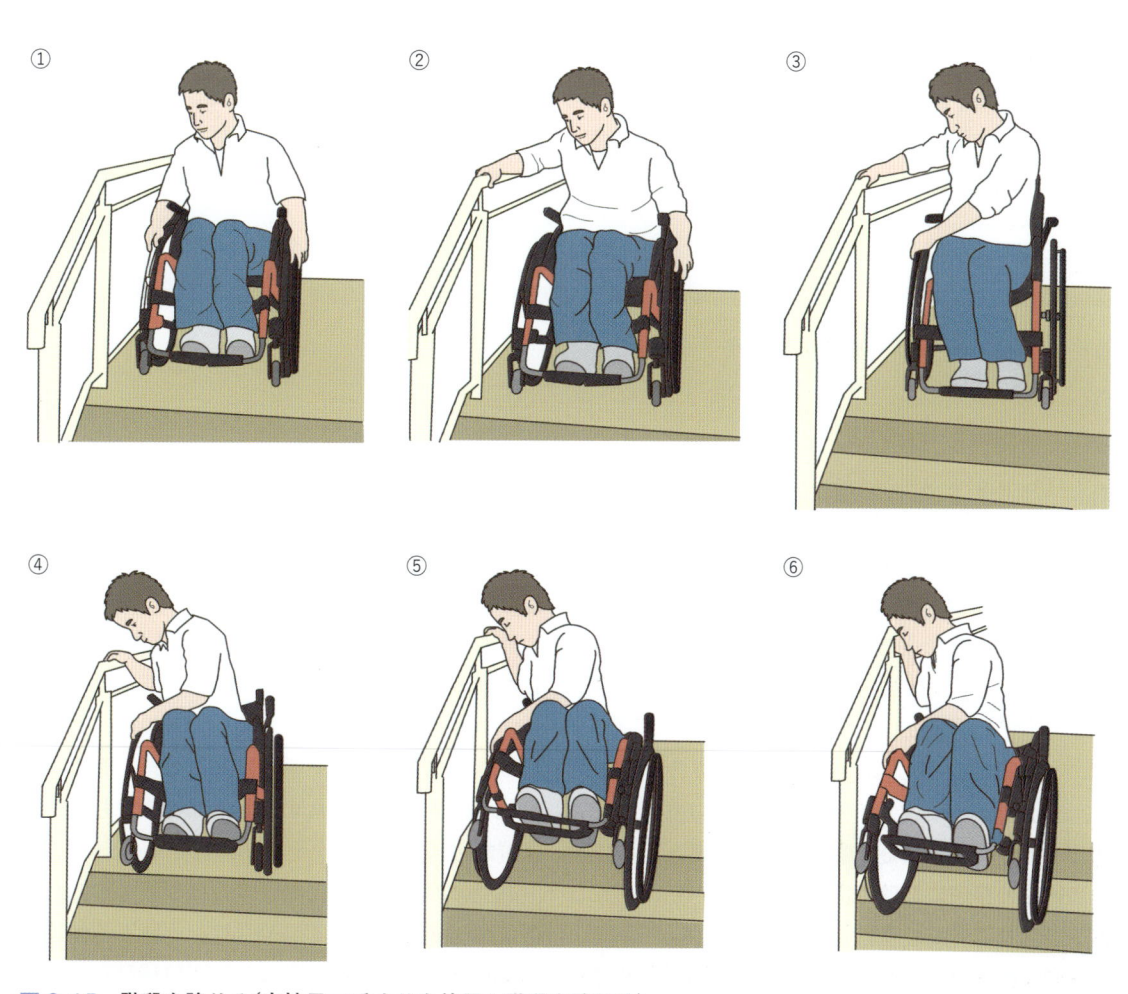

図 8-15　　階段を降りる（車椅子で手すりを使用し階段を降りる）

① ② ③ ④

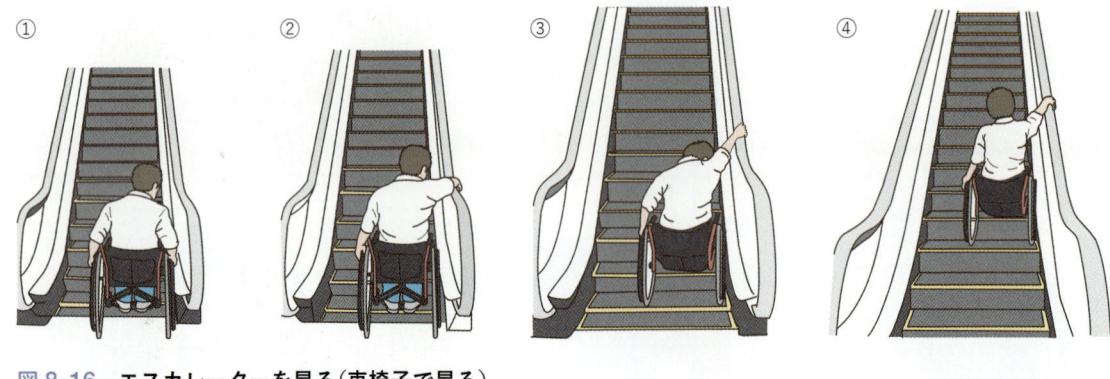

図 8-16　エスカレーターを昇る（車椅子で昇る）

① ② ③ ④

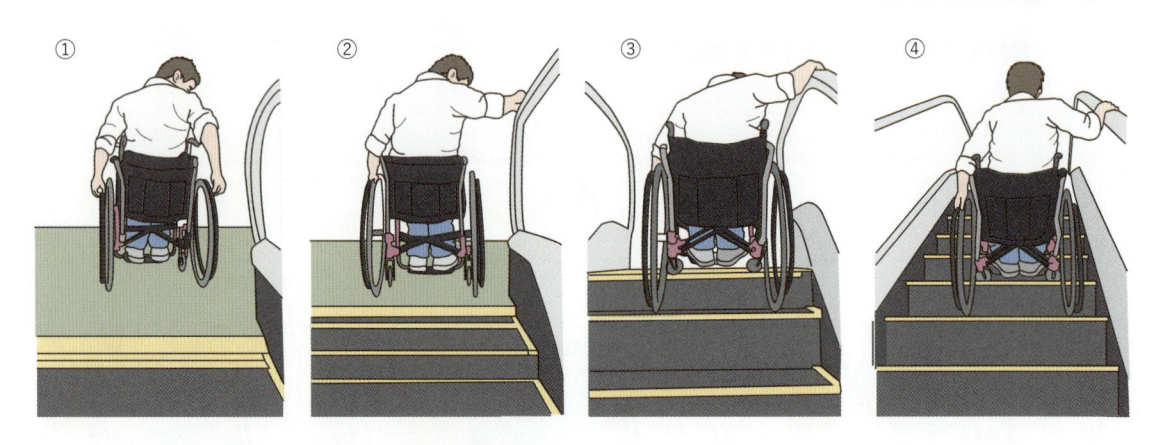

図 8-17　エスカレーターを降りる（車椅子で降りる）

が平行になるように位置取りし，手すりに手を
かけ，ゆっくり後方に進み，大車輪を踏み面と
段鼻に押し付けるようにし体幹を前傾する．キャ
スターは，次のステップと踏み面の奥に押し付
けるように安定できるところに位置取りする（**図
8-17**）．

　車椅子でのエスカレーター昇降は，車椅子の設
定によって，安定しない構造のものがある．ま
た，店舗によっては乗降を控えてほしい方針のと
ころもあり，安全面を配慮し練習が必要となる．

❺歩行での移動にむけて

1）下肢装具装着での歩行

　胸腰髄損傷者において実用的な移動は車椅子で
あることが多い．しかし，歩行は移動手段の確保
だけではなく，健康面（消化機能・心肺機能・下

肢屈曲拘縮予防）に効果があり，さらに心理的な
面でも大きな意味をもつ．また，不完全麻痺の場
合には，適切な下肢装具療法により，実用的な歩
行を獲得できることもある．

　訓練レベルでの歩行の適応は，馬尾神経が残存
している胸髄損傷（第 12 胸髄）が一つの境目とさ
れているが，たとえば，立位，訓練歩行，実生活
での歩行など，目的を明確にしたうえで導入する
ことが必要であり，まず，立位保持や立ち上がり
練習が必須となる．

　高位の損傷者は実用的な歩行は困難であるが，
下位胸髄損傷では，腹筋や脊柱起立筋よる体幹の
コントロールが良好となり，短距離移動が可能と
なる．しかし，歩行速度は遅く実用的ではなく，
エネルギー効率も悪い．

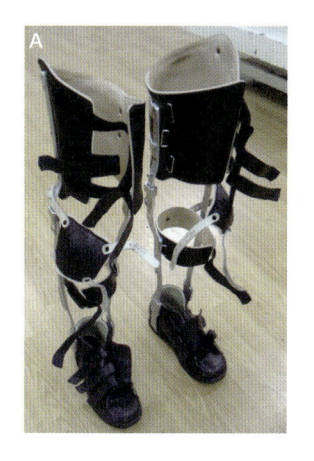
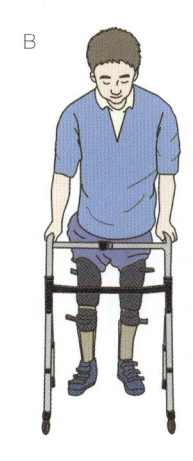

図 8-18　長下肢装具（A）と長下肢装具での歩行（B）

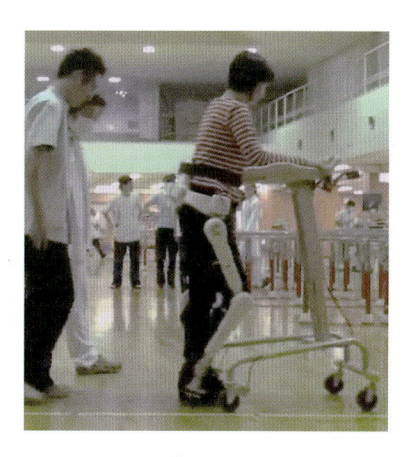

図 8-19　HAL® での歩行練習

　腰髄損傷（第 1 腰髄）レベルでは，体幹筋や骨盤挙上筋の働きが良好で，股関節の屈曲と内転が可能となり，下肢の振り出しが可能となる．そのため，長下肢装具と両側ロフストランド杖を使用した屋内歩行が可能となる．腰髄損傷（第 2 腰髄）レベルでは，股関節の屈曲と膝関節の部分的伸展が可能となり，長下肢装具の使用が実用的となる．腰髄損傷（第 3〜第 4 腰髄）レベルでは，膝の伸展が可能となり，杖と短下肢装具を使用し，実用的な歩行が可能となる．

　レベルによって処方される装具はさまざまで，① 両側長下肢装具と体幹硬性装具が連結して構成されている，HGO（hip guidance orthosis）やRGO（reciprocating gait orthosis），ARGO（advanced modular RGO）などの外側股継手つき長下肢装具システムや，② 片側下肢に重心を移動させることにより，リンクされた反対側の下肢が離床し，体幹を前傾させ下肢を振り出す方法で歩行する，Walkabout や Primewalk® などの内側股継手つき長下肢装具システム，③ 股関節の自動運動が可能で，膝関節伸展と足関節筋力が不十分である場合に処方される長下肢装具（図 8-18），④ 膝伸展筋力が残存し，足関節周囲筋力を補う短下肢装具などがある．

　近年では，吊り下げ装置つきトレッドミル歩行練習やロボットによる歩行練習の支援の一環とし

て，HAL®（hybrid assistive limb）（図 8-19）や歩行アシストなどが訓練場面で導入されている．

C. セルフケア（更衣・入浴）

1 更衣：車椅子でのズボン着脱

　排泄動作においては，車椅子座位やトイレ端座位にて行うことが多い．ズボンの脱衣は一側上肢で体重を支持し同側に重心移動して，対側の上肢でズボンを臀部まで降ろす．次に，同様に反対側を臀部まで降ろす．この動作を左右交互に繰り返し，大腿部まで降ろし，下腿を片方ずつ脱いでいく．

　着衣では，下腿それぞれにズボンを通し，プッシュアップしながら臀部を上げる（図 8-20）．

2 入浴：洗体動作（高床・入浴用椅子・床）・浴槽の出入り（入出槽）

　入浴での洗体動作は，高床の洗体台や浴室の床に敷かれたバスマットなど，さまざまな場所に移乗し，長座位やあぐら座位などで洗体を行う．また，入浴用椅子や入浴用車椅子など，さまざまな方法が選択できる．自宅などの環境や身体状況に応じ選択していく．

　高床の洗体台からの浴槽の出入り（入出槽）は，まず，下肢をゆっくり片方ずつ入れて，臀部を浴槽側にずらし，浴槽の両淵を手で支持しゆっくり

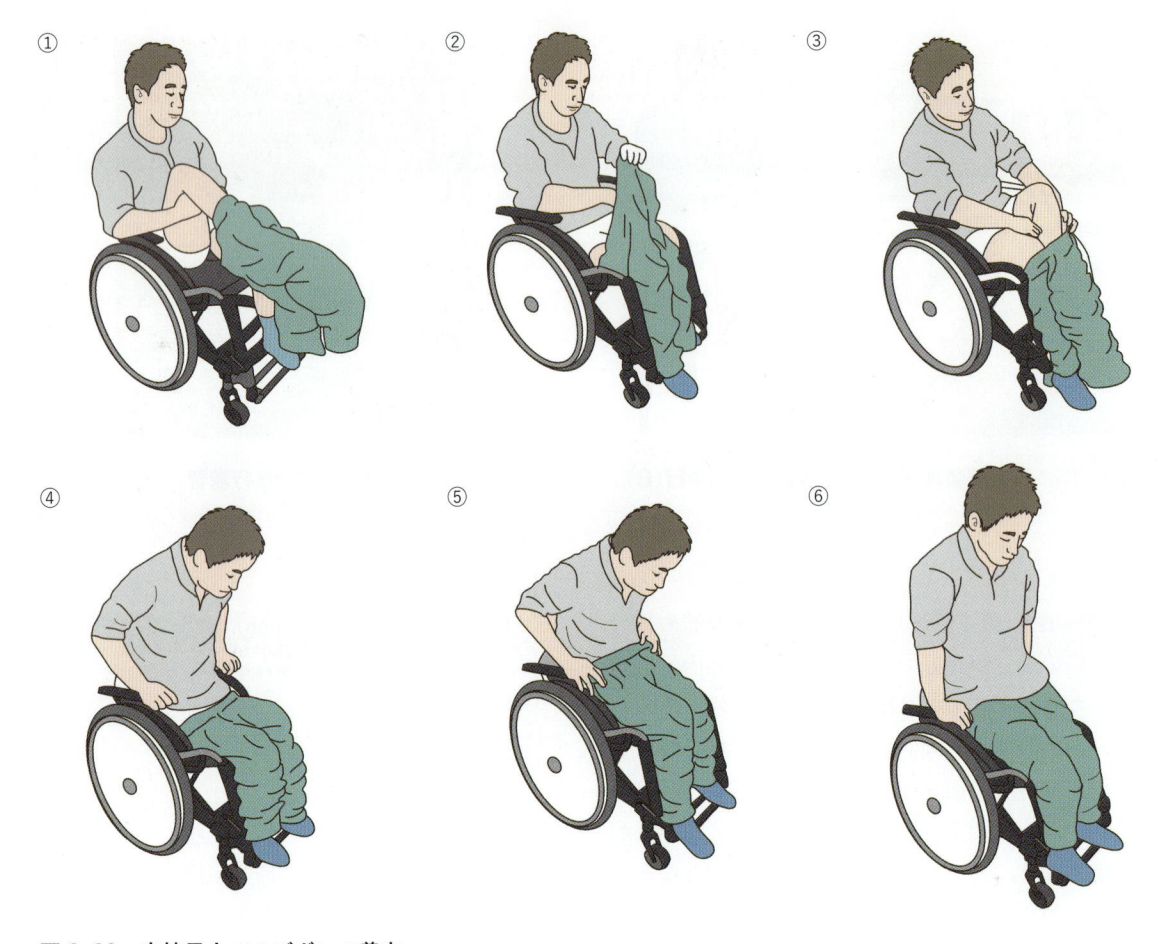

図 8-20　車椅子上でのズボンの着衣

入槽していく．下肢の位置により，バランスを崩しやすくなることもあるため，浴槽内での座位の評価も行う．浴槽から上がる場合は，浴槽の淵に両上肢をかけ，プッシュアップの要領で上体を上げていく．入出槽は，浮力も働くため，割合容易に行える動作である．

　入浴動作は，環境による影響が大きいため，一連の動作に適した環境設定の検討が必要である．

D.　家庭生活

① 家事動作

　両上肢の使用に問題のない胸腰髄損傷者にとって，車椅子での家事動作は，移動，リーチ範囲をどのように補うかが課題となる．

ⓐ 調理動作

　流し台に垂直にアプローチするために，下の戸棚を外す方法がよく紹介されている（**図 8-21A**）．用具類は手の届く範囲の棚やテーブル上に配置する．また，コンロなどの加熱調理器具は，魚焼きグリルがあることで高さがでてしまい，鍋などの中が見えにくくなるため，なるべく薄い物を選択するとよい（**図 8-21B**）．電気湯沸かし器などは，テーブル上などに設置し，加熱後運ばなくてもよい位置に置く．また，熱くなったものはなるべく運ばなくて済むように手順や配置を考え，ワゴンの使用を勧めるようにする．どうしても運搬が必要な場合は，熱傷防止のため，大腿上に熱を遮断できるトレーや電話帳などを置くようにする．

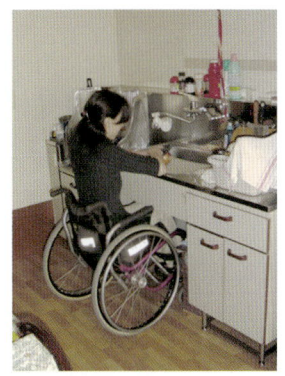

A．流し台

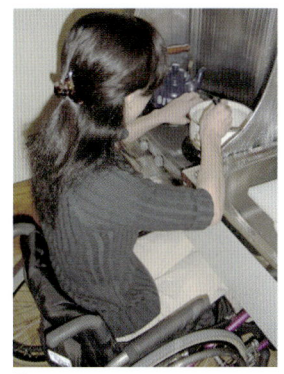

B．コンロ

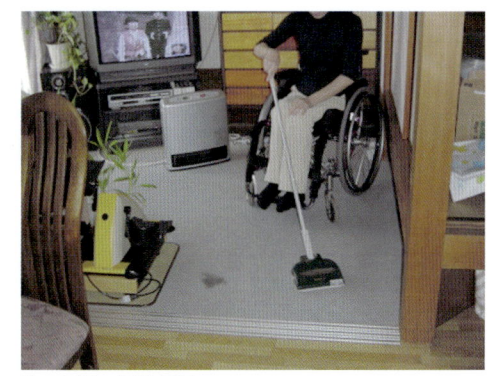

C．長柄の掃除用具

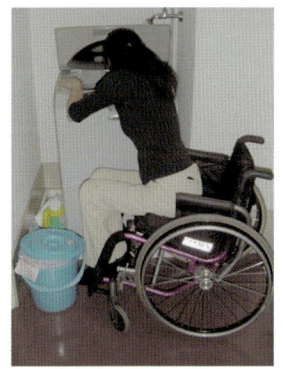

D．洗濯槽へのリーチ

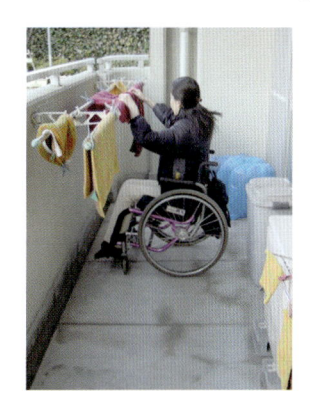

E．物干し動作

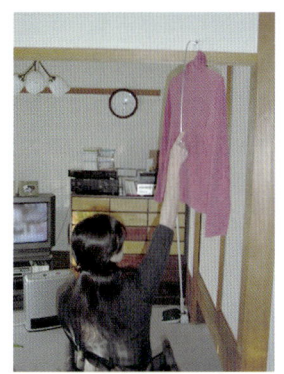

F．リーチャーの使用

図8-21　家事動作

ⓑ掃除動作

床へのリーチを補うため，長柄のものをよく使用する（図8-21C）．

ⓒ洗濯動作

洗濯機へのリーチでは車椅子の座面から前に出ることでより遠位のリーチが可能となる（図8-21D）．洗濯物を干す場合は，車椅子でリーチしやすい高さに設定する（図8-21E）．

ⓓリーチャーの利用

キッチンの換気扇スイッチ・ブレーカーや鴨居への衣服の吊り下げなど，どうしてもリーチ困難な場合は，リーチャーなどの自助具を用いるとよい（図8-21F）．

②性活動

性機能や性行為に対する問題は，男女を問わず，表面上現れにくいが，とても深刻で切実である．重要なことは，かかわるリハビリテーションスタッフが，もっている知識を適切に情報提供できることであり，性行為や妊娠・出産は不可能ではないことを伝えることが大切であろう．

男性の勃起中枢と射精中枢は，第11胸髄〜第2腰髄，第2〜4仙髄にあり，胸腰髄損傷者では，勃起障害，射精障害，性行為における障害，造精機能障害などが問題となる．女性の場合は，第2〜4仙髄に会陰部，陰唇，クリトリス，腟のデルマトームがあり，胸腰髄損傷者では，性行為における障害，妊娠への影響，出産への影響などが問題となる．

性行為前の注意事項としては，失禁予防のため事前の導尿や褥瘡に気をつけること．また，ポジションを工夫し，パートナーの理解も得ながら協力して実施することがあげられる．男性の勃起障害に対しては，治療薬があるため，泌尿器科に相談することも重要である．

3 妊娠・出産・育児

現在の不妊治療は進歩しており，男性・女性にかかわらず，妊娠・出産については専門医に相談するなど，情報提供を行ったうえで自己決定できる支援が重要となる．

以下女性について述べる．

受傷後，一時的に無月経となることもあるが，経過により正常月経に回復する．そのため，月経が回復することで，妊娠は可能といえる．

妊娠中は，便秘，尿漏れ，尿路感染症，貧血，自律神経過反射に注意する．また，腹部増大や体重増加により，移動や移乗，自己導尿，排便，後始末などの排泄動作，入浴，自動車への車椅子の積み込みなどが困難となる．そのため，一時的にさまざまな援助が必要となる．援助を受けることは，胎児の安全のために必要である．

出産では，経腟分娩は第6胸髄より高位の損傷では，子宮収縮が原因となり自律神経過反射をおこす可能性があり，子宮の収縮力や自律神経過反射を考慮し，出産方法を選択する．

育児では，沐浴，散歩や外出，授乳などが行いにくい．沐浴では，ベビーバスの工夫（頭部サポートや臀部ずり落ち防止つき）や車椅子で行いやすい着替え台，ベビーベッドの設置を行う．外出では，前向き抱っこ紐の使用，授乳では，授乳用のクッションの利用などの工夫で改善することもあるが，夫などの援助も重要となる．

E. 社会生活

1 自動車の運転

自動車の運転が可能となることで，行動範囲が広がり交友関係の拡大や社会参加が容易になる．自動車は，アクセル，ブレーキを左手で，ハンドル操作を右手で行えるように改造を行い，両上肢での運転を可能にすることができる．運転免許は，運転免許更新センターで適性相談を行わなければならない（詳細は，第7章参照）．

自動車の運転にあたっては，車への移乗，車椅子の積み込み（121頁の図7-37参照），運転操作

などの動作獲得が必要となる．

自動車を通勤や通学，仕事などで日常的に使用している場合は，車検や修理の際の代車の確保も課題となることがある．

2 趣味（余暇）活動

a スポーツ

スポーツには，身体的効用（健康増進・体力向上，生活習慣病の予防），精神的効用（爽快感，達成感，連帯感，感動），社会的効用（人間関係の深まり，仲間づくり，社会参加），教育的効用（知性，個性の伸長，創造性の開発），生きがい的効用（自己表現，自己実現）などがあり，胸腰髄損傷者にとっても，余暇活動（レクリエーション）からアスリートとしての活動まで，社会参加の重要な手段となる．

胸腰髄損傷者が行えるスポーツは幅広く，車椅子バスケ，卓球，車椅子マラソン，カヌー，チェアスキー，バドミントン，ビームライフル，アーチェリー，ボウリング，ローンボウルス，車椅子テニス，車椅子ハンドボール，アームレスリングなど種目も多岐にわたる（図8-22）．

胸腰髄損傷者がスポーツを行うための工夫はさまざまで，各競技によって使用する車椅子も異なり，移乗方法もさまざまである．そのほかにも，たとえば，陸上競技での投てき競技では，体幹バランス障害を補うための，投てき競技台（図8-23）などの工夫がある．

b 旅行

余暇活動としての旅行やスポーツでの遠征や出張など，遠方に出かけることも生活のなかで重要な意味をもつ．旅行先での宿泊は，ホテルの利用があるが，まず，段差がなく，車椅子が入れる部屋であること，かつ，洗面，トイレ，浴室へのアプローチが可能であることが必要となる．

公共交通機関では，JR（在来線・新幹線）や私鉄など，ホームへはエレベーターの設置が進んでいるところもあるが，出口によっては階段のみのところもある．ホームと電車の間の段差は，駅員に依頼すれば簡易スロープを設置してもらうことが可能で，各社丁寧な対応を行っている．また，

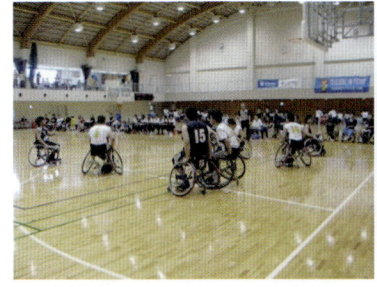

A．車椅子バスケ

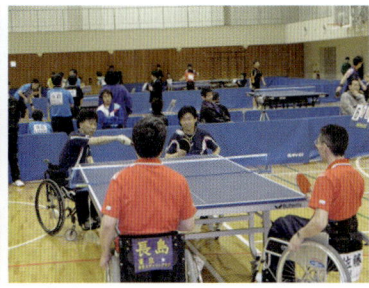

B．卓球

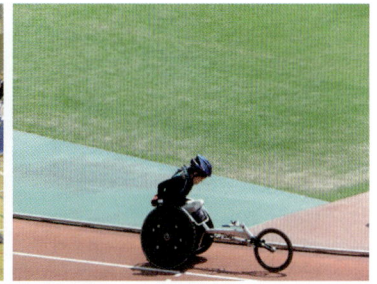

C．車椅子マラソン

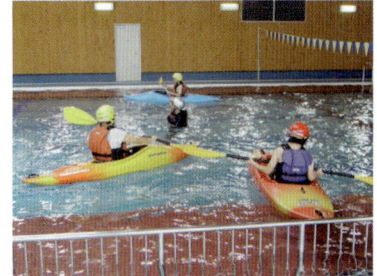

D．カヌー

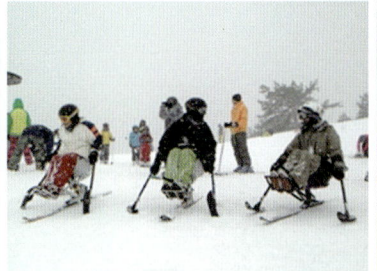

E．チェアスキー

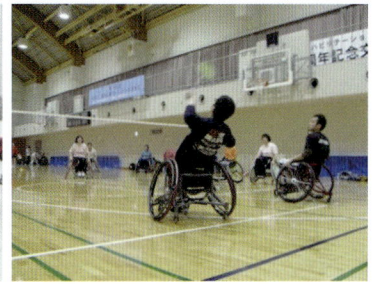

F．バドミントン

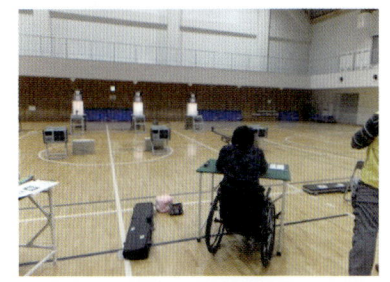

G．ビームライフル

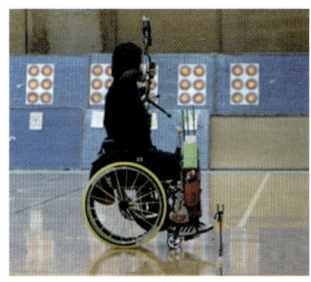

H．アーチェリー

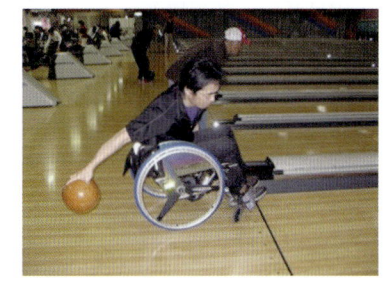

I．ボウリング

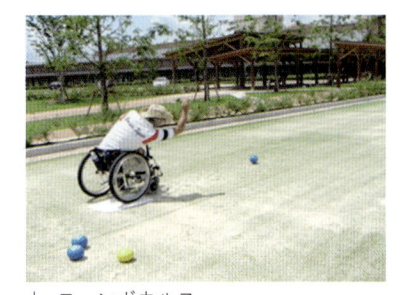

J．ローンボウルス

図 8-22　**スポーツ**

バスはノンステップバスなども走っているが，乗り場や運行本数が限られることもあり，事前の情報収集が重要となる．乗車後は，進行方向に留意し，車椅子スペースにある手すりを持ち，発進や停止時にバランスが崩れないように留意する．

飛行機は，優先搭乗などを行っており，座席への移乗が必要となる．トイレに行く場合は，機内用の介助用の車椅子の使用となる．

海外は，手動装置が設置されたレンタカーもあり，事前の情報収集や予約時に確認するとよい．

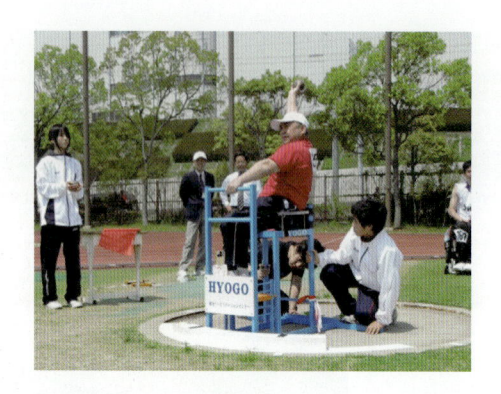

図 8-23 投てき競技台

❸就労：通勤・デスク・長時間座位用の車椅子の設定

胸腰髄損傷者にとって，職場復帰や就職などの就労にかかわることはとても重要である．身辺動作が自立し，社会復帰を果たすためには，実用的な移動を考慮すると車椅子が適応となる場合が多く，デスクワークを中心とした仕事が多数を占める．

就労にあたっては，通勤，就労環境，仕事中の排泄，合併症の管理が必要となる．車椅子での安全な通勤，車での通勤の場合は乗降場所を含めた駐車場の確保，職場の出入り口や玄関などアクセスが行える環境であること．さらに，車椅子の使用できる個人スペースの確保のためのデスクの設置，デスクの高さや幅，リーチ範囲を含めた物品の配置，コンセントやスイッチ類の場所なども大切である．また，廊下の通過幅の確保や物品の整理など職場全体の理解と協力が必要である．

さらに，休憩時間に使用するトイレの環境調整や，褥瘡予防のための簡易ベッドの設置なども，可能であれば職場と調整することが望ましい．

III 住環境の整備

スペースが確保できる配置であれば，最近のマンションでは，改修などを行わずに暮らしていることもある．重要なのは，室内を車椅子で移動（出入り口の通過）できることである（**図 8-24**）．

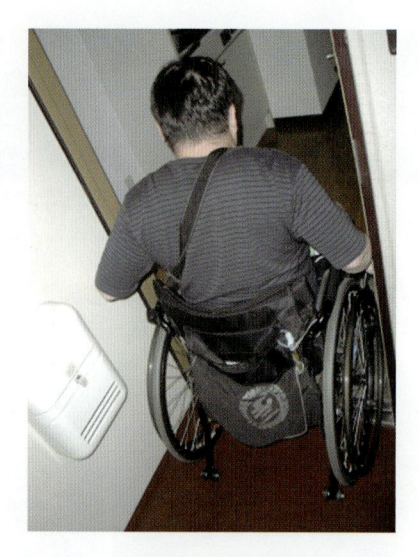

図 8-24 車椅子幅と通過幅

トイレ，浴室，洗面の整備を紹介する．

トイレは，スペースさえあれば移乗可能である（**図 8-25**）．また，壁手すり設置が困難な場合は，簡易的な椅子・手すりを設置し，移乗とズボンの上げ下ろしが行いやすいようにすることもできる（**図 8-26**）．

洗面は，車椅子で入れる洗面台が使用しやすく，また，物品をリーチできるところに配置する（**図 8-27**）．

浴室は洗体台と浴槽が一体であればそのまま使用できるが（**図 8-28**），既存のユニットバスも洗体台を製作するなどの工夫をすれば，使用しやすくなる（**図 8-29**）．

IV 留意事項

脊髄損傷者の生活に影響がある合併症としては，自律神経過反射と褥瘡があり（第 7 章参照），そのほかには，骨粗鬆症による下肢の骨折や高齢化の問題がある．現在，泌尿器などの管理が適切に行われるようになり，平均寿命は飛躍的に改善された．それに伴って，加齢に伴う身体機能や精神機能の低下から ADL に支障をきたしている例も増えてきている．

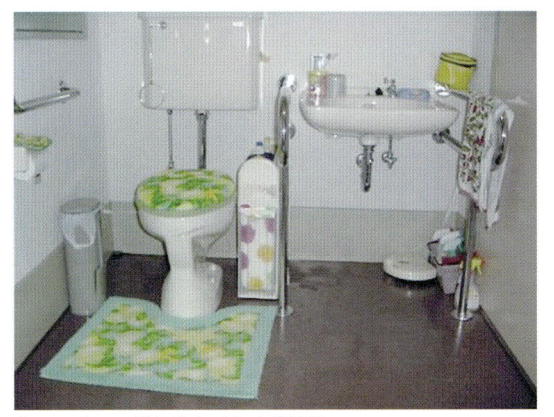

A．スペースがあるトイレと洗面台

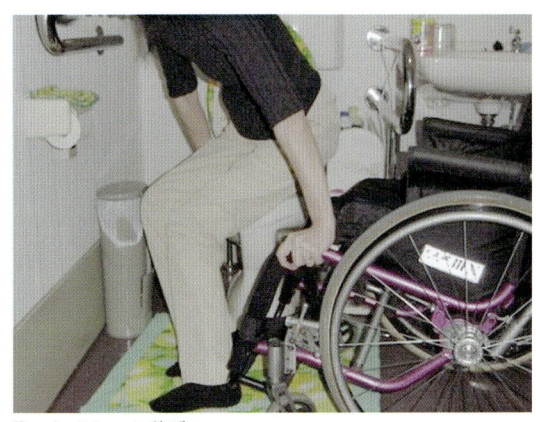

B．トイレへの移乗

図 8-25　トイレと洗面台

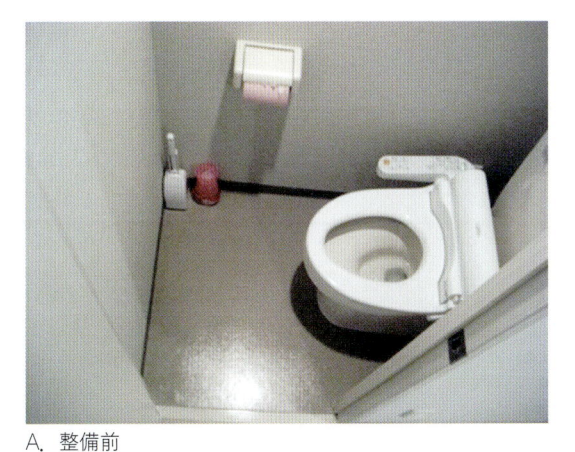

A．整備前

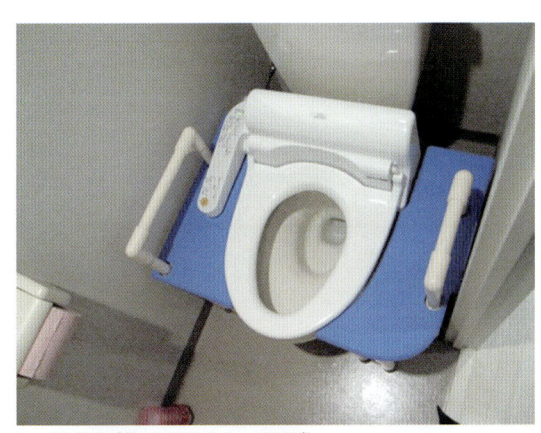

B．整備後（椅子・手すりの設置）

図 8-26　トイレの整備

また，生活習慣病である糖尿病や肥満にも留意が必要である．車椅子での平地移動は，健常者の平地歩行に比べ，エネルギー消費量が低く，通常の日常生活のみの活動では十分な運動量を得ることが困難といえる．そのため，心肺機能の維持を目的とした，余暇活動でのスポーツなどが重要である．

V 課題

今回は，胸腰髄損傷の完全麻痺を主としたADL を紹介した．しかし，近年，iPS 細胞など，さまざまな神経再生の手技を用いた試みがなさ

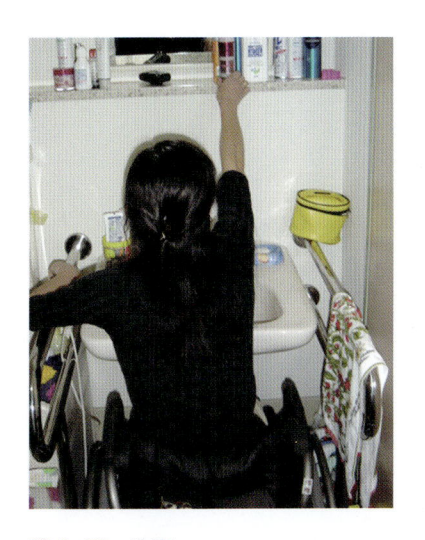

図 8-27　洗面

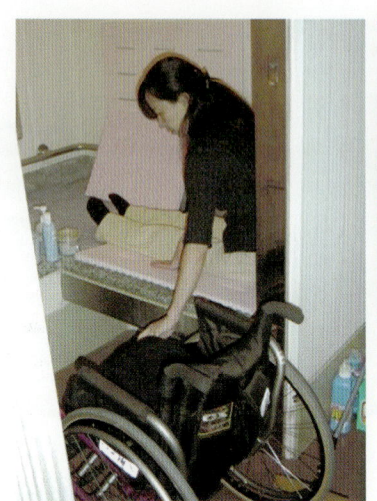

A. 洗体台への移乗

B. 浴室

図 8-28　洗体台と浴室

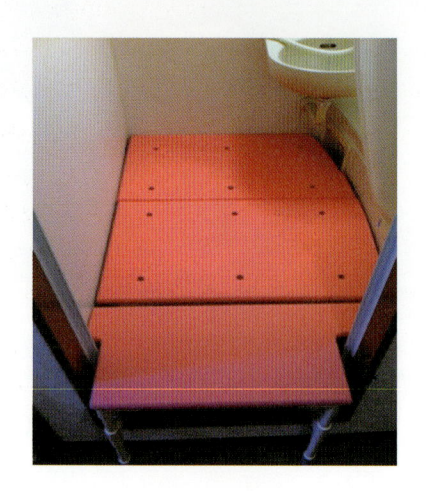

図 8-29　製作した洗体台

れ，脊髄再生医療においても，一部臨床試験の段階に入っている．脊髄再生では，手術後すぐに回復するのではなく，多くの不全麻痺が生じる可能性が高い．そのため，不全麻痺に対する，さらなるアプローチの質と量の検討や，歩行支援ロボットなど支援機器の進化に応じた介入が求められる．

📖 引用文献

1) Frankel HL, et al : The value of postural reduction in the initial management of closed injuries of the spine with paraplegia and tetraplegia, Part 1. Paraplegia, 7 : 179-192, 1969

2) 脊髄損傷：高田正三．兵庫県立総合リハビリテーションセンター編：チームアプローチによる総合的リハビリテーション．pp237-238, 三輪書店，2000

3) Maynard FM Jr, et al : International Standards for Neurological and Functional Classification of Spinal Cord Injury. Spinal Cord, 35 : 266-274, 1997

4) 岩崎　洋編：脊髄損傷理学療法マニュアル　第2版．文光堂，2014

5) 川村次郎ほか：義肢装具学　第4版．医学書院，2009

6) 伊藤利之ほか編：日常生活活動（ADL）－評価と支援の実際，新版．医歯薬出版，2010

7) 玉垣　努ほか編：身体障害者の性活動．三輪書店，2012

8) 労働者健康福祉機構全国脊髄損傷データベース研究会編：脊髄損傷の治療から社会復帰まで―全国脊髄損傷データベースの分析から．保健文化社，2010

9 関節リウマチ

Ⅰ 障害の概要

関節リウマチ(rheumatoid arthritis；RA)は原因不明の進行性炎症疾患であり，非感染性の関節炎が主症状である．疼痛，関節破壊や変形などの関節症状，臓器障害など関節外症状は関節拘縮や筋力低下，易疲労など心身機能の障害をきたし，日常生活のみならず家庭生活や社会生活などにも大きな影響を及ぼす．

1 疼痛の問題

RA患者にとって疼痛は，最も解決してほしいと訴える症状であり，疼痛のコントロールがリウマチのリハビリテーションの成果を左右するといってもよい．

この疼痛は関節炎の発生による罹患関節の侵害受容器性疼痛が主であり，関節の腫脹と熱感を伴う．疼痛により自動関節運動が抑制され，身体活動が制限，不動に伴う筋力低下へとつながる．結果的にADLにも影響し，本人のQOLも低下させる．

評価では疼痛関節の部位や程度を確認するほか，ADLとの関連ではどんな動作の際に，どの関節部位に疼痛が発生するのか，確認したほうがよい．また多くの患者が訴えているが，季節の変わり目や天候によっても左右されるため，日内変動や日差変動に関しても聴取したほうがよい．これらの疼痛に関する一連の評価(疼痛に関する丁寧な問診，傾聴など)はRA患者の心理的支持につながる場合が多く，指導や介護を成功させる要因となる．

2 関節症状の問題

RA患者の関節症状としては関節炎の進行による関節破壊と変形がある．関節炎は初期には滑膜に炎症を生じさせ，徐々に軟骨や骨，靱帯を破壊する．進行すると二次的障害として筋・腱のアライメントやバランスが崩れ，関節の変形や筋力低下に進展する．これらはいずれも全身の異常姿勢を引きおこす原因にもなる(図9-1)．

顎関節の関節破壊は開口や咀嚼運動を困難にし，開口制限は食物の取り込みを阻害し，栄養管理の面で問題となる．

頚椎では環軸椎関節の亜脱臼が問題となる．亜脱臼の進行は頚髄への圧迫をおこし，四肢麻痺や呼吸障害をおこす．頭部の運動においては回旋や前屈を制限する必要があり，しばしば予防的対応で頚椎装具を装着するが，この場合，頭部の制限により周辺環境の目視が不十分となり，自身の安全への配慮が制限される．具体的には障害物や家屋内のわずかな段差などの確認が不十分となり転倒の危険性が高まる．また，寝返りや起き上がりなど起居動作では頭部のコントロールが必要であるが，頚椎の病変が進行している時は注意が必要である．

RA患者の関節機能上の問題とアプローチ上の問題について示した(図9-2)．

上肢各関節の問題はセルフケア(食事，整容，更衣，排泄，入浴)や家事作業時の制限となる．手や手指関節の関節破壊や変形はADLで使用されるさまざまな道具や器具の操作の問題となる．RA患者は末梢神経障害や脊髄障害をおこさない限り，基本的には感覚障害はないので，変形が重度でも手指巧緻性は比較的保たれる．しかし，関節の動揺性が強いと関節同士の支持機構が低下し，操作前に物品の把持やピンチができず，巧緻動作に支障をきたす．肘や肩関節の問題は身体内もしくは身体外へのリーチの制限となる．身体内の各部位へ手や手指もしくは道具などが届かない

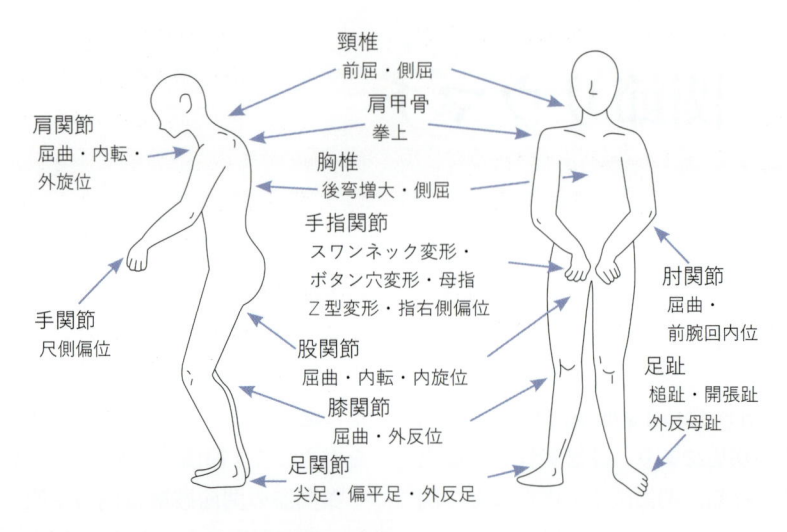

図 9-1　リウマチ患者の特徴的な姿勢

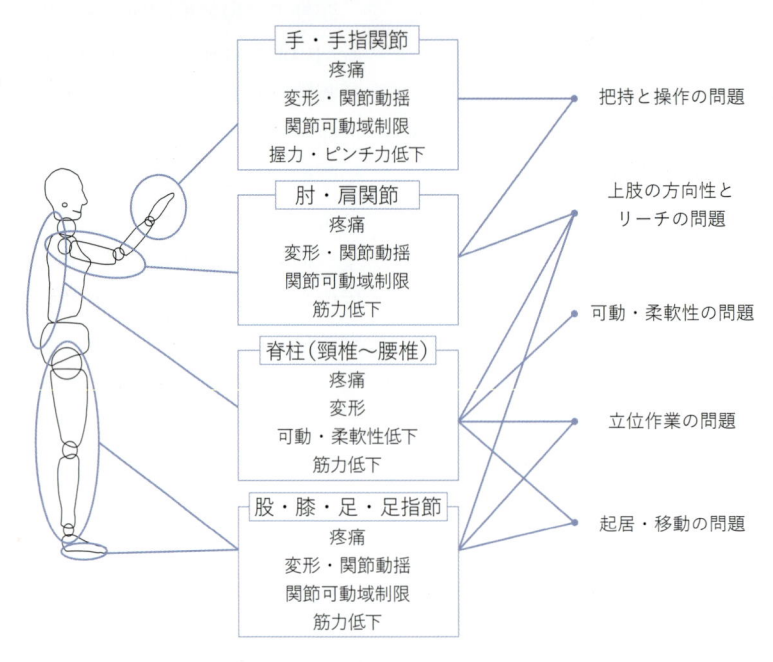

図 9-2　RA 患者の関節機能とアプローチ上の問題点

場合，目的動作を遂行できず，これを解決するために動作上の工夫，自助具などの福祉用具の活用が検討される．

　脊柱や下肢関節の問題は移乗や移動，家事など立位作業時の制限となる．脊柱関節では上下肢の変形，関節可動域制限との関係で，寝返りや起居動作での姿勢変換，家事作業で行われる横移動，ピボットターンなどの応用動作を困難にする．下肢の各関節の問題は床上動作(床や畳上での立ち座り，和式生活における布団への出入りなど)や和式洋式便座への立ち座りにも支障をきたす．また足部では前足部の変形(槌趾，胼胝)，足関節の制限は立位作業，移動の問題となる．

　いずれにしても RA 患者は局所関節だけでな

く，全身の関節機能の状態をよく評価しておく必要がある．

3 関節外症状の問題

RA患者は関節症状のほか，関節外症状を伴う全身性の炎症疾患であるということを忘れてはいけない．

関節外症状には全身症状として微熱，食欲不振，易疲労，体重減少などがある．ほかにも血液リンパ系病変として貧血，リンパ節腫脹など，皮膚病変としてリウマチ結節，皮膚潰瘍などもある．また肺病変(間質性肺炎，胸膜炎など)や心病変(心外膜炎など)，眼病変(強膜炎など)，神経病変(多発性単神経炎など)もあり，これらの症状が易疲労性や体力低下につながる．

よって指導と介護でも体力を温存できるような動作上の工夫，生活上の工夫が必要となる．たとえば，家事作業ではこまめに休憩を入れる，長時間の立位作業は控え，自身の近くに椅子を用意し，いつでも休息がとれる配慮を事前にしておくことが必要な指導となる．

4 リウマチ薬の進歩と問題点

一昔前のリウマチ治療における薬物療法は消炎鎮痛薬とステロイド薬が主流であったが，生物学的製剤の登場によって，RA患者の治療戦略は一変し，全身状態の改善度合いは非常に高くなった．早期診断と早期治療によって関節破壊の進行を抑制し，ADLやQOLが損なわれずに済む症例も多く存在する．

一方で早期診断・治療の恩恵を受ける症例もあれば，すでに関節破壊が進行した症例もある．もちろん，リウマチは全身性疾患であり関節症状が進行した場合でも生物学的製剤により全身状態の改善が図られ，ADLやQOLが改善する症例はある．しかしながら生物学的製剤が著効せず，もしくは副作用が強く現れ，全身状態の改善に至らない症例があることも忘れてはならない．さらに生物学的製剤の多くは高価であり，通院費も含め経済的負担は相当の額になる．効果があっても，経済的理由で使用しない症例もいる．

5 リウマチ医療を取り巻く問題

リウマチ特有の問題としては女性に多い疾患ということ，患者の高齢化の問題があげられる[1]．

一方，RAは小児期にも発症する．一般には15歳以前に発症する慢性関節炎患者を指すが，現在，その名称は若年性関節リウマチ(juvenile rheumatoid arthritis；JRA)から若年性特発性関節炎(juvenile idiopathic arthritis；JIA)に変更となった．成人RA患者同様，治療戦略としては生物学的製剤を用い，早期治療，早期寛解を目指している．指導や介護においては本児への指導も大切ではあるが，それ以上に家族，特に両親への指導は欠かせない．成人であれば関節保護の知識習得は数回の指導でも可能であるが，小児では難しく，両親の協力が不可欠である．また，多くは思春期や学童期の症例が多いのでADL以外にも学校生活特有の問題や課題を解決する必要がある．

Ⅱ 指導と介護

この項では急性期と回復期を念頭に置いて述べるが，RAでは急性期，回復期の定義はあいまいである．ここでは関節に疼痛や腫脹があり，比較的発症後早期の状態を急性期もしくは早期とし，関節破壊および変形が進行した状態で，ADLに支障をきたしている状態を回復期もしくは慢性期と定義しておく．

A．関節保護

1 関節保護とは

Melvin[2]は，「関節保護は，セラピストが患者の全生活パターン，関節炎に対する心理的反応，家族や人的支援体制を評価し，また行動を修正したり，環境を変えることによって関節炎に影響を及ぼそうとする患者の意志について評価する過程である」と述べている．つまり関節保護法の指導は，セラピスト側からの「この動作は関節に負担がかかるので，こちらの動作に変更しましょう」といった一方的な指導ではなく，患者の生活様式，関

表 9-1　関節保護の原理と留意点

原理	留意点
痛みへの配慮	・活動や訓練は，疲労もしくは痛みで不快となった時点で即座に中止する ・活動終了後，1 時間以上にわたって痛みが残る場合は，過負荷な活動量であると認識させる ・関節炎による痛みと関節への過度のストレスによる痛みの区別ができるように指導する
休息と活動のバランス	・非常に有効な手段だが，逆に日常生活に取り入れるには最も困難なことでもある ・午睡を勧め，睡眠時間確保の重要性を認識させる ・活動中に頻回，適切な休息をとるよう指導する
筋力と関節可動域の維持	・機能的作業療法を実施する ・適切な運動療法を実施する
努力量の軽減（エネルギー保存）	・楽な動作方法，作業工程となるよう工夫する ・作業を簡素化する
変形を生じる肢位の回避	・関節への外部からの圧迫や関節内部のストレスを避ける（たとえば，MP 関節滑膜炎では手の強い握りは変形を助長する）
強い・大きな関節の使用	・小関節よりも大関節を使う（たとえば，低い引出しは足で閉める，物を持ち上げたり，押したりするには指よりも手掌を使う）
最も安定した解剖学的・機能的面での関節の使用	・関節や靱帯に過度の負荷をかけず，筋力を最も有効に発揮させる ・特に膝，手，MP 関節や背部の保護で重要である
同一肢位保持の回避	・静的肢位は筋を疲労させ，長時間の同一肢位はこわばりを助長する ・持続的関節圧迫は関節面を損傷する ・20 分ごと（個人により異なる）に肢位を変えるか，こわばりのある筋を伸張する
即座に中止できない活動の回避	・活動それ自体が過剰なストレスになったときはただちにその活動を中止する
自助具と装具の使用	・自助具や装具は，喪失した機能の代償として使用するだけでなく，変形が生じる前の関節保護にも使用する

節炎に対する心理的反応，人的資源（家族やヘルパーなど人的支援体制），行動様式など総合的に判断し，さらに本人の希望や関節炎という障害とどう折り合いをつけて生活していくかを本人とセラピストとの共同作業で解決していく過程であると捉えることができる．

2 関節保護の原則

　関節保護の原則として，Melvin[2] は以下の点について述べている．① 痛みに配慮する，② 休息と活動のバランスをうまく取り入れる，③ 筋力と関節可動域の維持に努める，④ 努力量の軽減を図る，⑤ 変形を生じる肢位を回避する，⑥ 小さな関節よりも，強く大きな関節を使う，⑦ 安定性のある関節の使用を心がける，⑧ 同一肢位を長時間続けない，⑨ 即座に中止できない活動は避ける，⑩ 機能や ADL に見合った自助具と装具を活用する，などである．これらの原理と留意点について 表 9-1 にまとめた．

3 関節保護の評価

　関節保護の評価・指導は，これまで無意識に行ってきた動作や作業内容など広い意味での生活習慣を変更していく過程であり，その導入に際してはいくつか考慮すべき点がある．

　実際には評価から始め，一般的な関節保護の原理の説明，次いで症例の状態（病期・リウマチ症状・機能障害など）や背景（生活状況・役割な

表9-2 関節保護の評価・指導のプロセス

◆評価	・病期(早期/変形進行)
	・リウマチ症状
	・機能障害
	・生活状況
	・役割
	・心理面
	・動作 など
◆一般的な関節保護の原理の説明	・Melvinの関節保護の原理(表9-1)などを参考に指導
	・パンフレット,イラスト,写真を活用
◆具体的な関節保護の指導	・動作・作業の実際場面での再現
フォローアップ	・自助具や装具の提示
再評価	・試用訓練

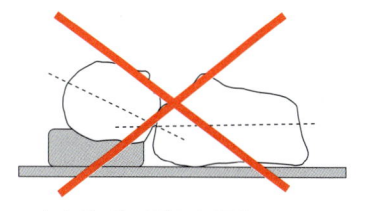

高すぎる枕は頸部が過屈曲となり,頸部痛や肩関節痛の原因となる.

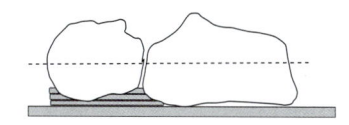

バスタオルを折り畳み,頸部が過屈曲しないポジションを探す.後頭部,頸部,肩周囲にバスタオルをフィットさせると,頸部から肩周囲の筋緊張が落ち着く.

図9-3 簡易な枕の工夫

ど)を考慮した個別の関節保護の指導へと進む(**表9-2**).

　評価の段階では特に生活状況の調査が重要である.これには単なるADLの自立度評価やIADLの実施状況のほか,リウマチの障害特性を考慮し,一日の生活の流れ(午前と午後でできること,できないことに差はないか? いつ/何を/どんな風に/行っているのか? 援助を受ける活動は? 誰が援助してくれるのか?)や一週間のなかでの流れ(曜日による差はないか? 週の初めと後半で差はないか?)なども調査しておくとよい.たとえば一日の活動量を評価することは生活全般における活動量の把握にもつながり,現在の生活自体が過負荷な状況でないかどうか,問診の段階においても関節保護に関して生活指導の目安をつけることができる.

B. 起居・移動

1 臥位姿勢

　関節への負担を考慮するならば,基本的には和室で布団を敷いて休む和式生活よりは,起き上が

りや家族の介助が容易なベッドを使用する洋式生活への変更が望ましい.また,使用する布団やマットは身体が過度に沈み込まない,やや硬度の高い素材のものを勧めたほうがよい.急性期で上肢の関節痛が強いと,毛布や掛け布団を外すことができない場合や,寝返り動作自体,布団の重みで制限される場合もあり,これらは軽量のもの(羽毛布団の利用)を使用するとよい.枕は外来でフォローしているRA患者からよく相談される.特に頸部や肩周囲の痛みにより睡眠が十分に取れないという訴えが多い.素材として低反発性の枕が既製品として販売されているので,後頭部と頸部の形状に合った低反発性枕の使用を勧める.それ以外ではバスタオルを折り畳んだ簡易な枕もよい(**図9-3**).

2 起き上がり

　障害の進行していない急性期の症例では起き上がり動作は畳上で布団を使う場合,ベッドを使う場合どちらも原則は同じである.関節保護の観点から頸部の運動に注意させたほうがよい.一度,側臥位方向に身体を回旋させながら,下になったほうの片側の肩,上腕から肘,前腕,手へ徐々に

① 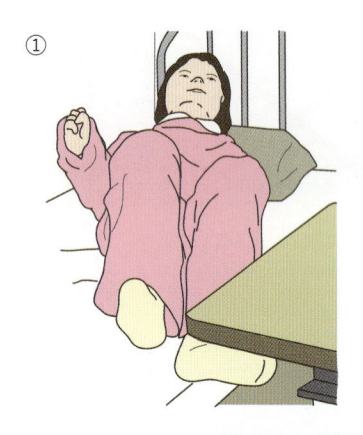　② 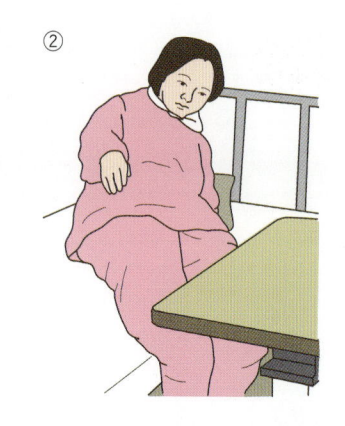　③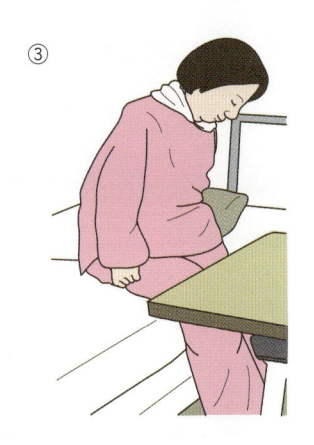

図 9-4　重度 RA 患者のベッド上での起き上がり動作の例
① 主に股関節を屈曲させ，仙骨部を支点にし，上部体幹，下肢を持ち上げ，徐々に身体を回転させる．このとき，片方の足部をオーバーテーブルの下側にあて，上体を起こしている．
② 下肢の重みを利用し，ベッドの下方へ下肢全体を下ろすと同時に上体をさらに起こす．
③ 足底を地面に接地させ，姿勢を整える．

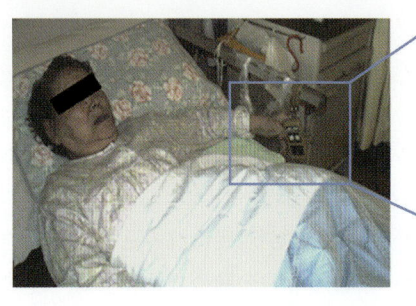
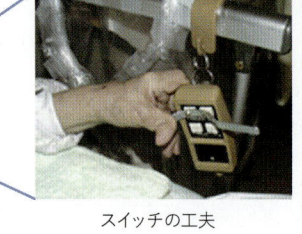

A．ベッドのギャッチアップ機構の利用
起き上がる際にベッドのギャッチアップ機構で楽に起き上がれる角度まで身体を起こす．

B．弱い力で押せるスイッチ

図 9-5　電動ベッドの利用とスイッチの工夫

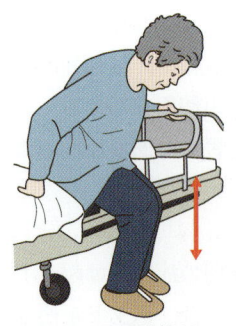　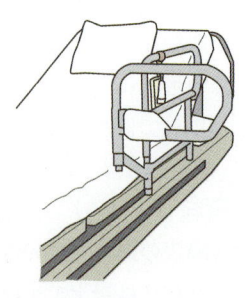

A．ベッド昇降機能の利用　　B．可動式手すりの利用

図 9-6　ベッド昇降機能と補助バーの利用
A：ベッドを立ち上がりやすい高さに設定する．
B：立ち上がりの補助や姿勢変換時の支持に可動式手すりを利用する．

体重を移していき（肩，肘の伸展力が必要），上体を起こすように指導する．このとき，頸椎病変，頸部痛がある場合はネックカラーを装着して行ったほうがよいが，その場合はソフトタイプのカラーを使用する．

　重度 RA 患者のベッド上での起き上がりの一例を示す（**図 9-4**）．また環軸椎亜脱臼のある場合や，体幹の可動性低下，腹部筋の筋力低下がある場合，頸部の関節保護の観点で電動ベッドの利用を勧める．ベッドのギャッチアップ機構を利用し，頸部に負担がかからない角度まで上体を上げ，起き上がる（**図 9-5A**）．このとき，電動ベッドのスイッチに工夫が必要な場合もあるが，現在

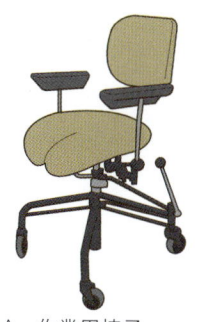
A. 作業用椅子

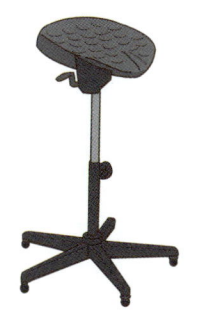
B. 炊事用椅子

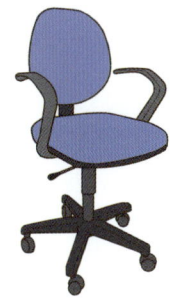
C. 事務用椅子

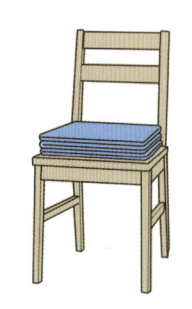
D. バスマットによる補高椅子

図 9-7　さまざまな椅子
A：座面の高さと角度，背あての角度，肘受けの高さが調節できる．
B：座面の高さ，角度が調整できる．炊事作業時に使用．
C：座面の高さが調整できる．キャスターがあるので足駆動の車椅子の代用となる．
D：市販のバスマットを数枚重ねて貼り合わせた簡易な座面の補高．

市販もしくはレンタルされているスイッチは弱い力でも操作可能なものが多い（**図 9-5B**）．

③ 立ち上がり・移乗

　下肢の関節痛や関節可動域制限，特に人工関節置換術後の患者では立ち上がり動作の工夫が必要である．ベッドからの立ち上がりでは，どの程度の高さで容易に立ち上がり可能かを確認する．たとえば一般の椅子の高さは 40cm 前後であるが，病院内で使うベッドもマットを入れると同様か，もしくは若干高い程度である．この高さで手や上肢を使わずに立てない場合は高さの調整をする．ベッド昇降機能と可動式手すりを利用した立ち上がり方法について**図 9-6** に示した（62 頁のコラム 3 参照）．また，居間や自室ではさまざまな椅子の利用も可能である（**図 9-7**）．座面の高さが調節可能なキャスター付きの事務用椅子は足駆動が可能で，車椅子の代用にもなる（**図 9-7C**）．ただし，ブレーキ機構がないので，立ち座りには注意を要する．壁や家具などしっかりした場所に背あてを当て，立ち座りを行う．簡便な工夫としては，バスマットを重ねて貼り合わせた簡易な座面の補高もよい（**図 9-7D**）．

④ 移動（歩行・車椅子）

ⓐ 履物の工夫（靴型装具を含む）

　足部では前足部においては足趾変形，後足部に

おいては足関節の可動性が問題となる．特に変形により足部のアーチが崩れ，歩行時に支障をきたす．早期から足指の変形やアーチ，足関節部の保護を考慮し，種々の履物や靴型装具を検討する．

　軽度の足趾変形に対しては，たとえば外反母趾変形や軽度の槌趾変形では簡易な固定装具（**図 9-8A**）を日中の休憩時，夜間装具として作製し，使用させる．これらは既製品（**図 9-8B**）も多数開発されているので，患者の足部の機能，変形の状態に合わせて適宜検討する．また，普段使用している靴の中に入れることが可能な足底板（**図 9-8C**）を義肢装具士に依頼し，作製してもよい．

　足趾や足関節の変形が重度になれば，足底板のみでは対応できない．この場合は義肢装具士に靴型装具の作製を依頼したほうがよい（**図 9-8D**）．保険適用があるとはいえ，まだ高価ではあるが以前とは異なり，デザインや機能面も大幅に改良され，特に女性の場合，ファッション性のある靴も作製可能である．足趾の状態や機能的な情報を共有し，作製を依頼する．病院に出入りの業者がいない場合は，リウマチなど足の変形に対応した靴を作製できる専門店がある．これらはインターネットなどで情報を公開している店舗も多数あるので，一度確認するとよい．

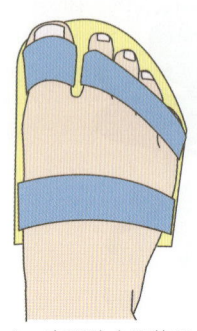

A. 変形防止用装具

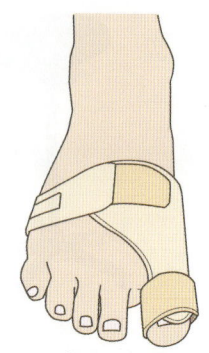

B. 既製品の外反母趾矯正装具

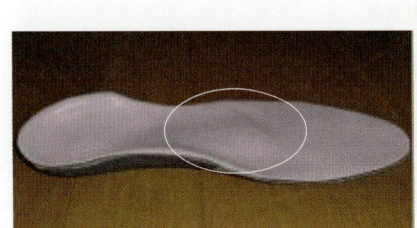

C. 足底のアーチを保持した足底板

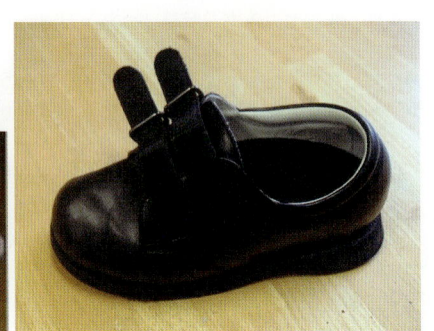

D. 足底板の入ったリウマチ用靴型装具

図 9-8　足趾変形に対する工夫

ⓑ歩行補助具

　RA 患者が使用する歩行補助具に杖があるが，本人の機能(関節障害の程度，上肢各関節の免荷能力など)，使用する目的や場面(屋内，屋外など)，杖の利点や欠点を総合的に評価し選択したほうがよい．一般には数種類の杖が活用されているが(図 9-9)，最近は杖が非常に軽量化され，耐久性のある材質で作製されており，選択の幅が広くなった．RA 患者では T 字杖が多く利用されている(図 9-10A)が，肘関節の伸展制限や手関節の変形，痛みの問題に対しては，近年流行しているノルディックポールを使用する症例も多い(図 9-9E)．また，RA 患者専用に開発された非常に軽量なリウマチ杖もある．これは上肢で支持する部分が手部だけでなく腋窩部でも可能であり，関節保護の観点からも有用な用具である(図 9-10B)．

ⓒ歩行器

　歩行器も杖同様に多くの種類がある．ただし，手関節や手指の変形が強い場合は適応に注意する必要がある．基本的には屋外での使用となるが，ブレーキがついており，荷物の収納スペースがあるタイプがよい．また，これらは収納スペースを閉じると椅子の代用にもなり，外出，買い物時のちょっとした休憩に利用できる．

ⓓ車椅子

　車椅子が主な移動手段の場合，上下肢の関節保護を考慮し，屋内で使用する場合は 6 輪車椅子がよい．標準型(4 輪)に比べ，取り回しなどの操作が容易である．下肢，特に足部や膝の運動で操作をする場合，前後進，回転も楽にでき，上肢機能の関節障害が重度な場合にも活用できる(図 9-11)．

　屋外では主に電動車椅子を活用している RA 患者が多く，近所の買い物，通院，ちょっとした散

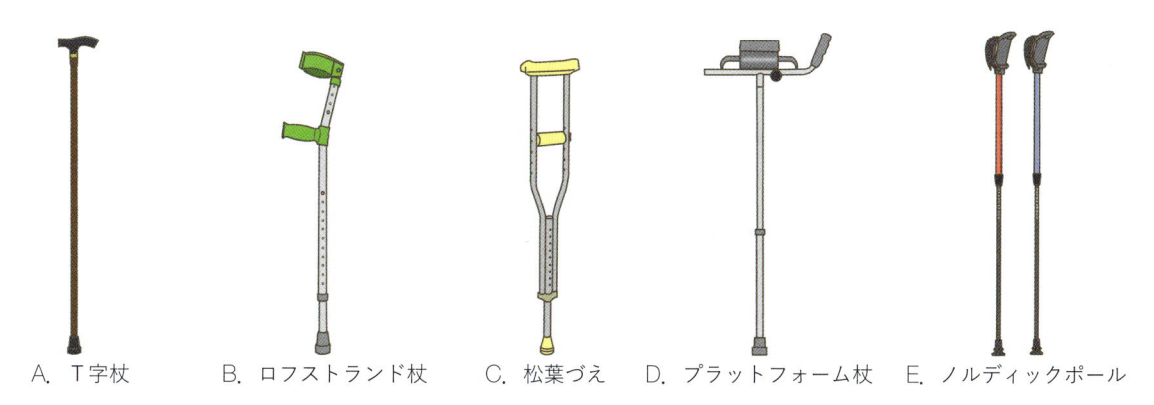

A. T字杖　　B. ロフストランド杖　　C. 松葉づえ　　D. プラットフォーム杖　　E. ノルディックポール

図 9-9　RA 患者が使用しているさまざまな杖

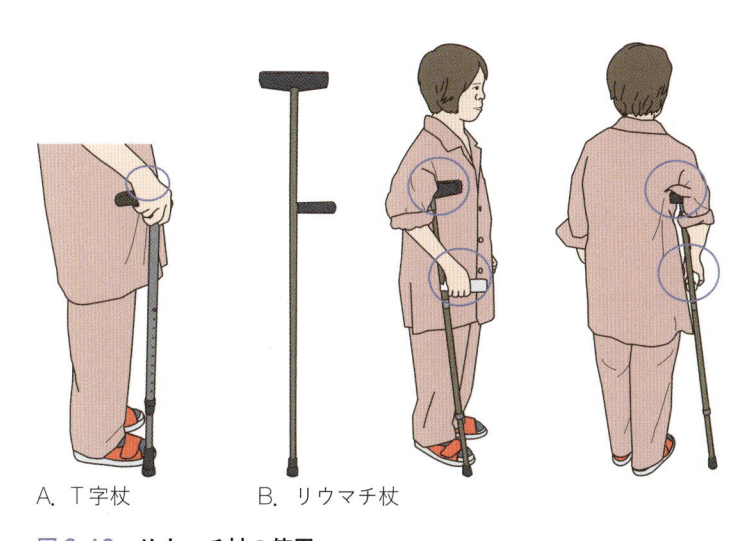

A. T字杖　　　　　B. リウマチ杖

図 9-10　リウマチ杖の使用
A：上肢で支持する部分が手のみとなり，手関節に負担がかかりやすい．
B：リウマチ杖は軽量で扱いやすい．上肢で支持する部位が手と腋窩に分散
　　されている．

歩に利用している．近年はスクータ型の 3 輪車，4 輪車も開発されており，RA 患者の QOL の拡大に，今後さらに貢献すると思われる．なお，これら電動車椅子などを導入する場合は，交通量や道路の路面状況など環境面の把握が必要であり，在宅でフォローするケアマネジャーなど，地域スタッフとの連携は欠かせない．

C. セルフケア

　RA 患者の ADL において起居動作や移動に関する動作は比較的維持されやすい．それは動作自体が比較的単純で，代償的な方法(歩行補助具，車椅子など)が多くあることも一因となっている．一方，食事や整容，更衣では介助の度合いが強い．特に上肢の ADL は道具の操作が中心であり，RA 患者では疼痛や手指の変形，リーチの制限など複数の要因が相互に関連し，対応を困難にしている場合がある．

1 食事

　RA 患者の食事動作の問題は，① 手指の変形や握力・ピンチ力の低下で箸やスプーンなどがうま

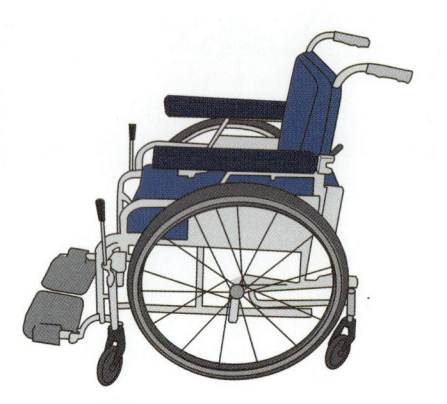 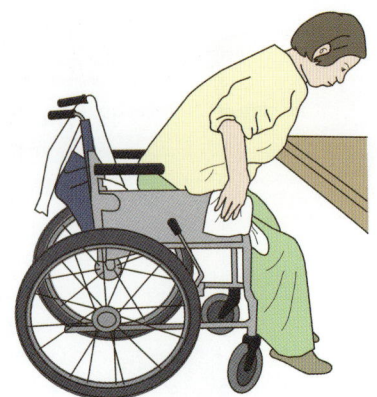

A．6 輪車椅子　　　　　　　　　B．座面の高い車椅子

図 9-11　車椅子の使用
A：6 輪であるため駆動性，操作性が高い．
B：移動手段が主に歩行と車椅子の併用である場合，立ち上がりを容易にする目的で，
　　座面を高めに設定し作製した車椅子を利用するとよい．

く持てない，② リーチの制限や動作時の疼痛で食器などを固定できない，③ テーブル上の食器へ手が届かない，または口まで運ぶことができない，などがあげられる．手指・手関節の道具の把持と操作の問題，肩・肘関節の上肢の方向性とリーチの問題，さらにそれらを代償できる体幹や姿勢の問題など，観察および評価を十分にしておく．

　食事動作に使用される自助具の例を示した（図9-12）．RA 患者では早期の場合は柄の握りを太くするなどの簡単な工夫で十分である（図 9-12A）．柄の材質は電動ヤスリなどで成形できる硬質スポンジが便利である．肩や肘の関節可動域制限，前腕回内外，特に回外方向の制限が強くなると食事具の先端が口元まで到達しない．この場合はスプーンやフォークの柄を伸長させる工夫が必要である．図 9-12B のフォークは軽量という条件を考慮し，割り箸を取り付けただけの自助具である．また，変形が進行すると通常の把持やピンチが困難となる．市販品で柄が自由に可変できる自助具（図 9-12C，D）があるので活用できる．食事具以外では食器の工夫が必要である．特にスプーンで食塊をすくう動作では前腕の回外が必要となるため，食器の片側が高くカーブがついた食器が便利である（図 9-13A，261 頁の図 14-5 参照）．また，

リーチ制限が重度な場合，遠くの食器までリーチすることが困難となる．ある事例において，テレビ台に使用するターンテーブルにゴムシートを載せ，その上に食器を配置した環境を設定し，ターンテーブルの手前を回転させることで，目的とする食器を手前にし，食事が可能になるように工夫した（図 9-13B）．

　もう一例，慢性期の重度 RA 患者の食事動作の工夫を紹介する（図 9-14）．この患者は自助具を多用し，在宅生活を送っている．食事動作では長柄付きフォークで食塊を刺すことは可能であったが，肘の動揺性と肘屈曲力の不足で，前腕の回外運動も不十分であった．テーブル上に前腕遠位部もしくは手部を乗せる台を置き，食塊を刺した後，台上に前腕を乗せ，体幹を前傾させることでフォークの先端に口を近づけ，食べることができた．

　食事動作は栄養摂取という生命を維持する目的があるため，RA 患者では最も維持したい活動の一つである．一方，外食など社会生活上では周囲の視線が気になり，友人との食事の機会を制限する場合も多い．ADL としての食事動作の介入だけでなく，QOL を考慮した食事をどのように援助すべきか，多くの課題が残されている．

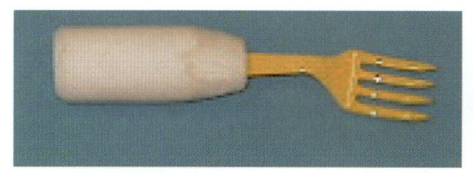
A. 太柄付きフォーク

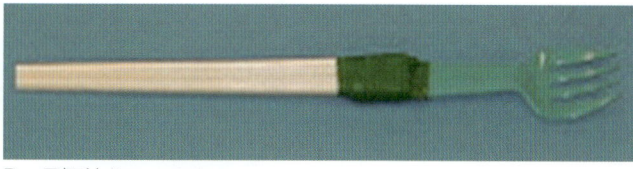
B. 長柄付きフォーク

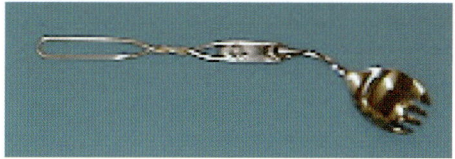
C. 曲げ曲げハンドル®(フォーク)

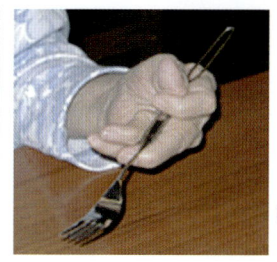
D. 曲げ曲げハンドル®(フォーク)の
　　使用例

図 9-12　食事具に使用する自助具
A：軽量のプラスチック製フォークに軽量の硬質スポンジを取りつけている.
B：軽量のプラスチック製フォークに割り箸を取りつけて製作している.
C：軽量で柄の部分が自由に曲げられる.

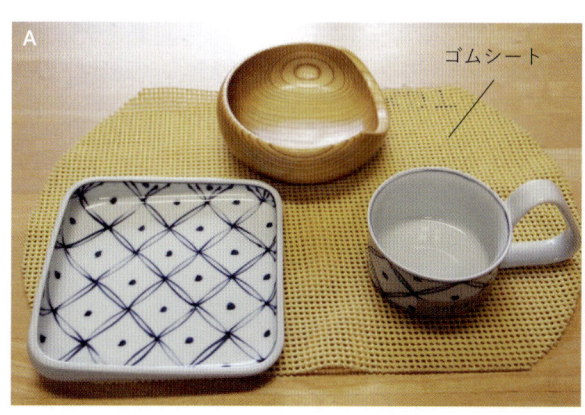
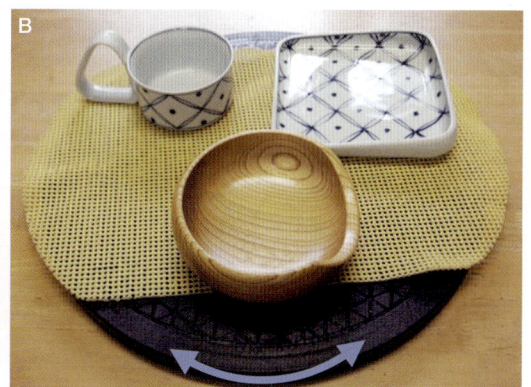

図 9-13　食器の工夫とリーチ制限を代償する環境設定の例
A：滑り止めゴムシートにすくいやすい食器を置く.
B：ターンテーブルに食器をのせ, テーブル手前を回転させる. 食器が順次手前に移動し, 食事ができる.

2 整容

　整容動作は食事動作同様に道具の把持および操作とリーチの問題が動作の可否に影響する. 特に, 整容動作は顔面および頭部への身体上方へのリーチ範囲が必要である.

ⓐ洗顔・化粧

　洗顔動作では手掌が顔面に届かない, 手指変形で洗面器のお湯をすくうとこぼれる, 頸部痛などで頸部前屈ができないなどの問題がある. リーチの制限を補うための自助具が有用となる. 図

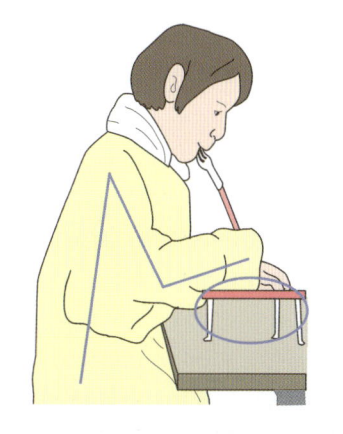

図 9-14　重度 RA 患者の食事動作の工夫

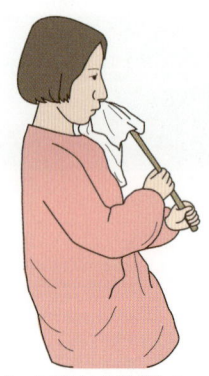

A．長柄付き洗顔バー

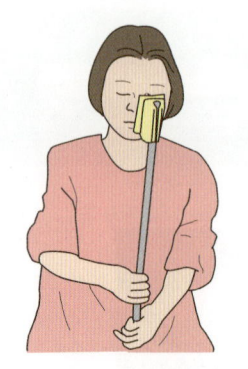

B．長柄付き化粧水ブラシ

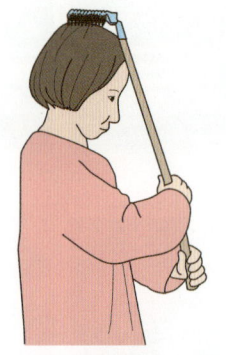

C．長柄付き整髪ブラシ

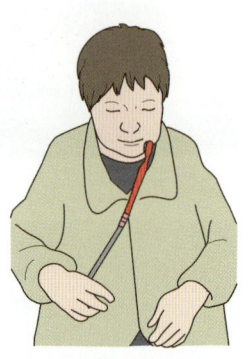

D．長柄付き歯ブラシ

図 9-15　整容動作に使用する自助具①
A：リーチャーの先端にタオルを置き，顔を拭く．
B：棒の先端にスポンジを取りつけ，その上に化粧水用コットンを取り外し可能なように工夫した．
C：市販の折り畳みブラシの柄にアクリル棒を取り付け，長柄に変更した．
D：アクリル棒に歯ブラシの柄を取り付ける．

9-15A はリーチャーの先端にタオルを置き，顔を拭いている．女性の場合，化粧をしたいという希望があるが，図 9-15B の自助具は棒の先端にスポンジを取りつけ，その上に化粧水用コットンをクリップで取り外しできるように工夫したリーチャーである．

ⓑ整髪

頭部へのリーチ制限があると整髪動作が困難となる．また整髪動作は健常者であれば，頸部の屈伸，回旋，側屈など巧みに組み合わせ，上肢の運動と連動させながら行われるが，頸部痛や環軸椎亜脱臼のある場合は，極力頸部の運動は控えるようにする．そのため整髪ブラシの柄を長くした自助具が使用される（図 9-15C）．市販品では軽量で柄の角度が調整できる自助具もある．

ⓒ歯磨き

急性期で痛みがある場合，電動歯ブラシは柄も適度な太さがあり，最近では軽量な製品も多数販売されているので適応があれば検討してもよい．通常の歯ブラシを使用する場合，柄の把持が不十分であれば，太柄に改良する．前掲した食事具の太柄同様に硬質スポンジを利用するとよい．リーチの問題であれば柄を長くするが，なるべく軽量化できるように工夫する．図 9-15D は柄にアク

リル棒を取りつけた自助具である．歯ブラシは頻回に洗うことを考慮し，汚れが落ちやすいアクリル棒を選んでいる．顎関節の問題で開口制限がある場合はブラシの面積が小さい歯ブラシを使用するとよい．

ⓓつめ切り

つめ切りは早期から困難になる動作の一つで，手指の変形や筋力が低下すると非常に難しい．当科ではアクリル板を加工した台につめ切りを固定し，反対側の手掌で軽く押し切るように指導している（図 9-16A）．市販品でも台付きつめ切り同様に機能的で，軽量かつコンパクトな商品（図 9-16B）や，つめ切りの本体が自由に回転し，上肢の関節運動をほとんど必要とせずにつめ切りができる商品もある（図 9-16C）．また，変形や関節可動域制限が重度な場合は，100 円ショップなどで販売されているつめやすり（図 9-16D）で削るという方法もある．

③更衣

更衣動作も身体各部位へのリーチが動作の可否に影響する．整容動作とは異なり，身体の上方・下方，前面・後面など近位から遠位までの広範囲なリーチが必要となる．さらに上肢のみでなく体幹の可動性・柔軟性も動作の可否を左右する．

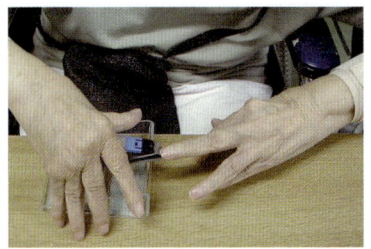
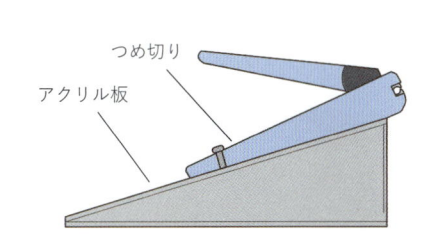

つめ切り
アクリル板

A．作製した台付きつめ切り

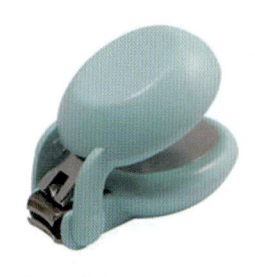
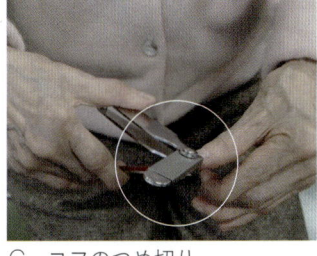
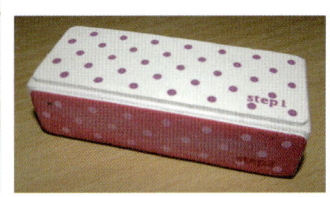

B．つめおもい　　　　C．コフのつめ切り　　　　D．つめやすり

図9-16　整容動作に使用する自助具②
B：市販品．台付きつめ切りと同様に使用可能．
C：市販品．つめ切り本体が自由に回転できるので，関節可動域制限に対処可能．
D：非常に軽量，持ちやすい．つめ切りが難しい場合は，回数は頻回になるがつめやすりで整えることで対処可能．

ⓐ上衣の着脱

急性期では疼痛の部位や程度にもよるが，動きのより悪い側の上肢から袖を通すように指導する．慢性期では関節可動域制限や筋力低下の程度により動作の方法はいくつかあるが，RA患者では衣服を肩まで引き上げる，肩から外すことが困難な場合が多い．リーチャーや孫の手を利用し，肩の部分を外すように指導する（**図9-17A，B**）．ボタン掛けが困難な場合は面ファスナーで脱着する方法もあるが，衣服の改良が必要である．このときはボタンエイド（**図9-17C**）の活用もよい．

ⓑズボンの着脱

ズボンの着脱では上肢のリーチのほか，体幹の可動性，柔軟性も必要となる．椅子座位でズボンの着脱を行う場合，リーチャーでズボンを引き上げる．また，手指の変形が重度でズボンを把持できない場合は，ベルトループに指やリーチャーを引っ掛け，履くという方法もある．いずれも，残された機能を関節保護の観点からどのように使え

るか検討する．

ⓒ靴下の着脱

RA患者は多少緩めの靴下を履く方が多い．やわらかい素材の靴下が市販品で販売されている．着脱ではつま先を通す，踵部を通過させる過程が問題となる．靴下を履く動作ではソックスエイドとリーチャーが，脱ぐ動作では，自身の足趾で挟み込んで行う，リーチャーを利用するなど，方法はいくつかある．当科で作製しているクラフトシートを利用したソックスエイドを**図9-18**に示す．ソックスエイドは市販品でもさまざまな機能，デザイン，材質のものが開発されているので，患者の機能に合わせて選ぶとよい．ソックスエイドを使う場面は下肢の関節可動域，特に股関節に制限の強い場合や，股関節人工関節置換術後の脱臼の危険性がある時期となる．股関節人工関節置換術後の患者で，整形外科医から術後一定期間股関節を過屈曲しないように指示されていた例を示す（**図9-19**）．股関節の角度に注意させなが

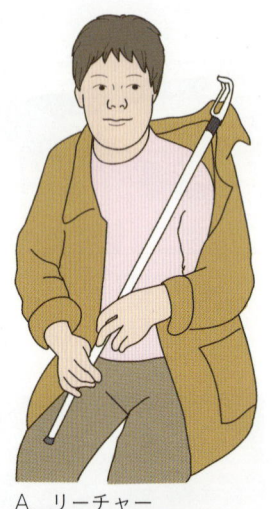

A. リーチャー

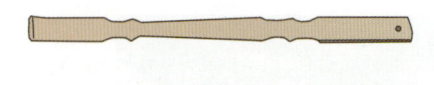

B. 孫の手

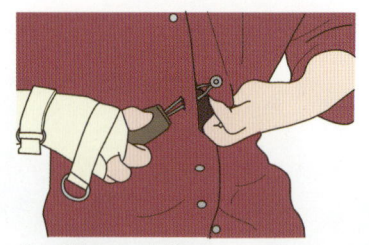

C. ボタンエイド

図 9-17　更衣動作に使用する自助具
A：リーチャーで上着の肩の部分を外す.
B：リーチャーの代用. 軽量で安価.
C：ボタン穴に先端を差込み, ボタンを先端部に引っ掛ける. その後, ボタン穴の服を持ち, ボタンエイドを操作しながらボタンを通す.

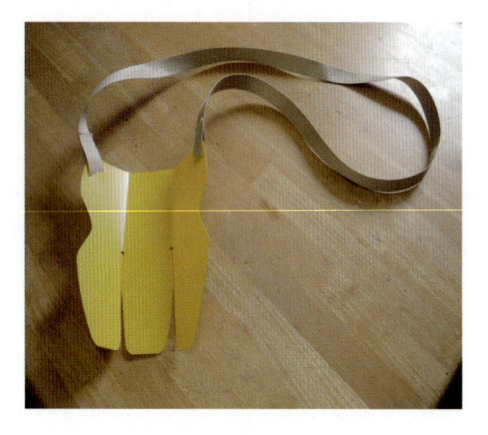

図 9-18　ソックスエイド
材質：ポリプロピレン(商品名：クラフトシート®)
サイズ：全長22cm　幅21cm　紐60〜70cm
重量：約50g

ら, ソックスエイドで靴下を履く練習をし, 脱ぐ動作ではリーチャーを使うように指導した.

④排泄

　排泄動作は単身で在宅生活が可能か, もしくは家族がいない時間帯を一人で過ごせるか否かを左右する動作の一つである. RA 患者では, ①便器の使用(便器への立ち座りもしくは移乗), ②衣服の上げ下ろし, ③排尿・排便後の後始末が問題となる.

ⓐ便器の使用

　RA 患者では基本的に腰掛式便器の使用を勧める. 同時に温水洗浄機能がついた機種がよい. 下肢筋力低下(大腿四頭筋や下腿三頭筋など), 関節痛(股・膝・足関節)で便座からの立ち上がりが困難な場合は, 市販の補高便座を使用する(72 頁の図 4-22 参照). また, この補高便座はバスマットを裁断し重ねた簡易式のものでもよい(図 9-20).

　また, 昇降式の便座も RA 患者には有用である(96 頁の図 6-13 参照).

ⓑ衣服の上げ下ろし

　更衣のズボンの着脱同様にリーチャーや衣服の簡単な改良で可能な場合が多い(図 9-21A). 女性の場合, 股割れショーツがよいと, 外来患者から聞いたことがある(図 9-21B). これは下着を下ろさなくとも便座に座ることで臀部中心が左右に分かれる下着である. ファッション性に優れたものも多数ある.

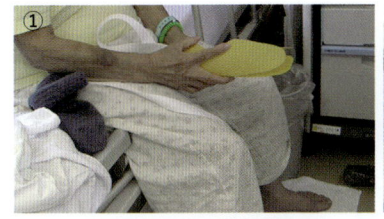
ソックスエイドを畳む

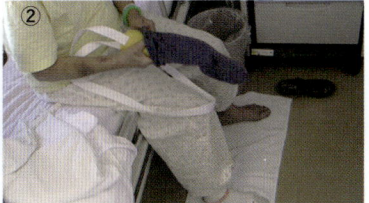
靴下に入れる

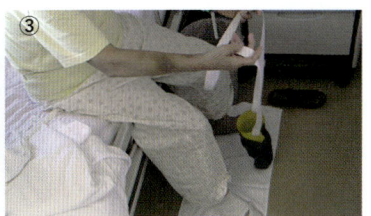
足元に垂らす

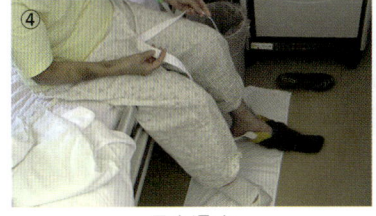
足を通す

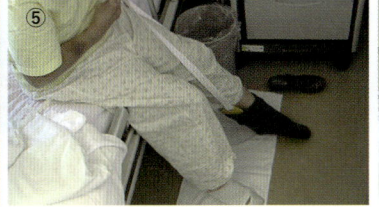
紐を引き上げる

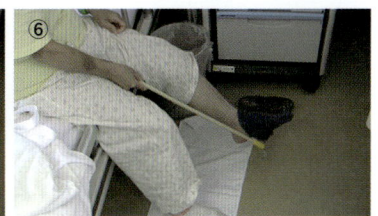
脱ぐときはリーチャーを使う

図 9-19　ソックスエイドの使用例

ⓒ 排尿・排便後の後始末

RA 患者は上肢が内転内旋位となりやすく，後始末では前方から両大腿の間に手を入れ，肛門周囲を始末する．肛門や会陰までのリーチが制限されている場合，トイレットエイドを利用する（図 9-21C）．筆者の経験した症例では，幅 1cm の薄いアルミ板を加工したトイレットエイド（図 9-21D）の先端にペーパーを巻き付け，拭いた後は棒を振ってペーパーを便器へ流していた．

5 入浴

RA 患者に限らず，入浴動作は ADL で最も困難で自立度が低い動作である．そのため在宅では介助量が多く，入浴サービスなど社会的資源を活用する場合が多い．

入浴動作の問題として，① 下肢の疼痛，関節可動域制限，筋力低下により浴槽への出入り時，浴槽をまたぐ動作が困難，② 上肢の問題により洗体や洗髪動作が困難など考えられる．これら以外にも，浴室まで移動，脱衣所から浴室内への出入り（図 9-22A）や衣服の着脱，入浴後の清拭など，入浴には多くの工程があり，問題となる段階が多い．

ⓐ 浴槽への出入り

浴槽にまたいで入れない場合は，バスボード

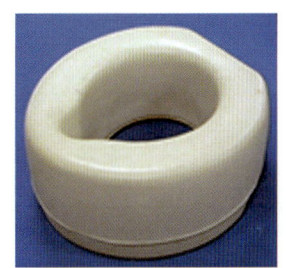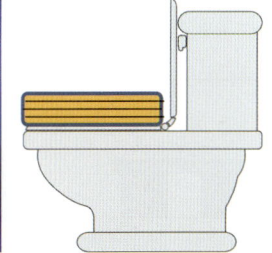

図 9-20　排泄動作に対する工夫
通常の便器の上に置く．バスマットを便器の形状に裁断し，貼りあわせた簡易便座でもよい．

を利用し，一度ボードに腰かけた後，片側ずつ下肢を浴槽内に入れる．その後，立ち上がり，介護者にボードを外してもらい，湯船に浸かる（図 9-22B）．ただし，この一連の動作は下肢や脊柱関節への負担も大きく，RA 患者では冬場以外はシャワー浴で済ませることが多い．立位が長時間取れない場合は入浴用椅子を使用する（図 9-22C）．

ⓑ 洗体・洗髪

洗体では足部と背中を洗う動作が困難となる．背中を洗う動作では長柄付きの洗体スポンジが役に立つが，手指の変形で強い把持ができない場合は，持ち手がループ状になっているタオルも有効

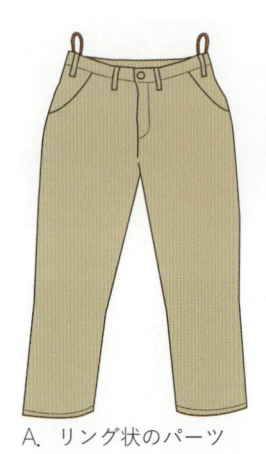

A．リング状のパーツ

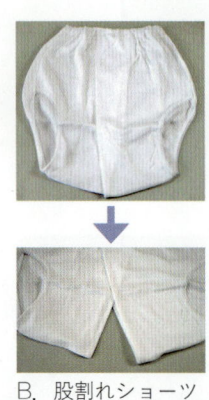

B．股割れショーツ

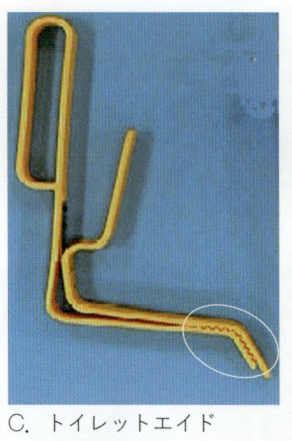

C．トイレットエイド

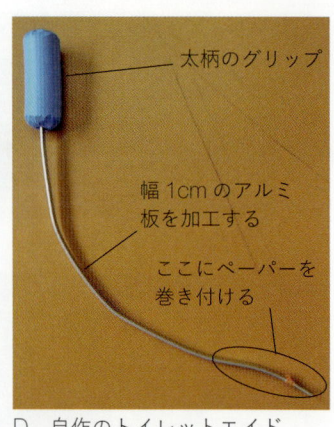

太柄のグリップ

幅 1cm のアルミ板を加工する

ここにペーパーを巻き付ける

D．自作のトイレットエイド

図 9-21　排泄動作に使用する自助具
A：ズボン，パジャマなどの縁にリング状（素材は問わず）のパーツを付ける．リーチャーや指で引っ掛け，上げ下げする．
C：排泄後に○で囲んだ部分にトイレットペーパーをはさみこんで使用する．

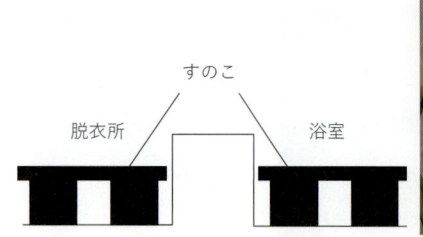

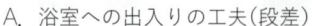

すのこ

脱衣所　　　浴室

A．浴室への出入りの工夫（段差）

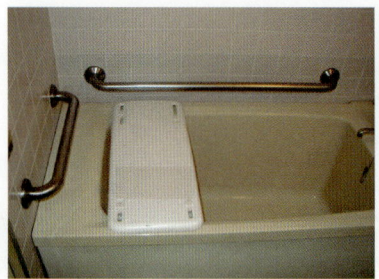

B．浴槽内への出入りの工夫

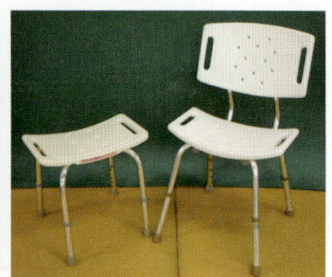

C．入浴用椅子の利用

図 9-22　入浴動作に対する工夫

である．足部や足趾間を洗うときは長柄の付いた足趾洗いブラシが市販されている（**図 9-23**）．

　洗髪では特に手指関節の変形，動揺性がある場合，関節保護の観点から手掌や手根部を利用して洗うように指導する．頭部や後頸部までリーチできない場合は長柄のヘアブラシで代用できる．

D．家庭生活

　RA 患者は 30〜50 歳の女性に多く，家庭生活では主婦業を担う年齢のため，家事動作能力を維持することが，本人の QOL を維持向上させる鍵となる．

ⓐ家族の協力

　一般の主婦であれば家族が仕事などで不在のときに炊事や洗濯，掃除，買い物などほとんどを一人でこなす．しかし，RA は全身性の炎症疾患であり，過度な活動量は避ける必要がある．症状や体調によっては，行わない家事作業を決めておき，遠慮なく家族に支援を求めることができるように，本人と家族への助言が大切である．

ⓑ家事内容の見直し

　急性期や診断が確定していない時期は不安が募る．しかし，一方では毎日の主婦業をこなすことに追われ，知らない間に過度な活動量となり疼痛などを悪化させる場合がある．このような場合，1 日もしくは 1 週間にどの程度の作業内容で，ど

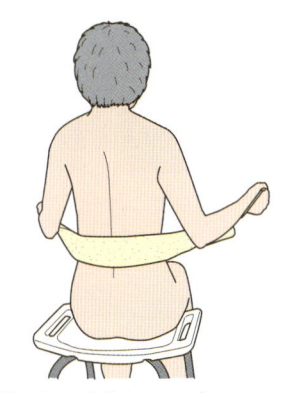
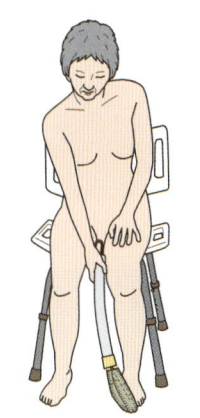

A. 長柄付き洗体スポンジ　　　　B. 持ち手付きループタオル　　　C. 長柄付き足指洗いブラシ

図 9-23　洗体動作に使用する自助具

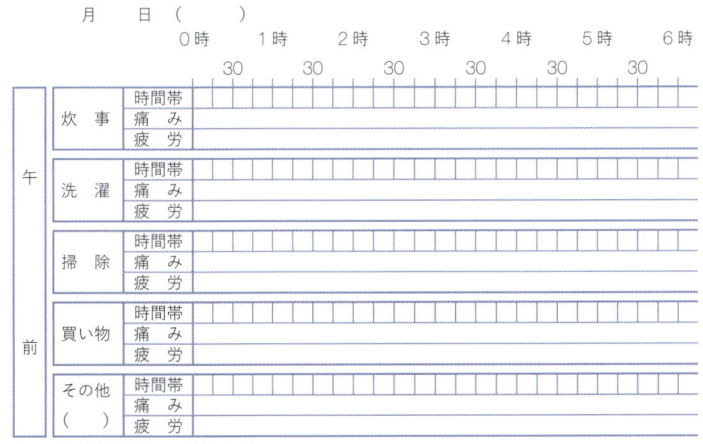

A. 家事作業時の行動記録

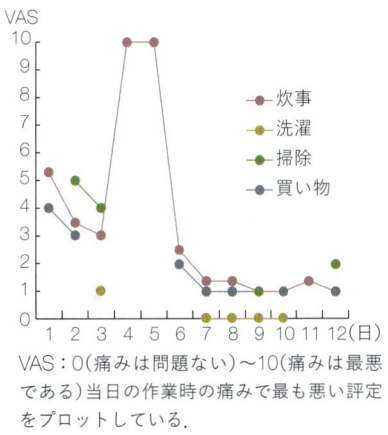

VAS：0（痛みは問題ない）～10（痛みは最悪である）当日の作業時の痛みで最も悪い評定をプロットしている.

B. 家事作業時の痛みの変化

図 9-24　家事作業時の行動記録

の程度の疼痛や疲労があるか客観的に認識してもらうことも必要である. 自らの行動を振り返るにはセルフモニタリングという手法が有効である.

　診断後間もない, リハビリテーションの経験がなかった60歳台女性の家事作業に関する行動をモニタリングした結果を示す（**図9-24**）. **図9-24A**の行動記録日誌で毎日の家事作業について, どの程度の痛みを感じていたか自己評定してもらった. 日誌から得られたデータをもとに家事作業時の痛みの変化について**図9-24B**に示す. これをみると4, 5日目に炊事で最悪の評定となってお

り, そのほかの家事は実施できなかったことがわかった. 外来訓練時, 日誌をみながら症例と家事作業時の状況について確認したところ, 痛みが強くなる前日まで外出が頻繁で, 重量物の運搬など行っていたことが判明した. この出来事を境に外出を控え, 自宅の家事作業も休憩を意識的に取り入れ, 家族からの援助を多くしたところ, 徐々に痛みや疲労が軽減したと話していた. 以降, さらに2週間日誌によるモニタリングを行ったが, 痛みや疲労の評定は若干の日差変動はあるものの, 低い値で推移していた.

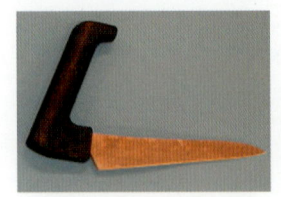
A．垂直柄包丁

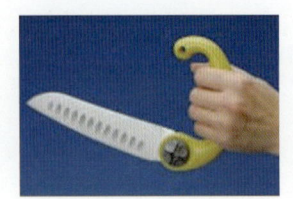
B．UD グリップ包丁

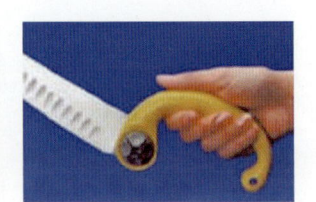

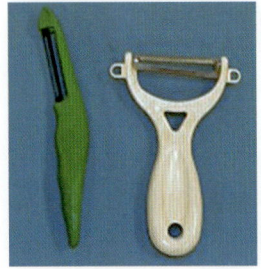
C．皮むき器

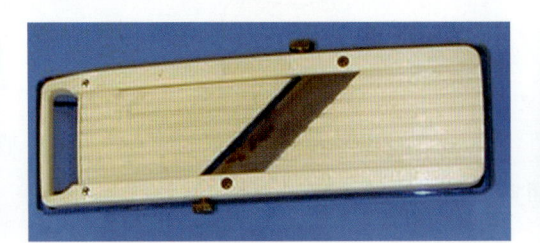
D．万能調理器と安全ホルダー

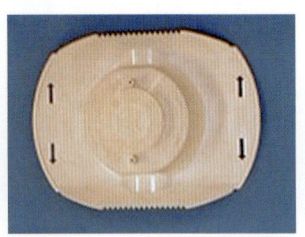

図 9-25　炊事作業に使用する自助具
A：手関節を中間位に保持し，包丁を使える．
B：グリップの向きを変え，包丁を使える．
C：包丁による皮むきの代用となる．
D：手指関節に負担をかけずに野菜などをスライスできる．

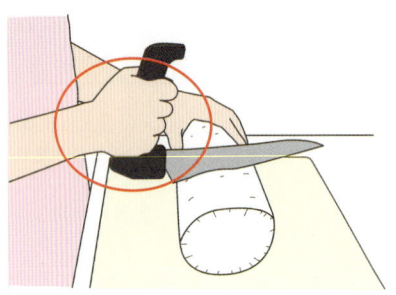
A．垂直柄包丁

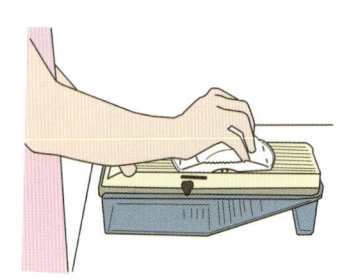
B．万能調理器と安全ホルダー

図 9-26　家事作業に使用する自助具の使用例
A：和包丁とは違い，包丁の刃をスライドさせて切る．
B：野菜を安全ホルダーで固定し，スライスする．

⊙ 家事実施時の配慮点

　作業はなるべく簡素化し，身体的および精神的なエネルギーを極力消耗させないことを基本とする．以下に簡潔に述べる．

1）炊事

① 立位作業が主であるので，近くに椅子などを用意する．または，高めの椅子や事務用椅子を利用し座位で作業する（**図 9-7B，C**）．

② 手指変形に合わせた自助具や便利な道具を利用する（**図 9-25〜27**）．

③ 食器や調理器具，調理具などは届きやすい場所に移動する．

④ 物の運搬にはワゴンを利用する．

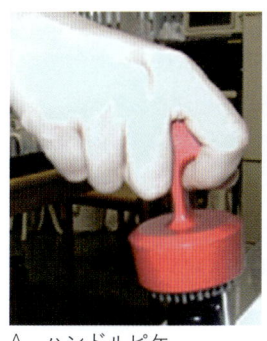 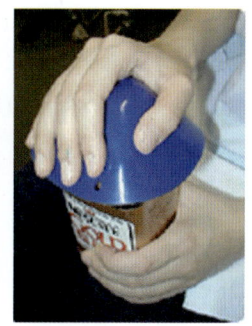 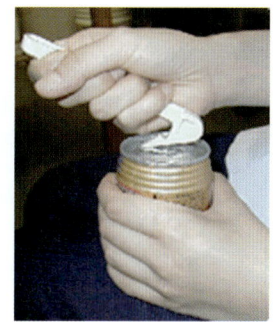 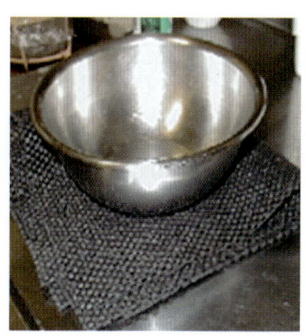

A. ハンドルピケ　　　B. 蓋開けゴム　　　C. 缶オープナー　　　D. ゴムシート

図9-27　家事に使用する自助具
A：コンロのスイッチをひねる.
B：摩擦力を用いて瓶などの蓋を開ける.
C：てこの原理でプルタブを開ける.
D：なべやボウルの滑り止めに利用する.

2）掃除
① 掃除機は可能であれば軽量で，扱いやすい機種を選ぶ.
② 重い掃除機は使わずに，軽量の科学モップを使う.

3）洗濯
① 二層式よりも全自動洗濯機を使う. 梅雨の時期を考え，可能であれば乾燥機付きの機種が便利である.
② 物干し台は低いものを使う.

4）買い物
① 土日など休日に家族とともにまとめ買いしに出かけ，普段は近所で少ない荷物で済むように計画する.
② 一人で行く場合は，手に持たなくても済むようにリュックサックやカートを使う.

E. 社会生活

ⓐ仲間づくり
　RA 治療では薬物療法の進歩はあるものの，完全寛解には至らず，長期的には徐々に機能が障害され，ADL は低下する. 機能低下による精神的なダメージも大きい. このような場合，同じ境遇の仲間がいることで精神的にずいぶん助けられる

ようである. 当院では整形外科やリウマチ内科で外来リウマチクリニックを開催しており，特定の曜日に RA の外来患者が集中する. 同時に作業療法で評価，訓練，装具や自助具の相談でかかわる方も多い. お互いの生活状況や身体状況など情報交換し，各自取り入れられる情報（生活上の工夫，自助具，装具など）を共有し，励まし合っている.

ⓑ趣味・創作活動の開発
　趣味や創作活動は精神的な安定が図られ，社会とのつながりを実感できる活動である. 作業療法では手指の機能に合わせた道具や自助具の工夫を，可能な限り支援していく.

ⓒ職業生活への支援
　最近は仕事をもち，自活する女性も多い. 仕事内容によっては，RA によるさまざまな機能障害が，休職や退職へのきっかけとなる場合もある. 経済的な理由で生物学的製剤を中断した方のなかには退職のため収入源がなくなったという場合も多い. 上肢機能や移動能力，環境改善など可能な限り改善を図り，職場環境への適応を模索すべきである.

Ⅲ 住環境の整備

　RA は関節機能の障害であり，住環境の整備に関しても関節保護とエネルギー温存の観点から行ったほうがよい．基本的には洋式の生活形態に変更していくのが第一選択ではあるが，本人が現在有している機能や ADL と，今後予測される障害の進行を考慮して対応したほうがよい．楽な動作や作業が可能となるからといって，安易に変更すると機能的な進行を早める結果にもつながる．以下，配慮すべきポイントについて述べる．

ⓐ居室

　2 階建ての一軒屋であれば関節への負担を考慮し，階段昇降がない 1 階での生活が望ましい．自室からトイレ，浴室，洗面所までの距離は最短であればよいが，日本の家屋自体それほど大きな空間ではないのであまり気にする必要はない．ベッド周囲で過ごす生活形態が主であれば，上肢で楽にリーチできる範囲内に，日用物品(携帯電話，TV リモコン，照明スイッチなど)を設置しておく．

ⓑトイレ

　上下肢の機能によっては便器への立ち座りで手すりが必要である．出入り口やトイレ内の空間は障害の進行が予想されるなら，車椅子や歩行器で移動，もしくは介護しやすいスペースを確保できるように本人，家族へ伝えておく．また，出入り口は開き戸より引き戸にしたほうがよい．詳細は山本[3]らの報告を参照していただきたい．

ⓒ浴室

　手すりは壁面のほか，浴槽の縁に脱着可能な手すりを設置してもよい．下肢機能の問題で転倒の危険性があれば，床に滑り止めシートを置くのもよい．出入り口の段差は洗い場全体にすのこを設置すれば，解消できる(264 頁の図 14-9 参照)．

ⓓ玄関のあがり框

　マンションのあがり框は一般的に低いので問題はない．一般家屋では高い場合が多いので，ブロックやすのこで解決する．

ⓔ庭先やベランダへの出入り口

　あがり框同様，高さに応じてブロックやすのこを敷き詰めることにより解決可能である．

Ⅳ 留意事項

① 指導や介護の際，1)早期診断・治療でほとんど機能障害を残さない症例，2)すでに機能障害は進行しているが，薬物療法で全身状態が改善している症例，3)生物学的製剤の効果がなく，関節破壊など進行する症例，4)なんらかの経済的理由で製剤を使用しない症例など，大まかに区分し，アプローチを臨機応変に変更する必要がある．

② 早期に診断され，生物学的製剤など薬物療法が著効し，機能障害が最小限に維持される症例では関節保護の習得とともに，全身持久力，筋力を積極的に維持するように働きかける．

③ 機能障害の進行はあるが，薬物療法で全身状態が改善している症例では，装具や自助具など機能に見合った改良を続け，機能障害やADL を維持するように働きかける．

④ 薬物療法の効果が限定的で関節障害が進行する症例では，定期的なフォローアップを欠かさず，将来を見越して装具や自助具の提供，住環境の整備を計画する．

⑤ 経済的な理由で治療を断念する症例では機能の変化に注意し，その都度最適な治療戦略(リハビリテーション戦略)を計画する．

Ⅴ 課題

① 関節保護の動作指導の効果判定ができる評価方法の開発．

② 効果的な関節保護動作(エネルギー温存を含む)を定着させる指導方法の開発．

③ 素材や形態の開発を含めた変形予防・修正装具，自助具，福祉機器の研究．

④ 上記の装具，自助具，福祉機器の効果判定に関する研究．

⑤ 機能的かつファッション性を考慮した衣服，靴の開発．

⑥ 機能的かつ軽量な日常生活用具の開発（傘，バッグなど）．

⑦ 進行する障害にも配慮した，ユニバーサルデザインを基本とした住宅もしくは住宅改修の技術開発．

⑧ 重度な障害の場合でも運転可能な自動車の開発．

📖 引用文献

1) 日本リウマチ友の会編：2010年リウマチ白書－リウマチ患者の実態〈総合編〉．流，277：10-76，2010
2) Melvin JL（木村信子監訳）：リウマチ性疾患　小児と成人のためのリハビリテーション　第3版．協同医書出版社，1993
3) 山本純己ほか：生活上の注意．川合眞一監修：関節リウマチ－薬剤追補版．p25，医薬ジャーナル社，2004

I 障害の概要

人間が生活をしていくうえで上肢の役割は非常に大きい．上肢を失ってしまった場合，片側よりも両側，そして残存部位が少ないほど大きな障害となることが考えられる．ADLの移動以外のすべての動作において上肢の関与は必須である．したがって，切断高位にかかわらず上肢の欠損はADLになんらかの障害をもたらす．しかし，上肢切断者は上肢の物理的欠損以外は認知面や身体面にほとんど問題がないので，ADLのなかで残存機能を十分に活用し，質の高い生活を送ることも可能である．そのためには，義手や自助具の利用も含めて，各人のニーズに合ったきめ細かいリハビリテーションがなされるべきである．そして，医療関係者は義手の種類や機能，適応の仕方，訓練方法を知っておく必要がある．

1 上肢切断の部位別名称と断端長

上肢切断の部位別名称と断端長の計測部位は1992年にISO（国際標準化機構）により定められた（**図10-1**）．上肢長と断端長を計測するのは義手の長さと構成要素であるソケットや継手の種類を決定するためである．両上肢切断の場合は身長を基準にして以下のように決定される．

上腕長＝切断者の身長 × 0.19

前腕長＝切断者の身長 × 0.21

2 上肢切断高位による残存機能

上肢切断後の上肢の残存機能は**表10-1**のとおりである．義手を製作するときにはこの残存機能を活かす構成にするべきであり，また，リハビリテーション訓練時に十分に機能を引き出すアプローチをするべきである．義手を装着しないADL指導においても同様で，特に自助具を考案

表10-1　上肢切断高位による残存機能

切断高位	残存機能
肩甲胸郭切断	切断側上肢帯すべてを欠くため，健側上肢帯と体幹機能を利用
肩離断	切断側肩甲骨の動きを利用できる
上腕切断短断端 健側上腕長 30～50%	肩関節の可動域は健側の1/2程度
上腕切断標準断端 健側上腕長 50～90%	肩関節の屈曲・外転の可動域はほぼ保たれるが，内・外旋は健側の1/2程度
前腕切断極短断端 健側前腕長の 35%以下	肘関節屈曲は100度程度まで可能だが，回旋は不可能
前腕切断短断端 健側前腕長の 35～55%	肘関節の可動域はほぼ保たれるが，回旋は60度以下で実用的ではない
前腕切断中断端 健側前腕長の 55～80%	肘関節の可動域は完全に保たれているが，回旋は健側の1/2程度
前腕切断長断端 健側前腕長の 80%以上	肘関節と前腕の回旋機能はほぼ保たれている

するときには重要なヒントになる．

II 指導と介護

A. 義手の種類

義手は機能面から① 装飾用義手，② 能動義手，③ 作業用義手の3つに分類するのが一般的である．

1 装飾用義手

上肢の形態を補填するための義手であり，どの切断高位にも適応される．最近では装飾用グローブの外観が向上し，実際の手と見間違うほど精巧にできている物もあるが，その材質によって取り

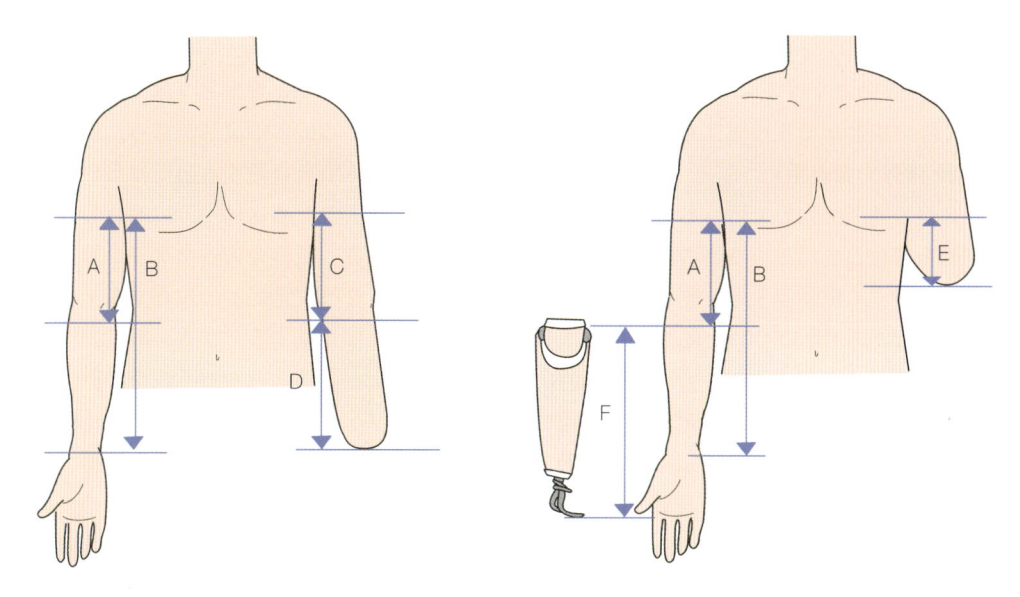

図 10-1　上肢長（または断端長）の計測点と義手の長さ
A：上腕長（腋窩より上腕骨内側上顆）
B：上肢長（腋窩より尺骨茎状突起）
C：Aに同じ
D：前腕切断の断端長（上腕骨内側上顆より断端末）
E：上腕切断の断端長（腋窩より断端末）
F：能動フック前腕部の長さ（上腕骨外側上顆より母指先端）

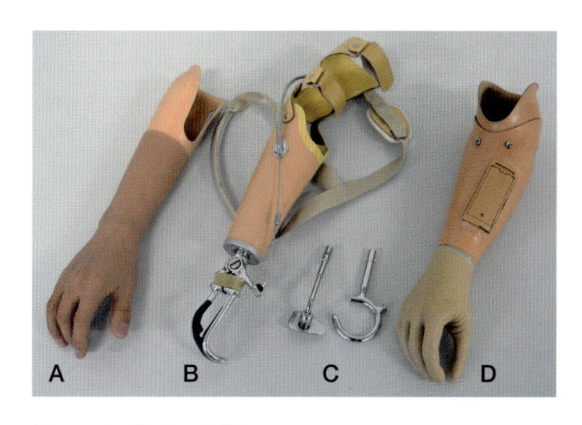

図 10-2　義手の分類
A：装飾用義手
B：能動義手（体内力源義手）
C：作業用義手手先具
D：筋電義手（体外力源義手）

扱いに注意が必要である（**図 10-2A**）．

2 能動義手

　物の把持および保持機能を補塡する機構を有した義手である．構成は基本的に装飾用義手と同じであるが，手先具は把持・保持が可能な形態（用途によってさまざまな種類がある）になっており，その操作を行うための機構が付加されている．

ⓐ 能動義手（体内力源義手）

　残存している上肢帯の運動，主に肩甲骨外転や肩関節屈曲運動で手先具から体幹背部に伸びるケーブルを引っ張ることで手先具の開閉や継手のコントロールを行う（**図 10-2B**）．ケーブルにたるみが生じたり，逆に張りすぎていると効率的に手先具を開閉することができないため常に適当なケーブルの長さを保つ必要がある．したがって，身体の後面や頭上，足先での把持動作は制限されることがあり，ADL 動作に影響することがあるため，指導時には注意を要する．また，把持力は手先具のゴムやバネにより調節できるが，強力な把持力を得るためにはゴムやバネの強さも増すことになり，開閉時にはかなりの上肢帯の筋力が必要となる．そのため，力源となる筋力が弱い女性

や，十分な関節運動が得られにくい上腕以上の切断者では強い把持力を得ることが難しく，ADL動作を行う際に影響がでる可能性もある．

ⓑ動力義手（体外力源義手）

主に手先具の開閉を動力で行うもので，手先具開閉の制御を残存している上肢帯の運動で物理的スイッチを操作する電動義手と，筋電信号で制御する筋電義手がある（図10-2D）．筋電義手は残存している筋の筋電位を利用するもので，基本的に随意的に筋収縮できる筋であればどこでも利用できる．最も普及している前腕切断用筋電義手では手先具を開く制御を手関節背屈筋群，閉じる制御には手関節掌屈筋群を利用している．把持力はモーターのトルクによるため，切断者自身には負荷がかからない．その把持力は約10kgと強く，また，コントロールケーブルとハーネスが不要なためどこでも把持ができる利点がある．しかし，体内力源義手に比べて重量があるので残存肢の筋力と持久力が必要である．

❸作業用義手

作業に適するように工夫された義手で，特に作業内容に特化した手先具が使われ，外観よりも機能を重視したものである．漁業や農業などの重作業に使われる場合は水や泥などで汚れてもよいような頑丈な手先具と継手や幹部の組み合わせになる．また，楽器演奏やスポーツで利用される場合は，普段使っている義手に作業に適した手先具を付け替えて使用するものがある（図10-2C）．

B．義手の構造と部品

義手の基本的構造は断端と義手をつなぐインターフェイスの役割をする「ソケット」と関節の役割をする「継手」，手の役割をする「手先具」（ターミナルデバイス），そしてこれらを連結する「幹部」からなっている．加えて，把持動作をする手先具や関節運動を代償する継手を操作するための部品（コントロールケーブルシステムなど）が含まれる．

❶ソケット

ソケットは断端と義手をつなぐ役割と残存上肢の機能を義手に伝える役割がある．義足のソケットと異なり体重を負荷する必要はないが，義手の効率的な利用のためには十分に適合したソケットが必要である．緩みのあるソケットは義手と断端のつながりを不安定にし，残存する上肢の動きを義手に伝えにくくする．さらに断端の形に合っていないソケットは痛みなど不快感の原因となる．

義手のソケットはほとんどが熱硬化性樹脂でできており，耐久性に優れ，比較的軽量で加工性も高いが，通気性はほとんどない．そのため，汗や湿気を逃すことができないので直接装着していると皮膚のトラブルをおこす可能性がある．汗や湿気を吸収するために義手使用者は筒状になった包帯（ストッキネット）でつくる断端袋や靴下，シャツの袖などで断端を包んで義手を装着していることが多い．また，汗などを放置しておくと雑菌が繁殖しにおいの原因になるので，装着後は清潔に保つことが必要であり，これらのメンテナンスに対しての指導をすることもADL指導の一つと考える．抗菌・消臭作用のあるストッキネットが販売されているので利用するとよい．

上肢切断高位とソケットについては以下にまとめる（図10-3）．

ⓐ前腕切断

断端の長さによって肘屈曲と前腕の回内・回外機能が変わるためソケットの形もそれに応じて選択する必要がある．極短断端では肘関節屈曲が不十分になるため，屈曲角度を補う倍動肘継手とスプリットソケットを用いる．それよりも長い断端（短断端から長断端）では能動義手の場合は断端を差し込むだけの差し込み式ソケットを用いる．長断端では橈骨と尺骨を挟み込むようにソケットを扁平にすることで，残存している前腕回内・回外の動きを義手に伝える形状のソケットにする．上腕骨顆部と肘頭部でソケットを引っ掛けて装着する自己懸垂性ソケットもある．最近ではシリコーン製のスリーブを断端にかぶせて義手を装着する方法もある．

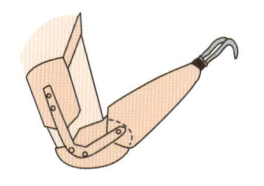

A. 極短断端スプリントソケットと倍動肘継手

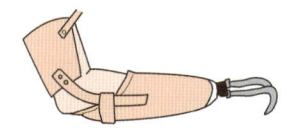

B. 長断端と差し込み式ソケットとたわみ肘継手

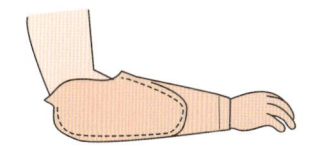

C. 自己懸垂性ソケット（顆上支持型ソケット）

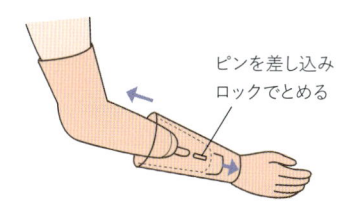

ピンを差し込みロックでとめる

D. シリコーンスリーブを使ったソケット（ピンを差し込みロックでとめる）

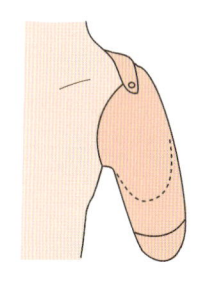

E. 上腕差し込み式ソケット

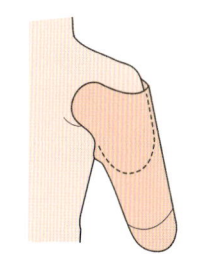

F. オープンショルダーソケット

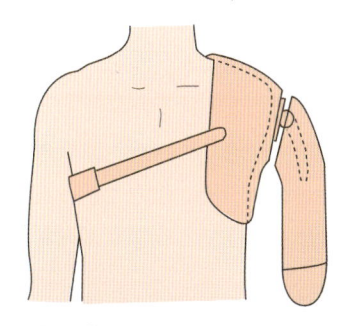

G. 肩離断用ソケット

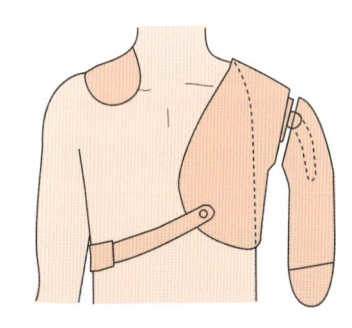

H. 肩甲胸郭切断用ソケット

図10-3　義手のソケット

❺上腕切断

上腕切断では断端をソケットに差し込んで装着する差し込み式ソケットが一般的で懸垂は8字ハーネスによる．自己懸垂法としてオープンショルダー式と吸着式がある．

❻肩離断・肩甲胸郭切断

肩離断では肩甲骨の動きを阻害しない程度に肩を包むキャップ状のソケットを用い，8字ハーネスに加えて胸部前面の胸郭バンドで懸垂する．

肩甲胸郭切断ではソケットを健側の鎖骨までかけ胸郭バンドとハーネスで懸垂する．

②継手

上肢の関節の役割をする部品で，ソケットと幹部，幹部と手先具を連結する．

❶肩継手

肩離断・肩甲胸郭切断に用い，肩関節屈曲と外転をもつ屈曲外転継手が一般的に使われているが，能動的な動きはなく，任意の角度に固定することはできない．

❷肘継手

上腕切断の能動義手では肘の屈曲伸展に加えて上腕の回旋機能をもつ能動ブロック型肘継手が用いられることが多いが，ブロック型継手は部品自体が約10cmの長さであるため標準断端に用いるときは健側の上腕長とのバランスに注意する．ブロック型肘継手を使用できない場合はヒンジ型肘

手先具の種類と特徴

手先具にはフック型とハンド型がある.

フック型はフックの先端が隙間なく閉じることができるので細かい物の把持にも適しているが,フックの形状が好ましくないと感じることがある.一方,ハンド型は手の形をしているので見栄えはよいが,指先に丸みがあるために先端に隙間が生じ細かい物の把持が難しい面がある.

それぞれ,上肢切断者の義手使用目的や好みなどに応じて選択する.

継手が用いられる.

解剖学的に肘関節が存在する前腕切断の義手においても,義手の懸垂と能動義手のコントロールケーブルと上腕カフを連結するために肘継手を用いる.残存機能として肘関節運動は可能なので革やナイロンベルト製のたわみ式肘継手が使われる.前腕切断極短断端では肘関節屈曲運動が1/2以下に制限されるが,限られた屈曲運動を機械的に倍増して十分な可動域を得るために倍動肘継手が用いられる.

ⓒ手継手

前腕幹部と手先具(ターミナルデバイス)を連結する部品で,手先具の回旋を健側上肢などを利用して他動的に行うことができる摩擦式手継手がある.また,手関節の屈曲角度を得られる屈曲用手継手やフック型手先具とハンド型手先具を容易に交換することができる迅速交換型手継手がある.

3 手先具(ターミナルデバイス)

「手」の役割をする部品である.現在の手先具は手の把持・保持機能を再現する.

ⓐ装飾ハンド

手の外見を再現した手先具で,一般的には把持機能はない.装飾用ハンドの手の形を模した外装をグローブと呼び,塩化ビニール製が一般的に用いられている.比較的安価で引っかき傷や切り傷に強いが,汚れが染みやすく,特に印刷物のインクなどは一度染まると取れなくなる.外見や質感がリアルで汚れにくいシリコン製のグローブがあり,前者に比べるとやや高価だが見栄えがよく汚れにくいが,引っかき傷や切り傷部分から裂けてしまうことに注意が必要である.

ⓑ能動フック

金属製のフック型で,取りつけられたコントロールケーブルを引くことで把持・保持を行うことのできる手先具である.コントロールケーブルを引くことでフックが開き,引くのをやめるとゴムやバネの力で閉じる「随意開き式(voluntary opening ; V.O)」と,逆にコントロールケーブルを引くとフックが閉じ,引くのをやめるとバネの力で開く「随意閉じ式(voluntary closing ; V.C)」がある.能動フックは開大幅が広く,350 mL の缶程度の大きさの把持は十分可能である.機能の代償としては非常に利便性が高いといえる.しかし,随意開き式の把持力はゴムやバネの強さにより調節できるが,把持力を強くするほどケーブルを引く力も強くなるので,それなりの筋力を要することになる.なお,フックの形状は作業ごとに異なる対象物をより安定して把持できるよう工夫されているものがある.

ⓒ能動ハンド

能動フック同様のコントロールと機能をもつ手先具で手の形状をもち,把持・保持機能に装飾性を加えたものである.能動フックに比べるとやや重量があるため切断側上肢の筋力や耐久性が必要となる.母指と示指・中指の3指つまみの形状が一般的である.

ⓓ作業用手先具

特定の作業に適した形状をしている手先具で,外観よりも機能を優先したものである.代用的なものとしてはC型フック,双嘴フック,鎌持ち金具などがあり農業や土木などの重作業に用いられる.

4 ハーネス

義手を懸垂する役割と次に述べるコントロールケーブルに連結し,残存している上肢および体幹の動きをケーブルに伝える役割がある.

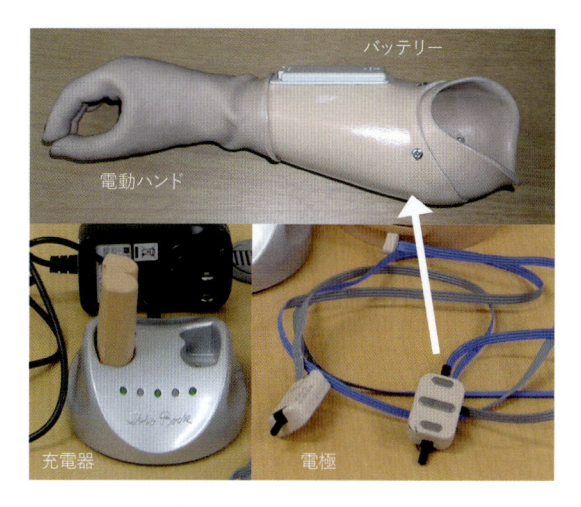

図 10-4　筋電義手の構成

表 10-2　筋電義手の制御に使用する筋

切断レベル	筋電義手の動作	
	ハンド：開く・回外	ハンド：閉じる・回内
前腕切断	手関節背屈筋	手関節掌屈筋
上腕切断	上腕三頭筋	上腕二頭筋
肩離断 肩甲胸郭切断	肩離断では三角筋後部線維でハンドを開き，前部線維でハンドを閉じるといわれているが，実際は分離した筋収縮を行うことは難しい．筋電位の採取できる筋であれば基本的にどの筋を利用してもよいが，できるだけ手先の開閉の感覚に近い筋を選ぶ．例：大胸筋，僧帽筋など	

上腕以上の切断では，ハンドの開閉ではなく肘継手の制御に筋電制御を利用し，手先具の開閉はハーネスを介してのスイッチ制御にする，またはケーブルコントロールの能動義手のハイブリッドタイプにする場合もある．

5 コントロールケーブルシステム

　手先具の開閉，肘継手の屈伸の制御を 1 本のケーブルで行うシステム．手先具から義手および残存上肢の外側をとおり体幹背部（肩甲骨付近）でハーネスに連結する 1 本のケーブル，ケーブルの滑走を効率的にするための外装ケーブルハウジング，その走行を中継するリテーナとベースプレートから構成される．

ⓐ 単式コントロールケーブルシステム

　1 本のケーブルで 1 つの機能をコントロールするシステムで，主に前腕義手の手先具の開閉にのみ用いられる．

ⓑ 複式コントロールケーブルシステム

　1 本のケーブルで 2 つの機能をコントロールするシステムで，上腕以上の義手において手先具の開閉と肘継手の屈伸の 2 つの機能に用いられる．

6 筋電義手

　筋電義手は手先具の開閉をモーターで行う体外力源義手であり，筋収縮時に発生する微量な筋電位を表面電極で検出し，手先具開閉制御リレースイッチの on/off に利用している．国内外で最も多く使われているドイツの Otto Bock 社の MyoBock® を例にシステムについて説明をする．

ⓐ 構成（図 10-4）

1）電極

　皮膚表面から筋電位を採取する．採取された微弱な信号の電圧をシステム制御が可能な電圧に増幅するアンプが内蔵されている．また，得られる筋電位の強弱に応じて制御に適した閾値を設定できる感度調整機能が設置されている．

2）バッテリー

　一般的にリチウムイオン電池が使われている．一晩の充電で，ほぼ一日中使用することが可能である．

3）手先具

　ハンド型が一般的に使われる．把持力は約 9kg あり，ADL 上での使用では十分といえる．ハンドは開閉速度と把持力が筋収縮の速さに比例し変化する比例制御が採用されており，卵など慎重に把持したい対象物をゆっくりと把持することができる．

　ADL 以外の場面では重作業用の手先具がある．把持力が約 16kg と大きく，また，木材や金属パイプなどを持ちやすい形状をしており，ハンド型に比べると頑丈にできている．

ⓑ 制御システム

　採取された筋電位が筋電義手の機能をどのように制御するのかで制御システムが分類されてい

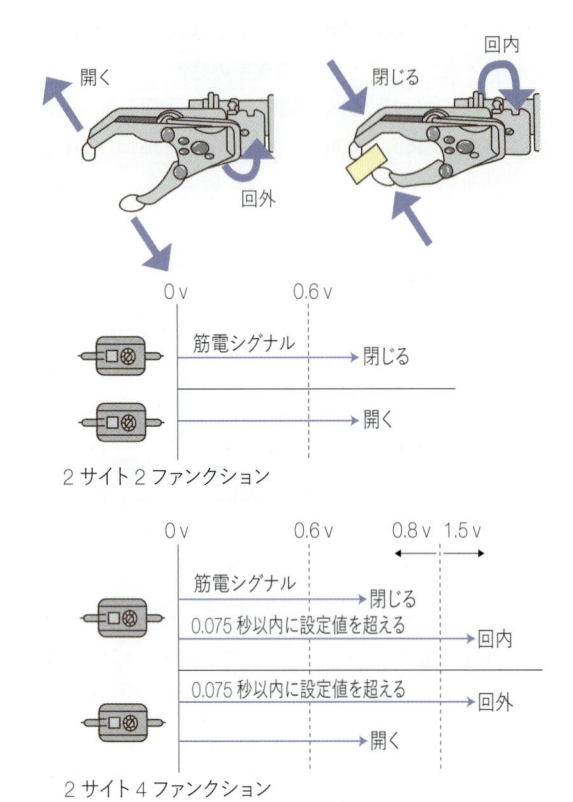

図 10-5　筋電義手制御システム

の回旋(回内, 回外)に働く. 4ch システムという.

3) 比例制御システム

　上記のシステムに加えて, ハンドの開閉スピードと把持力の制御をするシステムである. 筋の収縮スピードと強弱を検出するもので, ゆっくり収縮するとハンドはゆっくりと開閉し, 把持力もソフトにできる. つまり, 使用者が素早く強い筋収縮をすればハンドも素早く強い力で開閉し, 逆にゆっくりと弱い収縮をすればハンドもゆっくりと弱い力で開閉する.

C. 義手の適応

　上肢切断者への義手の適応の要点は二つあると考える. 一つは上肢切断により生じる上肢障害の程度と的確な義手の構成要素の選択, もう一つは本人の社会復帰のゴールとその後のライフスタイルと義手とのマッチングである. これらを的確に行うには, まず, 切断の高位によりどのような障害がどの程度生じるのかを理解する必要がある. そして, ハードウェアとしての義手の種類, 機能の利点・欠点そして限界を理解しておくことも必要である.

D. 義手装着訓練

　義手装着と使用が定着する最適な期間は術後 0～90 日以内といわれている. 早期に義手を装着することで生活のなかでの継続使用につなげることができる. そこで, 近年では下肢切断同様に, 義手訓練を多く行っている施設では早期に義手を装着する「仮義手訓練」を取り入れるようになってきている. 断端の成熟に伴う断端周径の変化にあわせて, ギプス包帯やスプリント材を用いソケットを製作し市販化されている「仮義手用パーツ」を組み立てて, 装着操作訓練を行う. この指導方法では, 切断端の成熟を待つ時間を節約できることと, 早期に操作訓練ができるため, 訓練初期から両手動作が経験でき義手の実用的な受け入れがよくなるという大きなメリットがある.

る. 制御に使用する筋は**表 10-2**に示す. 上肢切断者の筋収縮機能, 断端長, また義手をどのような場面で活用するのかを評価してどのシステムを利用するのかを選択する(**図 10-5**).

1) 2 サイト 2 ファンクション

　筋電位を採取する場所が 2 か所(2 サイト)あり, 個々の筋電位がそれぞれ 1 つの動作の制御(合計して 2 つの機能＝2 ファンクション)をするもので, 筋電義手の基本的なシステムである.

2) 2 サイト 4 ファンクション

　筋電位を採取する場所が 2 か所(2 サイト)あり, 個々の筋電位がそれぞれ 2 つの動作の制御(合計して 4 つの機能＝4 ファンクション)をする. 1 つの筋から発生する 2 種類の筋電位(つまり, 強い収縮, 弱い収縮)による. 弱い収縮の電位が低い閾値を超えるとハンドの開閉の制御に働き, 強い収縮の電位が高い閾値を超えるとリスト

１オリエンテーション

　上肢を失って不安と混乱のなかにいる上肢切断者に対して，リハビリテーション訓練に入る前に必ずオリエンテーションを行うことは重要なことである．義手の種類，できることと不可能なこと，限界などを説明する．それから，今後の訓練の流れを説明し義手の部品，機能，取り扱いについても説明する．補装具給付システムの理解を促すことで社会復帰および社会復帰後のイメージをもたせ不安を取り除くことが必要である．

２義手装着・操作訓練（体内力源能動義手）

ⓐ義手のチェックアウト

　訓練開始前に作製された仮義手のチェックアウトを行い，適合と操作効率を確認する．

ⓑ基本動作訓練

　手先具の開閉，肘継手のコントロール，手先具の開閉や肘の屈曲をするために必要な身体の動かし方を練習する．肘継手ロックのかけ外しに必要な身体の動かし方と肘屈曲角度の制御とタイミングを練習する．

ⓒ対象物のつまみ・把持訓練

　基本操作訓練として，さまざまな形状，重さの物品を把持し，任意の場所で離す練習から始める．把持する物品，物品を運び離す場所（移動範囲）は以下のような段階づけをするとよい．

1) 把持する対象物の段階づけ

　大きさの段階づけとしては，手先具を大きく開かなくても把持可能な直径2cm程度の小さい物から，手先具を最大限開いて把持する大きい物へ，反対に針や小豆などとても小さい物へ．硬さの段階づけでは，強く把持しても壊れない硬い物から，つぶさないように手先具の閉じ具合を調整する必要がある軟らかい物へ．形状での段階づけでは転がっていかない安定した物から転がってしまう不安定な物へ変える．また，厚みのある物から平たいコインのような物への段階づけもある．

2) 到達範囲の段階づけ

　最初は机上の平面での左右，前後の移動から始めるとよい．次に机上に台などを置いた上に移動する．台の高さも徐々に高くする．最終的には，床から机上など三次元での把持，離すという操作ができるようにする．

ⓓ両手動作訓練

　基本的な操作が習得されたら簡単な両手動作訓練を導入する．簡単な動作から簡単な道具を使った動作に段階づけをする．

1) 単純な両手動作の練習

　片側切断の場合，ほとんど義手側は補助手となるので，義手で何か物を保持し健側で操作する動作から行う．たとえば，太い紐を義手で保持し大きいビーズを通す，義手で太いボルトを保持しナットを取りつけるなど．

2) 簡単な道具を使った練習

　次に義手で物を保持するだけではなく，道具を使った両手動作を行う．そのとき，義手は補助手として対象物を把持および保持するが，必要に応じて細かく持ちかえたり，押さえたりできるようにする．たとえば，はさみで紙を切るときに紙を義手で固定し，切る向きに沿って細かく紙を持ちかえるなど．

ⓔ応用動作訓練

　さまざまな把持動作を経験するためにアクティビティを利用した応用動作訓練を行う．簡単なクラフトの利用からプラモデルなど細かく複雑な作業へ段階づける．また，木工など大きな動作の作業へ移行することもよい．

ⓕ ADL 訓練

　ADL動作のなかでも両手動作を必要とする項目の練習として，ビンの蓋を開ける，紐を結ぶなど実際の生活のなかで義手を使うことに慣れる．また，場面により手先具の適切な使用方法を指導する．必要なら自助具を考案・作製し使用する．段階としてはセルフケアから始め，家事動作などより応用的な動作へ移行する．

ⓖ職業訓練

　上肢切断の原因は労働災害が多いため，社会復帰の目標が職業復帰であることが多い．したがって，職業訓練は義手装着訓練のなかでも重要なものである．訓練を行うにあたり，まずは本人のニーズと受け入れ側の状況を確認しなければなら

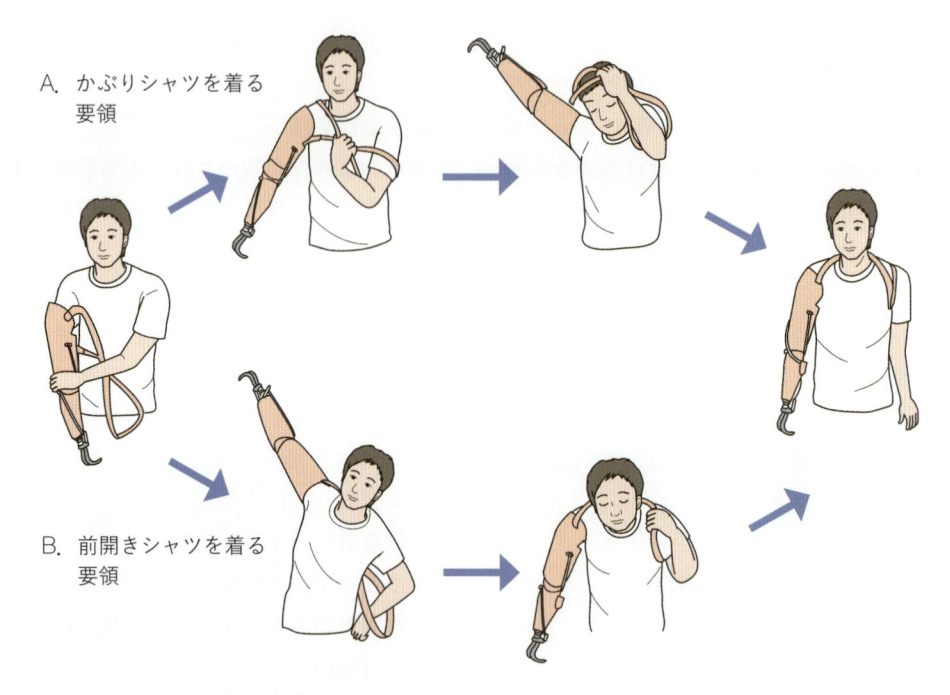

A. かぶりシャツを着る
　　要領

B. 前開きシャツを着る
　　要領

図 10-6　義手の装着（片側切断）

ない．復帰する方向性が決まったら，必ず実際の場面を具体的にシミュレーションし，そのなかで義手をどのように使うか，また，どの義手が適しているかを対象者とともに確認する．

E.　セルフケア

　上肢切断者のセルフケアは義手を使用する場合と使用しない（断端を使う）場合が考えられる．

　断端を使う場合，前腕切断者では肘を屈曲させて引っ掛ける，断端で物を押さえるなどで実用的に利用できる．上腕切断者では残存している上腕と体幹で物をはさむことに利用できるが，断端で物を押さえるためには，かなり体幹をかがめる必要があるので利用できる場面は限られ，特に両側切断では残存上肢が短くなると下肢の利用が必要となる．そのため，体幹や下肢の柔軟性・筋力を確保しておくことも重要である．

　義手の使用は，片側切断では義手側は補助手としての役割が一般的で，物の保持・固定に使われることが多い．両側切断ではより断端の長いほう

が実用手になる．肘関節の運動が残存している前腕切断者は失われている把持動作だけを義手で補うことになるので，義手の使用はとても有効である．肘関節が残存していない上腕切断者でも，断端が長ければ肩関節の運動が十分行えるため肘関節のコントロール，上肢の空間保持が可能なので有効性は高いと思われる．上腕短断端より高位の切断では，肩関節の機能が失われるため，上肢の空間保持が困難になる．したがって，身体の前面での物の把持・保持で義手を利用する．

1 義手装着

a 片側切断

　義手の装着をかぶりシャツを着る要領で行うときは，まず，切断側上肢を義手ソケットに挿入し，ハーネスやケーブルが捻れないように気をつけながら，健側上肢を腋窩ループにとおす．それからハーネスのクロス部分を持ってかぶるようにしてハーネスとケーブルを背中にまわし，身体をゆすって安定させる（**図 10-6A**）．前開きシャツを着る要領で装着するときは，同様に切断側上肢をソケットに挿入し，ソケットを上にあげてハーネ

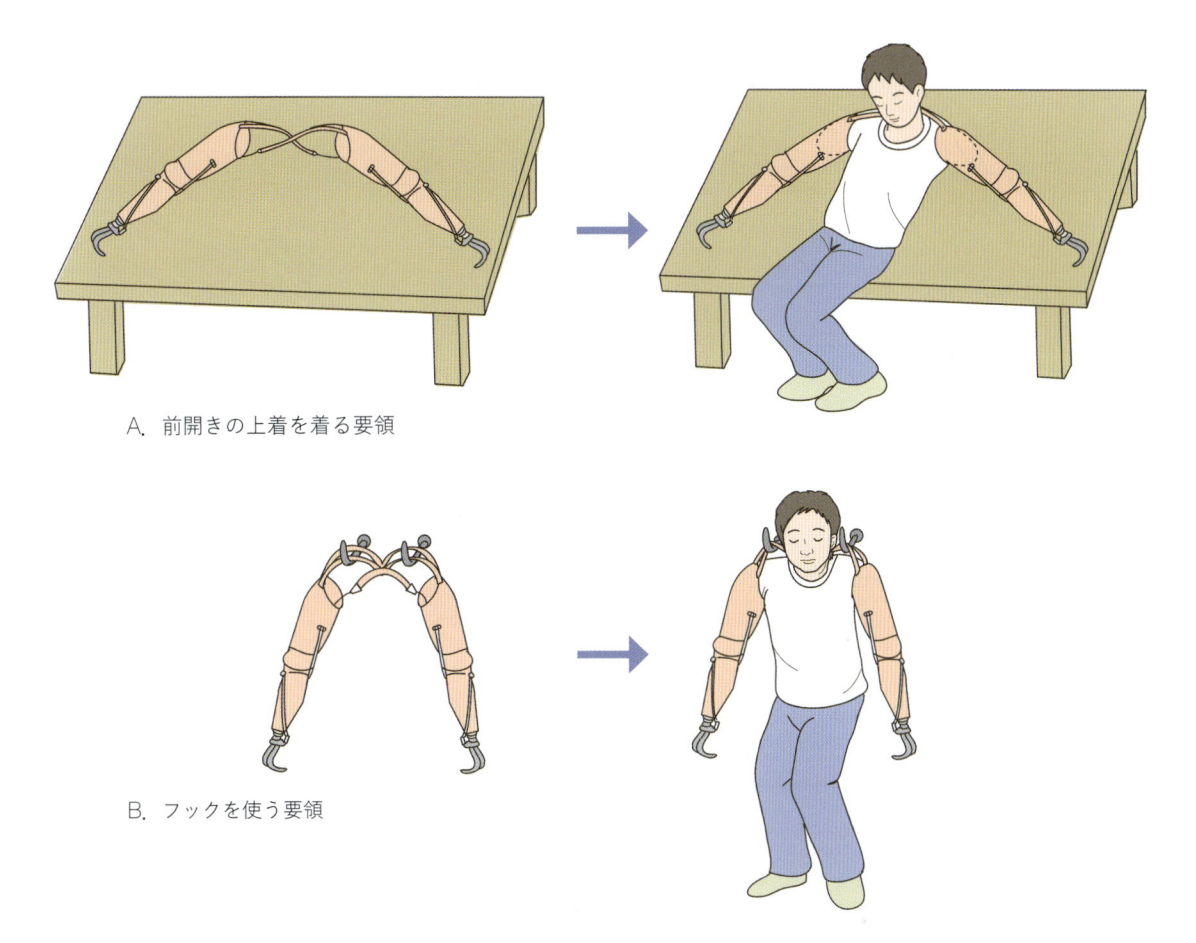

A. 前開きの上着を着る要領

B. フックを使う要領

図 10-7　義手の装着（両側切断）

スを背中側で下に垂らしてから健側上肢を腋窩ループにとおす（**図 10-6B**）.

ⓑ両側切断

　義手を机やベッドなど安定した広い場所にして上着を広げるような要領で置く. 両方の断端をソケットに挿入し仰向けで寝るような姿勢で, 両断端をソケットに挿入して前開きの上着を着るようにして装着する（**図 10-7A**）. 同じ要領で, 壁などのちょうどよい高さに義手をかけるフックを設置しておく方法も便利である（**図 10-7B**）.

2 食事

ⓐ片側切断

1）義手なし

　茶碗を持って食べる, ナイフとフォークを使って食べるなど以外は, 片手動作でほとんどの食事

動作は自立して行える. ビンの蓋を開ける, 袋をあけるなどの食事関連の動作については大腿部で固定する, はさみを使うなど自助具や道具を使うことで解決できる.

2）義手あり

　茶碗を持つ, 食器を固定する, フォークを持つ, ビンや袋を持つなどに義手を利用できる. 茶碗など食器を持つときには食器の形状に応じて手先具の向きを変える. フォークやスプーンなどはフックで持ちやすいようにスポンジチューブなどを巻いて太く, 滑りにくくするとよい（**図 10-8**）.

ⓑ両側切断

1）義手なし

　片側または両側が前腕切断の場合は, 残存している前腕部分に万能カフとスプーンなどを取りつ

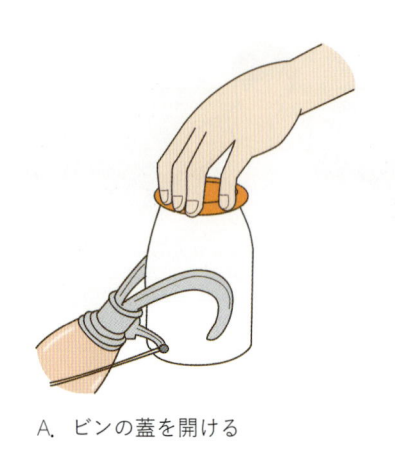

A．ビンの蓋を開ける

B．茶碗を持つ

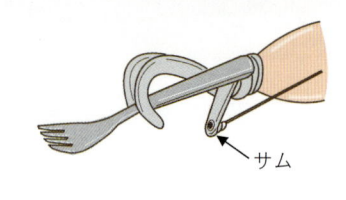

C．フックのサムにフォークを
　　かけて固定する

サム

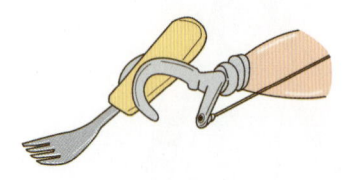

D．フォークの柄をスポンジチューブ
　　などで太くして固定しやすくする

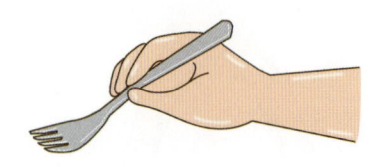

E．筋電義手のハンドでフォークを
　　持つ

図10-8　食事での義手の使い方

けることで食事動作は可能である．上腕部分が残
存している場合は万能カフに加えて長柄を取りつ
け到達距離を補うことも必要になる．肩離断以上
で上肢の機能を全く失った切断者では足先を使う
例もあるが，身体の柔軟性が求められるので，成
人の後天的な切断者では困難である．したがっ
て，残存している機能を利用して制御する専用の
自助具や福祉機器を使用する．

2）義手あり

　片側または両側が前腕切断の場合は，義手を実
用的に使うことができる．茶碗を持って食事をす
ることは難しいが，テーブル上で食器を固定し，
フックにスプーンやフォークを持たせて食事がで
きる．前腕の回内，回外の機能が失われている場
合はスプーンをすくいやすく，かつ口に運びやす
い角度に調整し，肩関節の外転や体幹の代償動作
を利用する．上腕切断も同様にスプーンの角度調
整と代償運動が必要であるが，これらの設定には
介助を要するかもしれない．肩離断以上では義手

を用いても食事動作は困難なので前述のように自
助具や福祉機器を用いる．

3 整容

ⓐ片側切断

1）義手なし

　切断高位にかかわらず，動作の工夫や自助具を
使用することで，片手動作での自立が可能であ
る．タオルを絞るときに蛇口にかけて絞る，健側
上肢のつめを切るときに片手用のつめ切りを使う
（68頁の**図4-15**参照），歯ブラシに歯磨き粉を付
けるときにキャップを開ける，歯ブラシを固定す
る自助具が考えられる．

2）義手あり

　整容動作の顔を洗うなど直接身体に触れる動作
では金属のフックで触れるより，健側上肢だけを
使うことが好まれている．タオルを絞る，キャッ
プを開ける，歯ブラシを固定する際などは義手が
利用できる．筋電義手を利用する場合は，精密機
械なのでハンドグローブの端や穴から浸水して故

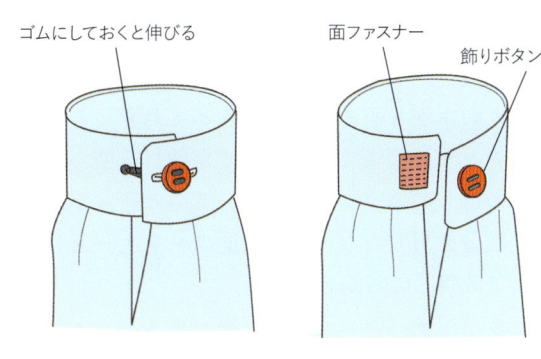

図10-9　カフスボタンの改良

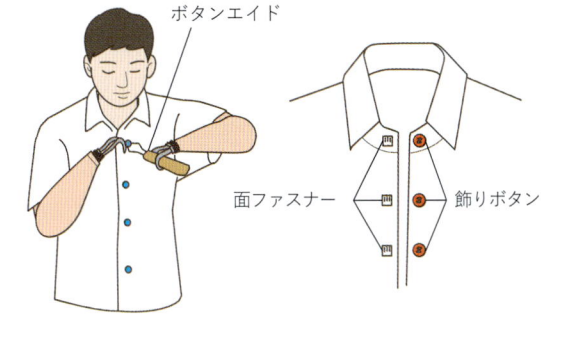

図10-10　ボタンかけ

障の原因とならないよう気をつける.

ⓑ 両側切断

1) 義手なし

　前腕部分が残存していれば断端を利用することができるが, 顔を洗うときは水がすくえないのでタオルを利用する. 上肢の長さを補うために体幹をかがめるなどの工夫が必要である. そのほかは, 歯ブラシやヘアブラシを断端に固定するカフを利用するなど自助具を工夫する必要がある. また, 歯ブラシは電動歯ブラシを利用するとよい. 上腕以上では断端は顔や頭には届かないので義手を利用するか, 自助具を工夫する.

2) 義手あり

　両側または片側が前腕義手の場合はタオルを利用すれば顔を洗うことができるが, フックが硬いので気をつける. 髪をとかす, ひげを剃る, 歯を磨く動作では義手で道具を持つことができるので実用的に利用できる. 上腕義手でも範囲に制限があるものの肘継手を屈曲し, フックに道具を持たせ, 肩関節の動きを利用して可能である. 肩離断以上の義手では整容動作は困難であり, 自助具や下肢を利用することになるが多くの介助を要する.

4 更衣

ⓐ 片側切断

1) 義手なし

　片側切断の場合は, 切断高位にかかわらず更衣動作は片手でおおむね自立して行える. その際, 前腕切断の断端は体幹の前後で衣服を押さえる,

ズボンなどのポケットに断端を入れて引っ掛け持ち上げるという使い方ができる. 上腕切断の断端は切断側の脇に衣服をはさむなどの使い方ができる.

① かぶりシャツ:切断側上肢を袖にとおし, 次いで健側上肢, 頭の順にかぶる.

② 前開きシャツ:切断側上肢を袖にとおし, 次いで健側上肢を袖にとおしてはおり, 健側上肢でボタン・ジッパーをとめる. 健側のカフスボタンは着る前にあらかじめとめておくとよい. 手がとおりにくいようならば, ボタンにゴムを付けておくか, 面ファスナーに替える(図10-9).

③ ズボン・パンツ:足先を入れ, 健側上肢で引き上げる. ズボンの中にシャツを入れるときは, 前腕切断者なら体幹をかがめて断端でシャツを入れる.

④ ブラジャー:後ろのホックを前にまわして健側上肢でかける. それから後ろに戻し切断側上肢, 健側の順に手を入れて整える.

⑤ 靴下:5本の手指をすぼめた状態で靴下の履き口に差し入れ, 手指を開くことで履き口を広げ, そのままつま先を入れ, 引き上げる.

2) 義手あり

　義手そのものは下着の上に装着することが一般的なので, 下着以外での使用となる. 前腕能動義手のフック型手先具は引っ掛ける, つかむ, 引き上げる動作に使用できる. しかし, 手先具の開閉のためにケーブルにかかる張力を確保する必要があるため, ケーブルの緩んでしまう身体の背部で

は使用できない．また，張力がかかり過ぎると手先具が開いてしまうため，足先に手を伸ばすような動作では，体幹をかがめるなどして到達距離を縮める必要がある．筋電義手はケーブルがないので，手の届くところならどこでも使うことができる．上腕能動義手では肘継手の屈曲には肩関節屈曲，肩甲骨外転の動作が必要なので，引き上げるという動作は困難である．そのほかは前腕義手と同様につかむ，押さえることは可能である．

① かぶりシャツ：義手を袖にとおし，次いで健側上肢，頭の順にかぶる．

② 前開きシャツ：義手を袖にとおし，次いで健側上肢を袖に通してはおり，義手で身頃の前・下を持ち健側上肢でボタン・ジッパーをとめる．健側カフスボタンは着る前にあらかじめとめておく．

③ ズボン・パンツ：健側上肢で足先を入れ，前腕切断は義手と健側上肢で引き上げる．義手でズボンのウエストを持ち，健側上肢でズボンの中にシャツを入れる．

④ 靴下：義手と健側手で持ち，つま先を入れ，上肢はケーブルに張力がかかり過ぎて手先具が開かないように保ちながらはく．筋電義手の場合は足先まで手を伸ばしても手先具の開閉には影響がないので，健常者と変わりない動作ではける．

ⓑ両側切断

1）義手なし

　両側切断では切断高位が断端の利用に影響する．両側または片側が前腕切断の場合は前項で述べたように断端の利用が可能である．しかし，両側が上腕以上の切断では断端の利用は実用的ではなく，下肢を利用することも必要となる．

① かぶりシャツ：両側，または片側でも前腕が残存しているか，上腕切断でも断端が長い場合は，その断端を利用して着ることが可能である．しかし，上腕短断端以上になるとなんらかの介助や専用の自助具が必要となる．自助具の例としては，シャツを着やすいようにかけておくバーを設置し，下肢でシャツをか

けて着る方法などがある．

② 前開きシャツ：かぶりシャツと同様．下のほうのボタンをあらかじめとめておき，かぶりシャツの要領で着て，口や自助具を使って上のほうのボタンをとめる．このとき，ボタン部分を目立たないように面ファスナーを付けて改良しておくとよい．

③ ズボン・パンツ：足先を使ってズボン・パンツに下肢をとおすことはできるが，上腕切断以上では引き上げることは難しい．ウエスト部分に長めのループを取りつけておき，口で引き上げる，壁などに設置したフックに引っ掛けて引き上げるなども考えられるが，義手を利用するほうが実用的である．ボタンは引っ掛けてとめるフックにするか，ウエスト部分をゴムにしてあらかじめボタンはとめておくなどの工夫が必要．ジッパーもあらかじめとめておくか，リングを付けておく．

④ ブラジャー：ホックのないタイプのブラジャーをかぶりシャツの要領で着る．

⑤ 靴下：足先を使ってはくことは可能であるが，練習を要す．靴下の履き口にループを取りつけて足先でも持ちやすいようにする．

2）義手あり

　両側切断者にとって義手はより重要な役割をもつ．特に，両側または片側が前腕切断の場合は実用手として活用されるべきである．上腕以上の義手でも把持できる範囲に制限はあるものの，上肢の長さを補うことだけでも利用価値は高い．

① かぶりシャツ：前腕義手使用は義手なしの項と同じ．肩の関節運動が失われている肩離断以上では介助が必要．

② 前開きシャツ：基本的には義手なしの項と同じだが，ボタンなどのとめ外しは前腕切断や断端の長い上腕切断ではボタンエイドなどの利用で実用的に可能（図10-10）．肩離断以上では介助が必要．

③ ズボン・パンツ：ズボン・パンツのウエスト部分を義手で持ち，足先を入れて引き上げる．このとき，ケーブルに張力がかかり手先

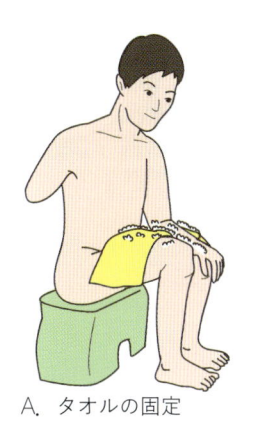

A．タオルの固定

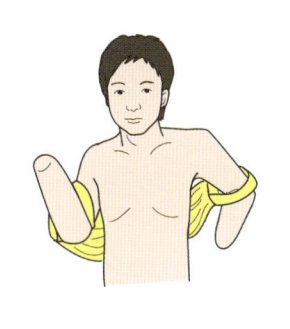

B．ループつきタオルの利用

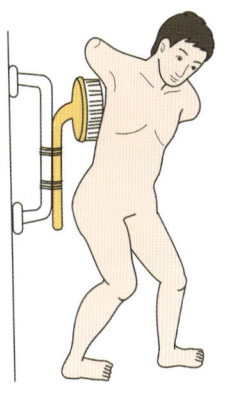
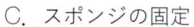

C．スポンジの固定

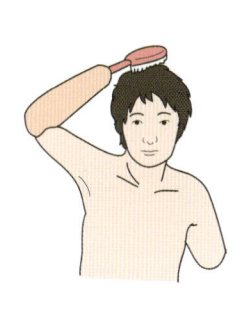

D．ブラシつき自助
　　具の利用

図 10-11　入浴での工夫

具が開いてしまうようなら，足を使って足先を入れてできるだけ上にあげておく必要がある．または，手先具をポケットやベルトとおしに引っ掛けるようにする．ボタンやジッパーは義手なしの項と同じ．

④ ブラジャー：義手装着前に付けるので義手なしの項と同じ．

⑤ 靴下：靴下の履き口部分を義手で持ち，足先を入れて引き上げる．足先は最も手を伸ばす必要がある場所なので，ケーブルに張力がかかり手先具が開いてしまいやすい．膝や股関節を十分に屈曲して到達距離を短くしてはくようにする．筋電義手の場合は影響ない．

5 排泄

排泄で問題となるのはズボン，パンツなどの下衣の着脱，排泄後の後始末，そして男性では排尿時のペニスの保持である．

ⓐ 片側切断

1）義手なし

片手動作でも自立して行える．

2）義手あり

特に使用しなくても行える．

ⓑ 両側切断

1）義手なし

① 下衣の着脱：前腕部分が残存している場合は断端を利用して行うことができるが，ゴム入

りのウエストや，ループが付いているとより容易にできる．上腕以上では壁や手すりなどに下衣を引っ掛けるフックを設置する．

② 排尿時のペニスの保持：前腕切断でも断端だけでの保持は困難である．

③ 排泄後の後始末：最近は多くの家庭で温水洗浄便座が普及しているので，リモコンを操作しやすい場所(断端の届く場所，または足で操作できる場所)に設置することで利用できる．外出時は，身体障害者用の多目的トイレには温水洗浄便座があるので出先の情報を得ておくとよい．現在，公共の建物や主要駅，デパートなど大型店舗にはほとんど多目的トイレがある．

2）義手あり

① 下位の着脱：ウエスト部分に義手の手先具を引っ掛けて押し下げて下ろす．あげるときはポケットやベルトとおしなどに引っ掛けて引き上げる．前腕義手使用であれば可能だが，上腕以上では不十分になる可能性もあるので，壁や手すりにフックを設置しておく．

② 排尿時のペニスの保持：前腕・上腕義手では手先具で支えることは可能だが，金属製のフックでは冷たく硬い感触が不快に感じるかもしれない．

③ 排泄後の後始末：義手なし同様に温水洗浄便座の利用が適している．

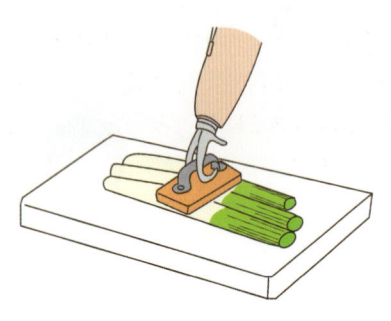
A．調理

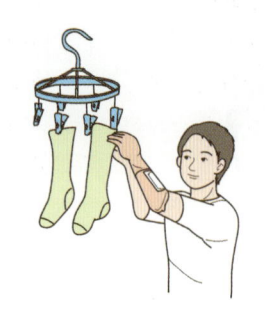
B．物干し（前腕義手）

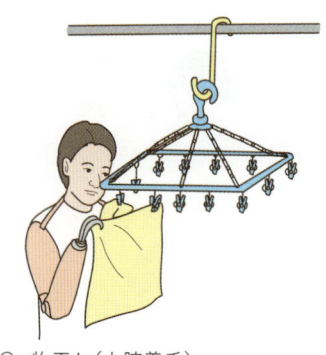
C．物干し（上腕義手）

図 10-12　家事

6 入浴

入浴場面では基本的に義手の使用はできないので，自助具の工夫が必要である（**図 10-11**）．

ⓐ片側切断

1）義手なし

ループつきタオルやボディブラシを使用して片手で自立して行える．また，前腕切断であれば断端にミトン型スポンジを付ければ健側上肢を洗うことができる．上腕切断以上で健側上肢を洗うときは，タオルを大腿部にはさんで固定し，上肢をこすりつけるようにする．

2）義手あり

義手は使用しない．

ⓑ両側切断

1）義手なし

前腕部分が残存していればミトン型スポンジや，ループつきタオル，義手ソケットやカフなどの先端にブラシやスポンジなどを取りつけた自助具の利用が有効である．上腕切断以上では浴室の壁などにスポンジやタオルを固定して体をこすりつけたり，足先でスポンジを保持して下腹部くらいなら洗うことができるが，介助を要する部分は多い．

2）義手あり

義手は使用しない．

ⓒ自助具

洗体のためにタオルにループをつける，ループ状になったタオルを引っ掛けるフックを設置して身体を入れて洗う，シャンプーやボディシャンプーのポンプを使いやすいように改良するなど多くの工夫を必要とする．

F．家庭生活

1 家事

家事動作は片手でも可能な動作が多いが，義手を使って両手動作で行ったほうが効率的になる．そのため，上肢切断となった主婦の場合，家事を行うという明確な目的があるためか義手を継続的に使用している例が比較的多い．

ⓐ片側切断

1）義手なし

① 調理：片手動作でも可能だが，材料を切るときの固定，加熱時の鍋やフライパンの固定，ビンや缶の開封，調理道具や食器の後片づけのときの把持などに自助具の工夫が必要である．

② 洗濯：洗濯バサミつき物干しに洗濯を干すときに，片手で洗濯物を持ち，洗濯バサミにはさむ動作は練習を要する．また，物干しをテーブルなどに置いて洗濯物を洗濯バサミに取りつけるなど動作の工夫も必要である．

③ 掃除：掃除機をかける，ほうきで掃く動作は片手で可能である．

2）義手あり

① 調理：前腕および上腕義手の使用は補助手として有効である．水，包丁，火を使うので装

飾用やグローブをかぶせてある筋電義手のハンドは注意が必要である．また，フック型の手先具は先端が細くまな板の上での食材の固定が不十分になりやすいので，押さえるための自助具を工夫することもある（図10-12A）．

② 洗濯：義手側に洗濯物を把持し，健側上肢で洗濯バサミをとめるという両手動作が可能である（図10-12B）．上腕以上の義手では高い位置へのリーチが難しいので，肘継手を屈曲させた状態で手先具の届く位置に物干しを設置して行う（図10-12C）．

③ 掃除：ほうきでの掃き掃除で，塵取りを義手で持つことができる．

❺両側切断

1）義手なし

① 調理：前腕部分が残存している場合のみある程度可能と思われるが，断端に包丁など道具を固定するカフや，調理器具を固定する自助具を工夫する必要があるため，義手を使ったほうがより効率的と考えられる．

② 洗濯：洗濯バサミの使用は困難であり，断端の届く高さに洗濯物をかける程度．

③ 掃除：前腕部分が残存している場合のみある程度可能と思われるが，掃除機やほうきを断端で持てるように工夫する必要がある．

2）義手あり

① 調理：両側または片側が前腕義手の場合，熟練を要するが，両側前腕切断でも自立して行っている例がある．

② 洗濯：両側または片側が前腕義手の場合は可能である．上腕義手では高い位置へのリーチが難しいので，肘継手を屈曲させた状態で手先具が届く位置に物干しを設置して行う．

③ 掃除：両側または片側が前腕義手の場合は可能である．能動義手では掃除機やほうきを義手で持ちやすく工夫する必要がある．筋電義手では把持力が強いため特別な工夫は必要ない．

2 その他

女性の上肢切断者では家事に加えて育児をする場合がある．義手を使うにしても，金属の手先具や硬い樹脂性のソケットで乳幼児に接することに抵抗があるかもしれない．片側切断であれば，やわらかい装飾用義手を補助手として使っている例がある．また，両側切断例では下肢を活用してオムツ換えや授乳をしている場合がある．

G. 社会生活

1 自動車の運転

片側切断であれば切断高位にかかわらず，義手装着とハンドル回旋装置の設置を条件に免許が交付される．ワイパーやウインカーなど各種スイッチ類を片手で操作しやすいように改造して問題なく運転できる．

両側切断の場合は，スイッチ類に加えてハンドル操作をどのようにするか，残存している断端で行うか，下肢で行うかを判断しなければならない．車の運転装置そのものにかなりの改造が必要となるが，身体障害者用の自動車改造を専門に行っている業者や各自動車メーカーの福祉車両部門に問い合わせるとよい．

2 スポーツ・趣味・娯楽（図10-13）

パラリンピックなどで下肢切断者がスポーツを楽しむために機能性を重視した義足を使っている場面を多く見るようになった．上肢切断者も同様にさまざまなスポーツや趣味に応じた，その競技や趣味に特化した手先具を使うことができる．多くの種目にそれぞれの手先具が販売されているので義肢装具士に相談するとよい．

Ⅲ 住環境の整備

上肢切断者は上肢以外に障害はないので，下肢などの機能障害を合併していない限り，段差の解消や手すりの設置などの移動に関する住環境の整備は必要ではない．特に片側上肢切断の場合は特別な住宅改修はほとんど必要ない．しかし，両上肢切断の場合にはセルフケアの自立を目的に整備することが考えられる．「E．セルフケア」でも述べたように，下肢の代償だけでは困難な下衣の更

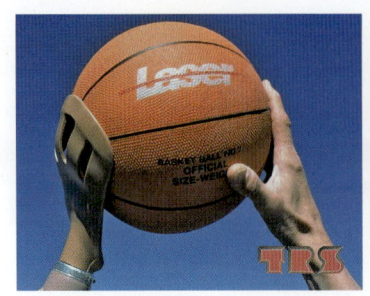

A. ボール用手先具

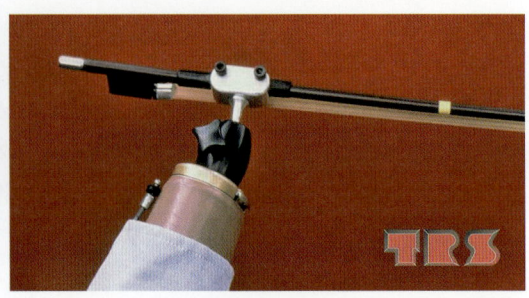

B. バイオリンの弓を持つ

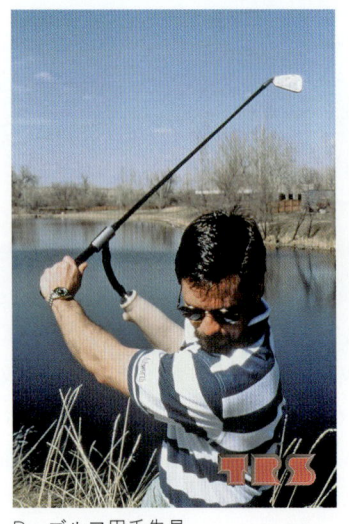

D. ゴルフ用手先具

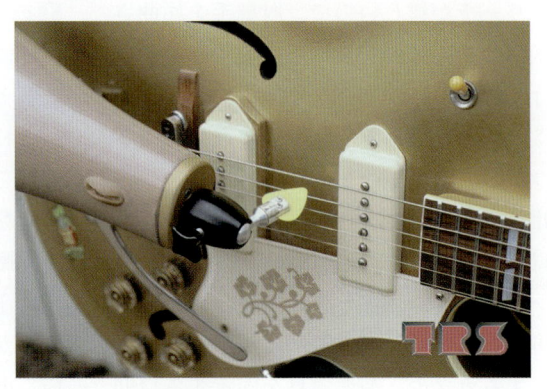

C. ギターのピックを取りつけた手先具

図 10-13　スポーツ・趣味での義手の利用
〔TRS 社カタログより転載（http://www.oandp.com/products/trs）〕

衣を行う必要のある居室，トイレや浴室の壁など
にフックを取りつける．また，電気のスイッチな
どを足の届く位置に設置するなどの工夫が必要と
なる．

Ⅳ　留意事項

　上肢切断による身体への影響としては，切断側
の肩・肩甲帯の挙上や脊柱の側弯が生じることが
知られている．これは，片側上肢の欠損による体
重心の偏りや切断上肢側の肩・肩甲帯周囲筋の廃
用性萎縮などが原因といわれている．また，片手
動作での生活は体幹の回旋の偏りを生じさせる可
能性も考えられる．上肢切断からの長期的経過の
なかでこれらの姿勢の変化が肩こりや腰痛を引き

起こすことも考えられるため，生活のなかでの身
体の使い方や予防的な体操などの指導をすること
も必要と思われる．

Ⅴ　課題

　上肢切断者に対してのリハビリテーションには
多くの課題がある．症例数が少ないことや義手の
実用性に対しての低い評価から適切な対応がされ
ないことが多い．片側上肢切断 ADL に大きな影
響は与えないが，義手を使うことで動作が効率的
になり，QOL が拡大することは確かである．上
肢切断者にかかわる医療関係者は必要な情報提供
と義手装着訓練を受ける機会を均等に提供するべ
きである．症例数が少ないからこそ，専門性が高

い分野と考えられる．専門性の高い医師やセラピ
ストの教育や基幹施設の整備が望まれる．

📖 引用文献

1) 澤村誠志：義手に関する基本的な事項．澤村誠志：切
断と義肢．pp101-133, 医歯薬出版，2007
2) 古川　宏ほか：義手．川村次郎編：義肢装具学 第4版．
pp80-91, 医学書院，2009
3) 陳　隆明ほか：筋電義手．川村次郎編：義肢装具学
第4版．pp106-108, 医学書院，2009
4) 森田千晶：筋電義手の装着訓練．PO アカデミージャー
ナル，8(3)，167-170, 2000
5) Atkins DJ eds : Functional restoration of adults and children
with upper extremity amputation. Demos Medical Publishing,
2004.

11 下肢切断

Ⅰ 障害の概要

A. 歴史

　人体の構造の一部を失うという四肢の切断は，失われた部分を物で代償することにより機能回復が得られるので，人類が古代からさまざまな工夫をして克服してきた障害であるといえよう．

　紀元前4300年には切断術が行われていたという証拠があり，ネアンデルタール人も下肢切断後に生活していた形跡があるという．また，紀元前1500年のインドの書物には義足の記載があり，紀元前300年のポンペイ遺跡（イタリア）から発掘された，木製の芯を皮と銅板で覆った義足は現存する最古の義足である．中世では戦争で切断者が多く発生し，甲冑職人が義足の作製を請け負っていた[1]．

　下肢切断には先天性切断と後天性切断があり，後天性切断の原因疾患は外傷，腫瘍，感染，末梢循環障害，糖尿病性壊疽である．

　近年の医療技術の進歩と人口の高齢化に伴う疾病構造の変化により，外傷，腫瘍，感染による切断は減少し，逆に末梢循環障害と糖尿病による切断が増加している．糖尿病性壊疽による切断は末梢循環障害を伴うことが多く，この二つを合わせて血管原性切断（dysvascular amputation）という用語が用いられる．外傷，腫瘍，感染による切断の減少は，これらの病態が減少したことを意味するのではなく，救急医療，臨床腫瘍学，患肢温存術の医療技術が進歩したことの結果である．

B. 疫学

　わが国の切断者の実態は身体障害者手帳所有者の調査により概観できる．2006年の厚生労働省「身体障害児・者実態調査」では，身体障害者推計総数348万3,000人中，肢体不自由者は176万人である．そのうち上肢切断者は8万2,000人，下肢切断者は6万人で，それぞれ肢体不自由者の4.7％，3.4％である．上肢切断のほうが多いのは身体障害者手帳を元にした調査であるため，手指切断が多く含まれるからである．逆にこの調査には義足を装着しない高齢下肢切断者が含まれていない可能性がある．なぜなら，介護保険法施行により，介護保険で車椅子が貸与されるようになったため，高齢者の身体障害者手帳申請が減少していると予想されるからである．身体障害児（18歳未満）では，障害児9万3,100人中，肢体不自由児は5万100人で，そのうち上肢切断は300人（0.6％），下肢切断は900人（1.8％）である．

　性別では，上肢切断者と同様，下肢切断者も男性に多く，70％を占める．

　兵庫県の身体障害者手帳1968〜1997年の30年間の調査では，人口10万人に対する年間の四肢切断者数は6.2人，足部切断より高位の下肢切断者は1.6人と推計している．同じ調査で切断部位は上肢切断3,516人中，手指切断が82％，前腕切断が8％，上腕切断が6％，下肢切断1,514人中，下腿切断が49.6％，大腿切断が36.7％，サイム切断・足部切断が6.4％，膝関節離断が3.3％，股関節離断が3.0％であった[2]．

　横浜市立大学附属病院リハビリテーション科の統計では，2005年の新患患者数1,326人中，四肢切断者は29人（2.2％）であった．1996年は3％，2000年は2％となっており，ほとんどが下肢切断

者である．また，1968〜1984 年と 1985〜1995 年の下肢切断者の比較では，切断者がそれぞれ 120 人と 114 人，血管原性切断が 38 人と 35 人であり，血管原性切断の割合は 31.7％，30.7％と差がなかった[3]．一方，Nagashima ら[4]は，岡山県の身体障害者手帳の調査から，循環障害による切断者の割合は 1978〜1983 年の 45.3％から 1984〜1988 年には 58.2％へと増加していると述べている．また，この間の切断者の推計は人口 10 万人あたり 1.2 人としている．

米国では 1988〜1996 年の Agency for Healthcare Research and Quality（AHRQ）と Veterans Health Administration（VHA）の調査によると，この間の下肢切断は 95 万 3,000 件，上肢切断は 2 万 9,000 件で，1 年あたり約 14 万件の切断術が行われ，そのうち後天性切断が 96〜99％，また 75〜93％が血管原性切断，6〜10％が外傷性切断であった．外傷性切断，腫瘍性切断の実数は少ないが，20〜30 歳台では外傷性切断が最も多く，10 歳台では腫瘍性切断が最も多い[5]．また，Stern[6]は 1988 年に米国で 5 万 7,000 人の下肢切断者があり，その 90％は血管原性切断であったと報告し，Sapp ら[7]はカナダでの切断者数は人口 10 万人あたり 43 人であり，そのうちの 80％以上が高齢切断者であったと述べている．ヨーロッパでは Ebskov[8]がデンマークで 1978〜1989 年の 12 年間における下肢切断者 2 万 5,767 例中，94.6％が血管原性切断であったと報告している．

韓国では，1970〜1994 年の 25 年間の切断者 4,258 人の調査で，66.7％が外傷性切断，11.9％が末梢循環障害による切断であったという報告があり[9]，切断原因にはアジアと欧米で差があることがわかる．疾病構造には生活習慣だけでなく，人種的な要素のかかわりも大きいと思われる．

Ⅱ 指導と介護

A. 切断の種類と切断術後のケア

四肢を関節部分で切断（切離）したものを関節離

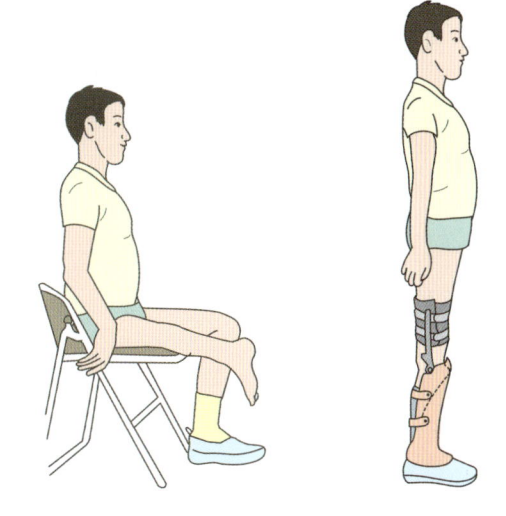

図 11-1　悪性腫瘍に対する下肢回転形成術

断（disarticulation），四肢長管骨の中途で切断したものを肢切断（amputation）として区別する．

下肢切断には，片側骨盤離断（hemipelvectomy：仙腸関節，恥骨結合での離断），股関節離断（hip disarticulation），大腿切断（trans-femoral amputation），膝関節離断（knee disarticulation），下腿切断（trans-tibial amputation），サイム切断（Syme amputation：足関節での離断），足部切断（Chopart：距舟・踵立方関節での離断，Lisfranc：足根中足関節での離断，trans-metatarsal amputation：中足骨での切断），足趾離断（toe disarticulation：中足趾節関節での離断）がある．

大腿切断は短断端（大腿骨の 35％以下の長さ），中断端（35〜60％の長さ），長断端（60％以上の長さ），顆上部に分類することもある[1]．顆上部切断では膝蓋骨を断端に縫着し，断端荷重を可能にできる利点がある．それ以外の大腿切断では断端荷重はできない．

下腿切断でも極短断端（脛骨粗面直下での切断），短断端（脛骨の 20％以下の長さ），標準断端（20〜50％の長さ），長断端（50％以上の長さ）と分類することもある．

切断術に近年新しい技術革新はないが，外傷性切断や腫瘍性切断では人工関節置換，創外固定，回転形成術（**図 11-1**），化学療法などの技術革新

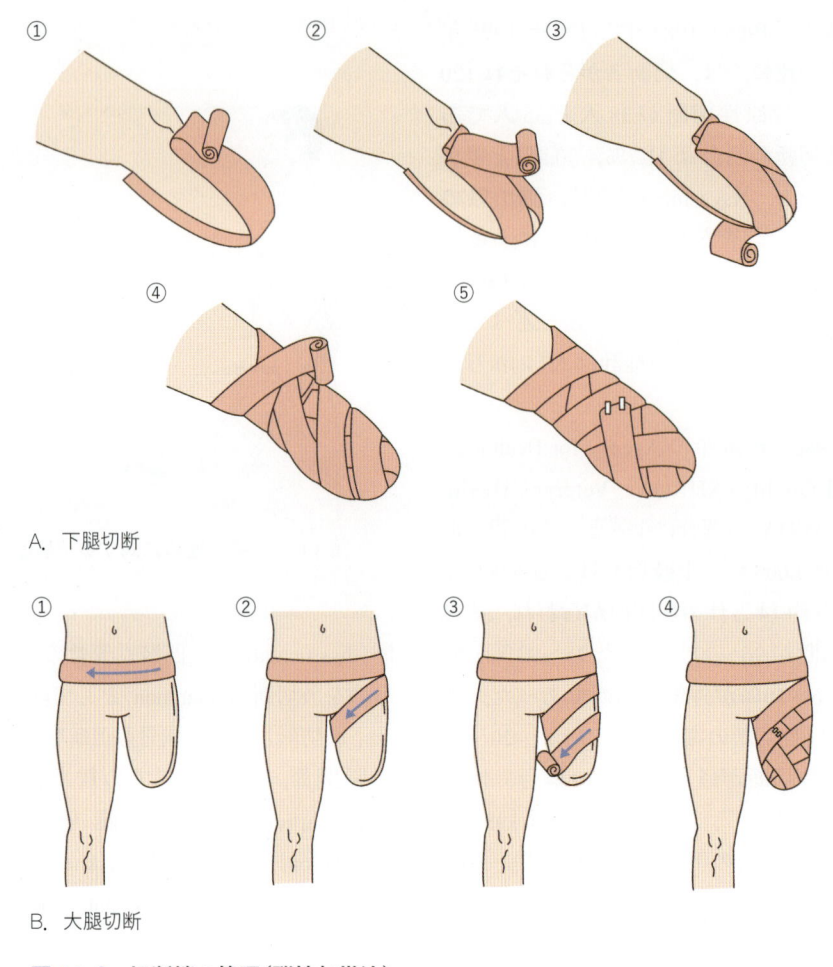

A. 下腿切断

B. 大腿切断

図 11-2　切断端の管理（弾性包帯法）

によって，また血管原性切断ではさまざまな創傷治療剤や局所陰圧閉鎖療法などの保存治療，血管内治療やバイパス手術などの外科的治療，血管再生治療によって，四肢切断を可能な限り回避し患肢を温存する技術が進歩している．

　大腿切断と下腿切断を比べると，義足歩行能力，義足なしでの移動能力が後者ではるかに高いので，切断術を行う際には可能な限り下腿切断にとどめるよう努力する．

　切断術後は弾性包帯法（図 11-2），ギプス包帯法などで断端の浮腫を早期に除去し，義足ソケット製作に適した断端の形成を図る．切断術後は関節拘縮予防のためベッド上，車椅子上で適切な肢

位を守らなければならない．すなわち，大腿切断では股関節屈曲，外転，外旋拘縮を，下腿切断では膝関節屈曲拘縮を助長する肢位は避けなければならない．

　術後のリハビリテーションは術直後から開始し，切断端のストレッチ，関節可動域訓練，筋力増強訓練，非切断肢および上肢の筋力増強訓練，移乗訓練などを行う（図 11-3〜5）．

B. 義足の種類

　義足はその用途により，装飾用，常用，作業用に分けられる．一般に処方される義足は常用であ

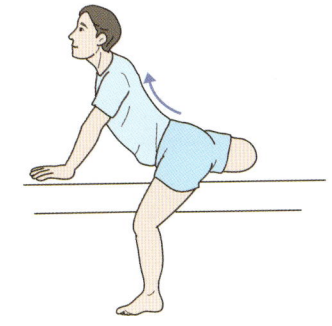

A. 股屈筋のストレッチ

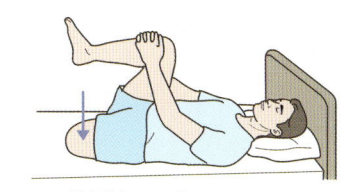

B. 股屈筋のストレッチ

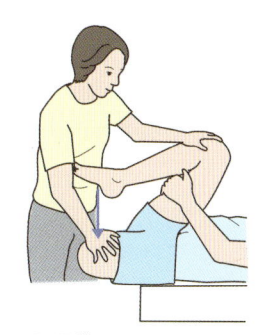

C. 股屈筋のストレッチ

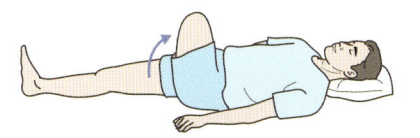

D. ハムストリングのストレッチ

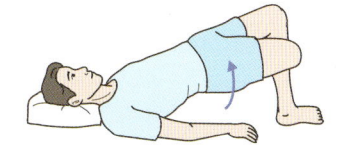

E. 非切断側股伸筋の筋力増強

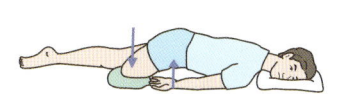

F. 股屈筋の筋力増強

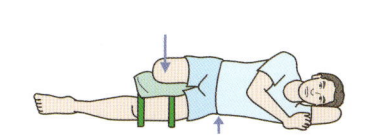

G. 股内転筋の筋力増強

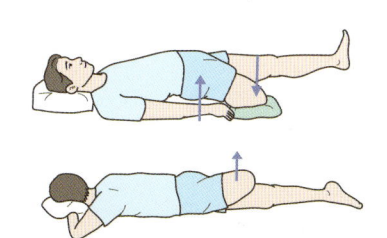

H. 股伸筋の筋力増強

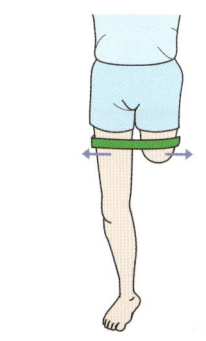

I. 股外転筋の筋力増強

図 11-3　大腿切断の術直後訓練

る．作業用義足は特殊な作業のためだけに用いるもので，耐久性，耐水性，防蝕性などを備えた義足である．

　目的別では治療用か日常生活用かで，訓練用仮義足，本義足に分けられる．訓練用仮義足は切断術直後の義足装着訓練に用いる義足で，治療用であるため，医療保険で給付される．本義足は，十分な義肢装着訓練を行った後に，恒久的に日常生活や社会生活で用いる義足であり，福祉制度（障害者総合支援法）でその費用が支給される．

　義足の構造に着目すると，殻構造義足，骨格構造義足（モジュラー義足）という分類がある．

　殻構造義足とは義肢に働く外力を甲殻類の肢体

の構造と同様に外側の殻で支えるものであり，殻の外形が外観を整える役割も果たす．骨格構造義足は人間の手足の構造と同様，義肢の中心にある支柱で外力を支え，プラスチックフォームなどのやわらかい外装で外観を整えるものである．殻構造では義足はソケットと支柱部分が一体であるのに対し，骨格構造ではソケット，支柱，継手，足部と部分ごとに独立させることができるので，それぞれの構成要素（モジュール）を結合させることによって義足ができあがる．このような義足をモジュラー義足と呼ぶ．

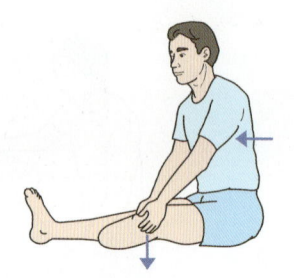

A．ハムストリングのストレッチ

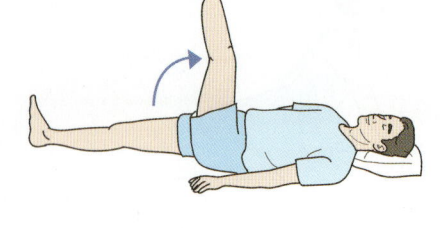

B．下肢伸展挙上

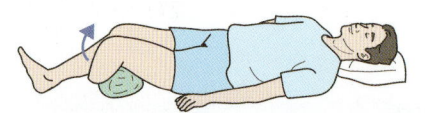

C．膝伸筋の筋力増強

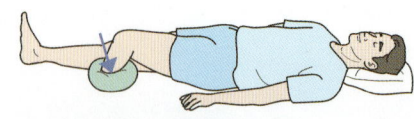

D．膝屈筋の筋力増強

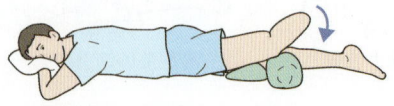

E．膝伸筋の筋力増強

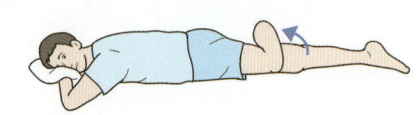

F．膝屈筋の筋力増強

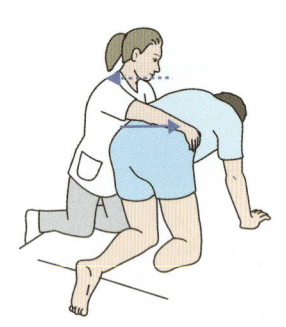

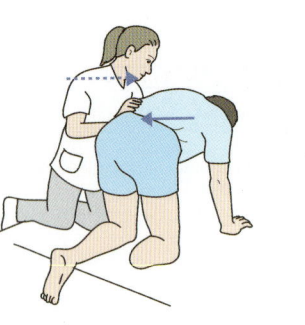

G．四つ這い位での重心移動

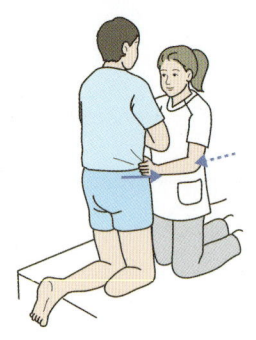

H．膝立ち位での重心移動

図 11-4　下腿切断の術直後訓練

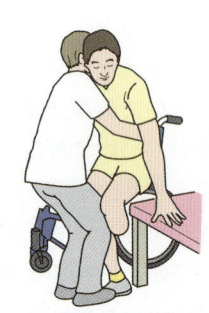

A．介助による移乗

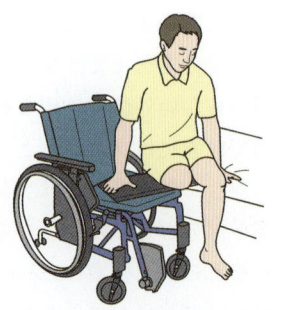

B．トランスファーボードを使用した大腿切断者の移乗

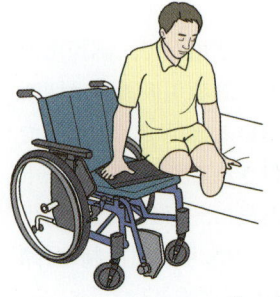

C．トランスファーボードを使用した大腿/下腿切断者の移乗

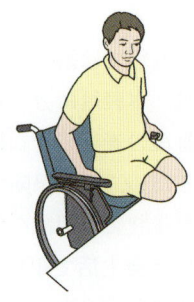

D．両大腿切断者の前方/後方移乗

図 11-5　術直後の移乗訓練

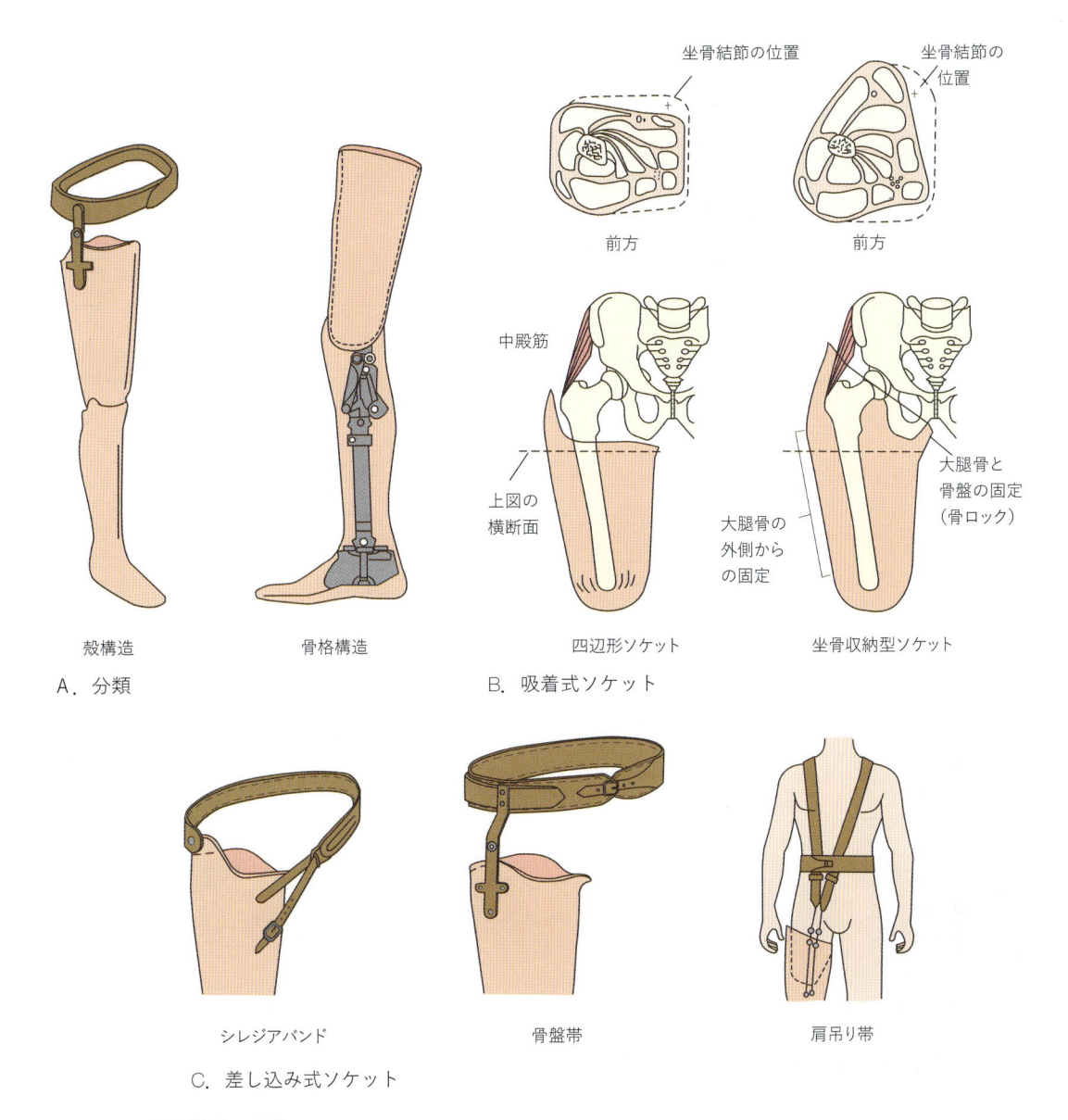

殻構造　　　　骨格構造　　　　　　　　四辺形ソケット　　　坐骨収納型ソケット

Ａ．分類　　　　　　　　　　　　　　　Ｂ．吸着式ソケット

シレジアバンド　　　　　　　骨盤帯　　　　　　　　　肩吊り帯

Ｃ．差し込み式ソケット

図 11-6　大腿義足の構造

C. 義足の構造

　義足はソケット，継手，骨格，足部，懸垂装置からなる．主な大腿義足ソケットは吸着式ソケット，差し込み式ソケット，全面接触ソケットであり，吸着式ソケットはその形態により四辺形ソケット，坐骨収納型ソケットがある．差し込み式ソケットには懸垂機能がないので，シレジアバンド，骨盤帯，肩吊り帯などの懸垂装置が必要であ

る（**図 11-6**）．下腿義足のソケットは PTB（patellar tendon bearing）ソケット，KBM（Kondylen Bettung Münster，米国では PTB supracondylar）ソケット，PTES（prosthèse tibiale à emoitage supracondylien，米国では PTB supracondylar suprapatellar）ソケット，全面荷重式（total surface bearing；TSB）ソケットがあり，PTB ソケット，TSB ソケットはソケット自体には懸垂機能がないので，膝カフ，膝スリーブ，ライナー（断端に直接装着し硬ソケット

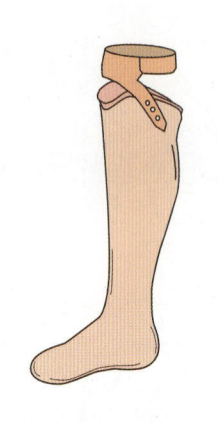

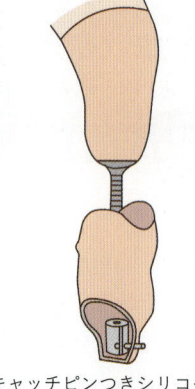
軟ソケット（ソフトイン
サート）と硬ソケット

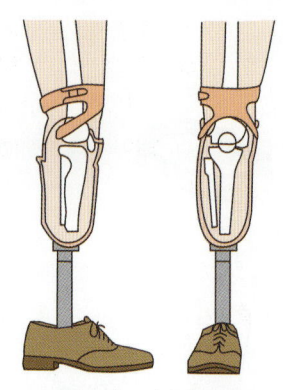
キャッチピンつきシリコーンラ
イナーと全面荷重式ソケット

PTB ソケットと膝カフ

A.　殻構造　　B.　骨格構造

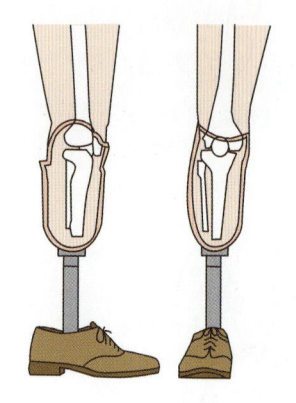
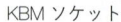
KBM ソケット

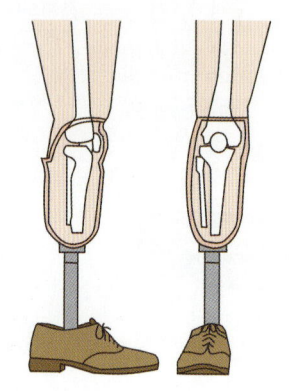
PTES ソケット

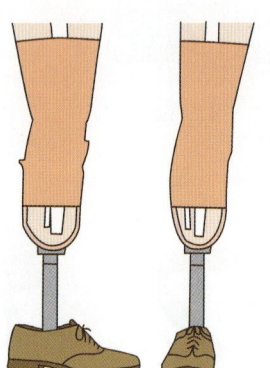
膝スリーブ

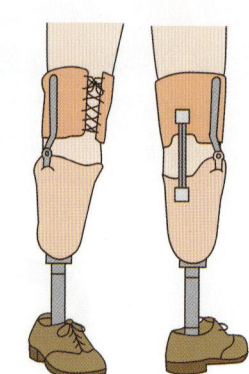
大腿コルセットとヒンジ継手

B.　骨格構造（つづき）

図 11-7　下腿義足の構造

との全面接触を実現する内ソケット）に取りつけられたキャッチピンなどが必要である（**図 11-7**）．

　膝継手は，可動性により遊動と固定に，回転軸により単軸と多軸に分類され，歩行時の制御により立脚相制御と遊脚相制御に分類される．足部は単軸足部，SACH（solid ankle cushion heel）足，高機能足部（エネルギー蓄積足部）がある．これらの義足部品の解説は専門書を参照していただきたい．

D.　義足の適応と処方

　義足処方を行うためには，義足の適応を理解しておかなければならない．若年者では，どの切断高位でも義足処方の適応がある．ただし，全身状態が良好で非切断肢と上肢・体幹に機能障害がないことが条件である．高齢者でも義足歩行獲得に高度の運動能力を要せず，過度のエネルギー消費を伴わない足部切断，サイム切断，下腿切断では，原則として義足処方を行うべきである．しかし，大腿切断より高位の切断では，歩行時の膝関節のコントロールという高度な運動能力が必要で

あり，エネルギー消費も大きいので，全身性のさまざまな影響を考慮し，義足処方の適応は慎重に検討すべきである．特に血管原性切断者は全身に動脈硬化性病変があるので，循環器疾患，中枢神経系疾患の合併に注意する．具体的にはコントロール不良の高血圧，虚血性心疾患，大動脈解離などの大動脈疾患，非切断肢の重度の循環障害，脳血管障害などは義足非適応と考えてよい．また，運動能力に影響するその他の合併症，すなわち肺気腫などの閉塞性肺疾患，糖尿病(腎症，網膜症，末梢神経障害)，腎機能障害，悪性腫瘍，骨関節の退行性病変などは，義足適応の可能性を狭める．古典的にはSteinbergら[10]が高齢の大腿切断者の義足不適応の要因として，① 訓練を阻害する知的機能低下，② 重度の中枢神経系の障害，③ うっ血性心不全，狭心症，閉塞性肺疾患など耐久性の低下を引き起こす病態，④ 膝・股関節の著しい拘縮，⑤ 健肢の潰瘍・感染をあげている．

　また，閉塞性動脈硬化症で下肢切断に至った例の2年生存率は50〜60％，5年生存率は30〜40％，非切断肢が切断される確率は2年で15〜20％，4年で40％[11]，糖尿病性切断例の2年生存率は33％[12]，糖尿病性壊疽患者の38％は5年以内に死亡したとする報告[13]があり，義足装着訓練の期間と退院後の活動レベルをも考慮して義足処方の適応を判断すべきである．

　筆者はこれまでの経験から，高齢の血管原性切断では，下腿切断者は原因の有無にかかわらず義足を処方している．また，大腿切断者は義足歩行の意欲が高く，健肢での立位保持が可能で，全身性の合併症が運動療法を行うのに問題がない程度に管理されているという3条件を満たした場合に義足処方の適応としている．この基準に該当し義足歩行に至った例は，高齢の血管原性大腿切断者のおおむね20〜30％である[3]．

　義足処方は，殻構造か骨格構造かをまず決定するが，最近は骨格構造が一般的である．次に，ソケット，継手，足部の種類を選択する．これらの処方を行う際に考慮すべき事項は，年齢，切断肢の状態，運動能力，社会的役割，生活環境，介助者の有無，義足の使用目的，義足部品の価格，義足の耐久性などである．

　大腿切断では，若年で活動性の高い例には吸着式ソケット，多軸膝継手，SACH足で仮義足を作製し，本義足では運動能力，活動度に応じて，膝継手，足部に高機能の部品を選択する．高齢で活動性の低い例では，差し込み式ソケットまたは全面接触ソケット，固定膝継手，単軸足部を処方し，骨盤帯，肩吊り帯などの懸垂装置を含める．

　下腿切断では，短断端にはKBMソケット，標準断端にはPTBソケット，TSBソケットを選択する．足部は仮義足には耐久性の高いSACH足を処方し，応用歩行が可能になった時点で，エネルギー蓄積足部などの高機能の足部を選択する．スポーツ活動のための義足は一般生活用の義足とは区別して，それぞれのスポーツの種目に求められる義足の特性を考慮して処方する．

E. 義足装着訓練(大腿切断者)

　訓練用の義足，すなわち仮義足は，断端成熟が得られたら可能な限り早期に作製する．

　仮義足による義足装着訓練は，できれば入院中に行うことが望ましいが，近年の入院日数削減の社会的要請により，外来での訓練を余儀なくされることもある．

　義足装着訓練は，ソケット装着訓練，立位での荷重訓練，平行棒内の基本的重心移動訓練，足の振り出し訓練，義足歩行訓練，応用歩行訓練からなる．義足装着訓練のなかで，義足の最適アライメントを決定する．

　大腿義足の基本的重心移動訓練は義足の内容，特に膝継手の種類によって異なってくるので，理学療法士には処方された膝継手，足部の特性について十分な知識と経験が必要である．特に最近処方されることの多い膝折れ防止機構のある多軸膝継手は，従来の単軸膝継手とは異なる訓練が必要となる．

　単軸膝継手では，立脚初期に床反力作用線が膝

継手の後方を通ると膝継手に屈曲モーメントが働き，膝折れがおこりやすくなる．これを防ぐため切断者は切断側の股関節を強く伸展して継手に伸展モーメントを生じさせる必要があり，歩行訓練で最も重視することは，踵接地直後から立脚相において股関節伸展を維持することにあった．

　一方，多軸膝継手では，リンク機構により膝継手が伸展しているときには継手の回転中心がリンクの軸よりも後上方に位置するため，立脚初期に回転の中心は床反力作用線より後方に位置し膝折れがおこりにくい．よって切断者は立脚相で股関節の伸展筋力をさほど必要としない．また，軽度の膝屈曲位でそれ以上の屈曲を妨げる機構〔バウンシング機構（bouncing mechanism）〕，荷重すると油圧シリンダーの抵抗により膝継手がゆっくりと屈曲する機構〔イールディング機構（yielding mechanism）〕を備えた義足では，歩行中に正常膝と同様の double knee action が生じ，正常に近い歩容が得られたり，坂道での歩行が容易になったり，階段を交互に下りたりすることが可能になる[14, 15]．

　しかし，義足の性能がどんなに高くなったとしても，その機構を有効に利用できるかどうかは切断者の運動能力と義足装着訓練の質と量とにかかっており，機能評価に基づいた適切な義足の処方と十分な義足装着訓練は必要不可欠である．

　義足ソケットの装着訓練は座位あるいは立位で行う．吸着式ソケットの装着は断端挿入布や誘導帯を利用する（図11-8A）．装着後は長内転筋腱が正しく収まっているか，坐骨結節が正しい位置にあるか，バルブ孔からの吸着状態は適切か否かを確認する．この手技は熟練を要するので訓練初期には理学療法士が適切に介助を行う．高齢者ではこの手技をマスターするのが困難なことが多い．シリコーンライナーを用いた全面接触式ソケットではシリコーンライナーを断端に装着させるのにそれほどの技術は要さず，手指の筋力も必要でない（図11-8B）[16]．

　歩行前基礎訓練では，義足を装着して正しい体重移動とその感覚の習得，義足の振り出し方，バ

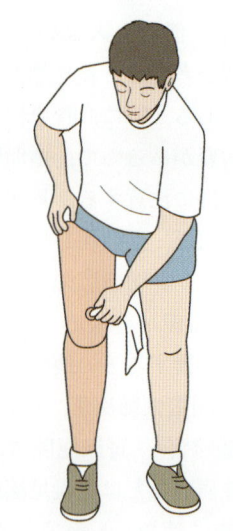

A. 吸着式ソケットの装着

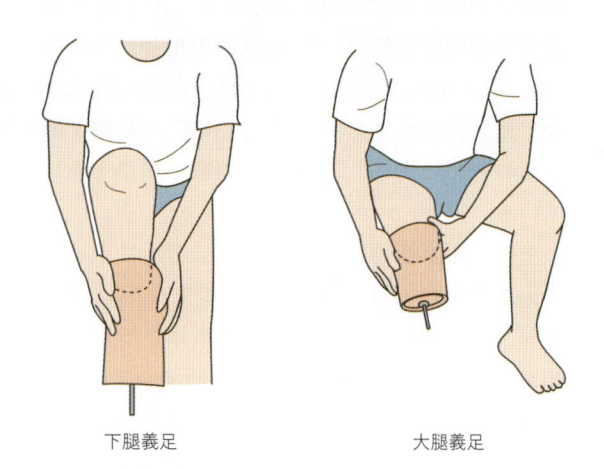

下腿義足　　　　　　　　　大腿義足

B. シリコーンライナーの装着

図11-8　義足ソケットの装着

ランスの習得，膝継手のコントロールなどの歩行に必要な基礎的な諸動作を学習する．具体的には，平行棒内での左右前後への体重移動，膝の交互屈曲，健側下肢を一歩前に出しての体重の前後移動，義足を一歩前にしての体重の前後移動，前方へのバランス回復，足踏み，義足側への体重移動と健側の振り出し，健側への体重移動と義足の振り出し，義足での片足立ちバランス，つま先・踵でのピボット，ピボットしてのバランス回復，

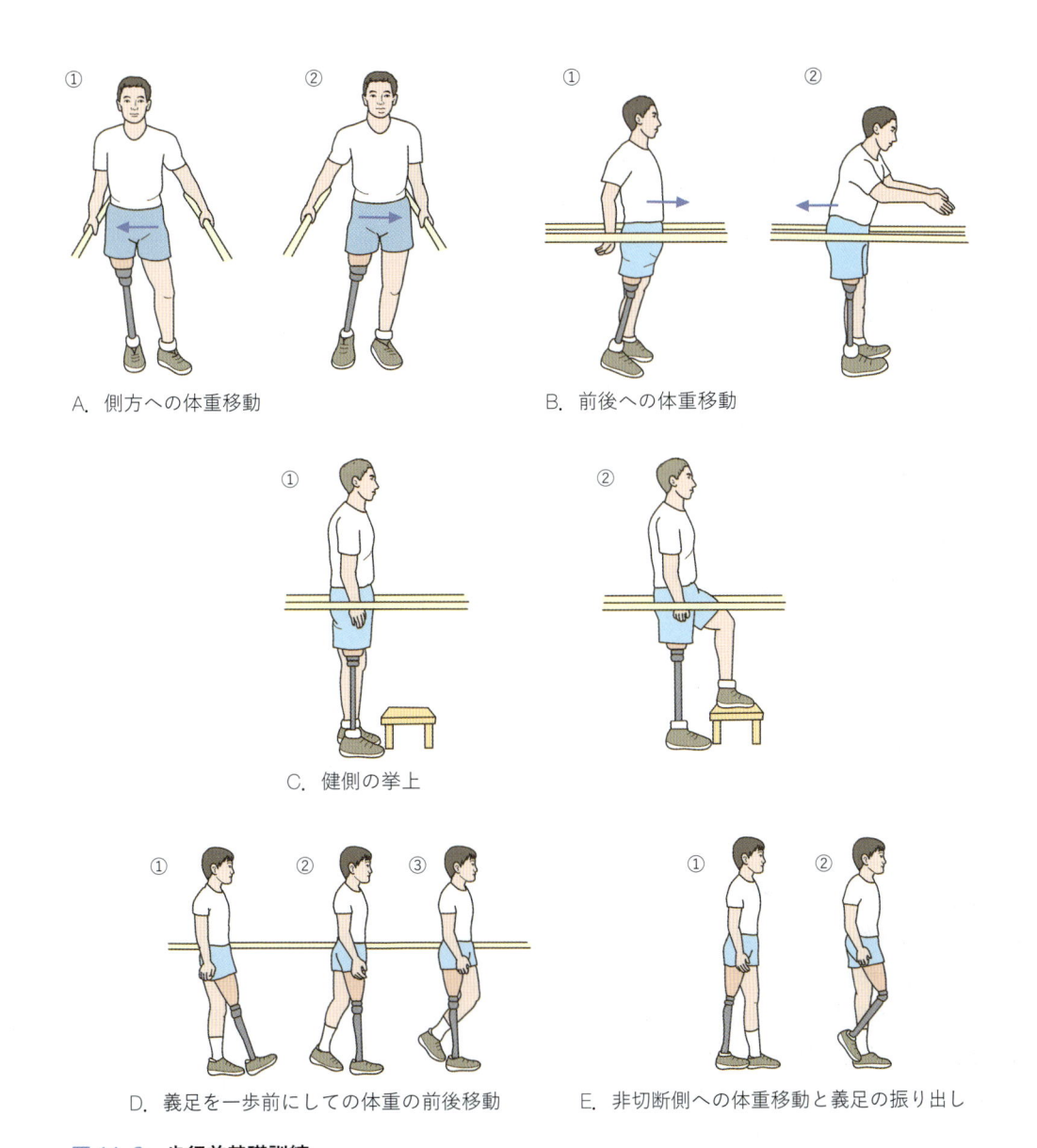

A. 側方への体重移動　　　　B. 前後への体重移動

C. 健側の挙上

D. 義足を一歩前にしての体重の前後移動　　E. 非切断側への体重移動と義足の振り出し

図 11-9　歩行前基礎訓練
〔畠中泰司ほか：義足装着訓練．PT ジャーナル，29：873-879，1995 より〕

後方へのバランス回復，横歩きなどである（**図 11-9**）[17]．膝折れ防止機構の多軸膝での基礎訓練では，義足を一歩前に出して荷重しながら前方への体重移動を行い膝折れ防止機構の学習を行い，非切断側を一歩前に出して前足部に荷重し，義足大腿部を前下方に押し出すように義足を振り出すことで，振り出しの練習を行う（**図 11-10**）[17,18]．義足歩行訓練は基本的に平行棒外で行われるが，その前に平行棒内で 4 点歩行や 2 点歩行を行い，上肢の支持を徐々に減らしていく．最初は歩幅を小さくしてしっかりと踏みしめるように歩き，徐々に歩行速度を速め，歩幅を大きくしていく．若年者の場合，義足歩行訓練は杖を使わずに行う．高齢者では杖歩行にとどまることが多い．

平地で前方への歩行訓練を十分行った後に，後方への歩行，歩行率を指定した歩行（70 歩/分を目標に），方向転換などの訓練を行う．

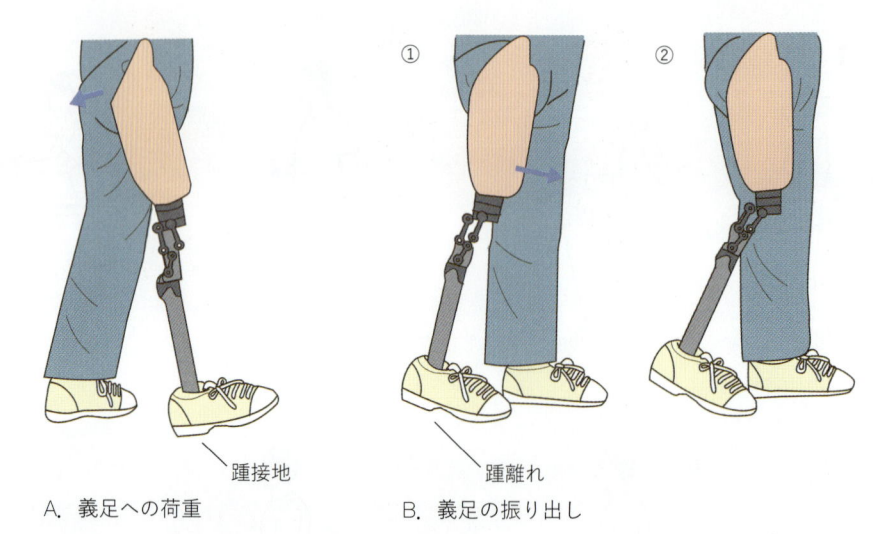

A. 義足への荷重　　　　B. 義足の振り出し

図 11-10　　膝折れ防止機構多軸膝の基礎訓練
〔安藤徳彦ほか：大腿義足．千野直一ほか編集主幹，大橋正洋ほか編：リハビリテーショ
ン MOOK 7 義肢装具とリハビリテーション．pp74-84，金原出版，2003 より〕

F.　応用動作訓練

　下肢切断者の応用動作訓練は家庭，社会生活における義足歩行を想定した応用歩行訓練である．悪路歩行や段差乗り越え，階段昇降，坂道歩行，床からの立ち上がり，床へのしゃがみ動作，転倒時の対応，走行などがある．

　応用動作の前訓練として義足の挙上訓練を十分に行う必要がある．上体をやや前方に傾け，義足側の股関節を屈曲し，足部が床から 25 cm ほど離れるまで義足を挙上し，膝折れがおこらないように注意して元の位置に戻す．

　階段昇降訓練は二足一段の基本的方法から練習する．手すりを用い，昇る際には非切断側を一段上に乗せ，次に義足側を合わせる．降りる際には義足側を先にし，非切断側を合わせる．下腿切断では一足一段に容易に移行できるが，大腿切断では長断端でバランス能力の高い若年切断者であって，義足側の股関節伸展筋力が十分にあり，義足の膝折れ防止のコントロールを習得した場合に可能となる．バウンシング機構を有する膝折れ防止作用のある多軸膝継手では，膝屈曲位で膝折れを生じることなく荷重できるので，階段昇降では有用である．

　障害物の乗り越えは低いものは正面から，高いものは斜め方向で乗り越える練習をする（図 11-11）．義足側，非切断側，どちらからでも乗り越えられるよう訓練する．

　床から物を拾う動作は，非切断側を一歩前に出し，体幹の屈曲，非切断側の膝屈曲で行う．両下肢切断では松葉づえまたは両側 T 字杖を用いて，歩隔を広くし，骨盤挙上，股関節外転を利用して段差乗り越え，階段昇降を習得する．

　床に座る動作，床からの立ち上がり動作（図 11-12）は，畳の部屋での行事などでどうしても必要になることがあるので，入院中に行っておいたほうがよい．いくつかの方法があるが，図 11-12B のように義足側を伸展させ，床の物を拾う動作の応用として非切断側の手と膝を床につき，体幹を回転させる．大腿義足を装着したまま畳上で座る際には，ターンテーブル（義肢の長軸方向に回旋を可能にする補助装置）があるとあぐら座位，横座りができるので便利である．

　また，退院後に屋外で転倒する可能性が十分考えられるので，転倒の練習も入院中に行うべきである．バランスを崩した際，あるいは急な膝折れ

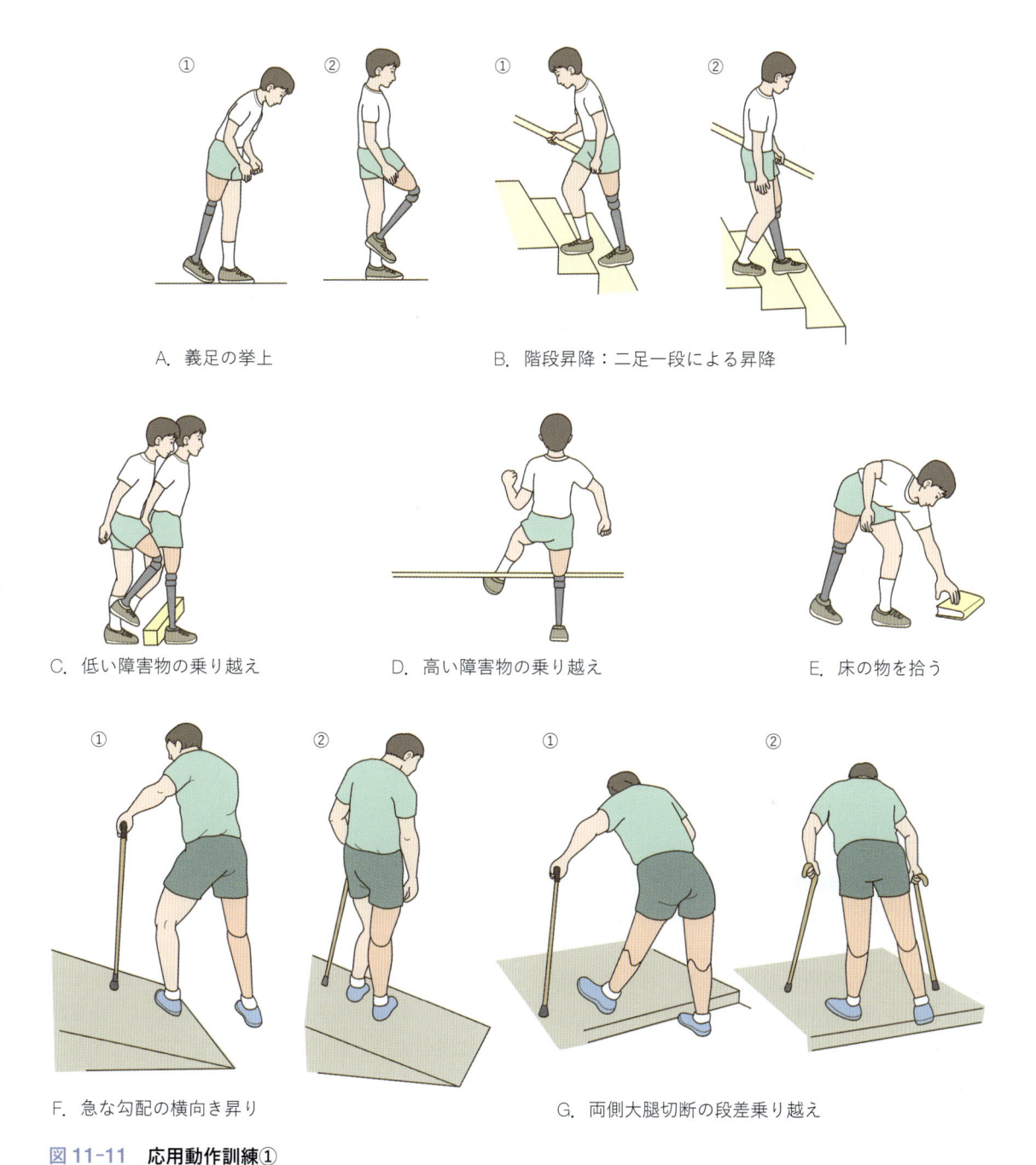

A．義足の挙上

B．階段昇降：二足一段による昇降

C．低い障害物の乗り越え

D．高い障害物の乗り越え

E．床の物を拾う

F．急な勾配の横向き昇り

G．両側大腿切断の段差乗り越え

図 11-11　応用動作訓練①

が生じた場合は，重心を前方に倒して前に手をつく，非切断側に重心を移して非切断側に倒れるなどの方法を習得する（**図 11-12C**）．

　走ることは，交差点の通行，公共交通機関にぎりぎりで乗り込む際などに必要であるだけでなく，走ることができればスポーツ活動の可能性が拡大し，社会参加の幅が広がるので，できるだけ獲得しておきたい動作の一つである．走行は義足の構成要素にかかわらず，訓練によって獲得が可能である．義足を大きく振り出す練習，義足への急激な体重移動，両足ジャンプ，交互ジャンプ，足踏みによる膝関節の制御などの基礎訓練の後，

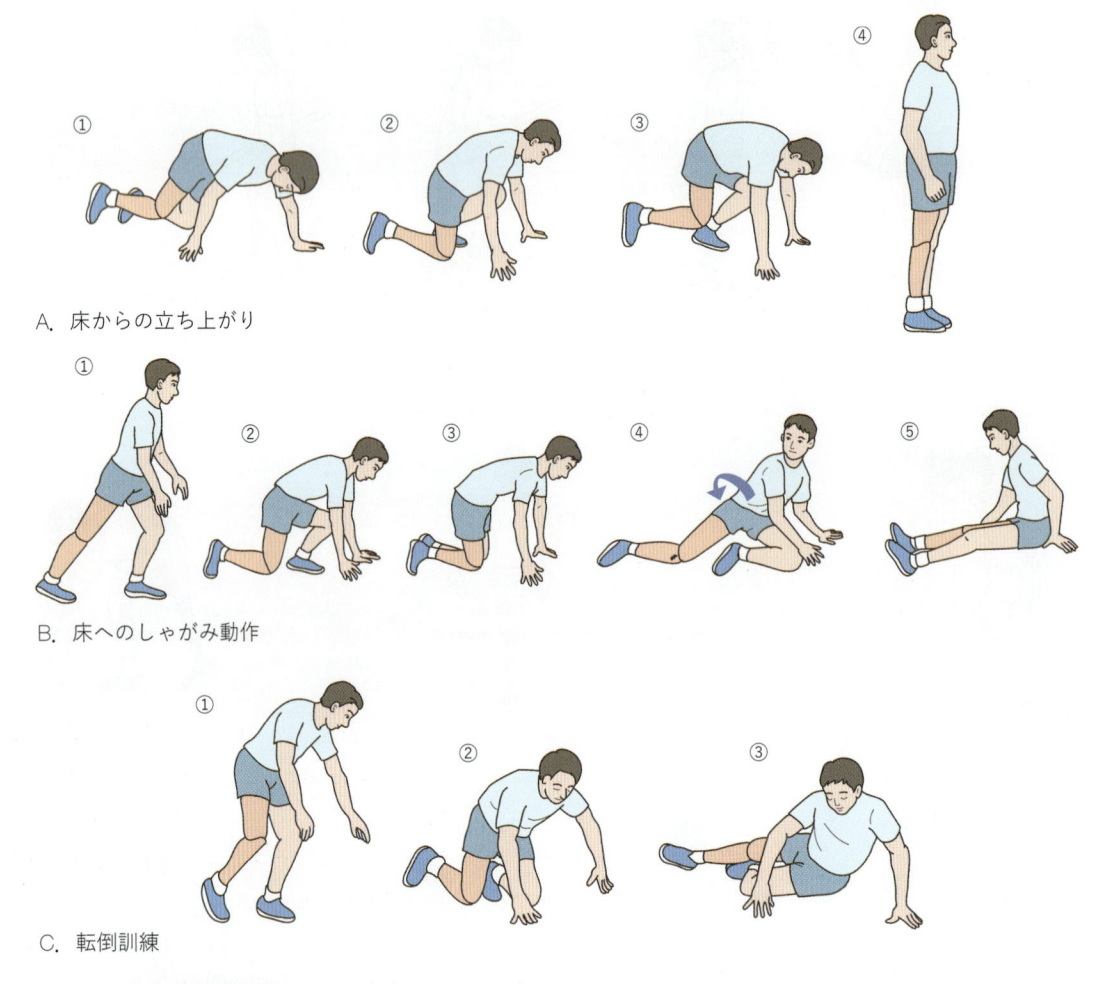

A. 床からの立ち上がり

B. 床へのしゃがみ動作

C. 転倒訓練

図 11-12   応用動作訓練②

ピッチ歩行,非切断側の歩幅拡大,義足側歩幅拡大などの走行練習を行う.競技スポーツを目指す場合は高機能の膝継手とエネルギー蓄積足部を組み合わせ,より高度の走行能力を目指す[19].

G. セルフケア

　上肢に機能障害がなければ,下肢切断者のセルフケアの制限は少ない.体幹の可動性が乏しい大腿切断例では靴の装着の際につま先に手が届かないことがあるので,ターンテーブルを処方しておくとよい.大腿切断者の入浴には入浴用椅子などの日常生活用具が必要となる.義足を長時間装着する例あるいは長距離の歩行を行う例では,義足を外す時間を適度にとり,断端皮膚の管理を行う.発汗が多い例や皮膚の脆弱な例では,注意深い皮膚の観察と適切なケアが重要である.また,内ソケットの衛生管理,義足各部の保守点検も,下肢切断者の重要なセルフケアの一つである.

H. 家庭生活

　歩行能力の高い下腿切断者は家庭でも義足を装着していることが多く,義足を外すのは入浴時と睡眠時だけということが多い.一方,大腿切断者は家庭では義足を外していることが少なくない.畳上では座位移動を行い,廊下や洋間では壁や家具に手をついて非切断肢でジャンプして進む(片

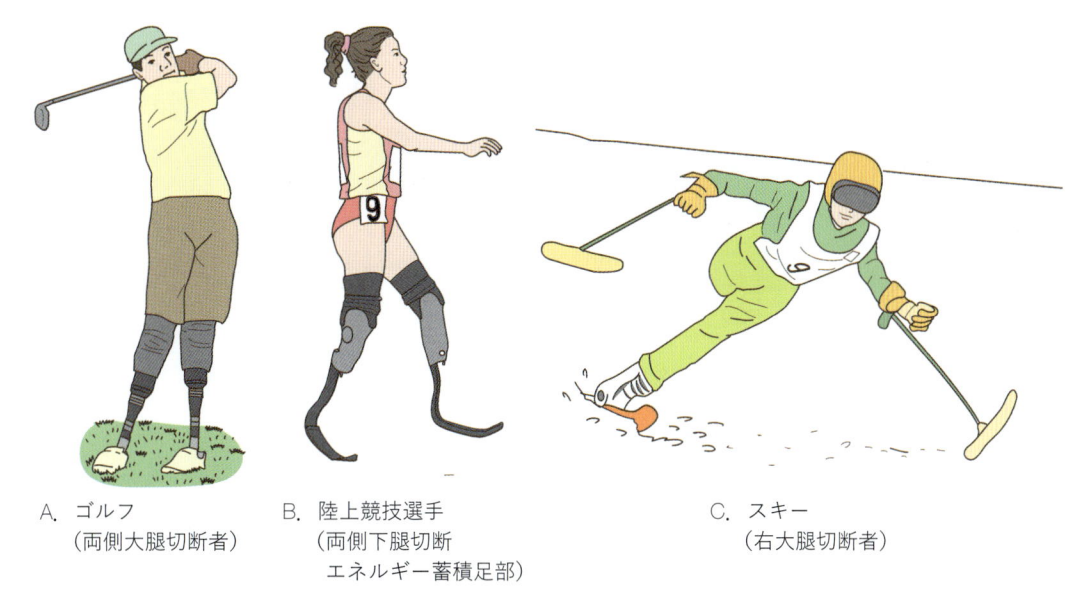

A. ゴルフ
（両側大腿切断者）

B. 陸上競技選手
（両側下腿切断
エネルギー蓄積足部）

C. スキー
（右大腿切断者）

図11-13　下腿切断者のスポーツ

足けんけん）．また，高齢の大腿切断者は立ち上がり動作が困難なため，室内で車椅子を使用することもある．切断者の年齢や体力，併存疾患の重篤度などを考慮し，安全で安楽な移動方法を指導すべきであろう．

Ⅰ．社会生活

　下肢切断者の社会復帰を妨げるものとしては，環境のバリアよりは心のバリアのほうが大きいのかもしれない．義足や切断端を人目にさらすことに抵抗を感じる切断者が多いのは，周りの者から奇異に見られたり，拒否反応を示されたりした経験があるからなのであろう．また，切断者自身も四肢の切断に対するマイナスイメージが払拭できないのかもしれない．しかし，義足歩行を習得した下肢切断者は，過度の肉体労働を除けば，あらゆる職種への就労が可能であり，より高い目標に向かって挑戦することができる．リハビリテーション専門職は切断者の挑戦にさまざまな面で支援をしなければならない．

　スポーツ活動への参加も社会参加，自己実現，仲間との交流といった意義が大きい．下腿切断者

はほとんどのスポーツが可能であるし，大腿切断者でも自転車，陸上競技，スキーなどのスポーツが可能である（**図11-13**）．また，釣り，サイクリング，芸術活動，旅行などのレジャー活動への積極的な参加も期待したい．

　より高い社会参加を実現するためには，車の運転は必要不可欠である．切断者の運転について調査した Boulias ら[20]によれば，下肢切断者の80%は切断術後平均3.8か月で運転を再開している．女性切断者，60歳以上の高齢者，右側切断者では再開率が低く，右側切断では車の改造，左足でのブレーキやアクセルの操作など運転方法の変更が必要であった．よって，義足歩行が自立したら早期に**図11-14**のような車の乗り降りの訓練を行い，積極的に運転の指導を行うべきである．

Ⅲ　住環境の整備

　歩行能力の高い下腿切断者には，必ずしも住環境整備は必要でない．義足なしで行わざるを得ない入浴動作のためには入浴用椅子の利用が有効である．

　歩行能力の低い下腿切断者，大腿切断者にはバ

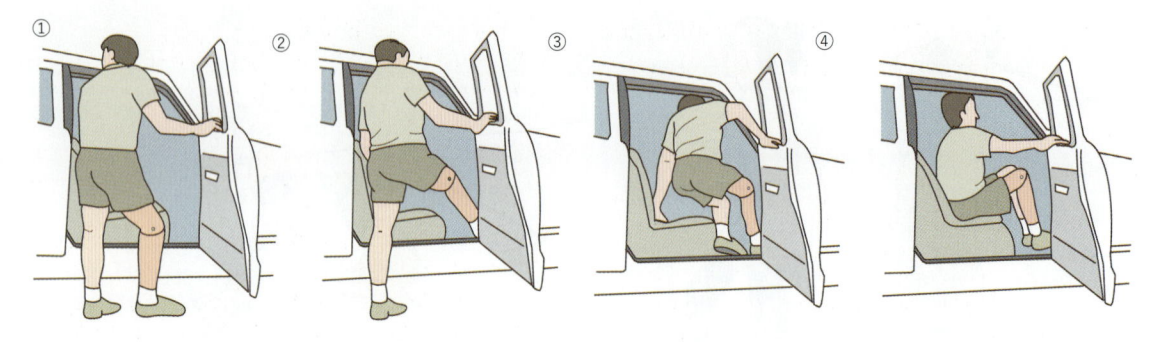

図 11-14　車の乗り降り訓練

リアフリーの環境が望ましい．特に家屋の玄関や集合住宅の階段など屋外へのアクセス部分は，スロープ，エレベーター，段差解消機などの設置を検討する．

Ⅳ　留意事項

　2005 年に制定された障害者自立支援法(現障害者総合支援法)に基づき，「補装具の種目，購入又は修理に要する費用の算定等に関する基準」が改正され，2007 年 7 月 1 日より適用となった[21]．利用者の負担は補装具の購入(修理)費の 1 割である．義足の部品の価格は，多軸膝では 58,000 円から 612,500 円，SACH 足では 12,400 円から 638,400 円と大きな幅がある．また，骨格構造義足の耐用年数はパイプ 5 年，継手類 3 年，ターンテーブル 3 年，足部 1.5 年，フォームカバー0.5 年，その他消耗品 1 年と定められており，耐用年数以内の故障に際しては修理または調整を行うことと定められている．

　医療・福祉の財政が逼迫している現在，総合支援法で更生用義足を処方する際は，義足の価格，耐用年数などについても十分な検討が必要である．

Ⅴ　課題

　疾病構造の変化と医療技術の向上により若年者の切断は減少し，高齢者の血管原性切断が増加する傾向にあるが，それでもわが国では下肢切断者の実数は欧米に比べて格段に少ない．このような状況で外科医は下肢切断術の経験が不足し，技術の継承に支障をきたしている．義肢装着訓練についても同様であり，義足装着訓練に精通した理学療法士が少なくなっている．その結果，義足歩行の成否を新しく開発された高機能の義足部品の性能に頼っている印象を受ける．さらに，医療費抑制政策による入院期間の大幅な短縮が，十分な義肢装着訓練を困難にしている．

　本項で述べたような義肢装着訓練は十分な時間と労力が必要であり，義肢装着に適した切断術を行い，適応を判断して義足処方を行う医師，適切な義足を製作する義肢装具士，適切な訓練を行い患者に自信と勇気を与える理学療法士，さらには高機能の義足を開発する製造業者が高度なチームワークを構築して行われる治療技術である．このような技術の継承が現在の医療環境における大きな課題である．

　また，よりグローバルな視点に立てば，地雷による下肢切断者の問題がある．地雷は戦争や国内紛争で用いられ，紛争終了後も残存地雷により下肢切断を余儀なくされる事例が後を絶たない．いまだ世界の 60 か国で住民が地雷の恐怖に晒され，年間 4,000 人が四肢あるいは生命を失っている．地雷被害者の 30% は子どもであり，多くは経済的な理由や医療体制の不備により義足を装着せずに生活し，社会的な差別を受けている[22]．1999 年に対人地雷全面禁止条約(通称：オタワ条約)が発効され，地雷廃絶運動がようやく世界的に拡大

しているなかで，このような国々への専門的技術の援助，義足や車椅子などの提供は，いわゆる先進国の責務である．

📖 引用文献

1) Seymour R : Introduction to prosthetics and orthotics. *In* Prosthetics and Orthotics : lower limb and spinal. pp3-35, Lippincott Williams & Wilkins, 2002
2) 陳　隆明：切断術．日本整形外科学会ほか監修：義肢装具のチェックポイント 第8版．pp47-89, 医学書院, 2014
3) 水落和也：末梢循環障害による高齢下肢切断者の Functional Outcome. リハ医学, 40：7-12, 2003
4) Nagashima H, et al : Incidence and prognosis of dysvascular amputations in Okayama prefecture (Japan). Prosthet Orthot Int, 17 : 9-13, 1993
5) Walsh NE, et al : Upper and lower extremity prosthetics. *In* DeLisa JA, et al (eds) : Physical Medicine and Rehabilitation : principles and practice (5th ed). pp2017-2049, Lippincott Williams & Wilkins, 2010
6) Stern PH : The epidemiology of amputations. Phys Med Rehabil Clin North Am, 2 : 253-261, 1991
7) Sapp L, et al : Functional outcomes in a lower limb amputee population. Prosthet Orthot Int, 19 : 92-96, 1995
8) Ebskov LB : Level of lower limb amputation in relation to etiology : an epidemiological study. Prosthet Orthot Int, 16 : 163-167, 1992
9) Kim YC, et al : Statistical analysis of amputation and trends in Korea. Prosthet Orthot Int, 20 : 88-95, 1996
10) Steinberg FU, et al : Prosthetic rehabilitation of geriatric amputee patients : a follow-up study. Arch Phys Med Rehabil, 66 : 742-745, 1985
11) Cutson TM, et al : Rehabilitation of the older lower limb amputee : a brief review. J Am Geriatric Soc, 44 : 1388-1393, 1996
12) Lindegård P, et al : Amputations in diabetic patients in Gotland and Umeå counties 1971-1980. Acta Med Scand Suppl, 687 : 89-93, 1984
13) 瀬川郁夫ほか：糖尿病性壊疽24例の検討．糖尿病, 32：737-742, 1989
14) 畠中泰司ほか：多軸膝継ぎ手を用いた大腿義足と義足装着訓練．鶴見隆正ほか編：理学療法 MOOK 7 義肢装具．pp84-90, 三輪書店, 2000
15) 大石暁一ほか：大腿義足．日本整形外科学会ほか監修：義肢装具のチェックポイント 第8版．pp129-149, 医学書院, 2014
16) 熊木由美子ほか：両手指，両下腿切断者にシリコーンライナーTSB式下腿義足を処方し良好な結果を得た2症例．日本義肢装具学会誌, 22：23-25, 2006
17) 畠中泰司ほか：義足装着訓練．PTジャーナル, 29：873-879, 1995
18) 安藤徳彦ほか：大腿義足．千野直一ほか編集主幹, 大橋正洋ほか編：リハビリテーション MOOK 7 義肢装具とリハビリテーション．pp74-84, 金原出版, 2003
19) 駒場佳世子ほか：大腿切断者の走行導入メニューの提案．日本義肢装具学会誌特別号, 21：84-85, 2005
20) Boulias C, et al : Return to drive after lower-limb amputation. Arch Phys Med Rehabil, 87 : 1183-1187, 2006
21) 日本義肢協会編：補装具の支給基準 平成26年度改訂版
22) ICBL (International Campaign to Ban Landmines)：http://www.icbl.org/en-gb/home.aspx (2015.4.30)

12

進行性筋ジストロフィー

Ⅰ 障害の概要

進行性筋ジストロフィー（progressive muscular dystrophy；PMD）とは，筋線維の変性・壊死を主病変とし，臨床的には進行性の筋力低下をみる遺伝性の疾患である．筋原性，遺伝性，進行性の筋力低下を示し，原因不明で根本的な治療法もなく，予後不良の難病である[1]．

PMD は遺伝形式によって病型が分類されている（表 12-1）[2,3]．

ⓐ Duchenne 型筋ジストロフィー

Duchenne 型筋ジストロフィー（Duchenne muscular dystrophy；DMD）は性染色体劣性遺伝で通常男児だけに発症する．女児は保因者となり，男児は 1/2 の確率で発症することになる．PMD のなかでも男児 3,000～5,000 人に 1 人の割合と発生頻度が高く，最も重篤な病型である．

出生後，定頸，座位，立位，歩行などの運動発達は，一般的な獲得月齢より遅れながらも獲得していく．その後 3 歳頃に転びやすい，走ることができない，高いところから飛び降りることができないなどの症状により，気づかれることが多い．筋力低下は，体幹や四肢近位部に著明で，屈筋群よりも伸筋群の筋力低下が大きい．上肢より下肢の進行が早く，腓腹筋の短縮による足関節の背屈制限や，股関節伸筋群・膝関節伸筋群・体幹の筋力低下のため，過度に胸腰椎を弯曲させ，膝関節を過伸展位にして膝折れを防止するなど，骨ロック機構を組み合わせて姿勢を保持するようになる．動揺性歩行（208 頁にて後述），登攀性起立（Gowers 徴候）が出現し（図 12-1），その後 6 歳頃に床からの立ち上がりが困難となり，やがて階段昇降や椅子からの立ち上がりも不可能になる．

<table>
<tr><th colspan="2">表 12-1　進行性筋ジストロフィーの病型分類</th></tr>
<tr><th>遺伝形式</th><th>病型</th></tr>
<tr><td rowspan="3">性染色体劣性遺伝</td><td>Duchenne 型</td></tr>
<tr><td>Becker 型</td></tr>
<tr><td>Emery-Dreifuss 型</td></tr>
<tr><td rowspan="3">常染色体劣性遺伝</td><td>肢帯型</td></tr>
<tr><td>先天性（福山型）</td></tr>
<tr><td>遠位型</td></tr>
<tr><td rowspan="2">常染色体優性遺伝</td><td>顔面肩甲上腕型</td></tr>
<tr><td>眼筋咽頭型</td></tr>
<tr><td>常染色体優性遺伝特殊型</td><td>筋強直性</td></tr>
</table>

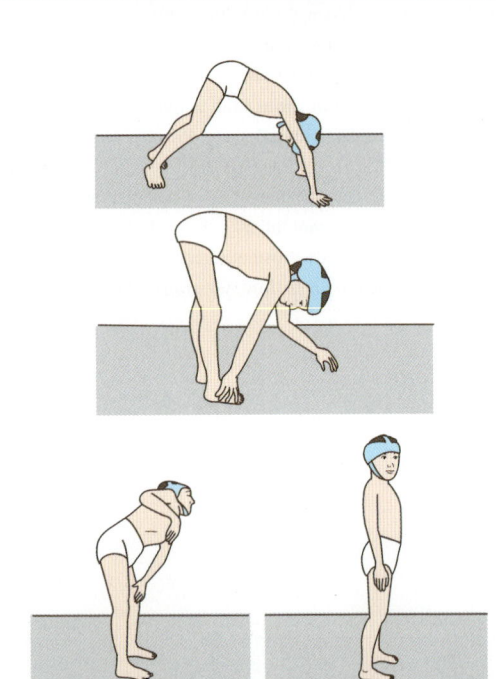

図 12-1　登攀性起立（Gowers 徴候）

平均 9 歳頃に歩行困難になり，車椅子での移動手段へと移行していく．車椅子生活になると四肢の関節拘縮や脊柱の変形が急速に進む．上肢近位

表 12-2　進行性筋ジストロフィー機能障害度の厚生省分類（新分類）

ステージⅠ	階段昇降可能 　　a：手の介助なし 　　b：手の膝おさえ
ステージⅡ	階段昇降可能 　　a：片手手すり 　　b：片手手すり，膝手 　　c：両手手すり
ステージⅢ	椅子から起立可能
ステージⅣ	歩行可能 　　a：独歩で5m以上 　　b：一人では歩けないが，物につかまれば歩ける(5m以上) 　　　1)歩行器 　　　2)手すり 　　　3)手びき
ステージⅤ	起立歩行は不可能であるが，四つ這いは可能
ステージⅥ	四つ這いも不可能であるが，ずり這いは可能
ステージⅦ	ずり這いも不可能であるが座位の保持は可能
ステージⅧ	座位の保持も不可能であり，常時臥床状態

筋や体幹の筋力低下がさらに進行し，手動車椅子を動かすことが難しくなってくると電動車椅子に移行となる．心肺機能の低下が著明となり，車椅子座位を保持するだけで疲労度が高く，姿勢が崩れやすくなってくると，ベッドでの臥床時間が徐々に長くなる[1]．さらに呼吸管理の必要性が加わり，ほとんどの時間をベッド上で過ごすようになる．しかし，呼吸器を搭載させた電動車椅子を利用し，社会参加を積極的に行っている者もいるため，活動の制限は本人の人生へのモチベーションに大きく左右されるといえる．

胸郭の変形や呼吸筋・心筋の変性による筋力低下に伴って呼吸機能，心機能が低下し，多くは肺炎，呼吸不全，心不全により20歳前後で死亡する．近年は，一般的健康管理の進歩と積極的な人工呼吸器治療により40歳を超える者も決して珍しくなくなってきている．

厚生省(現厚生労働省)による機能障害度分類を示す(表12-2)[3]．これは，Duchenne型の動作能力が障害されていく過程をその経過に沿って段階的に表した分類で，障害の進行状況を把握する指標として広く使用されている[3]．この障害度分類はDuchenne型に対するものであり，他の病型に対応したものではない．

ⓑ筋強直性(筋緊張性)ジストロフィー

筋強直性ジストロフィー(myotonic dystrophy；DM)は常染色体優性遺伝で男女差はないが，男性のほうが症候が顕著である．人口20,000人に1人の割合と，成人の筋ジストロフィーでは最多の発生率である[2]．20〜40歳台の発症が多く[3]，発症から15〜20年で歩行が困難になり，心筋伝導障害や誤嚥による窒息や肺炎で死亡することが多い[2]．筋強直(ミオトニア：骨格筋を随意的，あるいは機械的に収縮させると，刺激を取り除いても筋の収縮状態が長く続くこと．たとえば一度握手すると手が開きにくくなる，打腱器で母指球筋を叩くと筋が収縮し，その後容易に弛緩しない状態)が特徴．顔面，頸部，四肢の筋萎縮，筋強直に加えて白内障，禿頭，内分泌異常など全身の諸臓器に異常がみられる[2,3]など，多彩な合併症があるため，全身症状にも注意しなければならない．側頭筋，咬筋，眼瞼挙筋の筋力低下，筋萎縮から，眼瞼下垂，閉口不全，斧状顔貌などがみられる[2,3]．頸部の屈筋と胸鎖乳突筋の筋力低下，筋萎縮も早期からみられ，臥位で頭部を持ち上げることが困難である．

四肢の筋力低下，筋萎縮は遠位筋に早期からみられる[2,3]．下肢のほうが上肢より先に筋力低下を引き起こすため，歩行や移乗動作に障害が生じる．さらに高頻度で知能低下がみられるほか，人格の偏倚がみられ[2]，注意力，判断力の低下も加わり転倒・転落の危険性がある．上肢では母指球筋のミオトニアによる対立位のとりにくさと，手内在筋優位のつまみ動作のため，巧緻動作困難になり，物の操作という点でADLに影響を及ぼす．

ⓒ 福山型先天性筋ジストロフィー

福山型先天性筋ジストロフィー（Fukuyama type congenital muscular dystrophy；FCMD）は常染色体劣性遺伝で，男女ほぼ同数が発症する[2,3]．先天性筋ジストロフィーのなかの一つで，わが国では福山型がほとんどである[3]．

症状としては，出生後2〜8か月に発症し，「首がすわらない」「ミルクの飲みが悪い」「お座りが遅い」など，筋緊張低下や筋力低下で気づく．定頸が平均8か月，座位が2歳前後で獲得できるなど，幼児期までは，成長に伴う運動発達が多少なりともみられる．しかし，原則として起立歩行は獲得不能で，四肢・手指の関節拘縮を早期にきたす[2,3]．顔面筋の筋萎縮のため表情に乏しく，口をやや開き気味で流涎がみられるなど，特有の顔貌を呈する．全身の筋力や筋緊張低下があり，乳幼児期は身体が柔らかく，いわゆるフロッピーインファントの状態である．中枢神経系の障害も伴い，全例に中等度から高度の知的発達遅滞をきたす．また，Duchenne型と同様に10歳過ぎ頃から，心筋障害による心不全が問題になることもあり，平均寿命は12歳前後である．

知的能力の低下に加え，座位や立位が不安定で，乳幼児期から成長してもADLの自立度が大きく変化することはなく，すべてのADLに介助が必要である．

Ⅱ 指導と介護

1 ADLにおける基本的な考え方

PMDは体幹や四肢の筋が変性することによって筋力が低下し，ADLが障害される．筋の変性は進行性であるため，ADL障害もそれに伴って進行していくことになる．

PMDのどの病型にあっても，治療法の確立されていない現時点では，日々の健康管理と，自らのQOLについて考え，前向きに生きていこうとする意欲を高めることによって，生命の維持とADLの維持を図っていくことが重要である[4-6]．自力で遂行可能なADLを介助してしまうと，日常生活のなかで維持できる身体能力まで低下させることになり，依存心を高め，自分で試行錯誤する機会を逸することになる．身体能力を維持し，進行を緩やかにするためにも，できるADLは自分で行うことが基本である．さらに本人が「自分でやりたい」という気持ちをもっているかどうかもADLの自立度に大きく影響するため，自分で実行する重要性を教育することは，ADL能力の維持のために大切である．

しかし「やらないと駄目になってしまう」からと不可能な努力を強要しすぎても，疲労による筋力低下や「やはり駄目だった」という絶望感を強めることになりかねない．「こんなに頑張っているのにまたできなくなってしまった駄目な自分」という自己否定的な感情をもたないよう，介助へのスムーズな移行についても，同時に考えていかなければならない．

2 可能な動作と不可能な動作が混在するADL

PMD者におけるADL動作は，一連の動作のなかに可能な工程と不可能な工程が混在しているという特徴がある[4,5]．たとえば食事において，テーブルに手を乗せる介助をすれば，それ以降の箸や茶碗を持っての食事動作は可能であるが，乗せる介助がなければ食事することができない．このような特徴から，PMD者に対するADL評価は，「自立」か「介助」かだけではなく，ADL動作のなかに混在している可能な工程と不可能な工程をより具体的に分析し，一つひとつを細かく見ていくことによって，どの部分にどのようなアプローチをすべきなのかの検討を行うことが重要である[4,5]．

食事

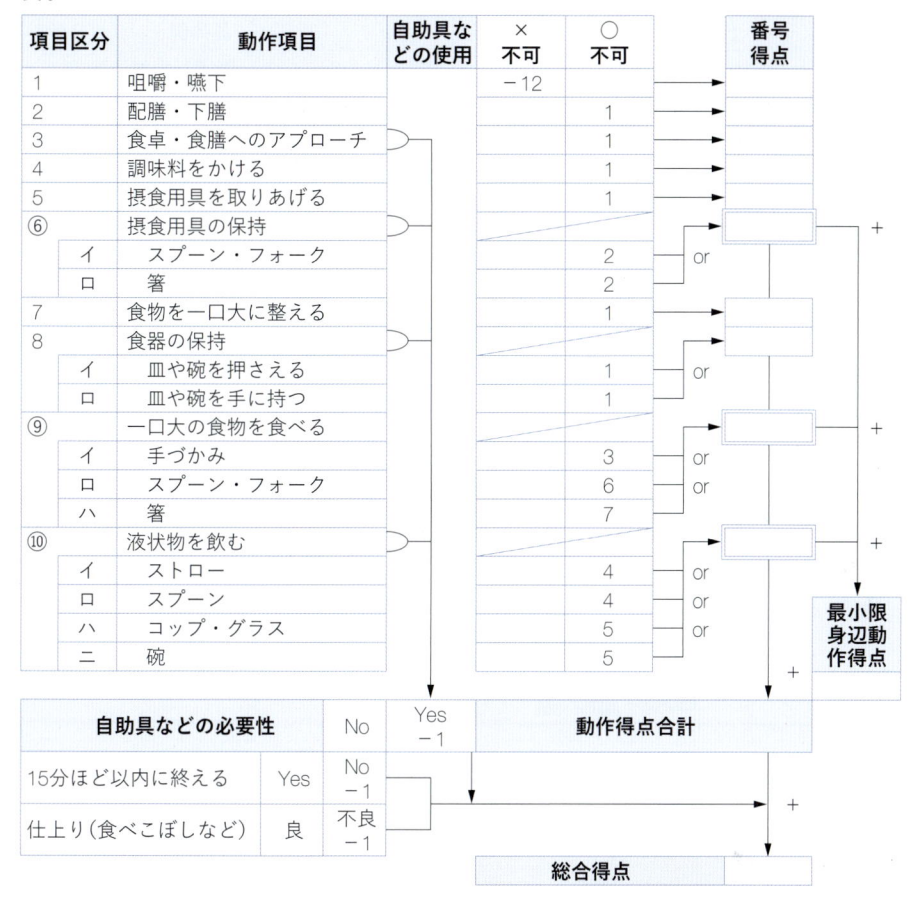

図12-2　ADL 評価法
〔生田宗博：ADL 評価評価法に関する研究．労働省編：労働省研究報告書．pp107-112，労働省，1978 より〕

自立の程度に応じた過不足のない適宜適量の介助につなげていくことが求められる[4,5]．生田によるADL評価法[6,7]は，可か不可かだけでなく，できる部分とできない部分を具体的に評価し，自立度を判定できる点で有用である（図12-2）[8]．

3 移動・移乗能力に応じたADLの自立度

　PMD者のADL能力は，移動・移乗能力と関連づけてみることができる．たとえば，Duchenne型児者のADLの自立度は高い順に，食事，整容，更衣，排泄，入浴であるが，食事や整容のように上肢が主体となるADLと，更衣，排泄，入浴のように起居，立ち上がり，移動などの下肢機能を必要とするADLでは，自立度に大きな違い

がある[4,5]．

　食事や整容は歩行が可能な時期は自立しており，病気が進行し電動車椅子の時期になっても「口に食べ物を運ぶ」「歯をブラッシングする」といった動作は可能である．さらに座位保持が困難になり臥床生活になっても，スプーンや歯ブラシの使用は可能である．一方，更衣，排泄，入浴は，歩行可能な時期は幼少期であるため，「きちんと」という点で最後の仕上げに介助（援助）が必要である．その後，移動方法が車椅子に移行し，移乗動作が可能な時期は，時間と多大な労力によって更衣や排泄の一部の動作は可能であるが，姿勢を保持するための台の設置や，排泄後の後始末な

表 12-3　代償動作の様式と例

カテゴリー	代償動作様式	具体例
目的物への到達を補う動作	A. さかさま動作	・上肢をどこかにつき，固定した状態で ADL が遂行されるため，到達できない距離を頭部や体幹の動きで補うとともに，動作そのものが上肢を固定し，頭部や体幹の動きのみで行われる．一般的な方法とは逆である． ・図は箸で食物をつかみ，口で迎えにいっているところ．
	B. 変則的手移動	・洗面台，テーブル上，食器，水道栓などへ上肢を近づけるための移動方法は，二次元か三次元かなどさまざまな因子によって，千差万別である．よくみられるものに手・足指の尺取虫様運動や，体幹の側・後屈を利用した上肢の動きなどがある． ・図は手指を口でくわえ，頸の伸展によりテーブルの上に乗せているところ．
動作に適した肢位の獲得・保持	C. 非利き手による補助	・ADL を遂行する際，利き手のみの動きだけでは目的物へ到達できない場合，非利き手で持ち上げる，あるいは押すことで利き手の動きを助ける． ・ADL を遂行しやすい肢位に利き手を保っておくために，非利き手で利き手を支持する． ・図は歯磨き動作であるが，適した肘関節の屈曲角度をえるために，左手で支えているところ．
	D. 外的環境での支持	・ADL に適した肢位を保つために肘関節，前腕，手関節を車椅子のアームサポート，インサート物，テーブルの上や縁，自分の大腿などの上に置いている． ・図は箸を持つ右上肢がテーブルから落ちないように，テーブルの縁とアームサポートで支えているところ．

ど多くの動作に介助が必要である．さらに移乗動作が困難になると，全身の筋力低下も進行し，更衣や排泄は一気に全面介助となる．なかでも入浴は，動揺性歩行が出現すると転倒の危険性が高くなるため，屋内歩行が可能でも浴室内の移動，浴槽またぎや浴槽内の立ちしゃがみ動作に介助が必要であり，洗体・洗髪も手の届く範囲が次第に縮小していくため，病気の進行の全経過を通し，すべての ADL のなかで最も自立度が低い．

　DM 者の ADL は歩行や移乗動作が可能であれば，箸やスプーンの把持，ボタンやファスナーの開閉，つめ切りの操作など手指の巧緻動作が必要な動作以外に問題となることは少ない．しかし，

立位や座位のバランスが不安定になると，知的低下や判断力低下の影響により，動作中にバランスを崩したり，器物に接触するなど，転倒転落の危険性が高くなるため，更衣，排泄，入浴には介助が必要である．

　PMD 者では，移動・移乗能力と ADL の関連性を理解しておくと，移乗・移動能力を見ただけで ADL における問題の把握や予後を予測することができ，福祉機器・自助具などの支援機器を検討する際の重要な情報になる．

4 代償動作を使用した上肢機能と ADL

　PMD 者において自立度が高い食事や整容などの上肢を主体とする ADL であっても，その遂行

代償動作を推測して活かすコツ

　代償動作の尺取虫様運動によるリーチ動作は，毎回同じ軌跡を通って繰り返されるため，電動車椅子のコントロールボックスやアームサポート，テーブルなど，その軌跡上の塗料が薄くなり，削れたり変色してくる．またその際，乗せたり擦ったりしている手指や前腕の一部分が厚くなり，胼胝になっている．つまり塗料の剝げ具合や胼胝のでき具合から代償動作を見破り，外的環境のどの部分にどの指をかけてよじ登り這っているのかを想像し，その動きを妨げないことを第一に考えてアプローチしなければ能力を生かすことはできない．また，車椅子を新調する際もその事実を全く無視して作製してしまうと駆動できないという失敗につながりかねない．

支援機器の失敗経験から学んだこと

　「筋ジス者の到達機能障害には BFO」という文献を頼りに BFO を使えばもっと楽に食事ができるようになると考え，片っ端から試用したことがある．結果は全く効果がなく，患者から「あんなもの（BFO）を使わなくたってご飯は食べられる」と総好かんに合った経験がある．到達機能障害が発生する時期にはすでに，近位筋に poor －以上の筋力がないことがその原因であったが，彼らが話してくれるまで機器を使えばなんとかなると思い込み，そのことに気づかなかったのである．真の ADL 能力の理解と本人が何を求めているのかの理解なしに作業療法は立ち行かないことを思い知らされた．常に対象者の意見を傾聴し，本人が望む環境を再現することを第一に考えなければならない．

方法は現存する機能を最大限に駆使した，非常に巧みな代償的な動作によるものである[4,5]．たとえば茶碗を持ち上げ，箸で食物を取って口まで運んで食べるのではなく，茶碗はテーブル上に置き，体幹や頸部を屈曲して口を食べ物に近づけて食事をする（さかさま動作）などの特徴的な方法で行われる．Duchenne 型児が日常的に行っている代償動作を，目的ごとに具体例とともに分類した（**表 12-3**）．代償動作は「目的物への到達を補う動作」と「動作に適した肢位の獲得・保持」の 2 つに大別することができる．表中の「外的環境での支持」は，きわめて高い使用頻度と動作遂行上必要不可欠な要素であるという臨床的視点より，動作ではないがあえて分類してある．代償動作は歩行が可能な時期から一部観察されるようになり始め[9]，病気の進行とともにいくつかの代償動作を複雑に組み合わせて使用するようになる[4,5]．

　Duchenne 型児に限らず PMD 者は代償動作を ADL や作業場面で多用するが，その多くは，筋力低下の部位との関連から必然的に発生したものであり，上肢の肢位保持と到達機能障害を補完す

るためのストラテジーであると考えられる[4,5]．ここに示した代償動作を，動作のなかから読み取り，効果的に活かす方法を検討することが ADL に対する戦略的な介入となる[4,5]．

5 外的環境を巧みに使った ADL

　近位筋の筋力低下が著明な場合，車椅子のアームサポートやテーブルの縁など，身の回りにあるさまざまな物を利用することによって，代償動作の「肢位の獲得と保持」を効果的に成立させている[4,5,9]．それでも肢位の保持が困難になってくると，体を振って上肢を持ち上げる動きを頻回に繰り返して肢位を修正するようになるため，疲労感も強く，行為を途中でやめてしまうことも多い．そのような体動をできる限り小さくし，かつ代償動作は阻害することなくうまく引き出すような外的環境整備や，動作指導が必要である[9]．腕保持用具を使用し，肘を置く台の幅や高さを調整することで，肩甲帯や肩関節の角度，前腕を置く位置や肘関節の屈曲角度を適した肢位に保持することが重要である（**図 12-3**）．これらのテクニカルエイドとしての環境設定は対象者の訴えを傾聴し，

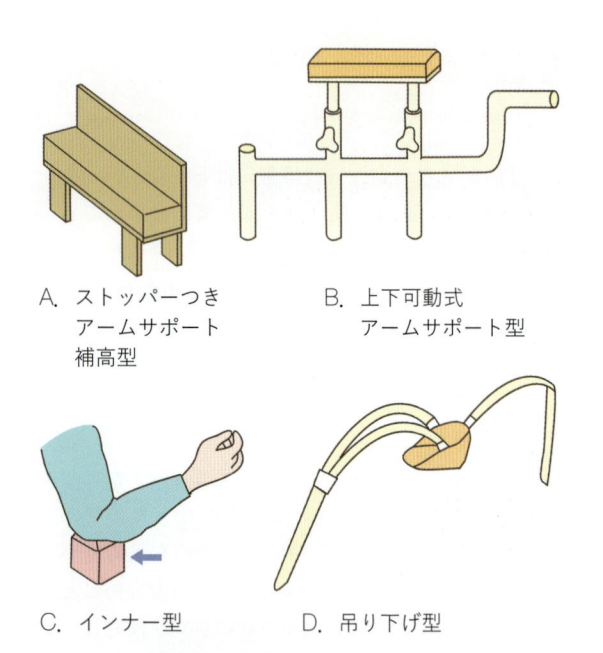

A. ストッパーつき
　　アームサポート
　　補高型

B. 上下可動式
　　アームサポート型

C. インナー型

D. 吊り下げ型

図12-3　各種腕保持用具
C：クッションなどのように肘かけのなかにつめ込む．
D：アームサポートの支柱に吊り下げる．

そのやり取りのなかで決定していくことが成功に
つながる[4,5]．

　　　　　　　　※　※　※

　以下に具体的な対応方法について Duchenne 型
を中心に述べ，病型によって特記すべき内容に
ついてはさらに加えて述べる．しかし，ここに
示す多種多様な方法を総動員しても ADL は困難
になっていく．「一生涯にわたって進行し続ける
ADL への対応」はその進行をどう受け止めるかが
課題だともいえる．

A. コミュニケーション

　Duchenne 型では，目の前にいる人との face-to-
face の会話は，呼吸機能障害に対する治療のため
気管切開を行い呼吸管理を長期間実施しなければ
ならない場合を除けば，支障をきたすことは少な
い．気管切開をしていても，スピーキングバルブ
の使用により会話は可能である．
　現在，目の前の人だけでなく，遠くにいる人や
会ったことがない人ともネット回線を通して，

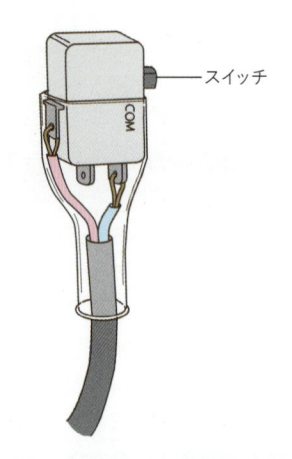

スイッチ

**図12-4　マイクロスイッチを使用した軽い力で押せ
る入力スイッチ**

コミュニケーションを自由に図れるようになっ
た．しかし，進行とともに「キーボード面で上肢
を水平垂直方向に動かせず，キーが押せない」
「マウスやトラックボールを操作できない」といっ
た状態になるため，文字入力やパソコンの操作方
法に工夫が必要である[4,5]．マイクロスイッチを
使用し，最も動かしやすい部分の動きを効果的に
反映させ，弱い力でも押しやすいように，能力に
合わせて工夫したスイッチ[10]や，呼気センサース
イッチ，タッチセンサースイッチが有効である
（**図12-4**）．また，意思伝達装置やソフトキーボー
ド（オンスクリーンキーボード）は，1スイッチ入
力での文字入力やパソコン操作が可能なため，
PMD のどの病型にも適した IT 機器であるとい
える．また，これらの IT 機器は，コミュニケー
ションの手段としてだけでなく，絵画や作曲など
の創作活動など，自己表現としての使用も可能で
あり，QOL の面からも有効である[11]．パソコン
の設置位置を調節し，上肢を適した肢位に保持す
ることで臥位でも可能なため，長期にわたって活
用することができる．
　FCMD は，知的低下が中～高度で，言語理解
も単語～二語文であるうえ，顔面の筋力低下によ
り口唇を閉じることができず，舌を使った発語と
なるため，聴き取りにくく，コミュニケーション
能力に障害を生じる．相手の気持ちを感じ取るこ

とはできるため，意思疎通が図れるようになるためには，多くの人たちとの交流や遊びの経験を通して知的能力を発達させることと，かかわる人も本人の意思をくみ取り理解できるような信頼関係を築いていくことが大切である．

　PMD者にとって，自分が何をどのようにしたいのか（どのように介助されたいのか）を相手に伝えられることが，自律した生活を送るためのコミュニケーションとして欠くことができない能力である．さらに，人との連帯感やここに生きて存在しているという所属感を得るためにも必要である．そのため，「言葉を発することができるか」以上に「意思を伝えることができるか」という能力をみていくことが重要である．

B. 呼吸・咀嚼・嚥下

　呼吸筋に，変性による筋力低下が及ぶと，生命や生活を脅かすようになる．石川[12]は医師の立場より，慢性肺胞低換気症状（**表12-4**）は，呼吸不全の症状として意識されにくく，風邪や痰詰まりから急性呼吸不全を引きおこし，術後の気管内挿管困難，人工呼吸器からの離脱困難，睡眠呼吸障害を高率に合併するため，呼吸機能障害の特性を理解することが重要であると述べている．理学療法士の三浦[13]は，トレーニングによる呼吸仕事量の増加が呼吸筋疲労を誘因する要素となる可能性があることについて触れ，自覚症状に気づきにくく，呼吸不全が潜在化しやすいこと，さらに呼気・吸気筋力の低下による咳の力の弱化の可能性とその影響などについても触れている．対応法として，救急蘇生バッグを用いた吸気介助により最大強制吸気を得ること，舌咽頭呼吸の指導，徒手や機械による咳介助方法を紹介している．これらの実施にあたっては，医療機関との強力な連携と専門的な知識と技術が必要であると述べている．

　言語聴覚療法士の池澤[14]は咀嚼・嚥下におけるアプローチは誤嚥防止と咀嚼力維持に大別され，咀嚼筋の筋力低下や開咬・巨舌などの形態上の問題のために一口大に噛み切ることや，飲み込める

表12-4　慢性肺胞低換気症状

- 疲労
- 息苦しさ
- 朝または持続性頭痛
- 日中のウトウト状態と頻回の眠気
- 息苦しさや動悸で睡眠時に覚醒
- 嚥下困難
- 集中力低下
- 頻回の悪夢
- 呼吸困難の悪夢
- 呼吸障害による心不全徴候や症状
- 下腿浮腫
- イライラ感，不安
- 尿意による睡眠時に頻回の覚醒（arousal）
- 学習障害
- 学業成績低下
- 性欲低下
- 過度の体重減少
- 筋肉痛
- 記憶障害
- 上気道分泌物の制御困難
- 肥満

大きさに細かく噛み砕くことが困難となってくると述べ，さらに誤嚥防止のため，摂食・嚥下機能を十分評価したうえで，適した食形態（刻み食やミキサー食）を選択し，嚥下時の姿勢や一口量，口に入れてから飲み込むまでの速さについての指導が重要であると述べている．しかし食形態を嚥下能力に合わせる一方，食事の本質であるおいしさや楽しさをいかに実現するかも重要である[15]．

　呼吸機能の障害が進行してくると，睡眠が永眠になるのではないかという恐怖心を抱き，夜間意識的に眠らないという行動につながることもある．現在は人工呼吸器によって呼吸管理され寿命は延びたが，それはベッドに臥床の状態で過ごす時間が長くなったということでもある．呼吸機能の直接的な改善への取り組みとともに，末期になる以前から信頼関係を構築し，死への恐怖や「誰かに近くにいてほしい」という対人希求的側面を満たすかかわりが必要であり，臥床状態でも本人の自己実現を目指し，生への希望を見出すことが重要である[16]．

C. 起居・移動

熊井[17]によれば，起居・移動などの基本動作訓練の目的は，これを基礎とする ADL 能力の維持と，基本動作における全身運動により，合目的的な筋の収縮や柔軟性を維持することであるとしている．基本動作や姿勢保持能力の喪失は加齢とともに進行し，Duchenne 型では，走る，椅子から立ち上がる，階段昇降，歩行，立位，移乗，四つ這い，肘這い，車椅子走行，座位の順にその能力を失っていくため，各基本動作間には階層的なつながりがあることを意識して治療プログラムを組み立てる必要があると述べている[17]．筋力が優位に残存している筋を使用した動作になりやすいため，本人任せに行わせるのではなく，正常なパターンによる動作によって不使用になりがちな筋の廃用性萎縮の防止に努めなければならない[17,18]．また，運動量は疾患の特質から過負荷・過用性による筋力低下の危険性を考慮して，一般的には翌日に疲労を残さない程度に設定すべきである[17,18]．Duchenne 型に対する熊井の起居・移動の具体的な介入方法に，筆者らの経験も織り込みながら順を追って概要を述べる．

1 階段昇降

手すりに頼った非対称的な階段昇降は，左右の体幹固定筋，股関節周囲筋の偏った使用よるアンバランスな筋力低下を引き起こし，体幹や股関節などの変形に影響を及ぼす．無理のない範囲で正常パターンによる昇降を心がけるとともに，転倒転落の防止のため，直近で介助できる万全の体制により，安全の確保と恐怖心を少なくする必要がある．膝を上肢でロックし，手すりにつかまり，階段をよじ登るように上がるようになってきたら転倒転落の危険性が高くなってきたといえるため，1 階での生活スタイルに変える必要がある．

2 歩行

Duchenne 型の歩行は，近位筋の筋力低下により，体幹や下肢の支持性が低下するため，両側の下肢を外転させて支持基底面を広げ，腰椎を前に突き出し，腰を左右に振りながら歩く動揺性歩行

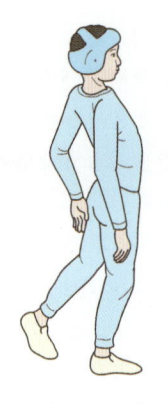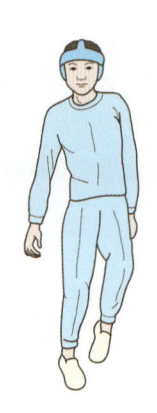

図 12-5　　**動揺性歩行**

が特徴である（**図 12-5**）．股関節・膝関節・足関節の関節可動域制限の左右差が体幹・胸郭の回旋を引き起こし拘縮へと結びついていく．歩行速度よりも正常なパターンに重点を置いて歩くように指導する[18]．

下腿三頭筋，腸腰筋，ハムストリングス，大腿筋膜張筋の短縮による関節可動域制限が顕著になると歩行困難になってくるため，Duchenne 型のステージ I 〜IV の歩行期では起床時や入浴後に足関節底屈筋群や膝関節屈筋群の伸張（**図 12-6**）を行い二次性の機能障害を予防する必要がある．ステージIVから V への移行期（車椅子への移行期）が，病気の経過のなかで最も精神的に不安定になりやすい時期であるため，心理的サポートが必要である．

膝立ち・膝歩行・片膝立ちは，バランス能力の強化や，不使用になりがちな大腿四頭筋や骨盤周囲筋などの筋活動を得やすい動作であるため，歩行可能な段階での訓練として取り入れるとよい[17,18]．

DM の場合は足関節背屈筋群の筋力低下により下垂足となるため，遊脚期で股関節・膝関節を屈曲して下肢を持ち上げ，踵部より先に足趾が接地する鶏歩行となることが多い．歩行が不安定な場合には歩行器や車椅子での移動手段に移行していく．

3 立位

Duchenne 型の立ち上がり方は Gowers 徴候と呼

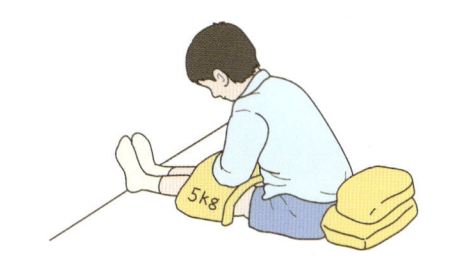

図12-6　足関節底屈筋群と膝関節屈筋群の伸張

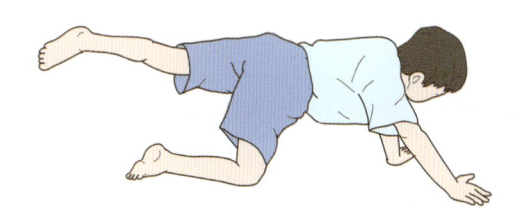

図12-7　四つ這い位での下肢挙上

ばれる登攀性起立(**図12-1**)で行われる．立ち上がり能力が低下している例では，手をつく台を使用することにより立ち上がりが可能になることもある．

大腿筋膜張筋が短縮してくると，床に両下肢の踵をつけて股関節内外転中間位で立った際，骨盤・体幹の前傾と腰椎前弯が著明となる．立位姿勢が左右非対称的で，骨盤の傾斜や脊柱の側弯，体重負荷されていない側の股関節・膝関節の屈曲拘縮や，足部の内反尖足が顕著になると歩行能力の喪失につながるため，Duchenne型のステージⅠ～Ⅱの歩行前期から立位姿勢を観察し，体重計などを用いて立位時の体重負荷量が左右均等であるかどうかの確認が必要である[18]．体重を左右どちらかに偏倚させた休めの姿勢で立つことが多い場合には，休んでいる側の筋力低下を引き起こしやすいため，壁などに寄りかかり，体重を負荷することで筋力低下を予防することが必要である[18]．

また，Duchenne型では静的立位姿勢が保持できなくなってくると，足踏みをしてバランスを保とうとする様子がみられるようになる．バランス能力の維持を目的に立位でのボール蹴りやバット振りなど，遊びの要素を取り入れた活動を導入するとよい．

しゃがむ・椅子に座る動作の途中で一時停止させてその肢位を保持するようにすると，不使用になりやすい大腿四頭筋をはじめとする下肢・体幹の各筋を総合的に使用する運動になるため，可能な例では意識的に治療プログラムのなかに取り入れるとよい[18]．

④四つ這い

四つ這いは歩行不能後の和式生活における重要な移動方法である．障害の進行に伴って生じる筋力低下による肩・肘関節の不安定性を補うために，肩関節外旋，前腕回外，肘関節伸展，手関節背屈位で手指が後方を向くように手掌をつくようになる．Duchenne型では一般的に歩行不能後の9～11歳ころから後方に手指を向けて這うようになり，12～14歳ころに四つ這いが不能になる．手掌のつき方をできるだけ正常に近づけ，ゆっくり移動することで，肩甲帯の筋の使用を促すことや，四つ這い位で上肢・下肢を挙上してバランスを保持する練習をする(**図12-7**)ことで，不使用による筋力低下を予防する．

四つ這いが可能な段階では，肘や手関節の伸展制限が動作を困難にする要因となるため，関節可動域の維持が重要である．四つ這いが困難になった後も，四つ這い位が保持できる場合は，筋力維持目的で肢位保持訓練を取り入れるが，肘折れにより顔面を打つことがないように注意が必要である．

⑤座位移動・移乗

座位移動(**図12-8**)は四つ這いと並ぶ歩行不能後の和式生活における重要な移動方法であり，Duchenne型では14歳頃まで可能である．大別して前進型と後退型の移動方法があり，それぞれ腰椎の前弯型と後弯型との組み合わせがある．いずれにしても，可能な限り下肢や体幹が左右対称的な肢位で行われることが望ましい．座位姿勢の左右対称性の維持を図るために，座位での体幹の側屈や骨盤の引き上げ，骨盤の前傾・後傾により支

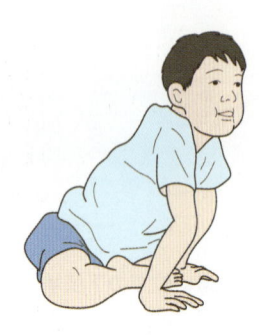

図 12-8　座位移動

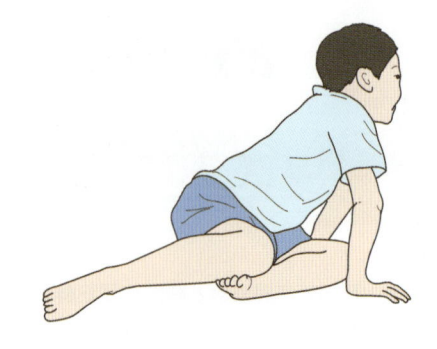

図 12-9　座位への起き上がり

持基底面内での重心の移動と，体幹の屈曲・伸展運動を行うとよい．座位が不安定になると，バランスを崩して前後方向に転倒する危険性が高くなるため要注意である．腹筋を使用しての起き上がりが可能であれば上肢を使用せずに行い，困難になってきたら側臥位や腹臥位から上肢を使用して起き上がるように指導する（図 12-9）．

　座位保持や座位移動能力が高ければ，車椅子から床など低い座面への移乗は重力を利用し，滑り降りるようにして行う例があるが，逆は不可能である．車椅子から床への移乗は，在宅などの和式生活において有用である．洋式生活で必要なベッドや洋式便器への移乗は，ステージⅤの初期まで可能な動作である．車椅子の座面と移乗先の高さを揃える必要があり，トランスファーボードの使用（図 12-10）や移乗時に車椅子が後退しないような工夫が必要である．座位移動や移乗動作が困難になってきたら，その場で上体揺らしを行うだけでも，座位姿勢における臀部の除圧の練習や筋力維持のよい運動になる．

　DM では知的低下，注意力・判断力の低下により危険認識力が低いため，車椅子のブレーキをかけ忘れて移乗することもあり，手順の確認や，ブレーキが目立つように加工し，注意喚起することが必要である．股関節・膝関節の伸筋の筋力低下により，移乗時に体幹の前屈などの反動で臀部を持ち上げて立ち上がるようになってきたら，転倒転落などの危険性が高くなってきたといえるため，座位でトランスファーボードを使用した移乗

に切り替えていくことも検討する．

6 寝返り

　Duchenne 型では歩行可能な時期は実用的な寝返りが可能であり，ベッド柵を利用すればステージⅤのころまで可能であるが，時間がかかるようになる．寝返りが困難になると褥瘡予防のために介助による体位交換が必要になる．筆者らの経験では夜間就寝時の体位交換が一晩 30 回に及ぶ終末期患者もいた [4,5]．下肢の座位様拘縮や体幹の変形は，臥位姿勢に影響を及ぼす．上肢や下肢，体幹の一つひとつの位置が，本人が安楽だと感じる状態になるまで繰り返し微調整することになるため時間もかかり，本人にとっても介助者にとっても精神的・肉体的負担が増大する．無圧布団やエアーマットの使用，足枕や抱き枕・小さなクッションの挿入，電動式ベッドで上体の角度を調整する．掛け布団が重い場合には部屋を暖かく保ち，軽量の羽毛布団やタオルケットを使用するなどの工夫によって，安楽な臥位姿勢が保持しやすくなるため有効である．

7 車椅子の操作

　PMD に適した手動車椅子は，駆動性と変形予防の両者を兼ね備えたものを作製する必要がある．座幅は居住性を損ねない範囲で体に合ったサイズとし，車椅子用クッションは，座位が安定しやすいと本人が感じる物を選ぶ．車椅子の座幅，アームサポートの高さ，クッションの素材や厚さが，座位姿勢の保持や車椅子の駆動性に影響するため，本人と相談しながら決めることが重要であ

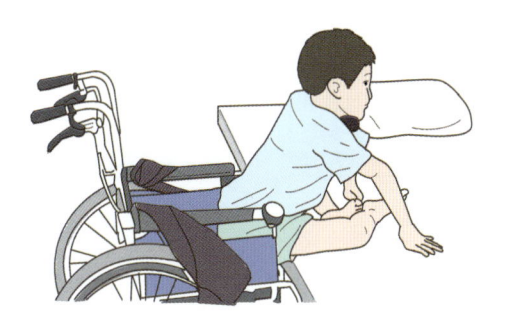

図 12-10　車椅子からベッドへの前方移乗

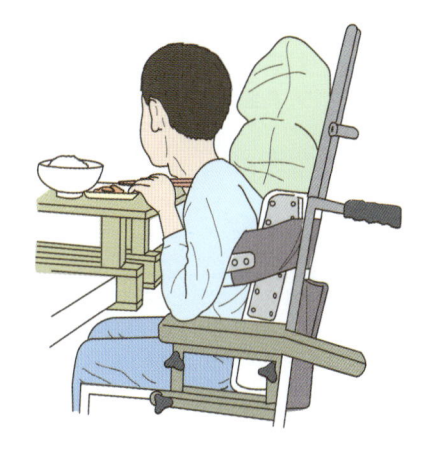

**図 12-11　電動車椅子上のシーティングシステムに
よる座位**
体幹装具，ベルト，枕を使用している．

る．電動アシスト機能付きの車椅子は走行が軽く
なり，手動車椅子を活用できる期間を延長するこ
とに役立つ．

　車椅子の操作方法は，障害の進行に伴って変化
していく．Duchenne 型は遠位筋が温存されやす
く，ハンドリムは把持できるが，上肢近位筋の筋
力低下のためハンドリムの上部方向へ手部を移動
させることが困難になる．体幹の屈曲・伸展や左
右への回旋，側屈の動きで上肢を引き上げながら
車椅子を駆動させるが，次第に体幹の安定性が
低下してくると動きが小さくなり，上肢や手指の
動く範囲だけでの駆動へと変化していく．どちら
か一側の上肢だけを使用した駆動や，体幹の左右
非対称的な姿勢による駆動は，脊柱側弯を増悪す
る可能性があり，脊柱の強度な変形は，座位保持
を困難にし，心肺機能などの生命予後にも影響す
る．可能な限り対称的な駆動方法を維持するよう
に練習することが望ましい．

　手動車椅子が駆動困難になると電動車椅子に移
行するが，電動車椅子操作用コントローラーの位
置は体幹の変形と上肢の残存筋の左右差に合わせ
て右，左，中央のどこに配置するかを決める．
ジョイスティックの形状や太さ，バネの強さ，
シートの幅や車椅子用クッションの選択は，座位
の居住性とコントローラーの操作性で決める．除
圧が困難で座位が安定しない場合には，石膏など
で臀部の型をとって作製したホールド性の高い座
面とクッションを組み合わせることで座圧分布が
均一になり，座面での支持性が向上し，臀部の位

置が決まりやすくなる．体幹装具や体幹ベルト，
枕などを使用して座位を保持している例を示す
（図 12-11）．しかし，これらの対応が体幹の代償
運動を伴う上肢の微小な動きを抑制し，ADL を
阻害することもあるため，どの程度固定するかの
検討が大切である．

　電動車椅子に移行することは，病気の進行を意
味するため，精神的に不安定になりやすい時期で
はあるが，電動車椅子でのホッケーやサッカーと
いったスポーツに参加することで，活動範囲が
格段に広がり，スポーツの楽しみも実感できるた
め，受け入れがよくなる[19,20]．また，電動車椅子
の操作方法も自ら工夫して積極的に習得するよう
になり，上肢・頸部・体幹の機能維持を図ること
にもつながる[21,22]．

　FCMD では上肢機能の障害が著しいため，電
動車椅子の操作方法としてチンコントローラーが
有効な場合もある．FCMD・DM ともに注意力・
判断力低下のため，他者や物にぶつかるなどの危
険性が高く，注意喚起が必要である．

D.　セルフケア

　表 12-5 は筆者らの経験をもとに Duchenne 型に
対するセルフケアの介入の実際を具体的に表した

表 12-5　移動能力別の ADL 上の問題点と対策およびテクニカルエイドとその有用性

ADL	移動能力	発生時期別の問題点と対策およびテクニカルエイド 問題点	対策	有用性（○印は有用性があることを示す）在宅	施設	学校	ポイント
食事	歩行期	①歩いて食卓へ（食堂）への移動が困難	①四つ這い移動の可能な環境整備，手動車椅子導入	○	○	○	
		②食事を持って歩行し，テーブルまで運ぶことが困難	②介助者が配膳・下膳を行う	○	○	○	
	車椅子期	①下肢・体幹の変形により，膝の上にトレイを乗せての配膳・下膳が困難	①介助者が配膳・下膳を行う		○	○	・FCMD や Duchenne 型ではプラスチックや竹製の軽量な摂食用具が役立つことも多い
		②上肢の筋力低下によりテーブルに手を乗せることが困難	②代償動作の教育と，困難な場合は介助によりテーブルに手を乗せる	○	○	○	・市販の角回転台を，皿の底に取り付けた回転する皿「くるくるお皿」や，テーブルの中を丸くくりぬいて角回転台を取り付け回転するようにしたテーブル「くるくるテーブル」は，FCMD・DM・Duchenne 型など到達機能に障害がある者に有効である
		③上肢の筋力低下により調味料に手を到達させ，持ち上げてかけることが困難	③小さな容器の調味料を手の届く範囲に置く				
		④箸による一口大の切り分けが困難	④介助者が配膳の段階であらかじめ切り分けておく				・個人用テーブルは「さかさま動作」をできるだけ小さく抑え，かつ摂食用具で食べ物をすくって口に運びやすいかどうかを重視して高さを決める．テーブル面の形状は，体幹の左右の側屈や前傾などの程度に合わせて左・右・中央の突出型などに変形させる
		⑤咬合不全（開咬）と咀嚼筋の筋低下により噛みきる・咀嚼が困難	⑤きざみ食を用意する				
		⑥摂食用具の把持能力低下	⑥軽量の箸・スプーン・フォークの導入，持ちやすいスプーン，万能ホルダーの検討	○	○	○	・上肢の肢位保持のための外的環境をチェックし，必要な腕保持用具を作製するとともに代償動作のチェックをする
		⑦食器の保持が困難でスプーンですくう際にすべる	⑦滑り止めシートの活用	○	○	○	
		⑧食器および食器間の移動が困難	⑧くるくるお皿・くるくるテーブルなど回転系自助具を使用	○	○	○	
		⑨食物を口元まで運ぶことが困難	⑨補高した個人用テーブルの作製	○	○	○	
		⑩コップを口に近づけられず液状物が飲みにくい	⑩フレキシブルストローの使用	○	○	○	
		⑪食事に適した上肢肢位保持困難	⑪腕保持用具の作製	○	○	○	
	臥床期	①座位保持能力低下	①シーティングシステムの導入	○	○	○	・臥床期は介助で食事することが多い
		②ベッド上で長時間同一の臥位姿勢保持困難	②ポジショニングの活用	○	○	○	・FCMD，Duchenne 型の臥床期では特に食物の形態を検討することが重要である．包丁で刻んでもよいが毎日のことであるためフードプロセッサーの導入は大変に便利である
		③上肢の筋力低下によりスプーンを口に運べない	③側臥位でくるくるお皿を使用して食事が可能になることもある．介助の場合は本人が食べたい料理の順番を聞きながら行う	○	○		
整容	歩行期	①立位保持のため片手での支えが必要になると，結果的に両手動作が不自由となる	①手すりや洗面台に寄りかかる．安全性からは座面が高めの椅子に腰かけることで両手動作を可能にする	○	○	○	

（つづく）

表12-5　（つづき）

ADL	移動能力	発生時期別の問題点と対策およびテクニカルエイド		有用性（○印は有用性があることを示す）			ポイント
		問題点	対策	在宅	施設	学校	
整容	車椅子期	①「非利き手による補助」で片手を支えるようになると両手動作が困難になり，顔の各所に手が届かないため洗顔が困難	①蒸しタオル使用で代用する．ニキビなどのため洗顔が必要な場合は介助者により洗顔する				・Duchenne 型ではモチベーションや疲労感との兼ね合いで個人差はあるが，ステージⅥ頃までは整容動作は一部動作可能レベルである．仕上がりに難がある場合には，仕上げ磨きなどを要する ・DM では遠位の筋力や巧緻動作を必要とするつめ切りなどの活動は要介助 ・FCMD は幼少期から整容動作は全面的に要介助である ・上肢の肢位保持のための外的環境をチェックし，必要な腕保持用具を作製するとともに代償動作のチェックをする
		②歯ブラシに歯磨き粉をつけることが困難	②ラミネートチューブで蓋を緩めにした歯磨き粉や歯ブラシを手の届くところに置く．歯磨き粉を歯ブラシにつけて，手の届くところにセッティングしておくのも一法である				
		③各歯面に合わせて歯ブラシを動かし磨くことが不自由	③上肢を適した肢位に保持するための肘台や非利き手の使用，さかさま動作などの代償動作を指導するとともに，軽量の電動歯ブラシを検討する				
		④うがい用のコップが持てない	④ストローを用いる	○	○	○	
		⑤整髪では頭部に手が届かず髪がとかせない	⑤腕保持用具で上肢を安定に保つ．軽量で長柄の櫛を使用する．ブラシより櫛のほうがよい	○	○	○	
		⑥ひげ剃りが困難	⑥腕保持用具の作製と代償動作の活用，軽量の電気ひげ剃り器の使用を検討する	○	○		
		⑦つめ切りが困難	⑦手のつめはテーブル上に前腕を乗せ，つめ切りに上半身の体重をかければ可能であるが，手のつめも足のつめも安全性からは要介助				
	臥床期	全面介助					
更衣	歩行期	仕上がりに難がある場合がある	最終的に介助者がチェックする				・Duchenne 型では移乗動作が自力でできるレベルであれば更衣は可能であるが，安全の確保や疲労度により介助に移行する ・更衣のための広い座面としてベッドに移乗する場合にはリフトが有効である ・DM は転倒・転落に要注意．巧緻動作能力低下のためボタンのとめ外しが困難になりやすい
	車椅子期	①ズボン，パンツの着脱が困難	①広い座面があれば可能な時期もあるが，ベッドへの移乗が必要となる	○	○	○	
		②ボタンに手が届かず前あきシャツの着脱が困難	②下のボタンをとめ，前あきシャツをかぶり型として用いる				

（つづく）

表 12-5　移動能力別の ADL 上の問題点と対策およびテクニカルエイドとその有用性（つづき）

ADL	移動能力	問題点	対策	在宅	施設	学校	ポイント
更衣	車椅子期	③首に近い部分のボタンのとめ外しが困難	③首に手を届かせるために，両肘をテーブルや専用の台（オーバーテーブルなど）に乗せるか臥位になって行う	○	○	○	・FCMD は幼少期より更衣動作は全面的に要介助である ・上肢の肢位保持のための外的環境をチェックし，必要な腕保持用具を作製するとともに代償動作のチェックをする
		④靴，靴下の着脱が困難	④大きめのドライバーズシューズやサンダル，履き口を緩くした靴下で可能になることもある	○	○	○	
	臥床期	全面介助					
排泄	歩行期	①洋式便器への着座，排泄後の立ち上がりが困難	①補高便座や手すりの使用	○	○	○	
		②男性用小用便器使用時の立位保持困難	②寄りかかるための手すりや壁などの確認		○	○	
	車椅子期	①歩行不能になって間もない時期の洋式便器への移乗困難	①トランスファーボードの使用．和式生活で四つ這いや座位移動が可能であれば埋め込み式便器や傾斜便器が使用可能	○	○		・安全性とプライバシーの確保が求められる ・肩甲帯周囲の筋力低下のため肩甲帯や肩関節が固定されず，介助への協力動作も困難なため，ずり落ちて危険な場合もある．介助者はできるだけ近づき，腕をしっかり締めて挟み込むようにして持ち上げる ・ベッド−車椅子−便器の移乗にはリフトが有効である ・在宅では，ベッドや便器の位置を揃え，動線を直線的にするなどの住環境整備により天井走行式リフトが使用できると介助量軽減につながる
		②便器上での座位保持困難	②広くて安定感のある便座・身体を支えるベルトや前台などの補助具の作製	○	○	○	
		③車椅子上でしびんを保持していることが難しく排尿困難	③ホースのついている安楽尿器の使用．受尿部は手の届くところに設置する	○	○	○	
		④ジッパーの開閉が困難	④軽いジッパーやジッパーに紐をつけたり，マジックテープにつけ替える	○	○	○	
		⑤強度な腰椎前弯のため，車椅子上でしびんを当てにくい	⑤シート前方に臀部を引き，頭部を車椅子のヘッドサポートや移動型ヘッドサポートに寄りかかることでしびんが当てやすくなる	○	○	○	
	臥床期	全面介助					
入浴	歩行期	①歩行による浴室内の移動や浴槽をまたぐ動作が困難	①座位移動での移動，埋め込み式浴槽の設置	○	○		・安全性の点より，最初から介助中心で行うという方針が賢明である ・衣服の着脱や洗体のためにベッドや入浴用ストレッチャーへ移乗する際はリフトが不可欠である
		②筋力低下により，洗髪・洗体が困難	②介助	○	○		
	車椅子期	①浴室内の移動や浴槽をまたぐ動作が困難	①浴槽の出入りは抱きかかえ介助．安全性と介助量軽減にはリフトが必要である	○	○		
		②浴室や浴槽内での座位保持困難	②入浴用座位保持椅子の使用	○	○		

（つづく）

表12-5 （つづき）

ADL	移動能力	発生時期別の問題点と対策およびテクニカルエイド		有用性（○印は有用性があることを示す）			ポイント
		問題点	対策	在宅	施設	学校	
入浴	臥床期	①浴槽につかる姿勢がとれない	①介護用浴槽の使用	○	○		
		②洗体および洗体時の姿勢保持困難	②洗体台や洗体用ストレッチャーの使用	○	○		
コミュニケーションおよび環境制御	歩行期	問題ないことが多い					・上肢の肢位保持のための外的環境をチェックし，必要な腕保持用具を作製するとともに代償動作のチェックをする
	車椅子期	①ナースコールや介助者を呼ぶためのスイッチが固くて押せない	①軽い力で押せるようなスイッチに変更する	○	○	○	
		②パソコンのキーボードに手が届かない．押す力がない	②ソフトキーボード・意思伝達装置の使用	○	○	○	
	臥床期	①ナースコールや介助者を呼ぶためのスイッチが把持できない	①スイッチを固定し手を乗せておくための台を作製	○	○	○	
		②手指機能が低下しナースコールや介助者を呼ぶためのスイッチを押す動作ができない	②マイクロスイッチ，タッチスイッチなど機能に合わせたスイッチの使用	○	○	○	
		③気管切開のため発語困難	③各種IT機器の活用	○	○		
レクリエーションおよび学習	歩行期	問題ないことが多い					・学習机は食事での個人用テーブルと同様，教科書やノートを置き，前腕を適した位置に保持しやすいように高さと机面の形状を検討する ・レクリエーションや学習環境のセッティングと上肢や体幹の肢位保持のための外的環境をチェックし，必要な腕保持用具や座位保持具を作製する
	車椅子期	①学習机が使いにくい	①専用の学習机の作製やIT機器の使用	○	○	○	
		②電動車椅子サッカーに参加した際に，電動車椅子の急な方向転換で座位が不安定になる	②電動車椅子の調整とシーティングシステムの導入	○	○	○	
		③皮細工のスタンピングなど，参加したい活動が，筋力低下による到達機能障害や物の扱い・操作が困難なためできない	③電動木槌など筋力低下でも使用できる機器の開発や作業工程の組み換え，腕保持用具の検討	○	○	○	
	臥床期	臥床のため，行いたい活動ができない	自己実現のための手段や方法を検討する	○	○		

〔風間忠道，佐藤智恵子，谷中 誠：障害・疾患特性からみたテクニカルエイドのプランニング—神経筋疾患デュシェンヌ型進行性筋ジストロフィー，福山型先天性筋ジストロフィー，ウェルドニッヒ・ホフマン病を中心に．作業療法ジャーナル編集委員会，松尾清美，窪田 静編：最新版テクニカルエイド 福祉用具の選び方・使い方．pp280-290，三輪書店，2003より改変〕

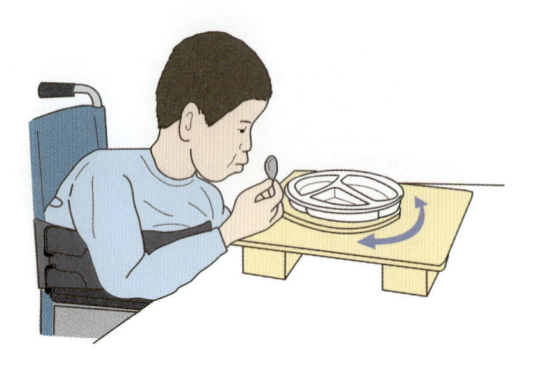

図 12-12　くるくるお皿での食事風景

ものである．歩行，車椅子，臥床のそれぞれの時期に生じる ADL 上の問題点と，それに対する具体的な支援方法とを，在宅・施設・養護学校での有用性とともにまとめてある．表中の色付き番号は主に自助具や福祉機器などのテクニカルエイドの，そしてそれ以外の番号はほかの対応について示している．経験上有用であった対策を可能な限り多く盛り込んである．

　一度困難になった動作はその後も継続し，段階的に能力が低下していくため，該当する時期の問題点と対策をチェックするだけでなく，今後の可能性も視野に入れてかかわる必要がある．また，病気の進行レベルが同じでも体幹や下肢機能，上肢機能，意欲によって ADL 能力は実行方法も自立度も異なる．個人個人に応じたかかわりが求められる．

1 食事

　Duchenne 型は遠位の機能が晩期まで維持されるため，食事はすべての ADL のなかで最も自立度が高く，ステージⅥまでは全く問題なく自立して行える．箸やスプーンを保持し口に運んで食べる食事の中核となる動作は，ステージⅧでも上肢を適した肢位に保持できれば可能である．

　DM も同様にスプーンを使用すれば，皿からすくって口に運ぶ動作は長期にわたり可能な者が多い．

　FCMD は上肢・手指の筋力低下が顕著で手指の巧緻性も低いため，金属製のスプーンでは重く，十分に扱えず落しやすい．竹製などの軽量の

スプーンが操作しやすく食べやすくなる．

　回転するお皿「くるくるお皿」を使用することにより，ワンプレートに盛り付けられたおかずを手前に移動させることが可能となるため，自分が食べたいものを，食べたい順に食べるという食事の楽しみを味わうことが可能になる（図 12-12）．このお皿は Duchenne 型のみでなく DM や FCMD など到達機能が障害された PMD に有効である．

　食事動作は机上動作であるため，食事場面での上肢能力や座位の評価は，整容や書字，趣味活動などの上肢主体の作業活動に必要な情報につなげることができ，有効な情報となる．

2 整容

　Duchenne 型では整容は食事に次いで自立度の高い ADL であり，ステージⅥまでは自立して可能である．しかし両手動作を必要とする洗顔は，姿勢の保持のために上肢を使用したり，代償動作の「非利き手による補助」が必要になると困難になる．

　歯磨きによる口腔ケアは，咀嚼力維持のために歯牙喪失を防ぐだけでなく，齲歯治療の際の麻酔注射による細菌性心内膜炎の予防，口腔内の衛生状態をよくすることで肺炎の発生率が下がる可能性がある[19]という点からも重要である．しかし，歯磨きは歯ブラシを口にくわえ，頭頸部を左右に動かす動作（さかさま動作）で行われ，齲歯は大臼歯など口腔後方に位置する歯牙に多く見られるため，歯ブラシが口腔全体に届いていない可能性がある．プラークコントロールが不十分で仕上がりに難があると判断される場合には，電動歯ブラシや介助による仕上げ磨きも必要である．

　ひげ剃りは電気ひげ剃り器が最も便利であるが，重量によっては把持していられないため，軽量のものを選ぶ必要がある．握力や座位能力との関連性のあるつめ切りは，上肢・下肢を問わず介助が必要である．

　DM では巧緻動作が低下するとつめ切りは困難となるが，歯磨きやひげ剃りは，歯ブラシや電気ひげ剃り器を使用し長期間可能な例が多い．

3 更衣

Duchenne 型では上衣か下衣かにより自立度に差があるが，ステージⅤまではどちらも自立して可能な場合が多い．上衣は下衣に比して自立の程度が高く，前開きシャツはかぶりシャツよりも着脱がしやすい．しかし，座位保持能力の低下とともに介助を要するようになる．

DM は，座位が不安定な場合には着脱に伴う転倒・転落に注意が必要である．母指球筋のミオトニアや手内在筋優位のつまみ動作により巧緻動作能力が低下してくるため，ボタンのとめ外しが困難になりやすい．

PMD の衣類は，軽くて動きやすく着脱しやすい形状で，伸縮性に富んだ材質のものがよい．下衣はウエストがゴムのものが着脱しやすい．尿器を使用するためにはズボンに前ファスナーが必要であるが，ウエストがゴムでファスナー付のズボンは少ないため，ファスナーを取り付ける改良が必要である．自分が着たい服を，着たい組み合わせで着るという行為は，装うという自己表現の1つであり，全介助であっても自分を見つめ，自己主張をする大切な機会である．介助のしやすさだけで衣服を選択したり，受け入れられないような改良を加えることは避けなければならない．

4 排泄

尿か便かにより自立度が異なる．

車椅子レベルでの排尿は，Duchenne 型の場合，便器に乗り移らず尿器を使用することが多い．ステージⅥまでは，座位保持が可能でズボンの前ファスナーを開閉でき，着衣の外にペニスを引き出して尿器や安楽尿器（図12-13）の受尿部を当て把持していることが可能なため，自立レベルにあることが多い．ステージⅦでは尿器を保持していることのみが可能である．その後腰椎が前弯し骨盤の前傾が強くなりペニスが引き出しにくくなった段階でも，介助で臀部を車椅子シートの前方に引き出し，バックサポートに寄りかかって骨盤を後傾させることで，尿器が当てやすくなる．また子供の場合，尿器での排尿が可能であれば，学校など介助者が不足した場面でも，便器に移乗する

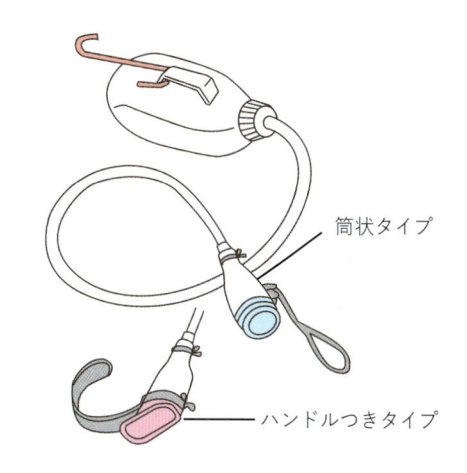

図12-13　安楽尿器
しびんでは逆流することがあるが，この尿器であれば防ぐことができる．夜間に臥位姿勢で排尿する際にも便利である．

必要がなく，介助の省力化が図れるため，学校生活の維持には欠かせない．

車椅子レベルでの排便は，Duchenne 型の場合，ステージⅤは便器への移乗が自力で可能であり，下衣の上げ下ろしも自立で行える者が多い．しかし，疲労，所要時間，安全性を十分に考慮し，介助への移行時期を見極める必要がある．排便動作は，安定した座位保持に加え，大腸と肛門のなす角度や肛門の開き具合，腹圧がかかるかどうかなどが排便のしやすさに関係する[20]ため，便器上の臀部の位置の調整や，体幹を保持するための環境整備が必要である．排便には時間がかかるため，特にステージⅧでは座位を安定させ，腹圧がかかりやすいように，体幹を前傾させて寄りかかる台が必要である．排便のあいだ座位保持していられる高さに調節できるオーバーテーブルが有効である．腹部にクッションを挟むとさらに腹圧がかかりやすくなる場合もあり，本人の希望に合わせた調節が重要である．排便後は温水洗浄器の使用により肛門を清潔に保ちたいが，シャワーの位置に肛門を合わせることが難しいため，介助用のシャワーで代替えするほうが適している．

DM は，立位になって方向転換し便器に着座する場合も，座位移動で便器に移乗する場合も，下

表 12-6　チェックすべき症状

呼吸不全の症状	心不全の症状
低酸素状態	呼吸困難
全身倦怠感	胸痛
頭痛	起坐呼吸
悪心	大量のピンク色や錆色の痰
食欲不振	食欲不振
頻脈	悪心
チアノーゼ	腹部膨満
高炭酸ガス状態	
夜間や朝に強い頭痛	
めまい	
手足の震え	
傾眠	
昏睡状態	

〔風間忠道ほか：障害別訪問リハビリテーション—筋ジストロフィー（ターミナル例の経験から）．作業療法ジャーナル，32：481-484，1998 より〕

衣の上げ下げや後始末に介助が必要となることが多い．

5 入浴

　濡れた浴室の床の歩行は，滑る可能性があり危険である．どの病型も安全性の確保と清潔の維持のために早期から介助で行われる ADL である．施設などでは臥位姿勢のまま洗体し，エレベートバスで温まるという入浴方法がとられている．注意事項としては，食事の直後には入浴しない，43℃以上の熱い湯は避ける．入浴回数は心不全の症状が見られるようになってきたら週2回程度とし，入浴後は疲労回復のため安静にする．陰部はよく拭いて水気を除去するなどである[19]．手が届く範囲を洗う以外は基本的にすべて介助で行われる．

E．家庭生活

　1990 年代ころまでは，医療・福祉サービスの提供や学習の援助を受けるために国立療養所（現国立病院機構）の医療機関に入院し，家族から離れ一生涯を病院で暮らしていたが，現在は自宅で家族の介護の元，在宅療養を希望する者が多くなった．生活や人生の新しいスタイルも登場

し[21]，障害福祉サービスを利用して自律した生活をすることも可能な時代となった．こういった生活を維持するために必要なことは，健康管理を図ることと，家族や介護者の疲労をいかに軽減するかの2点である．

　健康管理としては，根本的治療法が確立されていない現時点では，毎日の規則正しい生活と，合併症の防止が最も重要である．合併症には呼吸不全，心不全，感冒，気胸，肺梗塞などの直接的に生命にかかわるものや，急性胃拡張，便秘，骨折，尿路感染症，頑癬，凍傷などがあるが，ここでは PMD の最大の死亡原因である呼吸不全と心不全のチェックすべき症状を示す（表 12-6）[23]．しかしこれらの症状は，「呼吸・咀嚼・嚥下」の項で述べたように，自覚症状がないままゆっくり進行していく．また，表にある食欲不振や悪心は，呼吸不全や心不全だけでなく急性胃拡張の症状でもあり，慎重な判断が求められるが，呼吸不全に対する治療は，早期の対応が必要である．

　呼吸不全に対し，在宅人工呼吸療法（home mechanical ventilation；HMV）により，積極的に呼吸管理をしていくことは，在宅生活における QOL の向上のためにも欠かすことができない．PMD に対しては，鼻マスクによる非侵襲的陽圧換気療法（non-invasive positive pressure ventilation；NPPV）が有効で，夜間の使用で日中の呼吸不全が改善し，ADL の拡大が図れるようになる場合も多い．さらに呼吸不全が進行してきた場合も，NPPV を車椅子に搭載させることによって外出も可能である．表 12-6 に示した症状を見逃さず，医療機関と密接に連携していくことが在宅生活を維持していくために必要である．

　介護面では，母親や家族に最も介護負担がかかる．ADL 障害が進行するほどその負担は大きくなり，腰痛や手関節の腱鞘炎に悩む母親も少なくない．充実した在宅生活を長く営むためには，介護者の負担の軽減を図り，家庭生活の破綻を防ぐことがきわめて重要である．そのためには，住環境整備や地域住民の強力な支援体制の構築，保健師などによる保健指導や看護師などによる訪問看

護指導などの保健サービス，ヘルパー派遣やデイサービス，入浴サービスなどの福祉制度を上手に活用していくことや，有料のパーソナルアシスタントの導入などを検討する必要がある．医療・福祉・教育・生活指導など家族を含めた支援体制の整備が求められる．

F．社会生活

PMD児が普通学校や特別支援学校での生活を維持するためには，呼吸障害の有無と全身状態の確認，1年を通しての通学方法，学校生活状況の確認などが必要である．具体的には，人工呼吸器やドレーンの扱い方，排泄や食事の介助方法，学校内の段差・教室間の移動方法，介護者・ボランティアなど人的資源の安定的確保などについて検討されなければならない[24]．また，ノートをとることができるか，ページをめくることができるかなど，学習方法の確認と必要な自助具や福祉機器などのテクニカルエイドの検討，さらには，学校のなかで困っていることを伝えられる人がいるかなども確認しておく必要がある．これらのことに配慮が及ばなければ，進学に必要な学力と学習技能を身につけることはあまり望めない[24]．

PMD者は人生に対して消極的に適応する傾向にある．しかし，現在，重度障害者の大学進学や自律生活など，社会生活への参加が可能な環境が整い，行動する者も増えてきている．国立大学大学院の研究者，起業家や芸術家，電動車椅子サッカーの選手など，自らの人生をどう生きるかを自分で選択できる時代となった．しかし，PMD者の社会参加を今後さらに進めていくためには，彼らを取り巻く人々の意識のなかにある「難病だから将来のことは望めない」という固定概念を打破し[23]，「自らが有意義な社会生活を模索し求めることが望ましいことである」という意識を浸透させていくことが重要である．

III　住環境の整備

家庭生活を可能な限り長期にわたって円滑に維持するためには，住環境の整備は必要不可欠である．ここでは，家屋改造のポイントを歩行期と車椅子期に分けて述べる[25]が，新築や改築の場合には，歩行期でも将来車椅子生活になることを想定して住環境を整備していく必要がある．

1 歩行期

転倒防止のため，玄関や部屋間の段差をなくし，物を床に置かないなど，環境をバリアフリー化し，必要箇所に手すりを付ける．自宅では裸足で過ごすことなども歩きやすくする方法の一つである．

トイレはドアの開閉時に立位バランスを崩して転倒しないように，出入り口はカーテンのような簡単に開閉でき，かつプライバシーが保てるようなものを取り付ける．洋式便器は立ち上がりやすい高さに設定する．低い場合は補高便座の利用も有効である．和式生活では歩行が困難になっても，四つ這い移動が可能であれば埋め込み式便器や傾斜便器により短期間ではあるが，排便が可能となる場合もある．

浴室は滑りにくい材質の床で，浴槽をまたぐ際に危険のない縁の高さや，浴槽内での座位を安定させるための手すりの設置などが必要となる．

2 車椅子期

車椅子に移行してからの時期が長くなるため，車椅子での生活がしやすい環境整備を取り入れる．スロープや段差を越える際の振動によって座位バランスが不安定となり座位姿勢が崩れると，車椅子をコントロールできなくなるため，道路から玄関までのアプローチは，段差がなく路面が滑らかで，スロープの勾配は1/15以下が適している．敷地面積が狭いなどの立地条件により玄関先にスロープを敷設することが困難な場合には，居室や寝室に直接出入りする方法や段差解消機（51頁の**図3-4**参照）の導入を検討する．廊下や出入り口の幅は手動車椅子で85cm，電動車椅子

で 90cm 必要である．室内を独りで自由に行き来できるようにするために，部屋間の扉は，引き戸やアコーディオンカーテンなど，開閉のためのスペースを必要とせず，広く開け放つことができるものがよい．トイレは，便器への移乗が自力で可能な段階では車椅子を横付けできるスペースが必要である．移乗が介助の場合には清拭のための介助者の入るスペースが必要である．しかし，狭いトイレでは便器横の壁に寄り掛かって座位を保持できるというよい一面もある．

　入浴はベッドで介助により裸になってから浴室へ移動する場合が多いため，理想的には居室・寝室が浴室と隣接していると動線が短くなり便利である．座面が大きく安定性のよい入浴用椅子やすのこを浴槽縁の高さに補高し壁に寄り掛かって座位を保持して洗体するなど，危険なく入浴できる環境が必要である．

　居室や寝室は車椅子操作のためのスペースと，車椅子の重量に耐える補強や床材が必要である．その他として家具類にはキャスターを付け楽に動かすことができるようにしておくと，ADL に合わせた空間を即座につくり出すことが容易となるため便利である．介助量が増大してきた段階では，部屋間の移動や移乗動作のためにリフトが有効である．特に天井走行式のリフトは便利であり，増改築や新築の際に検討する価値は十分ある．

Ⅳ 留意事項

　PMD の ADL 障害を単なる運動機能の不全の結果として捉えている限り，本質的な介入には発展し得ない[26]．できていたものが，やりにくくなり，疲れやすくなって，実施方法を変えざるを得なくなり，最終的には介助に移行していく．止まることのない病気の進行と，死と隣合わせの難病であることの恐怖，ADL の多くが介助を必要とするため介助者に対しての遠慮も強い．自己表現をせず，他者のいいなりの生活を送る傾向にある．かかわる者は，進行性の ADL 障害と，そこ

から起因していると考えられる未熟な生活技能の発達を促進し[26]「いかに主体者として満足できる生活を送っていくか」という観点から物事を考えられるように育て，総合的な判断力や調整能力を身につけていくことが大切である[26-29]．全面介助であっても自らの意思を介助者に伝え「自らが計画したように遂行する」ことが「自律した生活」であり，介助されることが人間として劣っているのではないことを語り続けることが重要である．

Ⅴ 課題

　Duchenne 型は，幼少期からの病気であるため，発達段階における身体活動・社会活動などが経験不足のまま成長していかざるを得ない．さらに，一度は獲得した能力も次第に困難になり，喪失体験を幾度となく経験していくことになる．この喪失体験の連鎖[4]は，心的外傷として蓄積され，徐々に精神面に影響を及ぼす．これらのことより，自己肯定感が持てず，自立心も育ちにくく，物事を深く考えようとしないなど，自らの人生を主体者として選択し実行するにはあまりにも未熟で，人生に対峙することを放棄する結果ともなりかねない[28,29]．またこれは他の病型においても同様で，病気を発症するまでの生活や環境を失っていくことでの精神的ストレスは大きい．

　コーピングスキルはそのような困難に対処し，工夫や努力によってそれを乗り越え，あるいは上手に共存する技能や技法のことであり，ADL や職業など現実面におけるものと，心理的な面におけるものとがある[30]．コーピングスキルの発達促進こそが筋ジストロフィーなどの難病患者が身につけなければならない機能であると筆者らは確信している．コーピングスキルの発達促進に関する実践報告はあまり見当たらないが，実践経験から得られるさらなる経験の蓄積を基礎に理論の構築が必要であり，急務でもある．

📖 引用文献

1) 石原傳幸：デュシェンヌ型/ベッカー型．埜中征哉編：

子どもの筋疾患のいろいろ：指導パンフレット．pp6-9，日本筋ジストロフィー協会，1999

2) 杉村公也：ミオパチー．安藤一也ほか：リハビリテーションのための神経内科学　第2版．pp252-253，医歯薬出版，2003

3) 鴻巣　武：PMDとは．厚生省神経疾患研究　筋ジストロフィー症の療護に関する臨床および心理学的研究班リハビリテーション分科会編：筋ジストロフィー症のリハビリテーション—理学療法・作業療法．pp7-12，徳島出版，1982

4) 風間忠道ほか：障害・疾患特性からみたテクニカルエイドのプランニング—神経筋疾患デュシェンヌ型進行性筋ジストロフィー，福山型先天性筋ジストロフィー，ウェルドニッヒ・ホフマン病を中心に．作業療法ジャーナル編集委員会編：テクニカルエイド—福祉用具の選び方・使い方　最新版．pp280-290，三輪書店，2003

5) 佐藤智恵子ほか：進行性筋ジストロフィー（progressive muscular dystrophy；PMD）．早川宏子編：作業療法技術論2 日常生活活動．pp141-150，協同医書出版社，1999

6) 生田宗博：ADL評価評価法に関する研究．労働省編：労働省研究報告書．pp107-112，労働省，1978

7) 生田宗博：生活自立の要綱．生田宗博編：I・ADL－作業療法の戦略・戦術・技術．pp16-23，三輪書店，2012

8) 伊達伸也ほか：基本的ADL評価法．全国肢体不自由児施設運営協議会編：障害児の包括的評価法マニュアル—JASPERの実践的活用法．pp47-87，メジカルビュー社，2006

9) 岩渕智恵子ほか：Duchenne型筋ジストロフィー症患者におけるアームサポートの臨床的解釈．厚生省神経疾患研究報告書，pp372-375，1986

10) 廣瀬秀行ほか：DMD患児者に適したスイッチ—マイクロスイッチのナースコールへの応用．厚生省神経疾患研究報告書．pp177-180，厚生省，1982

11) 田中栄一：神経筋疾患を持つ子供への支援技術を用いたニーズの拡大．リハビリテションエンジニアリング，16：31-33，2001

12) 石川悠加：筋ジストロフィーのリハビリテーション実践マニュアル　筋ジストロフィーの呼吸不全とその対策．MB Med Reha，51：34-39，2005

13) 三浦利彦：筋ジストロフィーのリハビリテーション実践マニュアル　筋ジストロフィーの呼吸理学療法．MB Med Reha，51：40-44，2005

14) 池澤真紀ほか：筋ジストロフィーのリハビリテーション実践マニュアル　筋ジストロフィーの摂食・嚥下障害．MB Med Reha，51：58-63，2005

15) 河原仁志：筋ジストロフィー患者さんと食事．福永秀敏監修，河原仁志編著：筋ジストロフィー患者さんのための楽しい食事．pp1-8，診断と治療社，2002

16) 風間忠道ほか：進行性筋ジストロフィー症．日本作業療法士協会編：作業—その治療的応用．pp455-456，共同医書出版社，1985

17) 熊井初穂：基本動作訓練．大竹　進監修：筋ジストロフィーのリハビリテーション．pp119-127，医歯薬出版，2002

18) 鈴木貞夫ほか：施設における筋ジストロフィー症の運動療法—Duchenne型歩行児を中心とした運動療法．理・作療法，12：393-402，1978

19) 風間忠道ほか：疾患・障害別にみた治療的レクリエーション活動—デュシェンヌ型進行性筋ジストロフィー．寺山久美子監修，中村春基ほか編：レクリエーション—社会参加を促す治療的レクリエーション　改訂第2版．pp142-147，三輪書店，2004

20) 浅岡俊彰ほか：進行性筋ジストロフィー症と電動車椅子サッカー—Duchenne型筋ジストロフィー症児の変化を通して．日本作業療法士協会編：第34回日本作業療法学会誌．p235，協同医書，2000

21) 石原傳幸：デュシェンヌ型筋ジストロフィーの健康管理．社会福祉法人全国心身障害児福祉財団編：ZSZ研究—筋ジストロフィー症・生活指導合併号．1988

22) 三枝純郎：肛門外科の臨床．永井書店，1980

23) 風間忠道ほか：障害別訪問リハビリテーション　筋ジストロフィー（ターミナル例の経験から）．作業療法ジャーナル，32：481-484，1998

24) 風間忠道ほか：Duchenne型進行性筋ジストロフィーで自宅近隣の養護学校高等部へ通学している事例．内山靖，ほか編：臨床判断学入門．pp120-123，協同医書出版社，2006

25) 風間忠道ほか：障害別にみた住まいのアダプテーションのポイント　進行性筋ジストロフィー（Duchenne型を中心に）．作業療法ジャーナル，30：937-942，1996

26) 風間忠道 ほか：豊かに生きるために—Duchenne型進行性筋ジストロフィー症児の場合．作業療法，12：77-79，1993

27) 佐藤智恵子ほか：Duchenne型進行性筋ジストロフィー患者の自己実現に向けたアプローチ．日本作業療法士協会編：OCCUPATIONAL THERAPY CASESTUDY 作業療法事例集．pp170-175，協同医書，1998

28) 谷中　誠：自立生活の援助．大竹進監修：筋ジストロフィーのリハビリテーション．pp273-279，医歯薬出版，2002

29) 佐藤智恵子ほか：Duchenne型進行性筋ジストロフィー症患児の情緒と作業療法．作業療法ジャーナル，32：105-109，1998

30) 上田　敏ほか：コーピングスキルズ．上田　敏ほか：リハビリテーション医学大辞典．p189，医歯薬出版，1996

13 脳性麻痺

I 障害の概要

1 定義

　脳性麻痺(cerebral palsy；CP)の定義は，わが国では，「厚生省脳性麻痺研究班会議」で定められたもの(表13-1)が，汎用されてきた．しかし，近年の周産期医療の進歩，脳の病態の解明や新たな治療法の導入，早期介入の定着，「障害」の概念の変遷(国際生活機能分類：ICF)などから，CPの定義と分類の見直しが求められている．表13-2は，2004年アメリカで開催された国際ワークショップ(Maryland州Bethesda)で整理された定義である[1]．CPは運動と姿勢の異常が障害の中軸をなすが，認知・コミュニケーションなどの発達にかかわる障害も高率に合併し，障害の複合体であることは現時点で共通の認識となっている．

　このように随伴障害が加わるとADL障害の質そのものが変化する．したがって障害の詳細な評価，多職種による包括的なアプローチの必要性は当然のことながら，各セラピストにも担当領域の障害のみならず，随伴障害に配慮した治療技術の向上が求められる．

2 疫学

　CPのリスクファクターは次のようなものが知られている[2]．

1)出生前

　早産(36週未満)，低出生体重(2,500g未満)，子宮内感染，多胎，胎盤機能不全

2)周産期

　新生児仮死，帝王切開，高・低血糖，脳室周囲白質軟化症，脳室内出血，脳出血

3)出生後

　感染，けいれん，高ビリルビン血症

表13-1　厚生省脳性麻痺研究班会議における脳性麻痺の定義(1968年)

脳性麻痺とは受胎から新生児期(生後4週間以内)までの間に生じた脳の非進行性病変に基づく，永続的なしかし変化しうる運動および姿勢の異常である．その症状は，満2歳までに発現する．進行性疾患や一過性運動障害または将来正常化するであろうと思われる運動発達遅延は除外する．

表13-2　Workshop in Bethesdaにおける脳性麻痺の定義(2004年)

脳性麻痺の言葉の意味するところは，運動と姿勢の発達の異常の一つの集まりを説明するものであり，活動の制限を引きおこすが，それは発生・発達しつつある胎児または乳児の脳のなかでおこった非進行性の障害に起因すると考えられる．脳性麻痺の運動障害には，感覚，認知，コミュニケーション，認識，それと/または行動，さらに/または発作性疾患がつけ加わる．

　このようなリスクを認めた場合は，発達状況をフォローする必要がある．なお，CPの発生頻度は最近では出生1,000に対して2〜3の間にある．

3 障害の評価―GMFCS[3]

　CPは，病型(麻痺のタイプ)から，痙直型，アテトーゼ型，失調型，混合型などに，障害部位では，四肢麻痺，両麻痺，片麻痺などに分類されてきた．しかし，歩行可能な軽度の障害から，ほぼ寝たきりの重度の障害まで広範囲にわたる障害の程度については，共通の基準はなく施設や職種ごとの独自の表記であった．

　粗大運動能力分類システム(gross motor function classification system；GMFCS)は，座位や移動など粗大運動能力を，6歳以降の年齢で最終的に到達するという5段階の機能レベルに重症度を分類

表 13-3　GMFCS 各レベルの一般的見出し

レベルⅠ	制限なしに歩く
レベルⅡ	制限を伴って歩く
レベルⅢ	手に持つ移動器具を使用して歩く
レベルⅣ	制限を伴って自力移動；電動の移動手段を使用してもよい
レベルⅤ	手動車椅子で移送される

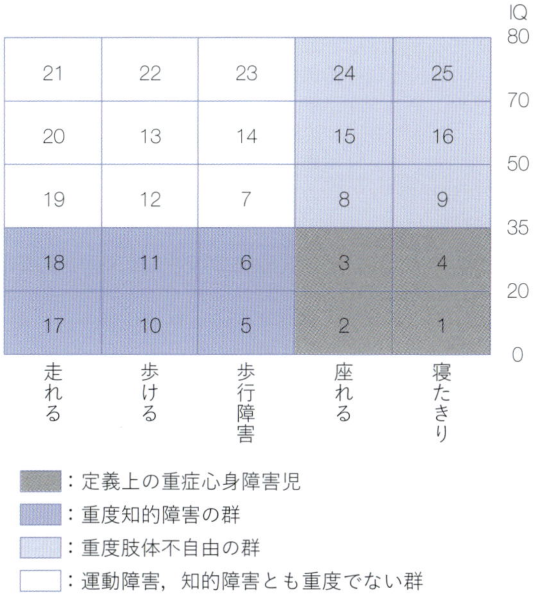

表 13-4　重症児の健康管理上の問題点と合併症

・てんかん
・日内リズムの異常，睡眠覚醒障害
・体温調節障害(低体温，うつ熱)
・体格・体重の異常
・呼吸障害，呼吸器感染症
・摂食嚥下障害，誤嚥
・胃食道逆流症，消化性潰瘍，イレウス，便秘
・栄養障害，脱水
・内分泌代謝機能の障害
・骨関節障害(股関節脱臼，関節拘縮，脊柱変形)，骨粗鬆症，骨折
・神経因性膀胱
・褥瘡，皮膚のトラブル，発汗
・反芻，嘔吐，異食，興奮，自己刺激行動，こだわり行動

図 13-1　大島の分類

■：定義上の重症心身障害児
■：重度知的障害の群
■：重度肢体不自由の群
□：運動障害，知的障害とも重度でない群

した判別的尺度である(表 13-3)．GMFCS は，施設，職種間で共有すべき障害程度の統一に与し，現在では広く用いられるようになっている．

4 重症心身障害児

　重症心身障害児(以下，重症児)とは「重度の知的障害と重度の肢体不自由が重複している児童」を指し，医学的診断名ではなく，福祉行政上の用語である(成人した重症心身障害児も含む)．

　「大島の分類」[4](図 13-1)は，児童福祉法の規定を簡便に示したものである．区分 1〜4 に該当するものを重症心身障害児としている．

　重症心身障害の原因は脳障害であり，制度上，発症または受傷の時期を胎生期から 18 歳未満とする．

　重症児は特有の合併症を合併することが知られ

ている．それらは，相互に影響し状態を悪化させるため，早期診断と治療，定期的なチェックを行う必要がある．また，成長，加齢によって二次的に合併症が出てくる場合も多い．適切な医療対応が重症児の生活の基盤となる．よく経験される健康管理上の問題点と合併症を列挙する(表 13-4)．

　近年，医療技術の進歩により，人工呼吸管理など濃厚な医療・介護が必要な重症児の問題がクローズアップされている．このような障害児は，従来の重症心身障害児の枠組みでは捉えきれないことから，「超重症児」という概念も提唱された[5]．

　あわせて，濃厚な医療・介護が必要な障害児であっても，可能な限り在宅生活を送り，地域の療育施設，教育機関の利用を求める声があがるようになった．現在，このような障害児の在宅生活を維持するため，医療と福祉が連携した支援体制づくりが課題となっている．

　重症心身障害において脳性麻痺は主要な病態である．特に濃厚な医療・介護が必要な場合を念頭に本章で取り上げる．

Ⅱ 指導と介護

　子どもは成長・発達の過程で ADL を獲得していく．保護者の立場からすると授乳やおむつ交換，抱っこやあやすことに始まる「育児」の過程

表 13-5　ライフステージごとのアプローチの目安

年代	発達のポイント	GMFCS Ⅰ〜Ⅲに対する療育のポイント	GMFCS ⅣとⅤに対する追加事項
新生児期	子宮外環境への適応	・子どもと親の相互性に対する早期介入(適切な環境の用意，日々のハンドリング，抱っこ，ケアの仕方について) ・特に早産児の場合，刺激に対する耐性が低く，触れる，音，光などの感覚刺激は最小限にとどめる ・哺乳困難の兆候と支援	・けいれん発作の発症，視聴覚障害の合併，経管栄養の必要性 ・保護者支援(複雑・重複した症状を呈すこどもの受け入れ)
〜8か月	自己認識 コミュニケーションの基礎	・正中位指向：自分の身体に対する最初の認識(手ながめなど) ・さまざまな泣き方，多様な発声，身体の動きによる初期コミュニケーション：外界への働きかけの広がり ・寝返り，ピボットによる初期の床移動 ・異なる姿勢(腹臥位，座位)の経験	・適切な姿勢保持具や移動支援具(カーシート，バギーなど)の用意 ・股関節の状態のチェック開始 ・集団プログラム参加(音楽，運動遊びなど)
8か月〜1歳8か月	床上の移動(早期) 探索行動	・床上移動の多様化 ・外界に働きかけると何かができる(自己効力感)，学習の基礎 ・ジェスチャー，サイン，シンプルな絵を利用したコミュニケーションの導入 ・自食 ・筋骨関節の状態のチェック開始 ・補装具の必要性検討	・探索行動を可能にする遊具の検討 ・摂食嚥下時の姿勢保持支援：胃食道逆流注意
1歳8か月〜3歳	移動 仲間	・他者との相互性の必要性と経験 ・自己抑制 ・移動代替手段の提供(立位姿勢での生活体験など含む) ・筋骨関節の整形外科的治療・管理(以後，生涯にわたり継続)	・GMFCSレベルⅤの児は3歳までにその運動発達の90％を達成：将来の生活プラン策定可 ・自立歩行は不可であり，移動手段を検討
幼稚園/保育所，通園施設期(3〜5歳)	集団適応 仲間との相互交渉	・集団活動への参加と適応(床上座位姿勢の保持が必要) ・さまざまな姿勢をとりまた移動しながら生活行為をすることの発達 ・立位保持はその後の移乗動作につながる	・GMFCSレベルⅣの児は3歳6か月までにその運動発達の90％を達成：将来の生活プラン策定可 ・早期にスイッチ操作支援などリハビリテーション工学的技術を導入することが重要
学童期(前期)(6〜11歳)	学校内・外における自立	・学校の内外おける移動 ・余暇時間の自立 ・友人づくり ・股関節の状態チェック(GMFCS Ⅲ〜Ⅴ)：座位時間は延長し，集団に遅れをとらないよう移動することが求められる時期 ・身体を動かすレクリエーションが重要	・姿勢保持 ・移乗方法 ・筋骨関節の整形外科的治療・管理 ・介護環境：リフトなど福祉機器導入，介護者のトレーニング
思春期(〜12歳)	成長のスパート 移動 挑戦 自己決定	・中学校への進学：自立や選択へむけてのさらなる発達 ・幼少期に選択した移動手段の見直し ・骨格系の成長に伴う急激な変化による関節拘縮の増悪期 ・余暇，スポーツ活動の発展	・適切な座位姿勢保持のため，整形外科的介入の必要性：良肢位保持用装具(立位保持用など)の使用困難の可能性

(つづく)

表 13-5　（つづき）

年代	発達の ポイント	GMFCS Ⅰ～Ⅲに対する療育の ポイント	GMFCS ⅣとⅤに対する 追加事項
青年期（学童期後期） （12～18 歳）	社会参加 性的関心 対人・交友関係 就労 身体機能の維持	・学校教育の達成：友達・仲間づくり，高等教育 ・家庭から自立した生活の準備 ・精神保健面の安定（そのための支援） ・余暇活動の継続（体力と生活の充実） ・専門的治療（リハ）介入の必要性を見落とさないこと	・側弯に対する脊柱への外科的介入 ・健康状態，生活の安定をモニター ・介護負担軽減のための介護者支援

そのものである．育児は子どもの成長・発達に沿って行われ，就学時には社会的な要素も含めて ADL はおおむね自立する．しかし，CP 児の育児，ADL については「成長・発達」と「障害」の両面から手のかけ方を変えていかなければならない[6]（表 13-5）．

1 乳幼児期

乳幼児期は生理機能の未熟性に伴う体調の不安定さに加え，通院に時間を割かれることも多く，保護者は子どもとの安定した関係を築くことが困難で，ADL に対するかかわりの連続性が断たれやすい．障害の側面からは，麻痺の状況に応じたハンドリングの仕方や姿勢のとらせ方，ADL を阻害する緊張や変形拘縮を緩和するための治療，福祉用具の活用，環境の調整が必要となる．障害の程度から期待される ADL が獲得されるのは学童期に入ってからのことも多く，乳幼児期から長期的な見通しをもったかかわりが望まれる．

乳幼児期は発達と機能獲得の状況に沿ったスモールステップを設定し ADL 支援を行っていく時期である．また，その取り組みには成長期特有の配慮が求められる．たとえば，家庭で実際に行う ADL とその介助すべき部分を検討するにあたっては，緊張や左右差などの異常性を増強させないこと，成功体験の積み上げや本人の意欲をそがない対応，保護者負担などに留意する必要がある．

2 学童期

学童期には主たるサービス提供の場は学校となる．われわれ医療者は医療・保健・福祉の立場から教育と連携し，技術支援を行い，青年期に向けた一貫したサービスの提供に努める．

運動機能的には一定のゴールに達しているが，体力や社会性が高まることで活動や参加の力がつく時期であり，また，そのためには，精神・心理面も含めた適切な支援が求められる．

身体の成長や学校活動への過剰適応，本人の生活嗜好などが確立していくことから長時間の同一姿勢や同一部位への負担，運動量の過不足をきたしやすく，疼痛や変形など二次障害発生のリスクが高まる．姿勢変換や運動量の調整など身体の自己管理に目を向けるよう支援することも重要である．また，成長により介護負担は著増する．ヘルパーの導入や住環境の整備，社会資源の利用に目を向け，学校・家庭生活における姿勢保持と活動，介護負担軽減の視点から補装具・福祉用具の見直しも必要である．

3 重症心身障害児

重症児にとって，ADL は介助を前提として行われ，また医療的ケアと分かち難い関係にある．安定して介助を受け入れること，介助に協力することを含めた ADL 能力の獲得は，健康状態の安定と表裏一体である．

重症児は異常な筋緊張や感覚過敏の影響により介助が難しく，介助法の指導や介助量の軽減のため福祉用具の導入が必要となる．支援に際し重要なことは，具体的かつ個々の家庭の事情に合わせた内容や方法であることである．

一方，保護者は，新生児期，あるいは乳児期早期の十分な親子関係が成立していない時期から，

治療法の選択や多くの医療的ケアの手技を学ぶことを余儀なくされる．そのため子育てのなかで子どもの発達を喜ぶ体験は希薄で，孤立感，将来への不安を訴えることが多い．育児不安の解消に最も効果的なのは，母親を孤立させないことである．地域での医療保健福祉のチームによる支援が必須である．

A. コミュニケーション[7]

CP の言語・コミュニケーション障害の原因は，難聴など感覚機能障害によるもの，構音障害など運動機能障害によるもの，知的障害・自閉スペクトラム症/自閉症スペクトラム障害（autism spectrum disorder；ASD）によるものなどがあげられる．これらの原因が単独あるいは重複して障害の背景となっているほか，運動障害のため適切な身振りや視線など非言語性コミュニケーション手段の活用も困難である．

支援を系統的に行うためには，発達段階や運動障害などについての客観的評価が不可欠であるが，CP 児は運動障害のため一般的な発達検査の実施が困難なことも多い．

1 乳幼児期

子どもは乳児期から周囲の環境や大人との相互交渉を通じて，環境内の物や場所・人の間の結びつきに関する知識を習得する（前言語期）．定型的な発達をする子どもでは，0〜1 歳前後に形成される．さらに，言語発達の段階は，1 歳台での単語レベル，2〜3 歳台の語連鎖レベル（2〜3 語），4〜6・7 歳の統語レベル（語順，助詞の使用）と進む．

幼若な段階においては，まず前言語期のコミュニケーションにかかわる項目を評価する．すなわち，日常生活のなかで音や声への反応，対人的な微笑み・泣き，人見知り，物・場所の区別（好き・嫌い），遊びの開始に対して期待するような予期反応，ADL などへの協力，指差しや指を差された方向を見る共同注意，外出の準備を見て喜ぶかなど状況指標の理解，「おんも行くよ」など状況のなかでの言葉の理解などである．

これらの項目はコミュニケーションの初期の支援の指標としても有効であり遊びや育児のなかで子どもと周囲の人・物との相互交渉が促進されるよう支援する．特に食事や排泄，更衣などを単なる ADL 介助の場面ととらえず，事物の基礎概念の習得やコミュニケーションの大切な機会であると捉え，かかわっていくことが重要である．介助中心の生活は「受け身」的態度を形成しやすく，コミュニケーション行動に対する阻害因子となる．揺れ・くすぐりなど快反応が得られやすい遊びを繰り返し，大人の声かけでかかわりを予期する「予期反応」や，かかわりを要求する身振りを引き出すなど「要求表現」を強める支援が行われる．わずかな四肢の動きを感知し，作動するよう工夫されたおもちゃの利用も外界に対する子どもの能動性を高める試みとして有効と思われる．

障害の重症度やタイプにかかわらず幼児期において重要なことは，前言語期のコミュニケーション姿勢，受信姿勢―発信行動を確立することである．

補助・代替コミュニケーション（augmentative and alternative communication；AAC）は，文字ボードや VOCA（voice output communication aid）などのデバイスだけでなく，使用する記号（サインなど）やデバイスを使うためのスイッチなどを含めたシステムとして位置づけられる．

乳幼児期には，音声言語の発達および環境への能動的主体的働きかけの促進手段，すなわちコミュニケーションに対する姿勢を形成するうえでの役割が大きい．

図 13-2[7] は発信行動の習得モデルを示したもので，障害特性および発達段階にあった身振りや発声，写真・絵の組み合わせを検討する際の参考となるものである．

訓練プログラムを進める際には，視覚認知能力（形の弁別や位置の記憶，追視），姿勢運動機能（コミュニケーション時の姿勢保持），随意運動の状況（眼球運動，身振りやスイッチの操作を行うための四肢の運動機能）の評価も必要である．

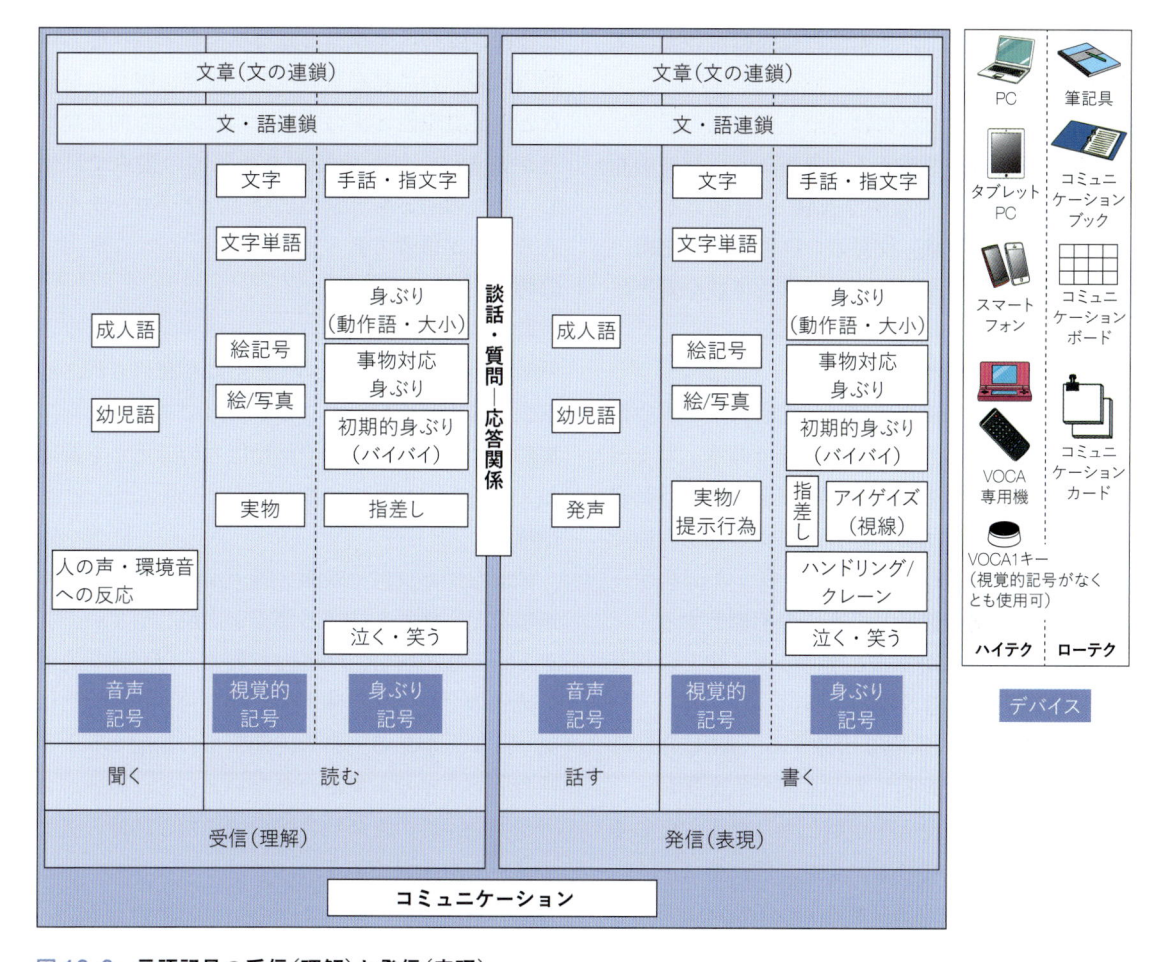

図13-2　言語記号の受信（理解）と発信（表現）
〔知念洋美：種々の支援アプローチ，AAC（1）．平野哲雄ほか編：言語聴覚療法臨床マニュアル　第3版．p135，協同医書出版社，2014より〕

2 学童期

就学すると家族以外の人とかかわる機会が増大する．学校はコミュニケーション能力を伸ばす大切な場であり，対人・社会性の発達につながる．一方，コミュニケーション障害への支援は息の長い取り組みが必要であり，子どもの発達段階にあった「手段」の選択とその「手段」を生活場面で実践的に用いるという家庭や学校の横の協力体制，学年ごとの支援の連続性といった縦の連携が不可欠である．

CP児のAACは，可能なコミュニケーション手段をすべて活用し自発的なコミュニケーションができることを目指すものである．発信行動にお

いては，集団場面で，相手の注意を喚起するための身ぶり（身体の動き）や発声，VOCA1キーの利用，特定された相手にYes/Noや要求を伝えるための身ぶり（視線），発声，コミュニケーションボード（写真，絵カード，絵記号），VOCA専用機の利用．受信行動（理解）を補助するものとして，マンツーマンでの対応，身ぶりや実物・絵カードなど視覚的情報の併用，状況指標とセットになったキーワードの使用などがあげられる．

CP児は言語性IQ＞非言語性IQといった特徴や，言語領域内での表出と理解にギャップがあることが多い．有意味語の表出の有無だけに注目するのではなく，言語・コミュニケーション障害の

要因を評価・分析し，その障害特性に合わせた支援の方法へと進めていく．

コミュニケーションにはパートナーとの安定した関係と活動条件を整える必要がある．訓練場面だけでなく，生活のなかで AAC を有効なものとしていくには，家族，関係者の理解と参加を得，子どもがコミュニケーションの成功体験を着実に積んでいけるようにすることである．

❸重症心身障害児

知的障害と運動能力の制限，覚醒のレベルや行動上の異常のため意思疎通が困難である．コミュニケーション能力の評価は，療育場面での行動観察や子どもと日常的にかかわっている人からの聞き取りが中心となる．前言語期のコミュニケーション関連項目を評価し，支援の指標とする．

遊びや育児のなかで児と周囲の人・物との相互交渉が促進されるよう指導する．

まず落ち着ける環境を用意する．ADL 介助時の声かけでは，安定して人からの介入を受ける，場合によっては，介入を予期したり介入に応じる姿勢を育むことができる．また，揺れやタッチ，くすぐり遊び，手遊びなどによって快反応を引き出し，繰り返すことで人との相互性への気づき，外界への興味，働きかけを引き出す．

自傷や常同行動などを認める場合，これらの行動が人の注意を引く不適切なコミュニケーション手段として定着しないよう注意が必要である．表情の変化，発声，身体の動きなど外界への働きかけを見逃さず対応することで，適切なコミュニケーション関係を築いていく．

なお，聴力の評価には聴性脳幹反応(auditory brainstem response；ABR)が有用である．

B. 呼吸・摂食・嚥下

❶乳幼児期

哺乳や実際に食べる場面をとおして，口唇や舌，下顎の動きの観察・評価を行う．摂食・嚥下機能に関連する要素として，未熟な反射の残存や異常反射の有無，全身状態や姿勢・運動機能，呼吸機能，身長・体重など発育状況や栄養状態，口腔内や顔面の感覚過敏のほか，視覚，嗅覚，聴覚などの感覚機能と歯の萌出や口腔の形態的発達などがある．これらの問題を多職種の視点で評価し，個々の子どもと家族に合ったアプローチを考えることが重要である．

ⓐ呼吸

肺や胸郭の低形成，コンプライアンス低下など呼吸機能の制限は軽度の CP 児にも認められ，筋緊張や運動量の少なさなどが要因である．また，加齢による早期の体力や移動能力の低下とも関連しているといわれている[2]．

ⓑ哺乳

微弱な探索反射や吸啜・嚥下反射，嘔吐反射の過敏など，哺乳を妨げる要素が出現しやすい．アテトーゼ型の場合，哺乳力が弱く，母親は哺乳量の確保のしにくさと哺乳の時間の長さから異常に気づくことがある．また，筋緊張の動揺で嚥下と呼吸とのタイミングが合わないとむせ，誤嚥がおきやすい．このため哺乳時の頭頸部と体幹のアライメントが重要である．

ⓒ離乳食から幼児食へ

吸啜・嚥下反射の消失に伴って，随意的に顎や舌など口を動かせるようになると，離乳を開始することが多い．CP 児の場合は定型的発達の月齢だけを目安に離乳を進めるのではなく，運動機能や精神発達，口腔機能を合わせて開始時期を検討し，徐々にステップアップを図ることが大切である．

ⓓ捕食(取り込み)

捕食とは，開口してから下顎，口唇を閉鎖しながら食物を取り込む動きで，特に上口唇の動きが評価のポイントである．口唇閉鎖位を保持するためには，鼻呼吸と口呼吸の分離が必須の条件である．また，食物という「異物」を受け入れるためには口腔内外ともに感覚過敏のないことが前提である．アテトーゼ型は筋緊張の変動ゆえに安静時の舌突出も多く，口唇や下顎の安定した閉鎖位保持が難しい．過開口になりやすく，閉じようとすると，急激な動きで食器を強く噛み込んでしまうこ

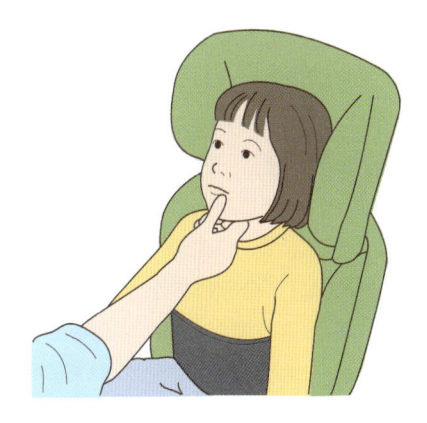

図 13-3　顎を閉じる介助

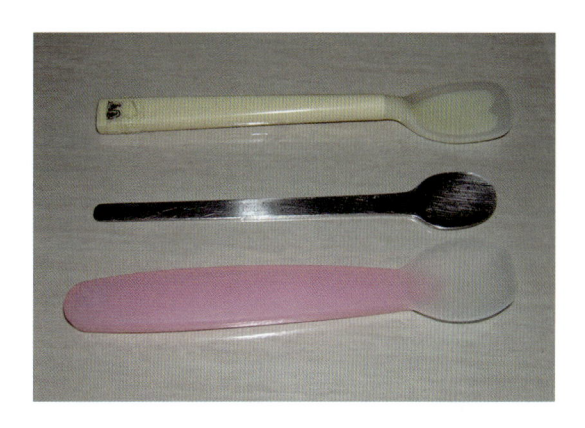

図 13-4　スプーンの選択

ともある．スプーン介助では，口唇閉鎖の動きを待ってスプーンをまっすぐ抜くように心がける．口唇閉鎖が不十分な場合，上顎に食物をあててこすり取ることはしない．閉鎖の動きを促すためにオトガイや下顎で顎を閉じる介助（図 13-3）や，直接上口唇上部を下制して閉鎖を補助する場合もある．感覚過敏がある場合は，まず過敏を取り除く「脱感作」を行う．頬や口唇の周囲に，手のひらや指腹全体をぴったりとあてるようにする．過敏のある部位に触られると嫌がって顔を動かすが，ずれないように子どもの動きについていく．嫌がり方が落ち着いたら，いったん手を離して，また繰り返し触るようにする．過敏が軽減するには時間がかかるので，気長に取り組むことが大切である．開口時に舌突出がある場合は，嘔吐反射の誘発に注意しながらスプーンの背で舌を後下方へ軽く押し食物を取り込めるよう介助する．

　スプーンの選択（図 13-4）では，口のサイズに合った平らなタイプが望ましい．緊張性咬反射でスプーンを噛み込む場合は，シリコン製を使用する．なお，スプーンを噛み込んだ場合は，力が緩むのを待って抜くようにする．

ⓔ処理（押しつぶし〜咀嚼）

　処理の発達過程では，舌と顎の連動した上下の押しつぶし運動に始まり，舌の側方運動で食物を歯茎や奥歯に乗せて押しつぶせるようになり，舌と下顎が分離した臼磨運動，咀嚼運動を獲得する．評価のポイントは舌の動きである．特に上下の動きから側方の動きが出始めているかどうかを観察する．押しつぶし，噛みつぶした食物を，唾液と混ぜながら集めてまとめる「食塊形成」や，その食塊を咽頭へ移送するのも舌の役割である．頭部のコントロールが不十分な場合，取り込みから処理，移送にかけて，頸部の後屈や体幹の伸展運動などで代償することがある．また，舌の緊張や不随意運動，舌突出による口唇閉鎖不全，下顎と舌の協調運動不良で処理がうまくできず，食物のこぼれや流し込みがみられることがある．介助のポイントは，取り込み時から下顎閉鎖介助を行い，処理中の口唇閉鎖保持により舌突出を防ぎ，舌の前後の動きから上下の動きを促すことである．また，口角から奥歯（歯茎）に食物をあてたときに，舌が刺激物のほうへ向かう動きを引き出していく．練習用の食材として適しているのは，指でつぶれる程度のやわらかさの食物で，手で持って練習しやすいよう一口大，スティック状とする．不適切な形態の食材を与えた場合，処理しきれないまま飲み込む「丸飲み」を覚えてしまう可能性があるので注意が必要である．次に，舌の側方の動きが出てきたら，食物を舌で奥歯（歯茎）のほうへ移動して処理する様子を確認する．さらに，歯の萌出状況をみて咀嚼を要する硬さの食材へと練習を進めていく．また，大きい食材から一口分を前歯で噛みとるような練習も加える．

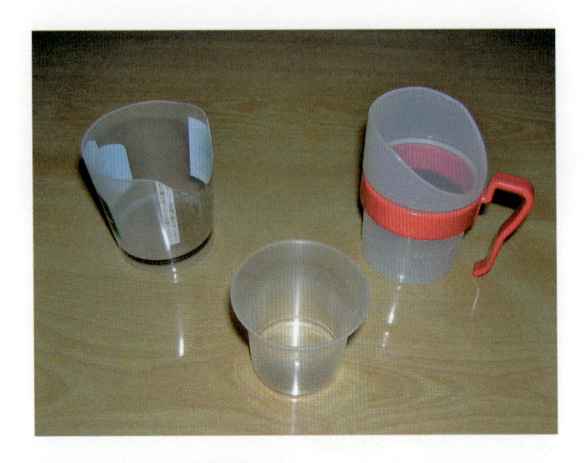

図 13-5　コップの選択

❺嚥下（乳児嚥下～成人嚥下）

　嚥下の問題として，鼻咽腔閉鎖不全や喉頭蓋による気道の閉鎖不全など，呼吸との分離や協調がうまくいかないことによりおこる「誤嚥」があげられる．飲食物が気管に入りかけたときには，「むせ」や咳込みなどでそれを回避しようとする反応がみられるが，そのような反応がおこらない「サイレントアスピレーション」（不顕性誤嚥）という現象もある（嚥下障害の評価検査法は重症心身障害児の項参照）．

　アテトーゼ型で食塊の咽頭への移送を頸部の後屈で代償する場合や，背臥位に近い姿勢で介助されている場合などでは，開口したまま舌を前方に出して食物を咽頭部へ送る「舌突出嚥下」や「逆嚥下」が習慣化している場合もある．いずれの場合も介助のポイントは，頭部と体幹を安定させ嚥下しやすい頭部と体幹のアライメントを探ったうえで，下顎と口唇の閉鎖を確実にして，嚥下を促すことである．

❻水分摂取

　下顎の不随意運動や舌突出などで口唇閉鎖の保持が困難な場合，水分摂取は特に難しい課題である．

　介助のポイントは，**図 13-3** のようにオトガイと下顎をコントロールしながら下顎の閉鎖保持をすること，下口唇でスプーンやコップの縁を支え歯にあてないようにすること，そして食器の傾け

加減を調整しながら水分を注ぐことである．下顎がガクガクと連続的に動いて不安定なときは，下顎閉鎖を保持して一口分のみ注ぎ，口唇閉鎖を保持したまま嚥下させる「一口飲み」の練習をする．下顎と下口唇が安定し，上口唇で啜り込む動きが出てきたら「連続飲み」の練習を試みる．コップは口のサイズ（横幅）に合う径の小さなものや，口の形に合わせられる材質（シリコン製など）のものを使う．また，口元の様子が見やすい透明のもので，鼻にあたる部分をカットした形状の練習用コップ（**図 13-5**）を利用することもある．

②学童期

　学校給食の枠組みのなかで，子どもの摂食・嚥下機能に合った食形態の提供，姿勢の保持，食器類の用意，適切な介助が受けられるよう引き継ぎが重要である．特に介助が必要な子どもの場合，介助は教職員や一般の介助員が行うことになるので，学校などを訪問しての直接的な技術支援ができるとよい．

　子どもの学年が上がると，学校でも家庭でも食形態を上げていく傾向にあるが，定期的に摂食・嚥下機能の評価を行い，適切な食形態，姿勢の設定や介助法について見直しを行う．

　給食は集団という条件や時間的制約があり，自食が可能な子どもでは，姿勢の崩れ，詰め込みや丸飲みなど不適切な摂食行動が出現しやすい．子どもの気持ちを汲み取りながら，食環境への介入も必要である．

　家庭では，外食などの機会が増えるなど食経験の広がる時期であり，同時に，食形態に応じた調理の負担など介助負担の増す時期でもある．携帯可能な簡易の調理器具や調理済みの市販品の紹介など，生活の広がりや負担軽減の視点からの支援も重要である．

③重症心身障害児

❶呼吸[2,8]

　重度の呼吸障害は，日中の活動性の低下や生活リズムの障害にも関連し，生命予後を左右する．若年での死亡の危険因子である．脳幹の機能不全など呼吸中枢の異常と末梢性の障害（換気の障

害，ガス交換障害）の両者が障害の原因である．末梢性の障害は，アデノイド・扁桃の肥大，舌根沈下，喉頭軟化症，気道の扁平化，脊柱変形，胸郭の運動障害や肺組織の変性などが要因となる．

経過中，誤嚥，慢性呼吸器感染症をおこし呼吸障害が悪化する．ネブライザー・吸引，鼻咽頭エアウェイ，非侵襲的陽圧換気や持続的気道内陽圧呼吸，気管切開など人工呼吸管理などタイムリーな医療介入が肝要である．あわせて，胸郭運動性改善のため肺理学療法，筋緊張のコントロール，日常生活で姿保持装置などを用いた姿勢管理，体幹装具を併用した側弯の低減にアプローチする．

背臥位は，状態の観察やケアしやすい姿勢であるが，痰や唾液の喀出が困難で，下顎は後退し舌根沈下をおこしやすく，下肺野の換気不均衡が生じやすい姿勢である．

腹臥位は残気量を減らすので効果的な体位であるが，状態の観察やケアがしにくく，子どもの体格が大きくなると姿勢設定の介助負担が大きい．

側臥位（肺病巣や側弯凸側を下）前傾座位は痰や唾液の喀出もしやすく，呼吸障害の緩和に有効である．クッション類の工夫や座位保持装置での対応で姿勢の設定がしやすい．

ⓑ嚥下[2)]

捕食，咀嚼，嚥下の運動障害のほか，頭頸部の過敏，心理的拒否，食物に対する嗜好など，摂食を困難にする要因は複雑である．また，姿勢・筋緊張の異常や呼吸障害とは相互に影響を及ぼし，胃食道逆流症の合併にも留意しなければならない．

嚥下障害の評価法として，嚥下造影検査（videofluoroscopic examination of swallowing；VF）は，不顕性誤嚥の検出や食形態の選択に有用である．そのほか，経頭蓋エコー，嚥下内視鏡検査，口腔評価観察法などが知られている．また，摂食中の血中酸素飽和度は，疲労の影響の指標となる．上部消化管造影，24時間pHモニターは胃食道逆流症の診断，炎症反応（CRP），肺CTなどの検査所見は誤嚥性肺炎について有用な情報をもたらす．

嚥下障害に関連する治療として，胃食道逆流症に対し噴門形成術，低栄養の改善に胃瘻造設術，重度の嚥下障害と慢性的誤嚥に喉頭気管分離術，唾液腺手術などが検討される．

摂食指導の目的は，安全な食物の摂取，口腔機能の発達支援または維持，その結果としてQOLに配慮した生命維持である．間接的訓練として，口腔周囲の過敏の脱感作や摂食姿勢訓練，ガムラビング，バンゲード法などがある．直接的嚥下訓練は食べ物を用いて行うが，誤嚥，窒息などの危険を伴うため，適切な姿勢，食形態，介助手技など十分に評価したうえで実施する．口腔ケア，定期的な歯科検診は口腔内環境を維持するために重要である．

嚥下障害に対し日々の管理をどのようにするかの判断，すなわち食形態の変更，経口摂取の可否や経管栄養の選択については，検査上の誤嚥の有無だけで判断すべきではない．誤嚥性肺炎の合併を含めた日頃の全身状態に基づき，必要な水分，カロリー，栄養素が子どもにも介護者にも多大な負担をかけることなく合理的に摂取できる方法であること，学校や通所先でも実施できる内容かどうか，訪問看護など在宅ケアにかかわる医療支援を導入できるかどうか，また，家族や仲間と食事を楽しむという配慮はなされているか，なども含めて総合的に判断すべきである．

C. 排泄コントロール[2)]

❶乳幼児期

CP児では，排尿・排便コントロールの達成年齢は3歳後半と有意に遅れるといわれている．便秘の合併も多い．おむつ使用の時期から排泄リズムを把握することは，排泄自立へ向けた取り組みとして重要である．排泄して間もなく「後告」できる場合は，トイレでの排泄に挑戦し始めることが大切である．まず，「時間排泄」や濡れたことがわかるトレーニングパンツを試してみる．いずれも成功したかどうかが重要なのではなく，トイレの環境に慣れる準備をしておくことが重要である．

ⓐ排泄姿勢

　排泄しやすい姿勢は，CP のタイプと姿勢保持機能との関連が深い．腹部は腹圧をかけて気張れるかが重要である．前傾位，下肢を屈曲した後傾位などと，一人ひとりに合った排泄姿勢をみつけていく．また，腹圧をかけた際の四肢の緊張状況，姿勢への影響なども探っておく．すなわち，手すりにつかまると座位が安定し気張りやすいか，足底接地できると踏ん張りやすいので足台があったほうがよいか，などである．

　アテトーゼ型では，予告できてもいざ出そうとしたときに膀胱括約筋をタイミングよく弛緩できず，排尿までにかなりの時間を要することがある．麻痺のタイプの特徴を理解して介助にあたることが大切である．

ⓑ排泄環境の整備

　トイレで練習する前段階としておまるやトイレットチェアを試す場合，排泄の場所を決めて行う．排泄の場所と目的を結びつけ，次のステップへ進めやすくするためである．トイレでは，上乗せ便座や手すりの設置を検討する（図 13-6）．上乗せ便座は，穴のあいた便座上の座位でも安定する形状や材質（感触）であることが重要である．一度でも嫌な体験や失敗経験をするとトイレそのものを拒否してしまう可能性が高い．特に ASD を合併している場合は，気持ちの切り替えが難しいので注意が必要である．なお，家庭のトイレの改造は家族全体の使いやすさも考慮して慎重に計画する必要がある．

②学童期

　痙直型四肢麻痺や精神遅滞（mental retardation；MR）合併例では，就学時（6 歳）においても半数〜半数以上が排泄コントロール困難な状態にある．一方，CP 児は，膀胱機能亢進による膀胱容量低下，排尿筋尿道括約筋協調不全などを合併しやすく，排尿障害は高年齢，移動能力の低い場合ほど高頻度であるといわれている[7]．頻尿や失禁などで排泄コントロールに難渋する場合，適切な時期に尿力学的検査を実施し，薬物治療の必要性も検討する．

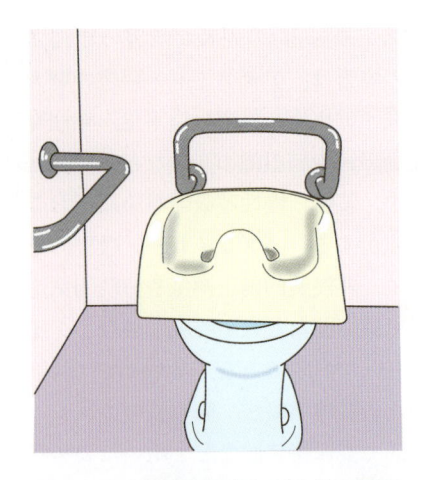

図 13-6　上乗せ便座と手すりの設置

　一日の生活リズムを整えやすい学校生活では，排尿の間隔を把握すれば時間排尿も有効な排泄の方法として定着できる．また，排便習慣の確立は健康な生活を意識化するうえでも重要である．尿意，便意の表出はコミュニケーション行動の一つでもあり，排泄のコントロール，コミュニケーションの発達の両面から支援していく．

③重症心身障害児

　排泄は，全身状態を管理するうえでの指標ともなる．排泄量や排泄の頻度，排泄物の性状の観察は，脱水や感染，消化機能，腎・膀胱直腸機能の問題に気づくきっかけとなる．

　重症児は便秘を合併しやすい．摂取できる食物の制限，服用する薬剤の影響，姿勢・運動の制限（限られた姿勢，運動量の少なさ，腹圧をかけることの困難さ），腸管の運動，緊張や脊柱変形による消化管の通過障害など便秘に影響する要因は多岐にわたる．一つひとつの要因にアプローチし，緩下剤の適切な利用も含め，定期的な排便習慣の確立に努める．

　表情や身体の動きを見逃さず尿意や便意を把握し，尿器やトイレを利用することが可能な場合もあるが，介助の負担もあって，多くの子どもはオムツを利用している．股関節の脱臼，著しい内転拘縮のため股関節の開排が困難で，陰部の清潔が保てず，整形外科的介入を要する場合もある．

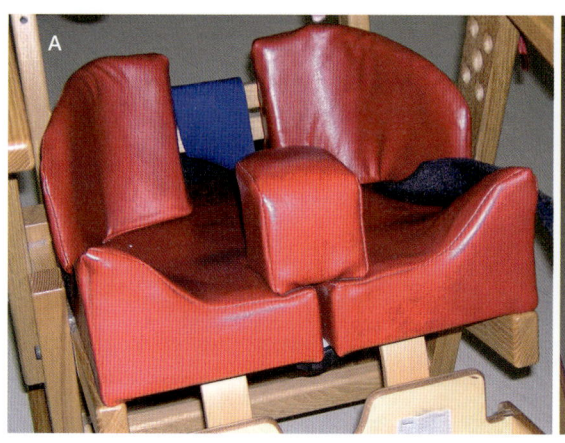
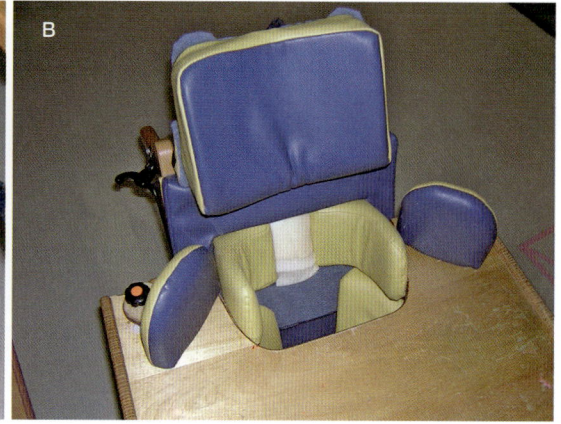

図 13-7　内転防止対策を施した座面（A）とテーブルの肘受けパッド（B）

D. 姿勢管理

１乳幼児期

ⓐ早期介入

　極低出生体重児，低出生体重児に対する NICU からのポジショニングについてはいくつかの報告がある[2,8,9]．このようなハイリスク児は，さまざまな刺激に対して過敏であり，睡眠や哺乳など生活リズムの安定を得にくく，保護者の育児に対する負担，不安は多大なものがある．退院後においても，環境の調整，睡眠や哺乳・移送時の姿勢保持，ハンドリングや抱っこの仕方，ケアの工夫など具体的かつタイムリーな支援が重要である．

ⓑ非対称姿勢と側弯

　CP のタイプと姿勢緊張，身体の使い方の特徴によって，姿勢管理のポイントは異なる．

　機能的な左右差がある場合，非対称姿勢をとりやすく二次的に側弯の合併に至ることが多い．痙性による側屈姿勢のほか，低緊張による後弯に加え体幹が左右どちらか一側に崩れる場合がある．日常使用する座位保持装置や車椅子はできるだけ対称的な姿勢に近づけるように設定する．座位のベースになる骨盤や体幹の支持性に配慮して，パッドやベルトなどでサポートする．すでに側弯が発症している場合は，整形外科的判断も加え体幹装具の適応を検討し座位保持装置と併用するこ

ともある．その際，生活時間を考慮した装着スケジュールの管理が重要である．

ⓒ下肢の痙性とアライメントのコントロール

　股関節内転内旋の痙性は，痙直型四肢麻痺や両麻痺で顕著な現象である．割り座姿勢や上肢を過剰に使用する場面でより痙性を増悪させることも多い．できるだけあぐら座位（股関節外転外旋位）をとるような指導のほか，日常使用する座位保持装置や車椅子の座面には内転防止の対策を講じる（図 13-7A）．股関節の脱臼のリスクがある場合は，整形外科的判断のもと股関節の外転装具や観血的治療の適応を検討する．脱臼の進行は体幹の対称性保持にも影響を及ぼすため，日常の姿勢管理として非常に重要な課題である．股関節屈筋痙性は，内転内旋の痙性に伴うことが多く，拮抗筋の伸展活動の弱さにより筋の短縮や股関節の屈曲拘縮に至る．座位保持装置や車椅子の使用により座位時間が長くなることでさらに悪化する場合も多い．積極的に姿勢変換の機会を設け股関節伸展位をとるように心がける．膝関節屈筋痙性は，二関節筋の関係で股関節屈曲や足関節尖足などとともに生じやすい．筋の短縮に至ると股関節側で骨盤後傾方向へ，足関節側で底屈方向の力がかかり，座位で坐骨支持が前方にずれるなど姿勢が崩れやすくなる．足関節の痙性による尖足内反，あるいは低緊張と荷重による外反の崩れなどには，

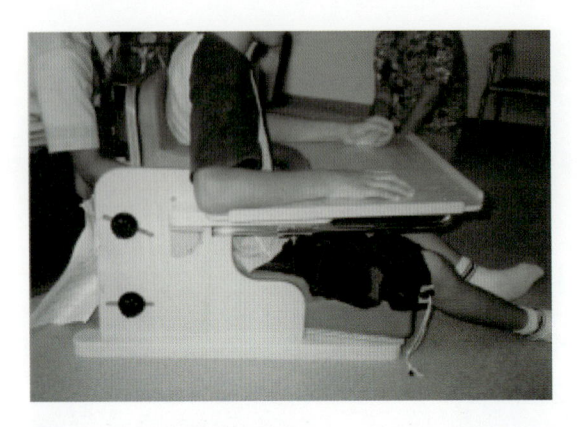

図 13-8　低い座位保持装置
身体が大きくなるとしっかりしたものが必要.

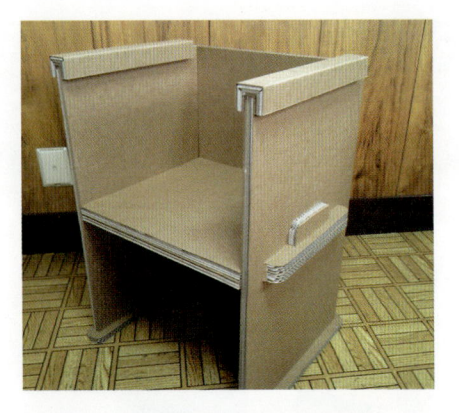

図 13-9　三層強化ダンボールの椅子
軽量で手軽に使える.（東洋大学 繁成 剛教授提供）

短下肢装具の適応を検討する．装具は運動機能によって訓練用，日常の立位歩行用などの使用目的で処方されるが，ADL 場面における積極的な利用も検討すべきである．

ⓓ 上肢の痙性とアライメントのコントロール

上肢全体の痙性に対しては，四肢麻痺で肩甲帯や肘を後方に引き込んでくる場合，座位保持装置のテーブルに肘受けパッド（**図 13-7B**）をつけ上肢を前方に出しやすくし，目と手の協調を促す．また，側臥位は上肢の引き込みを抑制し手元を見やすい姿勢であり，特に座位をとる前段階の乳児期には遊びの姿勢として応用できる．片麻痺では，連合反応によって，手指の握り込みや手関節の掌屈が強まる場合があり，軽度背屈位の手関節装具の適応を検討する．知的障害を合併し常同的な手なめなどで食事介助などがしづらい場合は，その場面に限定して簡易的な肘の伸展保持装具を使用することが有効である．

② 学童期

体幹の支持性が向上し，筋緊張も高まる傾向にある（痙縮の治療などについては重症心身障害児の項参照）．幼児期に設定した座位保持装置，車椅子の姿勢のアライメントや骨盤・体幹の支持部位など，姿勢保持能力の変化に合わせ見直す必要がある．また，身体の成長の著しい時期であり，側弯など脊柱の変形も進行しやすい．身体寸法に合わない装置は円背や非対称など代償的な不良姿勢の原因となる．体幹支持部（バックサポート）の高さ・幅，骨盤大腿部の奥行き・幅（座奥行き・座幅），体幹パッドなどの高さなど身体寸法にあっているかどうか，こまめに調整する．

学校生活では，座位時間が増え，また，子どもが課題に意欲的に取り組むようになると同一姿勢を長時間とり続けたり，代償的な身体の使い方で局所の筋緊張を高めてしまうリスクも増す．特に姿勢変換の困難な GMFCS レベルⅣ，Ⅴの子どもの場合は，一日の活動に立位，座位，臥位と多様な姿勢が取り入れられるように計画する．学校用の座位保持装置や車椅子については，食事や作業目的で機能的な姿勢保持を重視した座位保持装置が処方されるが，学校の特徴として，長時間の利用のほか，さまざまな場面・活動に使用，複数の介護者などがあり，装置の使用方法，休息の取り方など学校と合意しておくことが重要である．

地域の小・中学校で，学校備品の椅子と机を使用する GMFCS レベルⅡ，Ⅲの子どもでは，長時間の座位で姿勢保持の困難を認めることがある．骨盤・大腿部を保持するクッションや足台を加えると有効なことが多い．

家庭では，理想的な姿勢が必ずしも生活に適するとはいえない．姿勢の変動は一定程度許容し，リラックスが得られるなかで，家族にとっても使い勝手がよいこと，生活の流れのなかで複数の用具類が過不足なく利用できることなども配慮点で

ある．低い座位保持装置(図13-8)を使用し，一人で椅子-床間の移乗やテーブルの脱着ができれば，自由に余暇を過ごせる．また，三層強化ダンボールの椅子(図13-9)は安価で簡易に作製でき，ゲームやテレビを見るときなどの場面でも適切な姿勢保持を設定しやすい．

学年が上がると活動性が高まり生活範囲も広がる．家庭内での移動に車椅子(自走・介助)を導入するかどうか，さまざまな生活場面での姿勢保持を移動手段と合わせて検討することとなる．

3 重症心身障害児[8]

姿勢は呼吸・循環機能，摂食・嚥下機能に関係し，姿勢管理は筋緊張コントロールとともにライフステージを通じ最も重要な課題の一つである．

痙縮の治療には，筋弛緩薬の内服，神経ブロックなどに加え，ボツリヌス毒素局注，機能的脊髄後根切断術，バクロフェン髄腔内投与療法が適用されるようになった．骨関節の変形・拘縮は，脊柱側弯，股関節脱臼の頻度が高く，高度の変形は姿勢保持を困難にし，呼吸，循環，消化管機能に影響を及ぼす(ウインドスエプト変形：一側股関節屈曲外旋，他方股関節屈曲内旋．側弯や内旋側の股関節脱臼を伴う)．早期からの整形外科的フォローと適切な時期に手術療法を検討することも必要である．

姿勢管理のポイントは，① 異常な姿勢・肢位，筋緊張の修正，対称的な姿勢保持，左右同等な姿勢変換の機会増加(向き癖を強めない)．② 四肢体幹機能の抗重力的要素の維持．③ 上肢の使用を含めた認知機能への配慮，などである．

長時間の固定姿勢を防ぎ，日常姿勢に多様性をもたせ，場面ごとに適切な姿勢を選択するためには，「24時間姿勢管理カード」(図13-10)などを活用し，座位保持装置の設定やタオル，クッションなどを活用した臥位姿勢を具体的に示し，保護者や学校と共有できるとよい．

a 背臥位

痰や唾液の喀出が困難で，呼吸障害が重い場合は不適切な姿勢である．両上肢が使いやすく，視・聴覚刺激を受け入れやすい．また介護の面からは，体調のチェックやケアがしやすい．体幹は水平より少し起こし，股，膝関節軽度屈曲位で対称姿勢とする．

b 側臥位(図13-11)

呼吸障害に有効である．反り返りの強い場合は設定が難しい．下側の圧迫や上側股関節の過度の内転に注意する．目と手の協調を促す場合にも有効である．

c 腹臥位(図13-12)

呼吸障害に有効である．クッションにまたがるような姿勢で，頭部と体幹は一直線上に保つ．人工呼吸器を併用している場合，四肢体幹に変形拘縮がある場合は腹臥位保持装置としての作製が必要なこともある．上体をやや起こした腹臥位では目と手の協応や運動感覚遊びの体験が可能なことがある．胃食道逆流症には上体を高くした腹臥位が有効である．

d 座位(図13-13)

リクライニング・ティルト機能など角度調節可能な座位保持装置が利用される．頭部のコントロールや手の使用を促すのに有効である．体幹の支持性が低い場合，また，休息の姿勢として体幹は後傾位に，呼吸障害の合併や上肢を機能的使用する場合には前傾位に設定する．ネックカラー，体幹装具，胸受け・胸ロール，テーブルの角度調節(斜面台)を必要に応じて併用する．

食事介助の際は，頸部後屈を抑え，後傾位をとる．水平に近いほうが誤嚥の減少する場合もあり，詳細な評価が必要である．

e 立位

立位保持訓練は重症児の脊椎と大腿骨の骨密度を増加させるという報告がある[2]．視線の高さが新たな感覚刺激ともなり，可能な場合には立位も積極的にとらせたい．実施には角度調節機能のついた立位保持装置が必要であり，訓練用として施設に備えられていることが望ましい．なお，座位や立位など抗重力姿勢をとる場合は，下肢装具の併用も検討する．

姿勢の特徴	場面	姿勢の設定	備考
あおむけ 顔は左を向きやすい 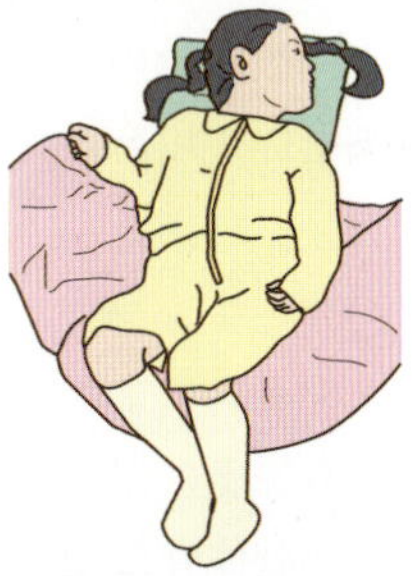 背骨が右凸になる 骨盤と足が右に倒れる 左股関節脱臼	睡眠	**あおむけ** 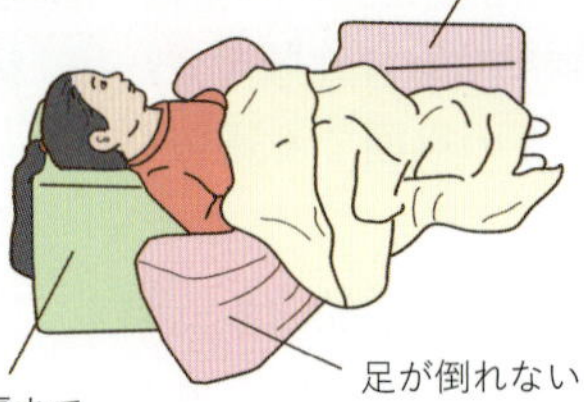 頸部・背骨をまっすぐにする （できる限りでよい） 枕は肩まで 接するように設定 足が倒れないように クッションを入れる	
	食事 移動 机上の遊び	**あおむけ/座位保持装置** **バギー（RVポケット）** ネックロール クッションチェア　　座位保持装置	
	臥位の遊び	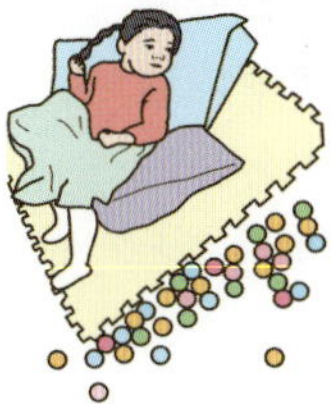	
	休息	**側臥位** 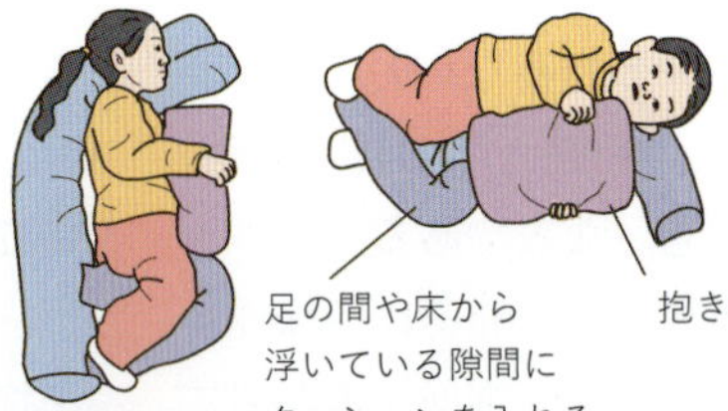 足の間や床から　　　抱き枕 浮いている隙間に クッションを入れる **うつぶせ** 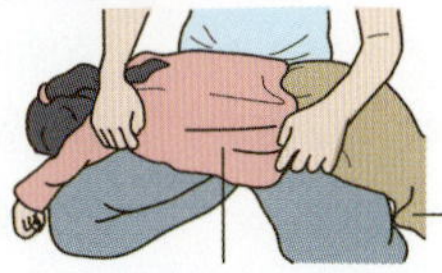 膝は軽く曲げる 背骨をまっすぐにする	股関節や膝関節は 完全に伸ばすこと ができないので 平らな床上での うつぶせは難しい
	抱っこ	**横抱き**	

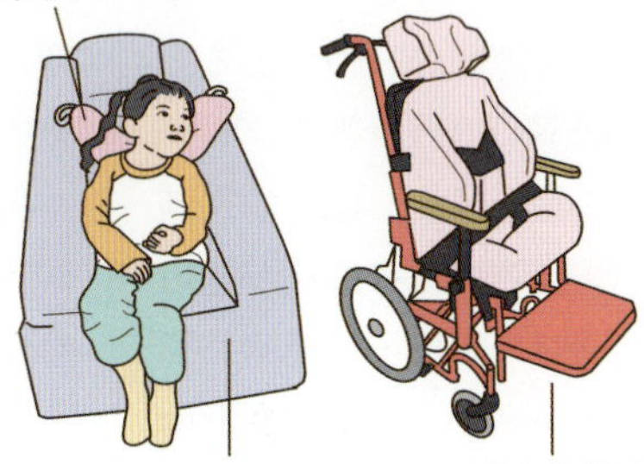

図 13-10   24 時間姿勢管理カード

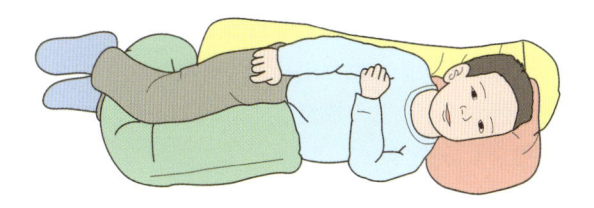

図 13-11　側臥位でのポイント
背部に置いたクッションにもたれることで胸郭の運動性を
保ち，下側の肩の圧迫を避けている．また，両足の間に
クッションを挟み上側股関節の脱臼を防止している．

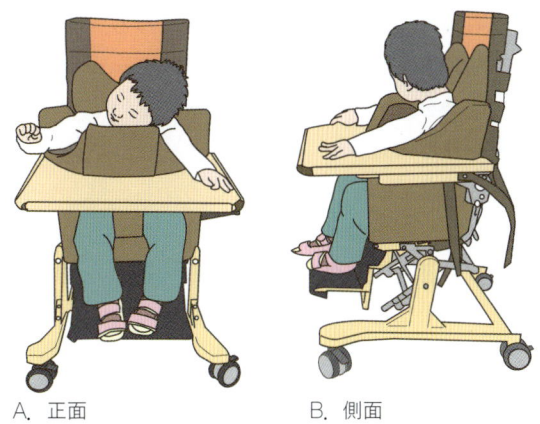

A．正面　　　　　　　　　B．側面

図 13-13　座位保持装置（胸受けの利用）

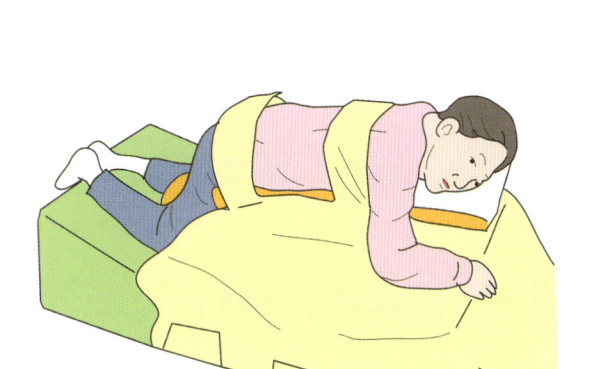

図 13-12　屈曲拘縮に配慮した腹臥位
強い矯正をせず，無理のない姿勢がとれるように工夫した
腹臥位マット．

E. 起居・移動

1 乳幼児期
ⓐ運動の特徴

　CP の姿勢運動異常は，痙縮や低緊張あるいは
不随意に変動する筋緊張の異常が身体の部位に
よってさまざまに分布した状態に起因する．姿勢
を保持し続けられる程度の適度の筋緊張と，滑ら
かな動きを保証する筋緊張の調整が必要だが，そ
れらが不十分な状態で姿勢保持や動作をすること
で異常を強め，その使い方を習慣化させていく．
低緊張な部位に対しては，ほかの部位が筋緊張を
高めて姿勢を保持する「代償的固定」が生じる．習
慣化した異常な筋緊張や代償的固定の繰り返しの
先に，さまざまな変形や拘縮が引きおこされる．

ⓑ定型発達と脳性麻痺の特徴
1）正中位指向

　定型発達では，生理的な屈曲優位姿勢や非対称
な姿勢から原始反射が消失していく過程で伸展活
動や対称性を獲得していく．背臥位では顔を正面
に向け，上下肢の抗重力活動ができ始め，自分
の手足の存在を感じる重要な運動感覚経験にもな
る．このような活動をとおして脊柱が身体の中心
軸として機能し，左右対称の姿勢を保持できるよ
うになっていく．また，腹臥位でも頭を脊柱の延
長線上で持ち上げられるようになるなかで徐々に
頭部のコントロールができるようになる．しか
し，これらの定型的発達の要素は，CP 児にとっ
て獲得困難なことも多い．

　痙直型両麻痺の特徴は，手と手の協調ができて
も頸部の後屈や上肢を屈曲で後方へ引き込む動き
になりやすいことである．また，上肢の動きに伴
う連合反応で下肢の伸展内転など痙性が強まり，
さらに体幹の低緊張により下肢の抗重力活動が妨
げられることが多い．片麻痺は，正中位指向自体
が獲得できないことが多い．麻痺側の引き込みや
活動性の低さと感覚鈍麻が重なり，麻痺側の存
在に気づく機会が減り，無視しがちとなる．ア
テトーゼ型は，非対称性緊張性頸反射の残存や
Galant 反射の影響などによる非対称性が特徴で，
正中位指向が妨げられる．使う上肢のほうに顔を

向けられず，手と目の協調が困難になる．筋緊張の不随意な変動により頭部のコントロールが不良で，姿勢を安定させておくことが難しい．

2）寝返り

対称的な活動を経験したところから，欲しいもののほうへ顔を向け，手を伸ばそうとする動きの始まりが寝返りのきっかけとなる．途中の側臥位では下側で支持しながら，腹臥位へは上側の上下肢が動きを先導して体幹と骨盤を回旋し，下側の肩で支えて起き上がるという要素が必要である．

痙直型（四肢麻痺や両麻痺）の場合，後頭部や下肢は伸展したまま体幹は丸太状に一気に寝返ってしまい，回旋がみられない場合が多い．あるいは身体全体を屈曲に丸めて寝返ろうとする場合もある．片麻痺の場合，非麻痺側で動きを先導することが多く，下側になる麻痺側は上肢がうまく支持と起き上がりに使えず，寝返った体幹の下敷きになってしまう．反対側への寝返りはできず，やろうとしない場合も多い．アテトーゼ型の場合，頸部の後屈と全身の反り返りを原動力にして足の先で床を蹴りながら一気に寝返るパターンが多い．

3）腹臥位上肢支持と移動

定型発達では，腹臥位では前腕支持から肘支持，手支持へと，徐々に頭部体幹を高く持ち上げられるようになる．両側支持から片側支持が可能となり，ピボットターンやずり這い移動の兆しが現れる．四点支持は，手支持で床を強く押し上げる動きに伴い，膝支持で骨盤を持ち上げてできる．前後に身体を揺らすロッキングや，手・膝支持のいずれか1か所を支持から外す動きと重心移動を繰り返しながら，這えるようになっていく．

痙直型両麻痺は，肘支持で前へ進もうとすると上肢が屈曲優位の引き込む動きになりやすく，下肢は伸展内転を強めたまま引きずるようなずり這い移動となるか，手支持はできても下肢を屈曲して正座や割り座になり，交互性のない，いわゆるバニーホッピングになることが多い．

片麻痺は，麻痺側上下肢の支持機能が移動機能の鍵を握っている．肘支持でずり這いをする場合は，麻痺側先行で体幹の非対称性を強めてしま

う．四点支持ができても麻痺側だけで支持できなければ非麻痺側を振り出せず，交互性が出ない．非麻痺側を下にした横座りでシャッフリングをする場合もある．

アテトーゼ型の場合，肘や膝など中間関節の屈伸コントロールが困難で，いずれの関節も可動域の端で固定した支持を用いることが多い．上肢は肩内旋，肘過伸展で手支持となり，下肢は全体的な過屈曲位で割り座位のままバニーホッピングとなるか，交互性があっても四肢の動きはまとまりがなく，ぎこちない動きで移動する．

4）座位保持

定型発達児の座り方のバリエーションはさまざまである．自分で座位に起き上がる動きからいろいろな座り方を自由に変えることができて，座位保持完成といえる．しかし，CP児は座位保持自体が困難であったり限られた座位しかとれず，自分では自由に姿勢を変えられない場合も多い．座位保持可能の条件は，① 頭部のコントロール，② 体幹の抗重力伸展活動と回旋，③ 頭部・体幹の立ち直り，バランス反応，④ 骨盤（坐骨）の支持，⑤ 下肢（大腿後面や足底）の支持，⑥ 体幹，骨盤，下肢の分離，⑦ 上肢の支持性（保護伸展反応）と支持からの解放，⑧ 左右対称性と左右の分離，⑨ 知的活動やモチベーションの維持などが可能であることである．

痙直型四肢麻痺や両麻痺，アテトーゼ型の場合も，前述条件が不十分な場合は，その条件を代償する座り方をする．最も多くみられるのは割り座である．バニーホッピングで移動する子どもの場合，そのまま後ろに腰をおろすと割り座になり，股関節を内旋位で固定することで骨盤と体幹を起こしやすくする．また，基底支持面を広くとることができ，割り座でなら上肢を支持から解放できる．しかし，下肢を前方に出すあぐら座位や長座位をとることは難しい．体幹回旋を伴う斜め座りを介して姿勢変換することが難しいからである．長座位をとらせると，下肢は伸展内転，足は尖足位で，極端な体幹の後弯により上肢の支持なしでは自力で座位を保持できない場合も多い．

片麻痺の場合，非麻痺側下の横座りや非対称なあぐら座位がとれる場合もある．背臥位から非麻痺側を下にして支持に使い，座位に起き上がることができるが，このとき麻痺側は非麻痺側の支持の努力により連合反応が出現し，特に上肢は屈曲で引き込んでしまう．

5）つかまり立ち・つたい歩き

定型発達では，上肢を肩関節よりも高く上げてつかまり，膝立ちから片膝立ちを経て立ち上がる．手の支持は，片手でも余裕が出ると，後ろを振り向いて体幹を回旋したり，拾う動作もできるようになる．左右の重心移動から，一方の下肢に体重負荷できると，もう一方の下肢を一歩踏み出し，つたい歩きになる．「つかまらせれば立っていられる」という状態の保持は痙直型四肢麻痺児でも可能な場合があるが，自分でつかまって立ち上がることができる可能性があるのは痙直型両麻痺や片麻痺，アテトーゼ型などである．

痙直型両麻痺は，上肢を屈曲して引き込む力のみで，つかまり膝立ちから体幹と下肢を引き上げるようにして立ち上がる．腹部は寄りかかって腰椎前弯し，股関節は屈曲内転，足部は尖足位で踵が床に接地できないか，いずれか一側だけ接地できる場合もある．下肢は屈曲内転や内旋が強いため外転方向に振り出すつたい歩きは難しく，体幹の側屈で代償する．

片麻痺の場合は，非麻痺側でつかまって身体を起こし，膝立ち位になったら片膝立ちを経ずに一気につま先で床を蹴るようにしながら立ち上がる．あるいは非麻痺側にいったん重心移動しておき，麻痺側を片膝立ちにはするものの十分に荷重できず，急いで非麻痺側の足を立てて立ち上がる．つかまり立ち位でも麻痺側の下肢は外転位におき荷重は不十分で，つたい歩きは非麻痺側方向へ行くほうが圧倒的に多い．

アテトーゼ型は，手掌や足底など末梢での支持が苦手で，膝や肘などの中間関節のコントロールが難しいという特徴が立位で著明になる．頸部や体幹を反り返らせて膝立ちになり，片膝立ちから立ち上がれたとしてもつかまり立ち位を保持する

ために尖足や反張膝，股関節伸展不十分で腰椎前弯するなどの代償的固定を利用する．また，その固定が少しでも緩んでしまうと，崩れてしゃがみこむ collapse 現象が生じる．

6）歩行と車椅子操作

独歩獲得，あるいは杖や歩行器などの使用で歩行に至るのは，痙直型片麻痺や両麻痺とアテトーゼ型の一部である．補装具使用での歩行や長距離の歩行が困難で，生活上実用性が低い場合と，過剰に努力して歩行することが二次的に子どもの機能を悪化させるリスクがある場合などは，車椅子移動を併用することが多い．上肢の操作能力によって自走か，介助と併用するかが決まる．片麻痺の場合は，麻痺側の機能によって普通型か片手駆動型か，どちらが適当かを検討する．上肢機能のレベルから実用的な車椅子操作や歩行器の使用が困難な場合でも，将来的に電動車椅子操作の可能性がある場合は，まず普通型車椅子や歩行器の利用を検討する．幼児期に自分で動かした経験があると移動具の車幅や走行感覚を体験でき，電動車椅子の操作感覚の基礎になり得るからである．

ⓒ 訓練・指導および介護の方法

① 正中位指向（bottom up，手-膝，手・足協調など：図 13-14A）
② 支え寝返り（支持〜起き上がり：図 13-14B）
③ 腹臥位上肢支持（水平抱き，手押し車：図 13-14C）
④ sitting up（四点支持から斜め座り，あぐら座位へ：図 13-14D）
⑤ 座位（膝上座位，台座位，長座位：図 13-14E）
⑥ 膝上座位，台座位からの立ち上がり（図 13-14F，G）
⑦ つかまり立ち（体重移動，おもちゃ拾い：図 13-14H）
⑧ 歩行

2 学童期

ⓐ 立ち上がり・立位保持・移乗（GMFCS レベル Ⅲ〜Ⅳ）

つかまって立ち上がれるか，立たせれば立位保持できるかどうかは，ADL 上重要である．学童

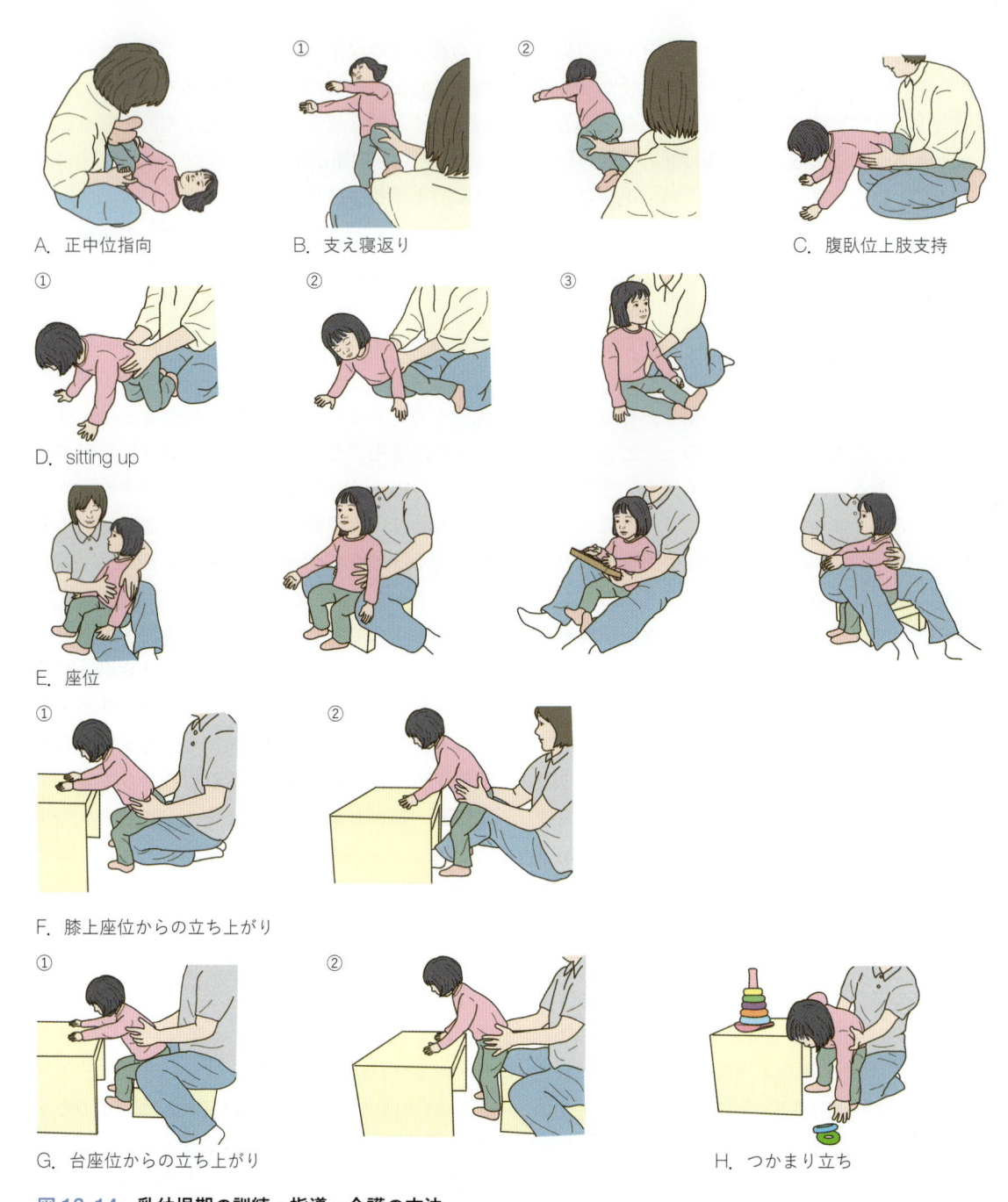

A．正中位指向　　　B．支え寝返り　　　C．腹臥位上肢支持

D．sitting up

E．座位

F．膝上座位からの立ち上がり

G．台座位からの立ち上がり　　　H．つかまり立ち

図13-14　乳幼児期の訓練・指導・介護の方法

期は，立位訓練に加え社会生活で重要度の増す移乗動作の訓練が大切になる．① 下肢の支持性，② 上肢の支持性や随意性，③ 体幹回旋の可否などを評価のうえ，最適な移乗方法を検討する．プラットフォームや台を使った立ち上がりやプッシュアップ，体幹の回旋などの基本動作訓練をもとに，車椅子間，車椅子-台・便器間，車椅子-床間など，実地での移乗動作を繰り返し行う（**図13-15**）．移乗動作の自立は身体の成長や筋力，活動への意欲などにも関連する．取り組みを継続し

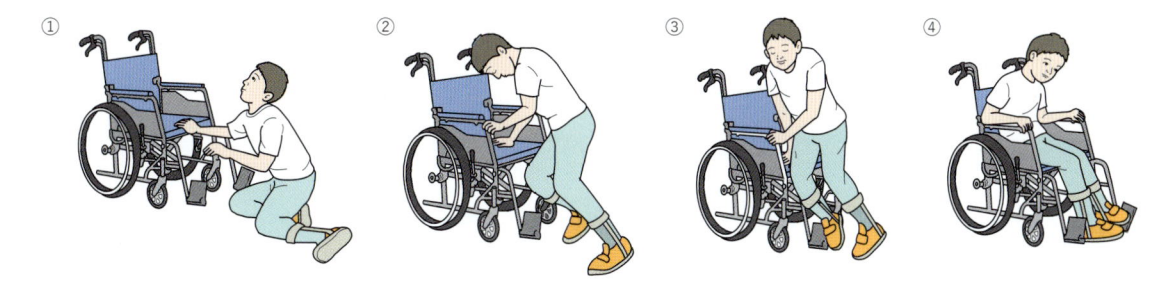

①　②　③　④

図13-15　床から車椅子への移乗動作

ながら学年が上がるのを待つことも必要である．また，立ち上がりや体幹の回旋時に軽度の介助や誘導を要したとしても，移乗動作が部分自立することは有用である．

同時に，立位に必要な下肢装具の装着や移乗時の車椅子の扱い，すなわちブレーキ操作，足台の開閉，ベルトの着脱なども移乗動作にかかわる一連の手順として身につけていく．

なお，思春期になると，肥満や生活パターンの変化により機能低下を招くことが多い．運動量の維持や生活環境の整備には早期から注意が必要である．

❺歩行・移動（GMFCSレベルⅠ～Ⅲ）

身体の成長に加え，活動性の高まり，学校生活のスピードについていくための過負荷などによりさまざまな課題が生じる．

片麻痺では，脚長差の増大など，四肢体幹の左右差が顕著となる．筋緊張が高まり，麻痺側上肢の屈曲パターン，内反尖足の悪化，運動負荷による下肢の疼痛，短下肢装具の破損しやすさなども問題となる．ボツリヌス毒素局注や整形外科的治療など，学校生活との兼ね合いも考慮し，二次障害を管理していく．

両麻痺やアテトーゼ型では，所属集団の状況による座位の長時間化，不活動による体重増加，逆に生活圏の拡大と活動量の増加，それに伴う運動負荷と過度な代償は，筋持久力の低下，緊張の亢進，股・膝関節屈曲拘縮や尖足を悪化させ，歩行能力の低下，関節など疼痛の発症につながる．運動量の調整やホームエクササイズの実施など自己

管理に目を向けるような支援も重要である．

移動方法や，手段については，幼児期のプランの見直しが必要である．つたい歩き，独歩が可能な場合でも，学校生活や社会活動においては，装具や歩行補助具，車椅子の活用が合理的なことも多い．

電動車椅子（図13-16）の導入は，粗大運動レベルにかかわらず，多くのCP児に移動手段，自発的な移動経験の機会を与える．学校など教育の場面では，発達を支援する教材として電動車椅子の活用を早期から積極的に検討してもよいと考える．一方，生活用の補装具としての電動車椅子の導入は，操作性や視覚認知，状況判断などの知的能力，道路状況や交通ルールの順守が可能かなどの評価，将来の見とおしを立てたうえでの検討が必要となる．もちろん，リハ施設や学校などで十分な練習の機会が提供されることが前提である．

3 重症心身障害児

起居動作は介助が必要であり，手膝這い（四つ這い）を含めて実用的な移動手段を獲得することはなく，福祉用具を使った移動となる．

重症児は姿勢変換に際し，少し動かされるだけでも緊張が高まり不安定になることがある．子どもに対しては，介助を受け入れる準備づくり，介護者に対しては緊張を高めないハンドリングなどを指導する．

学童期には，介助負担の点から，住環境の整備が必要となる．移動を支援する車椅子は安楽な姿勢で安全に乗車できること，痰の吸引器や人工呼吸器など医療的ケアに必要な器具を搭載できるこ

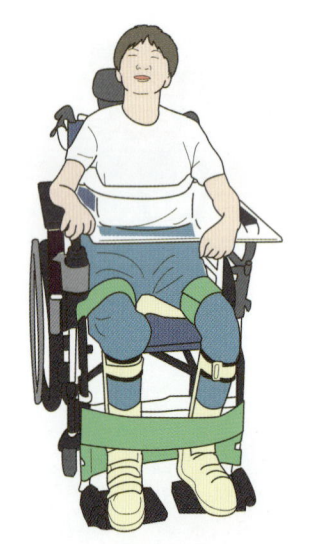

図 13-16　電動車椅子
テーブルを透明アクリル板にすることで視界を得る.

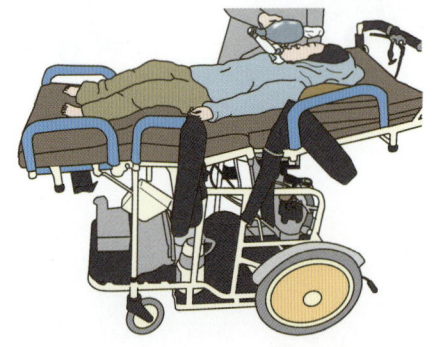

図 13-17　リクライニング式車椅子
フルリクライニングになり，人工呼吸器などの搭載が可能.

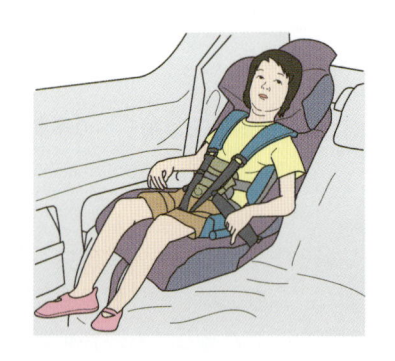

図 13-18　カーシート

とが条件である（**図 13-17**）．自動車内での姿勢保持についても，カーシート（**図 13-18**）の利用か，車椅子に乗車しての乗り込みかなど検討する.

　なお，実用的移動手段には至らないが，体動や蹴るといった動きで床上での居場所を変えたり，腰掛けつきの歩行器で前進が可能な場合もある.これらわずかな駆動力を生かし，声かけやおもちゃで移動を促す工夫は，心理的な面，コミュニケーションの面からの効果が期待できる.

F. セルフケア

1 食事

　幼児期になると CP 児はセルフケアに興味をもち，上肢機能や姿勢の保持機能と変換能力を駆使して ADL 動作を獲得する．食事は最初に興味を示すものである.

ⓐ乳幼児期

1）自食

　離乳食は介助中心で進めることが多いが，後期食の頃から手を出そうとする動きや興味が出てくる．そのような変化を捉え，介助に自食の意欲をバランスよく組み入れるようにする．子どもが自分で口へ運ぼうとする動きに手を添えながら，成功する経験を積むことで，少しずつ自食を完成させていく．手づかみが可能であること，スプーンやフォークが使える硬さの食物が食べられること，上肢機能に合わせた食器を選択することが条件である.

　痙直型両麻痺や片麻痺は，座位保持能力や上肢機能が比較的良好なので，自食に向けてアプローチできる可能性が高い．座位が安定し上肢操作が容易な椅子とテーブルの設定，食器の選択がポイントである．上肢機能の左右差に配慮し，優位側は食器操作，反対側は食器固定などを行う．口元へ運びやすいように，スプーンやフォークのヘッドを自由に曲げられるものや，握り方に配慮した太さのグリップを選択する．すくいやすいように食器の縁が立ち上がったものや，固定が不十分でも食器が動きにくいよう滑り止めシートを敷くなどの工夫もする．片手でも保持しやすい食器（**図13-19**），両手つきのコップや口腔機能の段階に合わせて飲み口を変えられるものも活用する.

2）知的・認知面への配慮—MR，ASD への対応

　口腔機能の発達は順調だが食材の色や味つけへのこだわりや食欲のムラ，感覚面の問題から食事

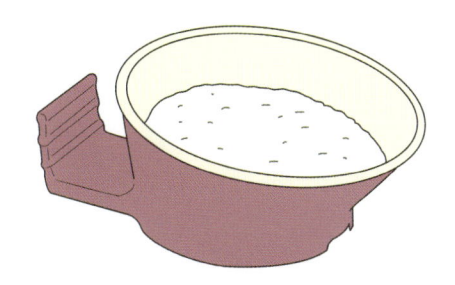

図 13-19　**片手で保持しやすい食器**

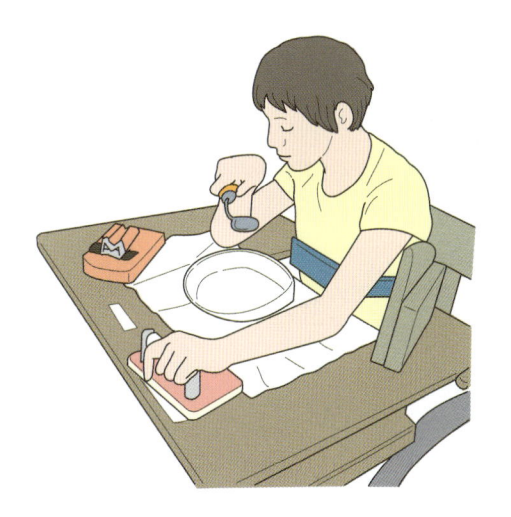

図 13-20　**食事のときの座位**
取り外し可能な握りバーで支持する.

が進まないことがある．また，嫌な食体験の影響や食べ方のパターンを変えられないことなどが対応困難な食習慣に発展することもある．このような場合，口腔機能の問題にとどまらず，幅広い視野で問題を分析し取り組むことが必要である．詰め込み食べ，丸飲みの悪循環については，口腔機能と食形態が適合しているかという基本的な評価に立ち返ったうえで，介護者が一口分ずつ与えペースを調整するような介入が必要となる．

❺学童期

学校給食など家庭以外の場面で家族以外の人と食事をともにし，自立することが求められる．自立に向けては，子どもの口腔機能，上肢機能，座位保持能力に応じた食環境が提供できるかどうか，子どもの側からは，集団場面は「自分で食べる」という意欲をもちやすい反面，介護者など新奇な環境の受け入れ，限られた食事時間などへの対処が必要となる．

上肢の筋緊張が高く，随意動作を引き出すことが難しい場合は，食器を台に乗せ，口までの距離を短くする，肘を台に置くなど上肢の中枢部を固定し，リーチ距離を短くするなどの工夫をする．アテトーゼ型や左右差が強い痙直型では，利き手と反対の手で握りバーやグリップを握らせることで姿勢が安定し，利き手が使いやすくなることが多い（図 13-20）．

前腕や手関節の動きの制限に対しては，操作を代償する食器やスプーンを選択する（261 頁の**図 14-5** 参照）．母指が分離して動かせる場合は，箸を改造することで使用できるようになることもある．

口へ入れるときの量やスピードの調整が難しい場合は，食器に取り分ける量を 1 回分あるいは少量ずつとし，捕食・咀嚼・嚥下のペースづくりをする．

さらに，規則正しい食事の習慣，栄養やカロリーなど健康づくりへの意識，食事のマナーの習得などへつなげていく．

❻重症心身障害児

健康の維持と成長に必要な食事が，① 安全な方法，かつ ② 生活時間に無理なく組み込まれた形で，③ 調理も含め介護者に多大な負担を強いることなく提供されることが重要である．経口摂取は可能な限り維持したいが，子どもの疲労度が高い場合，必要量の摂取に長時間かかる場合，体調不良時に脱水をおこしやすい場合などには，経管栄養を併用し負担の軽減や体調の維持を図ることも必要である．幼児期だけでなく学童期においても，摂食嚥下機能を定期的に評価し，栄養方法（経口・経管），栄養管理（低栄養・肥満）の見直しを行う．

加えて，食べることは生活の大きな楽しみであり，食事の時間は介護者との関係性を深めるコミュニケーションの機会でもある．そのため，介護者との関係づくりに一定の支援が必要な場合もあり，特に，家族以外の介護者から介助される機会の増える学童期は配慮が求められる．

2 整容

ⓐ 乳幼児期

　洗顔や歯磨き，手洗いなどは，毎日の習慣として定着するよう心がける．家庭では親やきょうだい児が，幼稚園や保育所ではほかの子どもが行う様子を見ることで興味を示したり，自分も同じようにやろうとする気持ちの芽生えを育てることが大切である．

　洗顔は，濡らしたタオルで顔を拭くことから始める．顔，特に口の周辺などで感覚過敏がある場合は，無理をしないように注意する．

　歯磨きは，歯の萌出後，食後，就寝前に行うようにする．開口維持や歯ブラシの感触に慣れるためにも，最初は仰臥位介助（図13-21）で行う．アテトーゼ型の場合，過開口や咬反射には注意を要する．自分で行うことに興味を示し始めたら，歯ブラシを好きなように持たせて，遊び感覚で始める．口の中に異物が入る感覚に慣れていくことが大切である．次に，椅子座位やつかまり立ちなどで，鏡や見本となる大人が正面で行う様子を見ながら手添えで行うようにする．磨く順番を図で示したり，回数を数えて声かけしながら行うような工夫は，ASD のある子どもにも有効である．歯磨き後の口ゆすぎ（うがい）は，口腔機能との関係が深いうえにその行為の理解も必要なため，難しいことが多い．口に水をためておくには口唇閉鎖が維持できることが必要である．また，水分摂取とは異なり，いったん口に入れた水分を飲み込まずに出す行為であることの理解が必要である．モデル学習ができる子どもであれば，見本を見せて真似させる．困難な場合は，歯磨き後に口に含んだ水を飲み込むことでゆすいだこととする場合も多い．

　手洗いは，洗面台にアプローチしやすい姿勢（膝立ちやつかまり立ちなど）を選び，袖をまくる準備，水道の蛇口操作の可能性を評価する．蛇口操作には，グリップの取りつけ，レバータイプに変更する工夫も必要である．初めは両手を合わせてこするような手洗い動作を手添えで一緒に行うようにする．

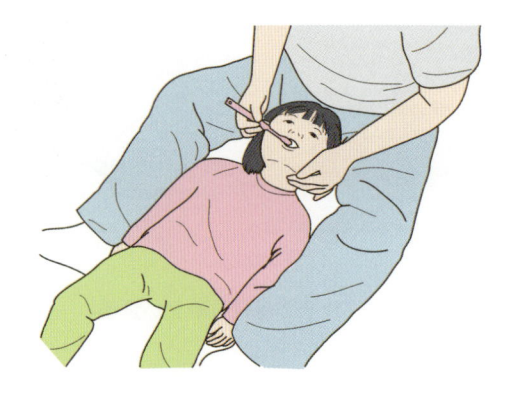

図 13-21　　歯磨きの介助

ⓑ 学童期

　運動機能により車椅子対応の洗面台などの環境整備，自助具や電動歯ブラシなど用具の導入が必要となる．

　整髪，洗顔（ひげ剃り），歯磨き，つめ切り，散髪などは，起床後（登校前），食後，就寝前など生活の一連の流れとして，また週間，月間スケジュールに組み込み，定着を図る．

　上肢機能によっては，磨き残しなどやり残しが生じ介助を必要とするが，手順の見直しや注意喚起を行うことにより防げる場合もあり，問題点を評価，整理する必要がある．

　また，流涎の多い子どもでは，タオルなどを携帯し，適宜拭くことを意識化する．長じて，整容は社会生活におけるマナーとしても身につけられるとよい．

ⓒ 重症心身障害児

　口腔ケア，皮膚の保清の意味合いが大きい．皮膚炎など，皮膚のトラブルは痒みや不快感の原因となり，自傷様の常同行動の誘発や筋緊張，睡眠にも影響することがある．食事や入浴との組み合わせを考慮し，場合によっては訪問看護などの支援を導入し，無理のないケア計画を立てる．

　実施に際しては，感覚過敏や反射（咬反射など）の合併や，ケア時の熱傷の発生には注意が必要である．

3 更衣

　姿勢変換や両手動作が多く，認知機能も要する

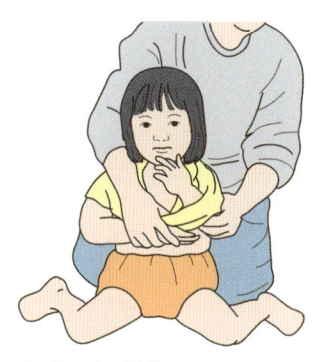

A. シャツの着脱

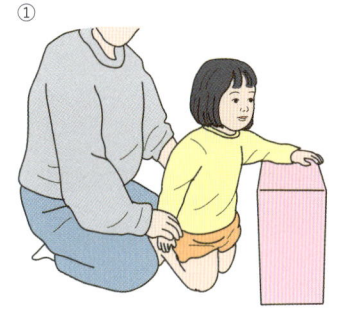

①

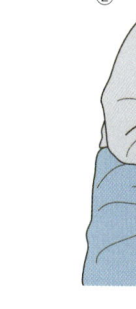

②

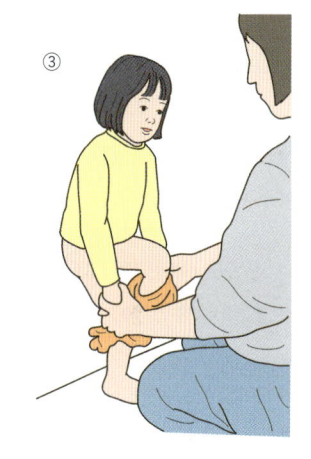

③

B. 下着の着脱

図 13-22　衣服の着脱

ため，ADL のなかでも難しい動作である．

ⓐ乳幼児期

上肢機能と座位(立位)保持機能，姿勢変換と重心移動能力のレベルが更衣動作の可能性を判断する鍵となる．衣服と身体部位，前後や表裏の認識，「着替えをする」という状況理解の評価も重要である．自立に至らない場合でも，積極的に更衣動作を引き出すような介助を心がける．

評価，判断のポイントは，①最も安定する座位，②座位での前後左右への重心移動，③上肢のリーチ範囲(頭部を越える挙上，正中線を越え反対側へのリーチ，身体背側へのリーチ，足元へのリーチ)，④手指の分離運動，目と手の協調性(ボタンやファスナーなどの操作)，⑤座位から，膝立ち，立位への姿勢変換，⑥座位，立位での下肢交互運動，片足立ちなどである．

具体的な動作方法を**図 13-22** に示す．なお，機能の左右差が顕著な場合，機能のよい側を「先に

脱ぎ，後に着る」ほうが行いやすい．視覚認知障害に起因する身体図式の問題に対しては，「衣服に目印をつける」など，目で見て衣服を確認することを促しながらも，具体的な更衣動作の繰り返しのなかで，動作そのものが定着することも多いので，動作手順を一定にして練習することも重要である．

ⓑ学童期

家庭以外での更衣が必要となり，子どもの機能にあった更衣スペースや補助具が用意可能かどうかが一つの鍵となる．たとえば，長座位が可能な子どもの場合，ズボンの着脱は座位でズボンに足を入れた後，膝立ちになって引き上げ，横になって片方ずつ引き上げるかたちをとる．床座位が不安定な場合は，低い椅子に座る，壁に寄りかかるなどすると，両手が使いやすくなる(**図 13-23**)．床や椅子の使用が更衣動作自立の条件となっている．

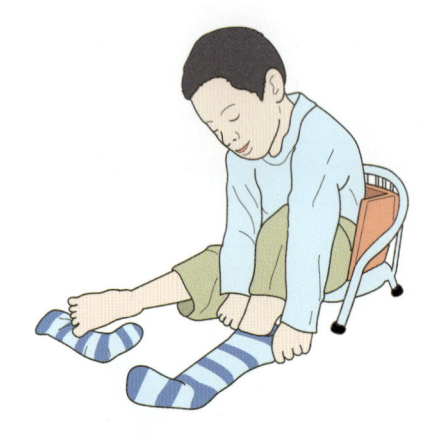

図 13-23　　低い椅子での更衣

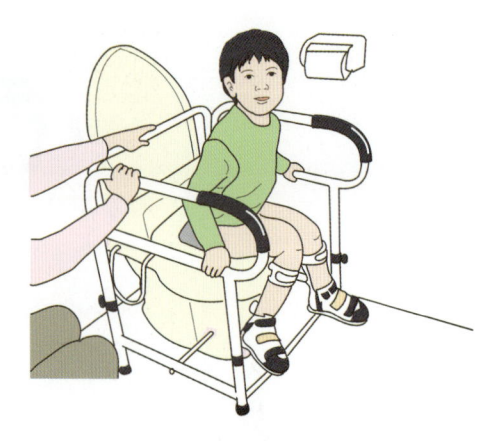

図 13-24　　市販の手すりを利用したトイレ

また，学童期は時間的制約や制服の着用など更衣に条件がつけられることもある．上肢機能によっては，ボタン，ホック，ファスナー，ベルト，ネクタイなどの扱いは難易度が高い．たとえば，ボタンを外すことは片手でも可能だが，はめるにはボタンとボタンホールを引き寄せながらの両手協調動作が必要となる．これが困難な場合，著しく時間がかかる場合は，面ファスナーやゴムを用いるなどの衣服の改良を行うことで対応する．

装具の着脱を含め，服装についての配慮や更衣する場所，用具の確保など学校側と調整しておくことが望ましい．

一方，時と場所を踏まえた服装の選択や衣服の管理についても自立に必要な要素として，支援に取り入れていく．

ⓒ重症心身障害児

衣服は，体温調節障害や発汗，皮膚の状況(アレルギーや感覚過敏)に対応し，過度の圧迫などが加わらない安全性と，子どもの動きを阻害せず，更衣介助しやすい素材およびデザインであることが選択の条件である．

更衣介助に際しては，骨折，脱臼や過度の伸展，屈曲による疼痛の発生に注意する．更衣動作では声かけ，手順，介助法を統一してかかわり，子どもが緊張や拒否を引きおこすことなく応じられるようになることが目標である．子どもによっては，手や足を動かされることに協力できるよう

になる場合もある．

また，衣服の選択には制約が大きいとはいえ，年齢や場面に配慮した服装を心がけたい．

4 排泄

ⓐ乳幼児期

排泄後に「後告」できる場合，トイレでの排泄に挑戦し始める．まず，「時間排泄」や濡れたことがわかるトレーニングパンツを試してみる．いずれも成功するかどうかではなく，トイレの環境に慣れる準備をしておくことが重要である．「予告」ができる場合は，予告してからトイレに行くまで我慢できるかもポイントである．これらの状況および子ども自身の排泄に対する意識を総合的に判断したうえで，セルフケアの可能性を検討する．

排泄の自立は，排泄のコントロールに加え，少なくとも① トイレまでの移動，② 下衣と下着の着脱，③ 便器への移乗，④ 便器上の座位保持，⑤ 後始末，⑥ 手洗いの6項目をクリアする必要がある．

① は，尿意の自覚から時間的な余裕をもってトイレまで行く移動能力が必要である．四肢麻痺は ④ 以外，片麻痺は ② が，両麻痺は ② や ③ が難しい場合が多い．また，不安定な便器座位を怖がる子どもも多い．怖がることで筋緊張が亢進するとさらに座位が不安定になるという悪循環となり，余裕をもって排泄する状況が整わない．⑤ の後始末は CP 児に共通の難しい動作である．手が

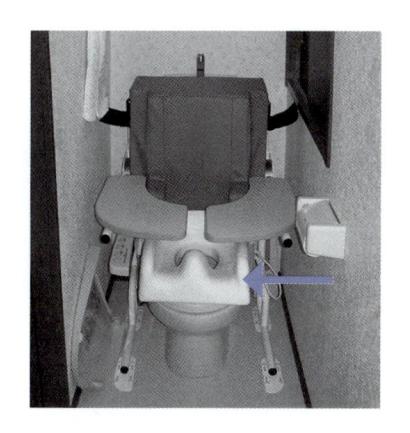

図 13-25　テーブルつきの手すりとクッション便座
　　　　（矢印）を組み合わせたトイレ

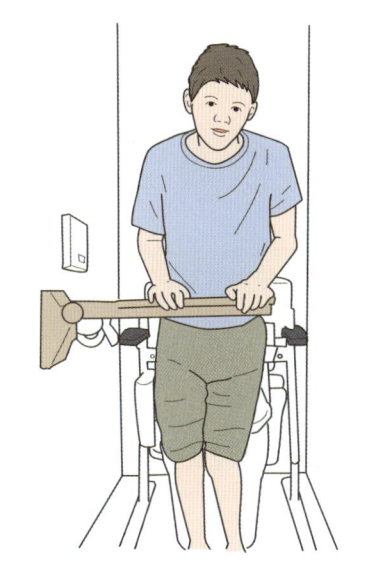

図 13-26　開閉可能なトイレのバー
立ち上がりや立位保持ができる.

届きにくいうえに目で見て位置と動作を確認でき
ないことが難しさの要因である.

ⓑ 学童期

　「時間排泄」「予告」が可能であれば，トイレの利
用を念頭に環境整備を行う. まず座位の安定を図
るため，家庭では手すりの設置や便座の改良，足
台の工夫を行う. 市販の簡易手すり（図 13-24）は
高さ調整もでき，子どもでも使いやすい. テーブ
ルと背もたれ，足台が一体となった開閉式手すり
では姿勢の崩れが少なく，両サイドに収納できる
ため邪魔にならないという利点がある. 便座での
座位保持が不安定な場合，ソフト便座などで骨盤
を支持し，かつ体幹前傾位を保てるようにテーブ
ルや手すりを設置する場合もある（図 13-25）.

　手すりは床からの立ち上がり，立位保持，便器
への移乗の際の利用を念頭におく.

　下衣の着脱や拭く動作は，開閉式の前方手すり
（図 13-26）を取りつけると，片手ずつの支持で立
位や前方への寄りかかりが可能となり，手を後方
にまわすなど両手を使うことができる.

　介助が必要な場合であっても，移乗，更衣，座
位，排泄後の後始末は一連の動作として練習す
る. なお，手すりなどの設置にあたっては，強度
はもちろんのこと，介助スペースの確保やウォッ
シュレットの操作盤，ペーパーホルダーなどと干
渉しないよう注意する.

　体格が大きくなると，移動・移乗が困難となり

介助負担も増し，排泄方法を尿器やおむつに変更
せざるを得ない場合もある. 女子では月経の手当
ての方法について検討が必要となる. これらを含
め，更衣や排泄行為はプライベートなスペースで
行えるよう保証し習慣化する.

　学校では，多目的トイレ，車椅子用トイレが設
置されていない場合，就学に際し施設改修を依頼
することとなる. また学校では，スケジュールに
沿って排泄を誘導しやすい反面，介助が必要な子
どもの場合は，介助依頼を伝えづらく，我慢をし
てしまうこともある.

　学齢期には活動範囲も拡大し，さまざまな場所
でトイレを使うこととなるが，手すりの位置が異
なると，移乗や立ち上がり動作の手順が混乱し移
乗できない子どももいる. また，社会生活にお
ける排泄では，尿意を感じトイレに行くだけでな
く，見とおしをもってあらかじめ排泄を済ませて
おくことも必要となる.

　このように，セルフケアにおける排泄の自立
は，排泄のコントロールにとどまらず，複合的な
行為として自立が求められる. 場所，状況の変化
に応用できる練習が積めるとよい.

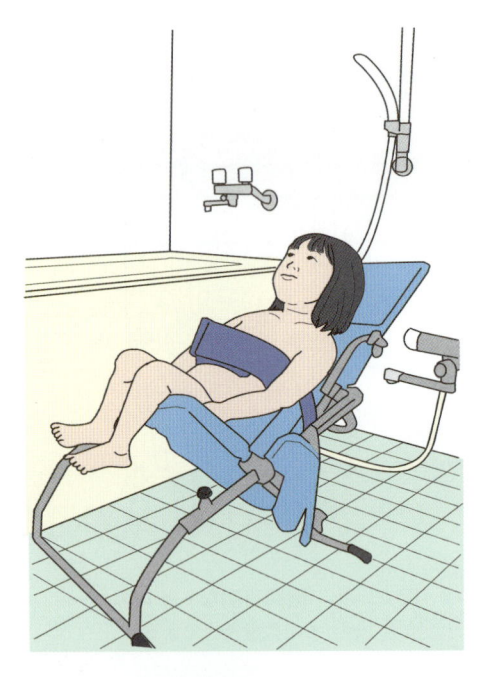

図 13-27　入浴用椅子

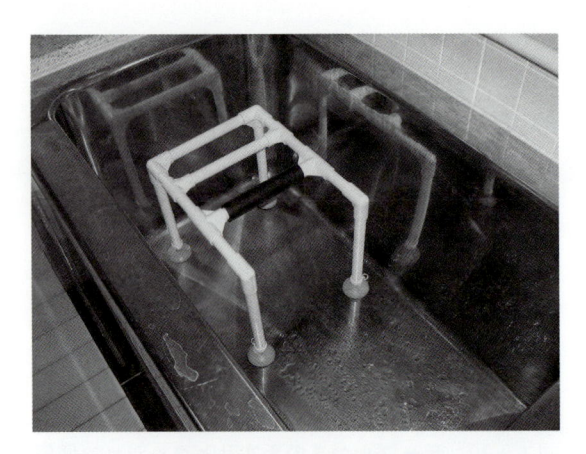

図 13-28　浴槽内に取りつけるイレクター手すり
吸盤で固定されており，つかまって座位を保持．

ⓒ重症心身障害児

　排泄は頻度の多い介助である．表情や身体の動きから尿意や便意を把握し，尿器やトイレを利用することが可能な場合もあるが，多くの場合はオムツを利用している．

　オムツ交換時は皮膚の清潔や褥瘡のチェック（仙骨部，大転子部など褥瘡好発部位がオムツに隠れている）にも留意する．また，介助時は痛みや捻挫，骨折をおこさないよう個々に応じた注意が必要である．衝立の使用や同性介護などのプライバシー保護の視点も重要である．

5 入浴

ⓐ乳幼児期

　入浴動作は，① 更衣，② 浴室での姿勢保持と洗体，洗髪動作，③ 浴槽の出入りと浴槽内の姿勢保持，④ 身体を拭くなど，一連の動作で構成されている．これらの動作のなかで，子どもができる部分を少しずつ行えるようにしていく．なお，浴室では滑りやすいことや浴槽での溺水などの事故に注意が必要である．

1)浴室での姿勢保持と洗体・洗髪動作

　床上座位がとれる機能があれば，バスマットなどを敷いて座位を安定させ，両上肢を自由に使えるようにすることがセルフケアの条件である．座位が不安定な場合は入浴用椅子(図 13-27)などを利用する．

　洗体は，セルフケアを目指す前段階として，身体部位を意識した「介助で洗ってもらう経験」が重要である．次に，手を添えて一緒に洗う協力動作の段階を経たうえで，子どもが見ることのできる上肢や腹部，大腿部などから自分で洗うよう促していく．洗顔や洗髪などは，まず顔が濡れることに慣れておく必要がある．背中は，座位が安定して上肢が自由になると，ループつきタオルなどを使って洗えるようになる場合もある．

2)浴槽の出入りと浴槽内の姿勢保持

　乳幼児期は全介助になる場合が多いが，つかまり立ちから浴槽縁に設置したバスボードに座り，またぐ動作ができるようになれば浴槽の出入りが自立する可能性がある．浴槽内の姿勢保持は湯量を少なめにするか，浴槽内に椅子を設置し，浴槽縁や壁に取りつけた手すりにつかまって，独りで湯船につかれるようになる場合もある．いずれにしても，水中での動作は不安定で危険を伴うことに留意する．

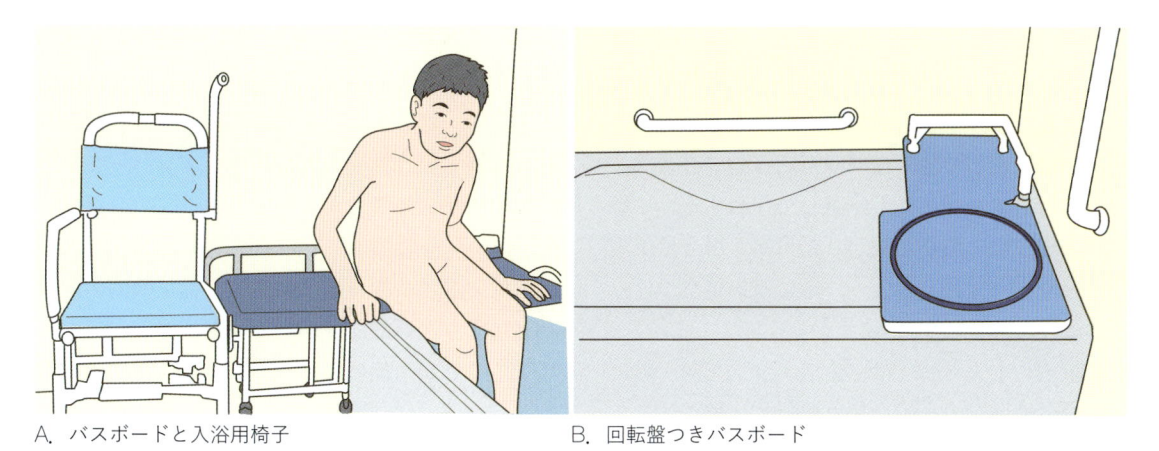

A．バスボードと入浴用椅子　　　　　　　　　　B．回転盤つきバスボード

図 13-29　バスボードによる浴槽への出入り

3）身体を拭く動作

　身体を拭く動作は，洗体動作と共通の要素が多く，洗体ができ始めた頃に促してみる．

❺学童期

　身体の大きくなる学童期には，入浴動作は介助負担が大きく，子ども，介護者とも滑りやすいなど事故につながりやすい ADL である．

　子どもの機能と浴室，介護者の状況を評価し，① 介助方法，② 福祉用具の利用，浴室改造，③ 福祉サービスの導入など適した方法を検討，選択していく．

　座位保持が難しい場合は，入浴用車椅子などを利用して，浴室までの移動や洗体時の座位の安定を図る．

　洗体・洗髪動作は，自助具の利用も含め，洗い残しをつくらないよう一定の手順で練習する．

　浴槽内の姿勢保持が不安定な場合は浴槽内に取りつけたイレクター手すり（**図 13-28**）などが有効である．

　浴槽の出入りは，手すりにつかまっての立ちまたぎ，浴槽の縁やバスボードに座って片足ずつ入ることが多い．ただし，座位やつかまり立ちが可能な場合でも，浴室は滑りやすいため，見守りは必要である（**図 13-29**）．

　子どもの体格などで介護者への負担が多大な場合は，据置き式リフトの使用も有効であるが，費用や設置場所の問題などの問題から，入浴サービスなど福祉サービスを導入したほうが合理的なこともある．

　また，介助にあたって介護者は同性介護や着衣での介助に配慮する．

❻重症心身障害児

　身体の保清に加え，温熱など物理的作用によるリラクセーション効果も期待できる．しかし，子どもの体格，筋緊張の変動，変形拘縮などにより，介助負担は多大である．

　家庭での入浴においては，① 居室-浴室間の移動，② 脱衣場でのケア，更衣，③ 洗体時の姿勢保持，④ 浴槽の出入りと浴槽内姿勢保持について，継続可能な方法を検討する．できれば，介護者は 2 人確保できることが望ましく，ヘルパー導入なども念頭におく．

G．家庭生活

1 乳幼児期

　家庭生活のポイントは，CP の特徴を理解しながら，家族全員が生活しやすい状況をつくることである．また，子どものできる ADL には手を出しすぎず，介助が必要な ADL には子どもの力を最大限引き出しながら必要十分な介助の度合いと方法を見つけることが重要である．

家庭で用いられる補装具の主なものは，座位保持装置である．食事や遊びなどの上肢操作をしやすくするため，子どもの姿勢の特徴を踏まえたうえで，家庭ごとの生活様式や室内移動の必要性，移乗のしやすさなどにも配慮して作製する．片麻痺や両麻痺などで立ち上がりが可能な場合は，乗り降りも自分で行えるよう，床に直接足をつけられるような設定にする．

家屋内の工夫としては，生活エリアを同一階にまとめ，部屋間の動線を短く機能的に整理すること，移乗するものの高低差を少なくすること，段差をなくすことなどが重要である．視聴覚など感覚面の問題やASDが合併する場合は行動しやすい構造を整えるといった環境調整も重要である．成長などにより介助負担が増える可能性がある場合は，ホームヘルパーや福祉用具の導入，家屋改造など，目的を明確にしたうえで，早めに対策を立てる必要がある．機器導入には至らない場合でも，セルフケアを補助する道具の工夫や毎日の介助動作の効率化だけでも十分生活しやすくなる．

何よりも「子どもらしい家庭生活」という視点で，生活リズムを規則的にすることや，両親やきょうだい児と遊ぶことなどの当たり前の経験をとおして，生活の実体験を積むことがとても重要である．身体全体を使った揺さぶりやくすぐりなどの親子遊びでは，さまざまな運動や感覚の体験ができ，人との関係の基盤にもなる．子どもの表情や身体での表現をとおして，好きな遊びも苦手な遊びも発見していくことで，子どもの感情を育て，さらに自己肯定感を育むことにつながっていくのである．

② 学童期

常に介助し介助されることが当たり前という，相互依存的ともいえる関係を見直す必要がある．学校やリハ施設ではできるADLであっても，保護者は子どものADLの発達に気づかず習慣的に介助し，または，時間的制約から介助してしまっていることも多い．

子どもの発達特性から，自身で判断し自主的に遂行することが困難な場合も多い．家庭環境を評価し，スケジュールも含めADLを遂行する具体的な支援が必要である．

家族の一員としてできる範囲で自分の役割をもち，家族という社会の欠かせないメンバーであることを実感することが大切である．

③ 重症心身障害児

医療の進歩や福祉制度の充実，福祉機器の開発などにより医療的ケアが必要な重症児が在宅で生活することが可能になった．しかし，現状は家族にケアの多大な負担を強いて，在宅生活が成り立っている部分も多い．医療，保健・福祉サービスなど，家庭生活を支える人，物，事の連携体制を構築することが重要である．以下に例を示す．

① 主治医医療機関（入院可能）との連携
② 地域医療機関（往診対応），訪問看護ステーション（訪問看護），訪問リハビリテーションとの連携
③ 市町村，児童相談所など行政機関との連携（相談・支援，ホームヘルプ，住環境整備，福祉用具導入などの福祉サービス導入）
④ 療育，教育機関との連携（訪問教育）
⑤ 医療機器メンテナンス業者との連携
⑥ 地域親の会

H. 社会生活

① 乳幼児期

早期から通院，通所を余儀なくされ，地域社会から切り離された生活となる．また，治療や機能訓練が優先され，本来の目標である生活者（としての発達）の視点が希薄になりがちである．

子ども側の課題としては，生活全般において介助を受けることが多いため受身的で，自分から周りに働きかけることの少ない依存的な状態，慣れない介護者，新しい方法や物事への取り組みの拒否などがある．やりたい気持ちとできる能力にギャップがあると失敗体験を積み重ねやすく，消極的になり失敗を必要以上に恐れる傾向もある．

大人側（介護者側）の課題は「CPだからできない」と決めつけることによって，子どもの経験の

機会を減らしてしまうことである．また，子どもの意思表示が難しい場合は，介護者の都合で遊びの内容を変更するなど，大人のペースで進行しがちとなる．子ども自身の興味や関心を引き出し，気持ちをくみ取りながら進めることで，自分が主体的に遊んでいるという実感をもてるように援助することが重要である．

　幼稚園や保育所などの統合保育の場では，集団での遊びをとおして，ルールや相手の立場を知ること，子どもなりの方法でコミュニケーションをとること，そして周りの子どもがモデルになって「自分もやりたい」と思えるようになることが期待される．子ども同士の関係を崩さずに遊びが進行するような最低限の大人の手助けや介入は重要である．

　支援のポイントとして，幼稚園や保育所などの職員に CP の特徴と配慮点を伝えることが必要である．子ども一人ひとりの手助けの要・不要の判断や，手助けのコツをわかりやすく伝えることが大切である．姿勢保持や移動に手助けが必要であれば，園に座位保持装置や車椅子，歩行器，バギーなどの移動用具を使わせてもらえるよう働きかける．見本を示し手順を図や写真で解説する方法などが有効である．

　生活経験の幅を広げるためには，外出の機会を保障する社会資源の紹介（公的福祉制度だけでなく，一般のショッピングセンターや交通機関などが提供する障害者向けサービスなど），子どもに合った用具および福祉車両の準備，親の会など当事者同士の情報交換なども必要である．

　就学準備は，年長児（5 歳児）の主要な支援課題であり，教育機関との連携が鍵となる．子どもの運動機能，知的発達，ADL の自立度などを踏まえ，就学先に合わせた準備を始める．ADL については，自立・介助の状況を見きわめて，学校生活にあてはめてみることが必要である．自立している ADL は，行いやすい環境設定と動線をあらかじめ要望し，学校側が建物の改造も含めて準備できるかどうか検討してもらう．たとえば排泄では，車椅子用トイレスペースの確保，便器の向き

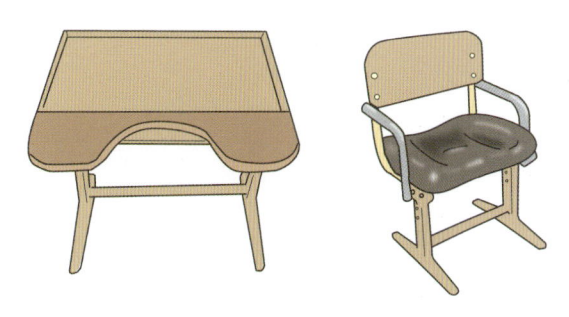

図 13-30　学校の机と椅子の改造

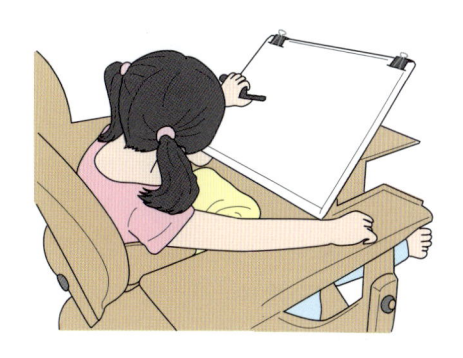

図 13-31　斜面台を利用した学習
目で正確に捉えやすいように設定する．

調整や手すりの設置，床に降りて行える着替えスペースの確保などである．また，介助を要する場合には，介護者の確保について相談が必要である．

2 学童期

　学校内外の活動をとおし，仲間づくりや友人関係の発展，将来の家族からの自立に向け社会生活力をつける重要な時期である．

　学校生活を過ごすためには，登下校の方法，校内の移動方法，学校でのコミュニケーション，ADL への支援にとどまらず，学習時の姿勢保持，さまざまな教材・用具類の選択と工夫，体育や学校行事への参加のし方など具体化しなければならない．

　姿勢保持や上肢操作の問題に関しては，学校備品の机と椅子に改良を加える（図 13-30），斜面台や傾斜机を利用することがすすめられる（図 13-31）．両手の協調性，巧緻性の障害に対しては，市販の学習用具に工夫を加えたり，自助具の使用

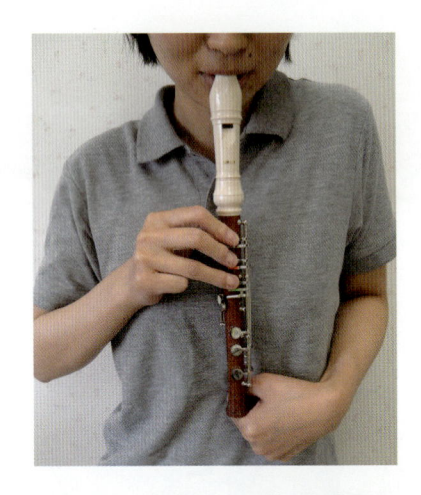

図 13-32　改良リコーダー片手用
手指の分離運動が不十分な場合に使用.

を検討する. **図 13-32** はリコーダーの改良例である. また, コミュニケーションや書字の代替え手段としての IT 機器の導入については, 学校により扱いが異なることに留意する.

　また, 視知覚認知障害やその他の発達障害の合併による学習面のつまずき, 手順の組み立てや時間の概念の問題から円滑に生活を送ることの困難さ, 進学や就職に向けての支援あり方など学童期の課題は多岐にわたる.

　本人の障害受容, 自己肯定感の形成の弱さから精神・心理面の問題, 親子関係の問題を生じるのもこの時期である.

　学童期に, 放課後や長期休みなど余暇時間をどのように過ごすかは重要な課題であり, 余暇活動に対する支援が必要となる. 子どもにとっては, 他者の介助を受ける経験, 他者との交流, 仲間づくりなど社会生活のスキルを向上させる機会ともなり, 保護者にとっては親子関係を見直すなど保護者支援の一環となる. 地域資源の利用も, 介護の面だけでなく学校卒業後の地域社会での生活の視点から積極的な活用が望まれる.

　外出時に問題となる ADL は, 移動, 排泄, コミュニケーションである.

　CP 児は車で移送されることがほとんどで, 買い物や友人との行き来といった生活地域での外出

や, 電車, バスなどの交通機関の利用経験が少ない. また, 移動・排泄に介助が必要だと本人だけでは行動しにくい. 行動範囲の違いから交友関係が狭まり, さらに活動の機会が減ることになる. ボランティア, ヘルパーなどの利用を通じて家族以外の人と過ごし, 必要な介助を依頼する経験を徐々に積み, コミュニケーション能力を育て, 社会参加の方法などを学んでいけるとよいだろう.

３ 重症心身障害児

　重症児にとって家庭以外の場, 家族以外の人からのをかかわりを安定して受け入れられるようになることも, 社会性の発達と一環と考える. しかし, 社会参加を困難にする要因は, 子ども自身の体調の不安定さはもとより, 人手を要する移送手段の確保や通所先の医療的ケアを担えるスタッフの有無など, 重症児特有である.

　教育機関では, 特別支援学校における医療的ケア体制整備事業(2007 年)として, 看護師の配置と対応, 日常的・応急的手当を教師が行う場合の手続きが示され, 重症児の受け入れが行われている. 幼児期には「医療型児童発達支援」が地域の療育機関としての役割を果たしているところが多い. いずれの機関も対応可能なことは基本的な医療的ケアの範囲であり, 通所に際しては, 状態が急変した時の搬送先の確認など, 緊急の対応について取り決めておく.

　また, 地震など災害時の対応, すなわち避難所, 医療機関の確認, 移送手段(専用の抱っこバンドなども市販されている), 医療機器や福祉用具の修理, 供給, 必要物品の備蓄などについても, 日頃よりシミュレーションしておくとよい.

Ⅲ　住環境の整備

　子どもの自立支援, 家族(介護者)の介助負担の軽減を目的として住環境整備を行う. この時期の特徴は, 身体の成長や能力, 生活様式などの「変化」である. また, 家族自体もきょうだい児の成長や保護者の就労状況など生活は流動的で, 居住形態も戸建・集合住宅, 賃貸・持ち家など多様で

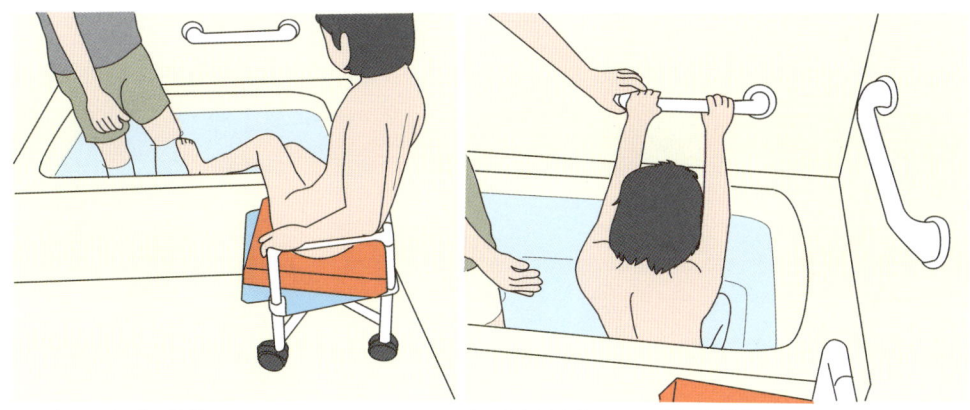

A. 座りまたぎで浴槽に入る　　　　B. 手すりを使っての立ち上がり

図 13-33　入浴（入浴用椅子と手すり）

ある．子どもの機能的ゴールと家族の状況を見極め，長期的視点に立った人的・物的介助方法を検討することが重要である．なお，住宅改修を提案する場合は福祉機器展示センターなどの見学をすすめ，「実物」に接する機会を設ける．乳幼児期から介助を行っている保護者は人的・物的支援導入のイメージをもちづらく，対応が後手後手に回る傾向があるからである．

さまざまな変化に柔軟に対応するためには，まず，市販品，寸法調節や取り外し可能な福祉用具を導入することである．これは費用負担の点からも重要で，住宅改修費の公的補助制度は市町村によって異なり，多くの場合，全額を公費では賄えない．立地条件や家屋の構造から，改修よりマンパワーやほかのサービスを導入するほうが合理的な場合もある．

筆者の所属する自治体では障害児者に対し住環境整備事業を実施しているが，18 歳未満の CP 児についてみると年間 50 件ほどの相談が上がっている．相談内容で最も多いのは，入浴，続いて，屋内移動，起居・移乗，排泄，屋外アクセス，新築などである．

入浴では浴槽への出入りの負担が大きく，介助負担軽減のため脱衣場-浴室間の段差解消，リフトの設置（77 頁の図 4-32 参照），自立支援のため，手すりとバスボード，入浴用椅子が検討され

ることが多い（図 13-33）．このような，改修を検討する場合，介助負担の大きい動作にのみ注目するのではなく，浴室までの移動手段は？　更衣の場所は？　洗体時の姿勢保持は？　など行為を連続体として捉え，全体として介助負担が軽減される人的・物的方法を考える．

屋内の起居・移乗・移動について，幼児期には抱き上げ，抱っこ，または床上の這い這いなどで移動していても学童期になると，室内に移動のための福祉用具導入が必要となる．子どもの生活様式に合わせた動線の整理と移乗回数を減らす工夫（ワンフロアにまとめることが望ましい），段差解消や垂直方向への抱き上げを減らし，高さを揃えた水平方向の移乗に置き換える工夫が望まれる．図 13-34 はベッド，座位保持装置，リフトの組み合わせである．リフトの吊り具は，子どもの緊張や体幹の支持性に合わせ安定して支えられるものを選択する．車椅子の自走が可能な場合は，自走可能な通路の確保，車椅子でアクセスしやすいトイレ，洗面所，浴室への改修が望ましい．

屋外アクセス，外出のしやすさは社会参加を促進する条件である．地形や土地の所有，建築上の規制など改修にかかわる制限は多く改修費用も高額となることもあるが，段差解消機（51 頁の図 3-4 参照）を設置するなど，屋外アクセスを可能にする方法を検討する．

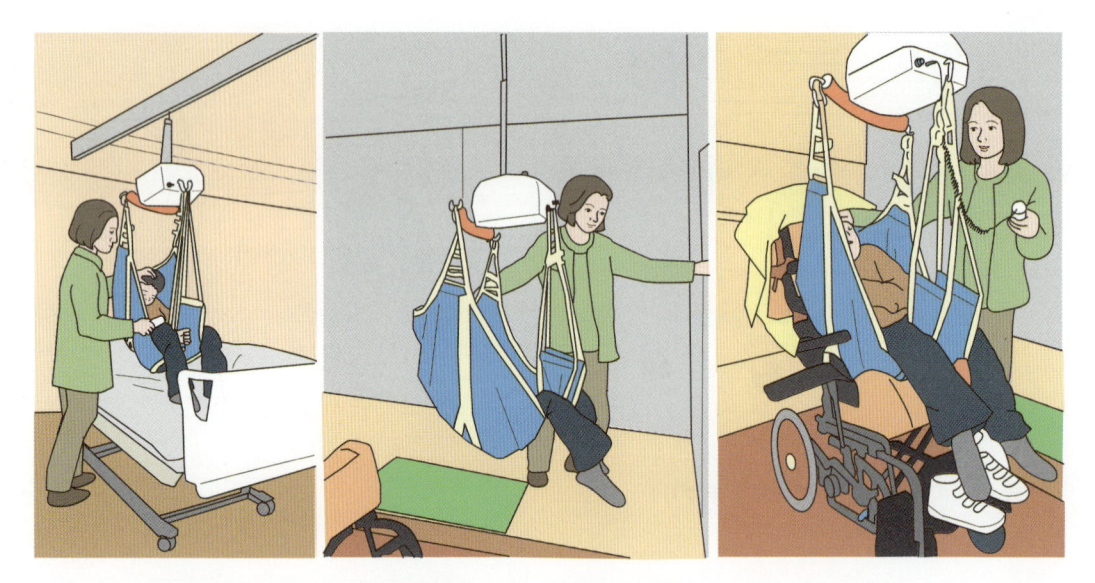

図 13-34　屋内移動(ベッド，座位保持装置，リフトの組み合わせ)

安全性の点からも，専門の建築士を加えたチームで相談支援にあたれるとよい．

Ⅳ 留意事項と課題

自治体では診療所機能と通園施設を統合し，相談から診断，療育までを一貫して行う総合的な療育施設(児童発達支援医療型)を設置しているところが多い．このような療育施設では，医師をはじめとするリハ専門職など多職種が配置されており，小児専門病院，保健所から紹介された CP児，またはそのリスク児の診断・評価を行い，リハ計画を立案し療育を提供する役割を担っている．

ADL の面からみた療育施設の利点は，発達や機能的変化に合わせ継続的にアプローチできる点であろう．子どもにとって，生活時間に沿った ADL の取り組みは目的が明確で達成感が得られやすく，保護者にとっても介助法を学び，家庭での ADL の具体化と定着に資すると思われる．一方，地域によっては利用児の通所の利便性を考え，小規模な児童発達支援事業を実施している．この場合，理学療法，作業療法などはほかの医療機関で行われるため，ADL へのアプローチに関しては施設間で十分な連携をとることが重要となる．また，幼稚園，保育所などの障害児受け入れが広がるとともに，保育環境の整備や ADL に関する技術支援を求めるニーズが高まっている．療育施設は障害児の地域生活にも目を向け，積極的に地域支援を行うべきである．

早期療育は早期だけの療育ではなく，ライフステージに沿った次の段階のサービスが継続されてこそ意味のあるものとなる．ADL は，機能障害のレベルから期待される能力の獲得を第一の目標とすると，最終的な目標は ADL を社会生活(就労を含む)のなかで適切に行える力を身につけることである．そのためには，教育機関，職業・社会生活技術訓練を提供する福祉サービス機関が連携し，継続的な支援を提供することが必要である．しかし，現状では児・者の法制度間，医療・保健，教育，福祉(職業を含む)の領域間のギャップからサービスの谷間が生じ，また，支援は不連続なものとなっている．地域における障害児・者の自立生活を保障する条件は，① 基盤整備として保健，医療，福祉の統合(一体的サービスの提供)，② 地域リハ(教育)の充実，③ 社会参加機会の保障(就労を含む)であり，CP 児にとっても同様である．福祉施策は高齢者問題に比重が置かれ

る現状で，再考を要する課題である．

　あわせて，複雑な障害像を呈する CP 児のリハ
は，画一的なサービス提供ではなく，個々の子ど
ものニーズに応じてサービスを選択できるような
体制づくりと療育技術の開発が求められている．

📖 引用文献

1) Bax M, et al : Proposed definition and classification of cerebral palsy, April 2005. Dev Med Child Neurol, 47 : 571-576, 2005
2) 日本リハビリテーション医学会監修，日本リハビリテーション医学会麻痺ガイドライン委員会ほか編：脳性麻痺のリハビリテーションガイドライン　第 2 版．金原出版，2014
3) 近藤和泉ほか：GMFCS-E&R 粗大運動能力分類システム　拡張・改訂されたもの　日本語版：http://www.fujita-hu.ac.jp/FMIP/reha/PDF/GMFCSER_J.pdf(2015.5.19)
4) 大島一良：重症心身障害の基本的問題．公衆衛生，35(11)：648-655，1971
5) 基本診療料の施設基準等及びその届出に関する手続きの取扱について．平成 20 年 3 月 5 日保医発第 0305002 号．
6) Rosenbaum P, et al : Cerebral palsy : from diagnosis to adult life. Mac Keith Press, 2012
7) 知念洋美：種々の支援アプローチ，AAC(1)，平野哲雄ほか編：言語聴覚療法臨床マニュアル　第 3 版．p.135，協同医書出版社，2014
8) 上杉雅之監修：イラストでわかる小児理学療法．医歯薬出版，2013
9) 阿部知佳子：新生児リハビリテーション−NICU からの取り組み　看護の実際．総合リハ，43(1)：19-23，2015

14 Parkinson 病

I 障害の概要

1 疫学・発生要因

Parkinson 病(PD)は中脳黒質の神経細胞の減少により神経伝達物質のドパミンが欠乏して生じる神経変性疾患である。黒質のドパミン細胞がなぜ減少するかは不明なものの、細胞内に蓄積するタンパク質(Lewy 小体)と関連があると考えられている。

日本では 10 万人に 100〜150 人が罹患しており、厚生労働省特定疾患治療研究対策事業の対象疾患のなかで平成 25 年度申請者数は潰瘍性大腸炎(155,116 名)に次いで多い(126,211 名)[1]。この数には類似疾患である進行性核上性麻痺と大脳皮質基底核変性症が含まれているが、申請者が Hoehn-Yahr の重症度分類でステージ III 以上(中等度から重度)の場合に限られるため、軽度の患者も含めれば、全国の患者数は 20 万人程度と推定されている。近年の高齢化の進行、診断技術の発達などにより日本の PD 発症率と患者数は増加傾向にあり、65 歳以上の高齢者の 100 人に 1 人が罹患していると考えられている[2]。

男女の発症頻度は同程度であり、発症のピークは 50 歳台後半から 60 歳台であるが、まれに 20 歳台で発症する場合もある。

2 障害像

臨床症状は運動症状と非運動症状に大別され、安静時振戦、筋固縮、動作緩慢、姿勢反射障害が運動症状の四徴候である。非運動症状としては起立性低血圧、便秘、頻尿、発汗過多などの自律神経障害、感情鈍麻(アパシー)、うつ症状、幻視などの精神症状、睡眠障害、感覚障害(嗅覚障害、異常感覚など)、さらに認知機能障害も生じる[3]。

さらに近年、PD 患者の動作には、2 つのことを同時にできない、両手協調動作が不得意、視覚情報の有無が動作に影響する(矛盾性動作)、心理状態が強く影響するなどの特徴があることもわかってきた。

PD は、ゆっくりと進行しさまざまな ADL が次第に困難となり介護の必要性も高くなる。進行による ADL の変化を 5 段階で表現した Hoehn-Yahr の重症度分類(表 14-1)は患者の自立および要介助の程度を理解することに役立つ。また、Parkinson 病統一スケール(unified Parkinson's disease rating scale;UPDRS)[4] は運動症状、非運動症状、ADL 能力などを総合的に評価することができ、その改訂版である MDS-UPDRS は"疲労感"などの非運動症状や"ドパミン調節異常症候群"などの概念が盛り込まれている。最近では ADL を測定する modified Schwab & England activities of daily living scale(Schwab & England Scale)、QOL を測る Parkinson's disease questionnaire(PDQ)-39、運動症状と非運動症状をピックアップする MASAC-PD31、非運動症状を包括的に評価する Non-Motor Symptom Questionnaire(NMS Quest)などが活用されている。すくみ足(freezing of gait questionnaire;FOG Questionnaire)、睡眠障害(Parkinson's disease sleep scale;PDSS)、疲労感(Parkinson's fatigue scale;PFS)、アンヘドニア(快感消失症)(Snaith-Hamilton Pleasure Scale;SHAPS)などに特化したスケールも存在する[5]。

3 治療法の概要

PD に対する主たる治療法は薬物療法とリハビリテーションである。現在、効果的な薬が数多く開発され、多くの患者は薬を調整しつつ仕事や家事を続けている。症状の進行と廃用性機能低下を防ぐには薬物療法とともに早期からの継続的なリ

表 14-1　Parkinson 病の臨床的症度分類

Hoehn-Yahr の重症度分類		生活機能障害度	
ステージⅠ	一側性障害のみ．通常，機能障害は軽微，またはなし	Ⅰ度	日常生活，通院にほとんど介助を要しない
ステージⅡ	両側または身体中心部の障害．ただし，身体のバランスの障害は伴わない		
ステージⅢ	姿勢反射障害の初期徴候がみられるもの．これは患者が歩行時に向きを変えるときの不安定や，目を閉じ足を揃えて立っている患者を押してみることで明瞭となる．身体機能はやや制限されているものの，職業の種類によっては，ある程度の仕事が可能である．身体的には独立した生活を遂行することができ，その機能障害はまだ軽微ないし中程度にとどまる	Ⅱ度	日常生活，通院に部分介助を要する
ステージⅣ	病気が完全に進行し，機能障害は高度．患者はかろうじて介助なしで起立および歩行することはできるが，日常生活は高度に障害される		
ステージⅤ	介助がない限り寝たきり，または車椅子の生活を余儀なくされる	Ⅲ度	日常生活に全面的な介助を要し，独立では歩行起立不能

〔厚生省保健医療局疾病対策課監修，難病医学研究財団企画委員会編：難病の診断と治療方針 1，pp194-203，六法出版，1997 より〕

ハビリテーションが重要である．このとき，運動機能の改善だけでなく動作指導，好きな趣味や外出機会をもつなどの日常生活の活性化，物理的・人的環境の整備など総合的な指導が必要である．やがて症状が重度になれば誤嚥性肺炎や転倒，骨折などの合併症を防ぐ工夫も必要になる．

罹患期間が長期となり，薬効や副作用の問題が生じたときには脳深部刺激療法（DBS）などの外科的療法を行うこともあるが，治療の進歩により，最近では発症から 10 年以上経ても軽介助で生活可能な人も多く，平均寿命も一般的な人々とほとんど変わらないほどになっている．

Ⅱ　指導と介護

PD 患者の症状は個別性が高く，患者に応じた指導と介護を行うことが重要である．

A．コミュニケーション

話し方は小声で早口，抑揚がなく発音が不明瞭になりやすい．表情や発声に関与する筋のトレーニングを行うとともに，姿勢を正す，短く区切っ

て話す，語尾をはっきりと発音する，相手の表情を見て話すことを意識するよう指導する．また，言葉が出にくく会話の間があくことがある．話し相手は患者の言葉をゆっくりと待ち，言葉が不明瞭でわかりにくいときには「もう一度お願いします」など丁寧な言葉で促すよう心がける．

筆圧が弱く，字も小さくなりがちなため筆記用具を工夫する．一般的に柄が太く握りやすいペンが有効だが，鉛筆やボールペンより筆や万年筆が書きやすい場合もあるため複数の筆記具を試用して選択する．ノートは明瞭な罫線のあるものを用いると文字の大きさや傾きを意識しながら書くことができる．

携帯電話やパソコンは記録や情報収集だけでなく他者とのコミュニケーション，仕事や買い物など，さまざまな日常生活に役立つツールである．パソコンはマウス操作に困難を生じることが多くカーソル操作をキーボードで行える機種を選択するとよい．タッチパネル式画面のスマートフォンやタブレット型パソコンは便利だが不随意運動がある場合はむしろボタン式が操作しやすい．

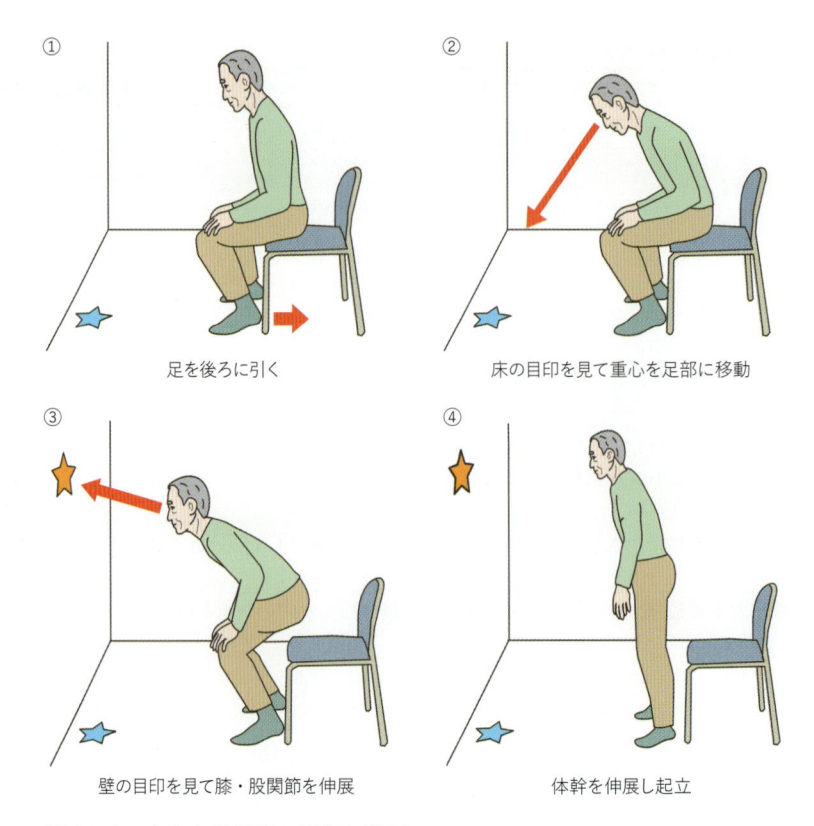

① 足を後ろに引く
② 床の目印を見て重心を足部に移動
③ 壁の目印を見て膝・股関節を伸展
④ 体幹を伸展し起立

図14-1　立ち上がり時の目印の利用

B. 起居・移動

　寝返り，起き上がりは歩行と同じく困難になりやすい動作である．

1 寝返り・起き上がり

　動作は一つひとつの運動を意識して順序よく行うよう指導する．寝返るときには頸部，上部体幹，腰部の順に（あるいは逆の順序で）回旋すること，起き上がりは側臥位になり下肢をベッドから下ろす，次に肘を伸展し（あるいはベッド用手すりを持ち）体幹を起こすよう指導する．このとき，顔を向ける方向，手を伸ばす方向，ベッドに手を置く（あるいは手すりを握る）位置，そして力を入れるタイミングを具体的に指導することが動作の維持改善に有効である．床上では背臥位から腹臥位，四つ這い位となり起き上がる動作が行いやすい．

　寝返りと起き上がりを容易にするため適度な硬さの布団やマットを用いる．これは睡眠障害の一因となる腰痛などの不快感を防ぐことにも役立つ．掛け布団も寝返りを妨げないよう軽く暖かいものを選び，滑りのよいカバーをかけて用いる．必要に応じて布団をめくる，反対に布団を掛ける動作を練習する．背部と脚部の角度と高さが調節可能な特殊ベッドは起き上がりや立ち上がり動作を容易にし，介護者の負担軽減にも役立つため比較的早期からの導入を検討する．

2 立ち上がり・着座

ⓐ 立ち上がり

　立ち上がりは，① 足部を後ろに引く，② 股関節を屈曲して上半身を前傾させ重心を足部に移す，③ 膝と股関節を伸展して ④ 体幹を起こす運動からなる動作である．各運動とタイミングを意識して行うよう指導・介護する．足を引く位置や顔を向ける方向を示す目印の利用，タイミングのよいかけ声も効果的である（**図14-1**）．

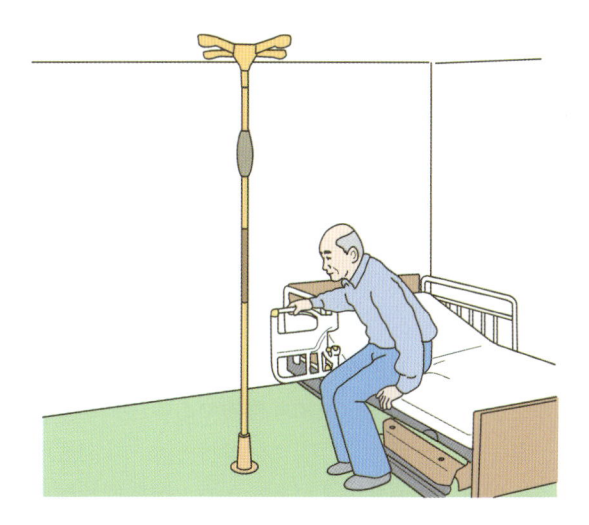

図14-2　ベッド用手すりと床-天井固定手すり

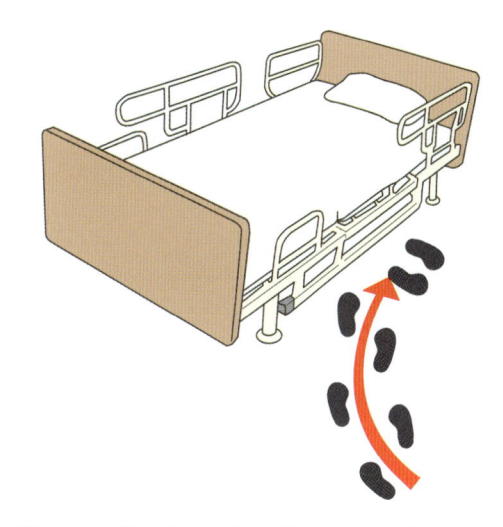

図14-3　斜め方向からアプローチする方法

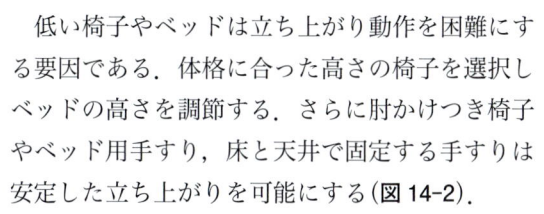

　低い椅子やベッドは立ち上がり動作を困難にする要因である．体格に合った高さの椅子を選択しベッドの高さを調節する．さらに肘かけつき椅子やベッド用手すり，床と天井で固定する手すりは安定した立ち上がりを可能にする（図14-2）．

　立ち上がるときには身体を前傾させるため，前方に十分な空間が必要である．壁や家具が動作を妨げないようベッドや椅子を配置することが必要である．

❺着座

　着座は，ベッドや便座などの対象物に接近し，方向転換して臀部を座面に下ろす動作である．このとき対象物に接近しすぎる，反対に適切な位置まで接近せず対象物に手を伸ばしてバランスを崩すなどの問題が生じる．このように身体と対象物との位置関係の調節が問題となる場合には，近づくべき位置を示す線や足形を床に貼付する．さらに，多くの患者は方向転換が難しい．方向転換時の角度を少なくするため，ベッドなどの対象物に斜め方向からアプローチする方法を指導する（図14-3）．

　これは，180度の方向転換を必要とせず患者も比較的安心して行える方法である．しかし，トイレなどの狭い空間での方向転換はやはり困難になりやすい．このときにも足の向きや順序を示す足形を利用する．

　さらに，方向転換すべき方向の壁に目印を貼付し，それを見ながら身体をひねることを意識するよう指導する．

　着座の際は事故の危険性を低減するため，膝と股関節を曲げて十分に重心を下げた後ゆっくりと臀部を下ろすよう指導する．このとき，前述の縦型手すりが有用である．また，普段使用する椅子は肘置きがあり基底面が広く安定したものを選択する．ベッドマットは縁がやわらかすぎると腰掛けたときに滑り落ちる恐れがあるため，硬さを確認して選択する．

　滑りにくく安定して座ることができる椅子やベッド，そして手すりは，患者に安心感を与え，その安心感がスムーズな動きを可能にする．

③歩行

　姿勢は前屈みでステップが小さく歩行速度が遅い（小刻み歩行），加速して止まれない（突進現象），歩き始めや狭い場所で足がすくむ，歩行中に手の振りが少ないなどの障害が知られている．さらに，物を持ちながら歩く，話をしながら歩く，方向転換する，カーブに沿って歩くなどの動作が苦手である．一方，平地歩行は困難でも視覚刺激となる線や階段があれば歩きやすいという特徴（矛盾性運動）もある．

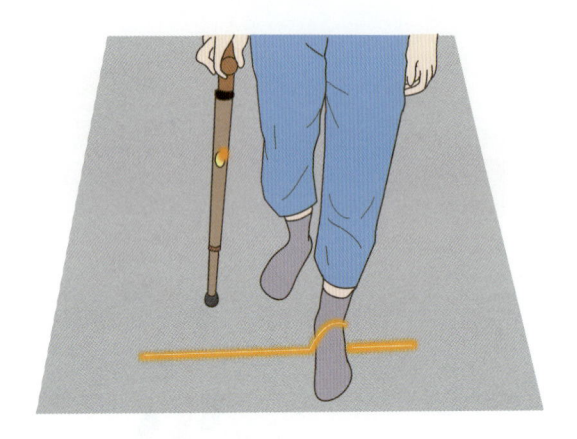

図 14-4　レーザー発光杖

歩行時の姿勢を修正するには，全身の柔軟性と筋力トレーニングの継続が重要である．特に股関節と体幹の伸展，胸腰部の回旋は歩行に重要な要素である．

歩行時は姿勢だけでなく運動手続きとリズムを意識して行うよう指導する．歩き始めは片側の足に重心を移動する．次に反対側の股関節を屈曲して足を踏み出し，つま先を上げて踵から接地する．大股で歩くには手を振って体幹を回旋させるなど，患者に応じた具体的運動手続きの指導が有効である．方向転換は，いったん立ち止まり，体の向きを変え，その後再び歩き出すよう動作を区切って行う方法を指導する．介護者は「歩きましょう，向きを変えましょう」と促すのではなく，動かす部位と手順をわかりやすい言葉で促すことが有効である．すくみ足が生じたときは床上の目印をまたぐよう意識する，片足を一度後方に引いてから前方に踏み出す，踏み出す方向を変化させるなどの対処方法を指導する．歩行速度や歩行リズムの改善には音楽やかけ声など聴覚刺激の使用が効果的である．

狭い場所では足のすくみが生じやすいため，廊下やリビングを整理し，床面に 45〜55cm 間隔の線を引くことも有効である．歩行時は物を手に持たずショルダーバッグやリュックサックを活用する，靴はつま先が引っかかりにくく柔軟性のある物を選ぶ．歩行時に介護者は急に声をかけない，

などの配慮は転倒防止のためにも必要である．

歩行時に杖を用いることも多いが，その目的は歩行リズムを保つ，前方への加速を和らげる，周囲の人に注意を促すなどさまざまである．一般的に軽量で握りやすく杖先の滑りにくいものが適しているが，両手に長めの杖を持って歩くことで姿勢が安定し小刻み歩行も改善することがあるため，個人の歩行パターンや使用目的を考慮して選択する．すくみ足を改善するためには，またぐ動作を促すレーザー発光杖も有効である（図 14-4）．

キャスターつき歩行器やシルバーカーは突進現象出現時に転倒リスクがあるため，速度抑制機能のある歩行器や交互型歩行器を使用することが多い．

C.　姿勢管理

頸部，体幹は前屈し，膝関節，股関節，肘関節が軽度屈曲しているのが患者の特徴的な姿勢である．また，座位で食事などの作業に集中していると次第に姿勢が傾くことも多い．しかし，姿勢に対する患者自身の気づきは低下しており，これが形態的変化など二次的障害の要因となっている．良姿勢を保つには，自身の姿勢を意識し修正する機会を増やすこと，たとえば，全身を映す鏡で頻繁に確認する，壁に体の背部（踵，臀部，背中，肩，頭部）を密着させて立つ，壁の時計や柱の垂直線を意識して姿勢を修正するなどの方法を指導する．

また，頻繁に使用する椅子や車椅子は骨盤の後傾を防ぎ，大腿部と体幹をしっかりサポートできる機種を選択する．良姿勢を保つためクッションなどの座位保持用具を利用することも有効である．

D.　セルフケア

1 食事（摂食・嚥下）

食事では，食具の操作，口腔への取り込み，そして嚥下が困難になりやすい．箸を使用するとき

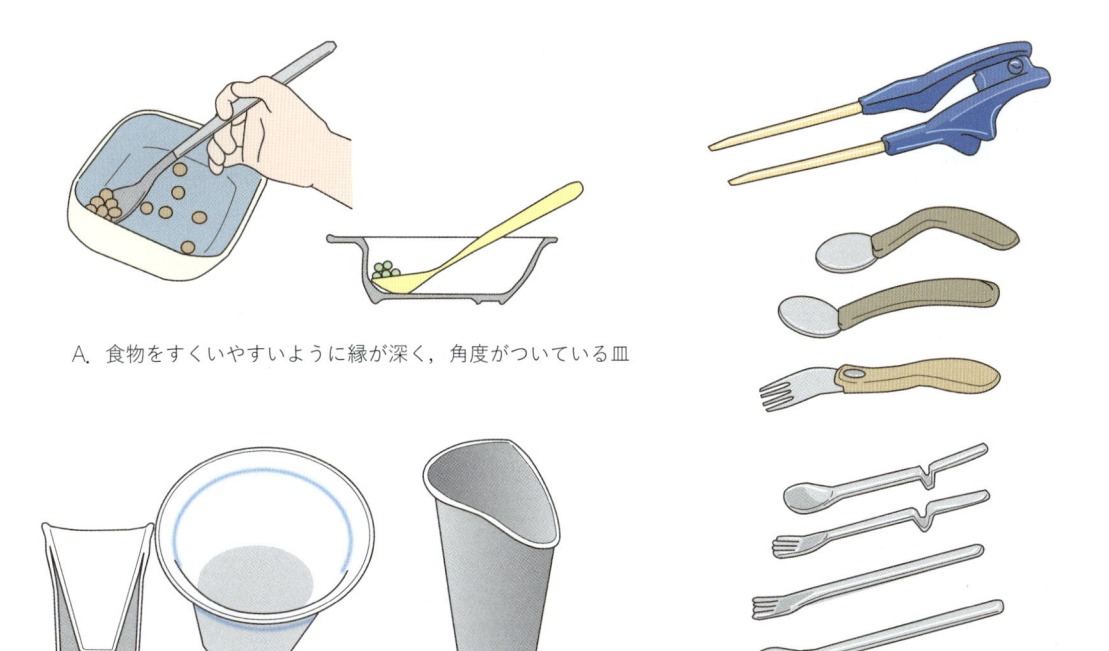

A．食物をすくいやすいように縁が深く，角度がついている皿

B．頸部を後屈せずに飲むことができるコップ

C．食物をつかみやすく，握りやすい箸やスプーン，フォーク

図 14-5　すくいやすい皿などの食具

は握り方と操作方法を食事中に意識して修正するよう指導する．箸操作が困難であれば，バネ箸や障害者用に開発されたスプーン・フォーク，軽量で持ちやすいコップなどを利用する．両手動作に困難が生じやすいため，すくいやすい形状の皿は有用である（**図 14-5**）．また食物を口に運ぶとき，口元で箸先が見えなくなるとこぼしやすい．食べ物を口から迎えにいかず良姿勢を保ち，食物が口に入るまで箸先を注視して動作するよう指導する．必要に応じてエプロンを用い，振戦があるときには肘をテーブルにつけ，手の動きを安定させて動作するよう指導する．振戦が強いときには加速度計とスタビライザーを用いて揺れを減少させるスプーンも利用できる[6]．

　嚥下障害は誤嚥性肺炎や栄養障害の原因となるため，食前に嚥下に関与する筋や関節の運動を行い，予防することが重要である．また，適量を口に入れる，よく咀嚼して食塊を形成する，口を閉じ舌の働きで食塊を喉の奥に送り込むという一連の嚥下運動を意識して行うよう指導する．介護す

るときも，一口量を少なくし，確実に嚥下したことを確認して次の一口を提供する．さらに，ストローの使用や水分にとろみをつけることが誤嚥を減らすので，食材の選択や調理方法の指導も重要である．食事の際に良姿勢を保つ椅子と適切な高さ・広さの机を用いることは上肢の動きだけでなくスムーズな嚥下にも効果的である．食後には誤嚥性肺炎を防ぐためうがいや歯磨きを行うよう指導する．

2 整容

　化粧，ひげ剃り，歯磨きなど道具を身体に合わせて行う動作が困難になりやすい．鏡を見ながら手で顔を触り，用いる道具の向きを考えながら行うよう指導する．歯ブラシを交互に反復して動かせないときは一方向だけの動きを意識し，洗顔時に両手の動きが滞る場合には片手動作で行うよう指導する．口腔内の衛生を保つには電動歯ブラシや水流式歯間ブラシを活用する．立位で洗顔，歯磨きを行うときは洗面台に腹部を押しつけ，家具や手すりを利用して身体を安定させて行うよう指

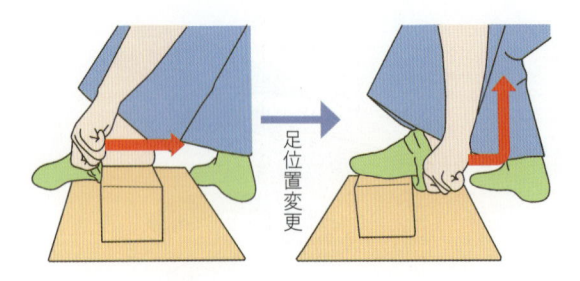

図 14-6　台の上に足を乗せて靴下を履く方法
矢印は力を入れる方向.

導する．椅子座位で行うときは，狭い場所でも使いやすい折りたたみ椅子が適している．

3更衣

椅子や手すりを用いて安定した姿勢で行うよう指導する．衣服は身体を締めつけないよう伸縮性があり滑りのよい素材を選び，発汗が多いため下着も吸湿性，放湿性のよいものを用いる．着衣は動きにくい側の手足から行い，動きやすい側から脱ぐよう指導する．かぶりシャツは左右の手をとおした後に頭をとおし，脱ぐときは逆の順序で行うよう指導する．手足を袖・裾にとおすとき，手足が見えないと動作が滞ることがある．このとき，袖と裾を輪状にたぐって行うと動作が改善する．ボタン，ホック，ベルトのとめ外しなど両手で行う動作は困難になりやすい．上着は面ファスナー式やファスナー式，ズボンはウエストゴム式やサスペンダー式にすると着脱が容易になる．

ズボンの尻の部分を引き上げる，上着の裾を背部で整えるなど衣服と身体を視覚的に確認しにくい位置で行う動作も困難になりやすい．鏡を利用して動作すること，身体の形（臀部のふくらみなど）を考えながらズボンをつかんだ手を動かすよう指導する．

上着をたくし上げながらズボンを上げ下げすることも困難になりやすい．上着は長すぎず，ズボンやパンツの操作を妨げないものが適している．裾の広いズボンや長丈のスカートは足にまとわりつき歩行の妨げになることがあるので避けたほうがよい．

靴下を履く動作はベッドや椅子に座って行う．

足組みが困難であれば高さ 20〜30cm の台に足を乗せてつま先に靴下をかぶせ，次に踵を入れる手順で行う．このとき靴下を引っ張る方向の変化を意識して行うよう指導する（図 14-6）．

靴の着脱も安定した姿勢で行えるよう，玄関には椅子や手すりを設置し，長い靴べらを利用する．靴は足にフィットし軽量で着脱しやすいものを選択する．

4排泄

便秘は患者にとって頻度の高い非運動症状であり，体調不良や薬効低下の要因となる．十分な水分とバランスのよい食事，そして適度な運動が必要である．しかし，頻尿や切迫性尿失禁もおこりやすいため必要以上に水分を制限し外出も控えるなど不適切な対応をしている場合もある．規則正しく，そして早めにトイレに行く習慣をつけるよう指導し，失禁の程度に応じた尿パッドやパンツの使用を助言する．

また，排泄動作の改善にはトイレや廊下の改修，衣服の工夫などが欠かせない．動線上の床面にすくみ足を改善する線を引き，壁面には手すりや夜間に足下を照らす照明を設置することでトイレまでの移動は容易になる．また，ドアは開き戸よりも引き戸が動作しやすいので必要に応じ改修を行う．ドア開閉時にバランスを崩しやすいときは，立つ位置を示す目印を床に貼付し，ドア横に手すりを設置することで転倒を防ぐことができる（図 14-7）．

便器はドアに対し 90 度の位置にあれば方向転換時の角度が少なくアプローチしやすい（図 14-8）．トイレ内には立ち上がり，方向転換，座位保持を容易にする壁手すりや床設置式手すりを設置し，必要に応じて床に足形や目印を貼付する．排泄後の始末には温水洗浄便座と洗浄リモコンつき便座が便利である．ベッドサイドでポータブルトイレを利用するときは，基底面が広く安定した座位保持が可能な機種を選択する．

5入浴

浴室は滑りやすいため早期から手すりや滑り止めマットなどを利用する．これは患者の転倒不安

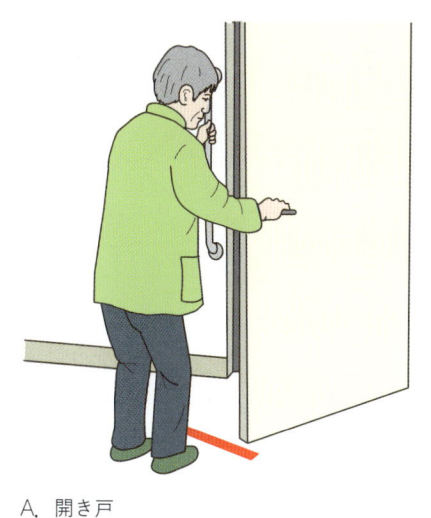
A. 開き戸

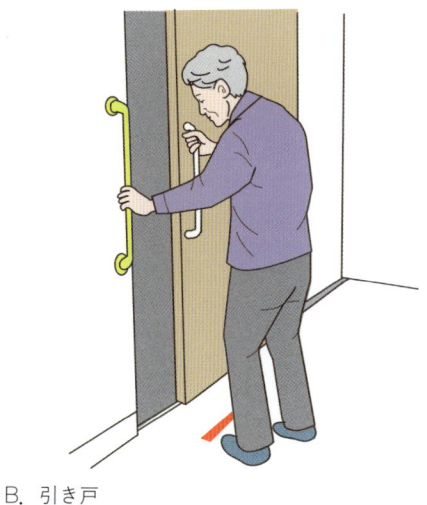
B. 引き戸

図14-7　転倒防止のための目印と手すりの設置

を軽減しすくみ足を防ぐことに役立つ．手すりや段差が見えやすいよう浴室内の照明を明るくすることも動作改善に役立つ．洗体，洗髪時に手に力が入らずしっかり洗えないときは，安定した姿勢で行えるよう浴室用椅子を使用する．さらに，ループつきタオルや洗髪ブラシなどを利用する．身体や頭を洗うときには，手を早く動かそうとせず，一方向の動き（こすり上げるまたはこすり下ろす）を意識して行うよう指導する．洗体，洗髪時の両手動作が困難なときには片手で行うよう指導する．

　浴槽への出入りは，浴槽と同じ高さの入浴用椅子や浴槽の縁に腰掛けて行う方法，あるいは簡易浴槽手すりや壁手すりを持ってまたぐ方法を指導する．またぐ方法を指導するときは，洗い場と浴槽内の高低差を補う踏み台や浴槽内の踏み台や滑り止めマットを設置する（**図14-9**）．

　脱衣所で身体を拭く動作も安定して行えるよう椅子を利用する．冬場は湯冷めを防ぐための暖房設置あるいは拭き取り動作を省略するためにバスローブの利用も検討する．

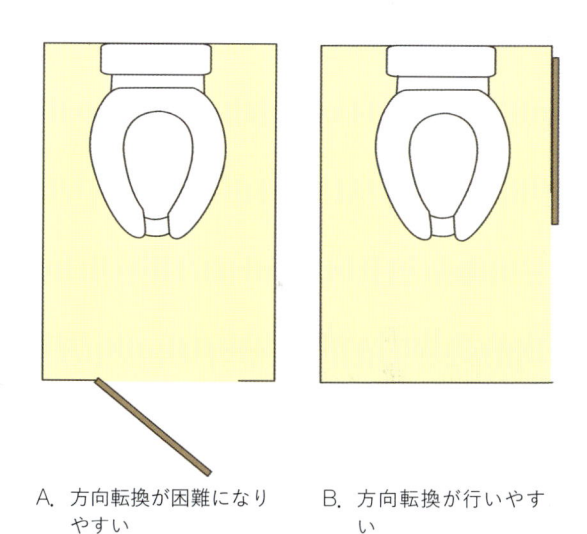
A. 方向転換が困難になりやすい

B. 方向転換が行いやすい

図14-8　方向転換に影響する便器とドアの位置関係

E.　家庭生活

1買い物

　病初期から料理メニューを考え必要な食材を買い揃えることに困難を感じる患者も多い．料理本やインターネットなどの情報活用，さらには料理素材や食事の宅配サービス利用も有効である．

　買い物時に生じる問題は，カートを利用しながらの移動，レジでの支払い，買った物の袋詰めな

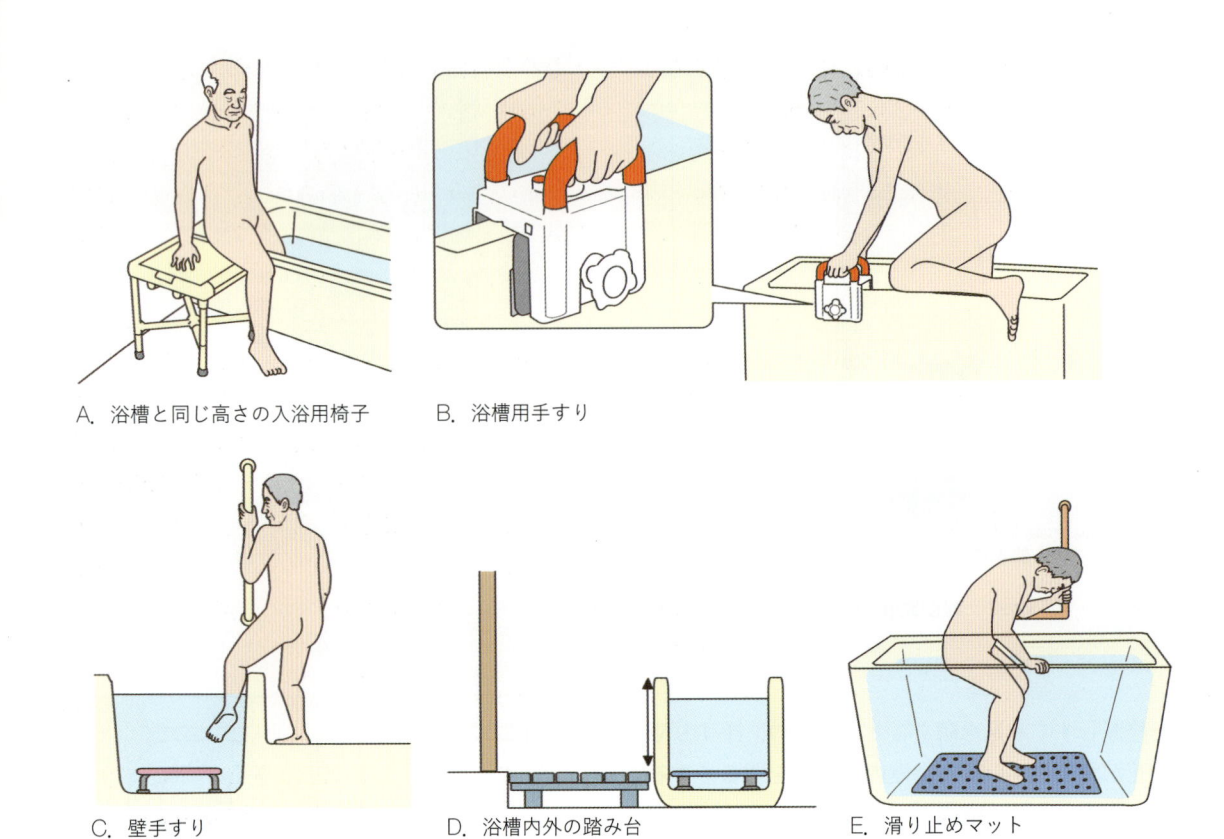

A. 浴槽と同じ高さの入浴用椅子　　B. 浴槽用手すり

C. 壁手すり　　　　D. 浴槽内外の踏み台　　　　E. 滑り止めマット

図 14-9　浴槽のまたぎ動作と入浴用具

どである．比較的通路の広い店を選び，空いた時間帯の利用，大きめの安定したカートの利用，支払い時のカードの活用を勧める．形が変化するビニール袋に商品を詰めることが困難なときにはバスケット型マイバックを活用するよう指導する．

② 調理

調理時には，おにぎりをつくれないなどの両手動作の困難，煮物をしながら炒め物をつくると焦がしてしまうなど同時に複数の動作を行うことの困難が生じる．正しい両手運動を意識して行う，時間はかかるが一つひとつの動作を順に行うよう指導する．調理の手続きを示した写真やイラストを見ながら行うことも有効である．調理器具や食器は割れにくいものを選び，手の届きやすい位置に配置することも動作をスムーズにする．

③ その他

掃除や整理整頓に時間がかかることが多い．曜日別に掃除する場所を決め，不要な物品を整理し，物品は同じ場所に片付けるよう指導する．洗濯物を畳むことに困難が生じたときは左右の手を動かす手順を意識しながら行うよう指導する．

F．社会生活

公共交通機関の利用時は小銭の取り出し，券売機の利用に困難が生じやすい．IC カード乗車券の使用を勧める．改札機の手前で足がすくむときには左右の手で改札機を触り，とおる幅を確認するととおり抜けが容易になる．乗車時は手すりを把持できる場所を選び，降車時は降りる数駅手前からドア方向に足を向けるなど準備をしておくとスムーズに動き出せる．車椅子利用時には各公共交通機関の駅や空港に連絡すれば支援を受けることができる．

自動車を利用する患者は多いが，車幅がわかりにくい，枠内への駐車や幅寄せがしにくい，狭い

ところをとおりにくい，運転中に片側に偏るなどの問題が生じる．とっさの判断が遅れる，急ブレーキが踏めない，急な眠気が生じるなどの問題が生じれば安全性を優先し，運転は控えるよう指導する．

　特に長期の服薬によって症状の日内変動が大きくなっている場合には，薬が効いている時間帯に外出や買い物を行うよう指導する．このためには，服薬，薬効時間帯を含む一日の生活時間を詳細に把握することが必要である．

III　住環境の整備

　整備の目的は転倒を防ぎ動作を容易にすること，そして介護者の負担を軽減することである．このため，屋内を整理整頓し，つたい歩きなどの動作が行いやすいよう家具や物品の配置を変更する．必要に応じて目印となる線や足形を床や壁面に貼付する．介護保険などの制度を活用してトイレや浴室の段差解消，屋内各所への手すり設置などを行うときには，特殊ベッド，入浴用椅子やポータブルトイレなどの福祉用具の利用もあわせて検討することが必要である．

　PD患者は新たな手続きの学習が困難になりやすいため，住環境整備と福祉用具の導入は早期から行うことが望ましいが，比較的症状が進行した時期には玄関や浴室で習慣的に手を添えている場所を確認して手すり設置するなど，慣れた動作をできるだけ変更しないよう配慮した住環境整備が有用である．

IV　留意事項

　PD患者の症状は個別性が高く，患者に応じた指導と介護が必要である．各人の生活時間を確認し，一日の薬効時間を考えた活動スケジュールを指導する．できるADLの継続，さらに趣味や仕事の継続は心身機能の低下予防に有効である．不活発で消極的な生活に陥ることのないよう，積極的な社会参加を続けることも指導する．

　介助者は患者ができる動作を制限しすぎず，リスクを考慮しつつも過介助にならないよう注意する．動作介助を行うときには言葉の用い方，視覚刺激の用い方に注意する．「立ちましょう」ではなく，「足を後ろに引く」「体を前に倒して足部に重心を移す」「身体を起こしながら膝を伸ばす」など患者が身体の動きと手順を想像できる具体的言葉を用いる．動作の促しにタイミングのよい声かけや目印は有効だが，せかすこと，叱責することは動作を妨げる．本人のペースを優先し動作開始準備ができるまで待つことが必要である．さらに，物理的環境，人的環境に配慮して患者の不安を取り除くことがスムーズな動作介助に有効である．

V　課題

　生活機能の維持には医療管理とリハビリテーション，住環境整備，適切な介護が継続的に提供されることが必要である．このとき医療保険制度，介護保険制度，障害福祉サービス制度などを活用する．PD患者が利用できる制度は今後も変更が見込まれるため最新情報を収集し，有効な制度を活用して支援することが重要である．

引用文献

1) 特定疾患医療受給者証所持者数，難病情報センター．http://www.nanbyou.or.jp/entry/1356（参照 2014.11.29）
2) 原田俊英：疫学と治療 パーキンソン病の動向と最新療法．高畑進一ほか編：パーキンソン病はこうすれば変わる─日常生活の工夫とパーキンソンダンスで生活機能を改善．pp44-58，三輪書店，2012
3) パーキンソン病関連疾患，難病情報センター．http://www.nanbyou.or.jp/entry/314（参照 2014.11.29）
4) 折笠秀樹ほか：Parkinson病の重症度を測る日本語版 unified Parkinson's disease rating scale（UPDRS）の信頼性評価．神経治療学 17：577-591，2000
5) 野川 茂：パーキンソン病への臨床スケールの活用．成人病と生活習慣病 38(8)：935-943，2008
6) パーキンソン病や本態性振戦の患者さんの食事を支援するスプーン『Liftware Stabilizer』，看護師のためのライフスタイルWebマガジン Lilie．http://lilie.jp.net/archives/498（参照 2014.11.29）

15 高次脳機能障害

高次脳機能障害に対するADL介入では，① 現実的な目標を小刻みに立てる，② できていることを活かす，③ 本人と家族に適切な助言と心理的支持を行う，④ 物的・人的，双方の環境を調整することが大切である．

本項では，半側空間無視，視覚失認，Bálint症候群，Gerstmann症候群，失行，前頭葉性の動作障害，遂行機能障害，失語を中心とするコミュニケーション障害について，指導と介護のポイントを述べる．

半側空間無視

I 障害の概要

半側空間無視(unilateral spatial neglect；USN)は，病巣の反対側にある刺激に気づかない，注意を向けられない現象である．損傷部位は，下頭頂小葉，中大脳動脈領域，前大脳動脈領域，後頭葉と視床を含む後大脳動脈領域，前脈絡叢動脈領域など多彩であり，それぞれ無視の様相が異なる．左半球病変よりも右半球病変で多く認められ，重度かつ持続性の無視を示す傾向にある[1]．

無視される空間については，身体中心軸，環境中心軸，対象中心軸という3つの座標軸が想定されている(図15-1)[2]．また，無視の発現機序から，① 知覚性無視(知覚表象の統合障害)，② 表象性無視(脳内での情報の再現障害)，③ 注意性無視(覚醒水準の低下)，④ 前運動性無視(運動的探索の障害)などに分類される[3]．

II 指導と介護

A. 起居・移動

表15-1は，長山ら[4]によるADLにおける無視症状の評価表である．⑤ から ⑨ の項目が起居・移動に関連する．重度の無視では，無視側(患側)上肢を体の下に巻き込んだり，下肢をベッドから下ろすのを忘れて起き上がれなかったりする．また，無視空間からの情報不足とそれに対する恐怖感が，非無視側(健側)の四肢・空間に依存した非対称姿勢につながることもある．基本的な対応を以下に示す．

ⓐ 外傷を予防する

① 患側上下肢を良肢位に保持する．

② ベッド柵とマットレスの間にタオルやクッションを挟む．

ⓑ 無視側の身体・空間への意識を高める

① 寝返り，起き上がりの準備として関節可動域訓練を行い，患側の四肢，体幹の動きに注意を向ける．体幹の回旋は，安心して動かせる左右対称な空間の存在を意識づける(図15-2)．

ⓒ 無視側の対象に気づきやすくする

① よく利用する場所までの動線上や出入り口に目印をつける．

② 車椅子のブレーキやフットサポートを色テープで目立たせる．ブレーキレバーを長くする．

③ 見える位置から声をかけ，障害物に視線を誘導して確認を促す．

ⓓ 他の手がかりや方略を活用する

① 体の正中を通る線や壁などを手がかりに垂直方向を意識して座位・立位姿勢を保持する(図15-3)．

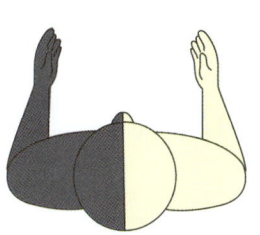
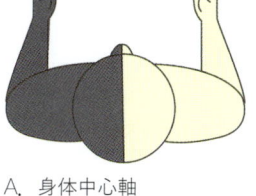
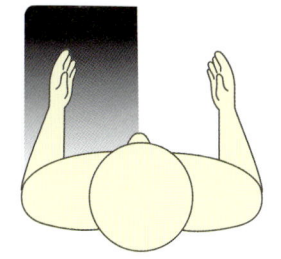
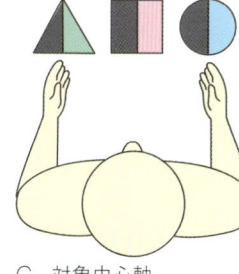

A. 身体中心軸　　　　B. 環境中心軸　　　　C. 対象中心軸

図15-1　無視される3つの空間
それぞれの軸を境として，網掛け部分が無視される．
〔福武敏夫ほか：半側空間無視．河村　満編：急性期から取り組む高次脳機能障害リハビリテーション．pp81-92，メディカ出版，2010より一部改変〕

表15-1　Catherine Bergego Scale（CBS）の日本語版：ADLにおける無視症状の評価表

（1）整髪または髭剃りの時に左側を忘れる
（2）左側の袖を通したり，上履きの左側をはくときに困難さを感じる
（3）皿の左側の食べ物を食べ忘れる
（4）食事の後，口の左側を拭くのを忘れる
（5）左を向くのに困難さを感じる
（6）左半身を忘れる
（7）左側の音や左側にいる人に注意することが困難である
（8）左側にいる人や物にぶつかる
（9）よく行く場所やリハビリ室で左に曲がるのが困難である
（10）部屋や浴室で左側にある所有物を見つけるのが困難である

0点：無視なし，1点：軽度無視（ときどき），2点：中等度無視（明らか），3点：重度無視（全く探索できない）
〔長山洋史ほか：日常生活上での半側無視評価法Catherine Bergego Scaleの信頼性，妥当性の検討．総合リハビリテーション39（4）：373-380，2011より〕

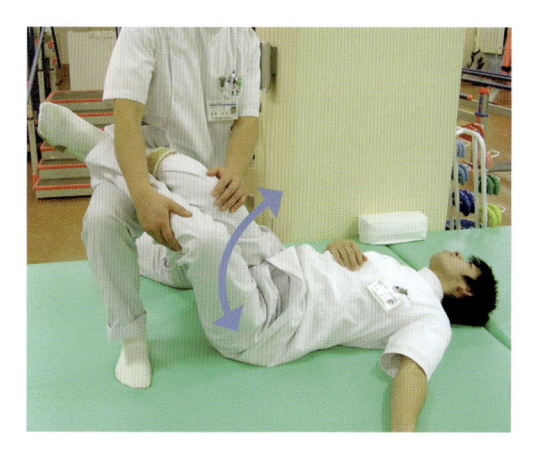

図15-2　無視側への刺激入力（四肢・体幹の関節可動域訓練）
寝返り，起き上がり動作の準備を兼ねる．無視側四肢への意識を高めるほか，左右の空間，運動可能な範囲の認識，恐怖感の軽減につながる．無視方向への体幹の回旋が症状の改善につながるとの報告もある．

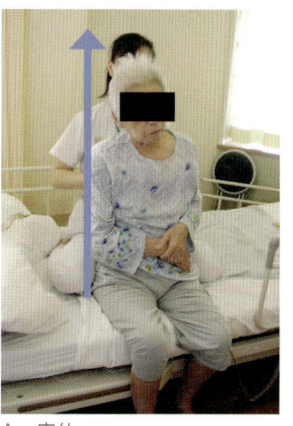

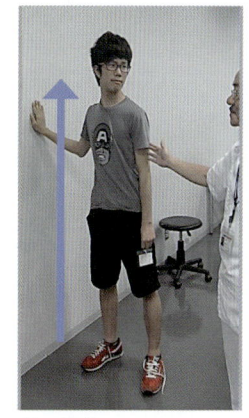

A. 座位　　　　　　B. 立位

図15-3　垂直方向への意識づけ
A：体の正中線，垂直方向を意識してもらう（例：垂直方向にテープなどの目印を貼付した鏡を設置．天井に向けてまっすぐ姿勢を正すよう促す）．骨盤を支持し，安定した体重のかけ方を誘導する．
B：体の正中線，垂直方向を意識してもらう（例：座位と同様）．非無視側の壁面に体を添わせるように促す．

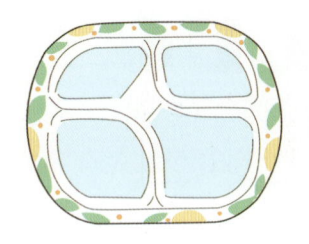

鮮やかな縁取りのついたワンプレート

卓上ターンテーブル
A．自助具を使う（食事）

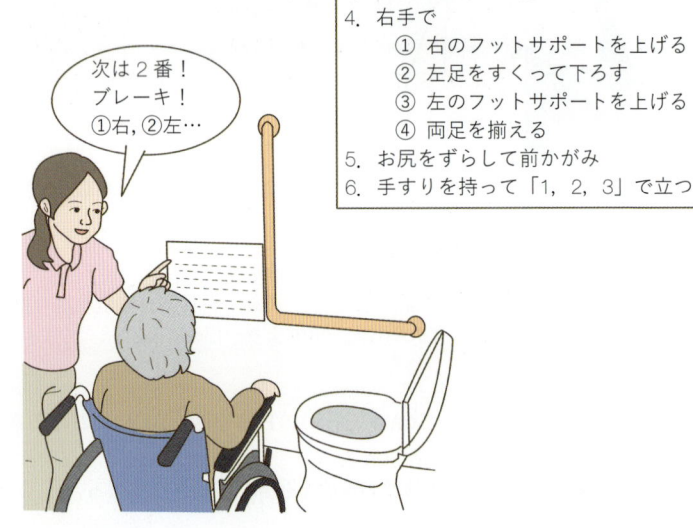

1. 車椅子を便器に直角にセット
2. 右手で　① 右ブレーキ　② 左ブレーキ
3. 左手はおなかの前
4. 右手で
   ① 右のフットサポートを上げる
   ② 左足をすくって下ろす
   ③ 左のフットサポートを上げる
   ④ 両足を揃える
5. お尻をずらして前かがみ
6. 手すりを持って「1, 2, 3」で立つ

次は2番！ブレーキ！①右, ②左…

B．手順を統一する（トイレ移乗）

図 15-4　セルフケアにおける工夫
A：いずれもホームセンター，福祉用具を扱う店で購入可能．卓上ターンテーブルに直接食器を置く場合は，縁のあるものを選ぶと安定する．
B：手順書は確実に目に入る位置に貼る．注意をひく工夫（例：紙や文字をカラーにする，文字を大きくする）も有効である．最初はセラピストが一手順ごとに指差しながら声に出して読み，確認を促す．

② 患側上下肢や無視空間内の動作を一連の手続きに組み込んで覚える（例：体動時は患手を前にもってくる，車椅子ブレーキとフットサポートの操作順を決める）．

B．セルフケア

　表 15-1 の項目（1）〜（4）（10）が該当する．主な対応は以下のとおりである．
ⓐ落ち着いて取り組める条件を整える
① 精神的負荷をかけない（例：急がせない，叱らない）．
② 非無視側からの刺激を減らす．
ⓑ無視側の対象に気づきやすくする
① 無視側と病室の入口が同じ向きになるよう，ベッドの位置を調整する．
② 整容，食事，入浴で使う物はそれぞれ取り出しやすい容器にまとめ，目印をつける．

③ 食事用の自助具を使う（**図 15-4A**）．
④ テーブルと食器，食器と食材の色にコントラストをつける．
⑤ 整容の仕上がりは鏡を使ってチェックするように促す．
⑥ よく使う物品や設備を見つけるヒントを見えやすい位置に掲示する（例：「ナースコールはテレビ側のベッド柵」）．
⑦ テレビを無視側に設置して興味のある番組を見る．
ⓒ対応，手順を統一する
① ベッド回り，洗面台などを整理整頓し，物の置き場所を決める．
② トイレ動作，更衣，洗体はできるかぎり同じ手順で行う（**図 15-4B**）．
③ テーブルに患手をのせる，健手で患手を支えて一緒に動かす，（麻痺が軽度ならば）患手を使うなど，無視空間での上肢の使用を習慣づける．

C. 家庭生活

　自宅は慣れ親しんだ環境である反面，刺激の種類・量の調整が難しい．病院でできたことが退院当初にできなくても，叱咤は禁物である．環境への適応には一定の期間を要することを家族に助言する．家庭でのかかわり方の例をあげる．

① 重度例では，無理に無視側を向かせるとかえって無視症状を助長することがある．会話や介助の声かけは非無視側から始め，続いて正面，無視側へと追視・注視可能な範囲を広げる（図 15-5）．

② 慣れない場所や刺激の多い環境で無視はおこりやすい．声かけ，誘導を丁寧に行う．

③ 貴重品やよく使う物は決まった場所に置き，収納場所に目印をつける．

④ 居室，寝室，台所，洗面所などを整理整頓し，置き場所や目印を工夫して必要な物を見つけやすくする．

⑤ 新聞の見出しなど，縦書きで比較的大きい文字の短文は読みやすい．最終行や行頭，無視側のページの縁にアンカー（注意を促す印）を付けて音読する．

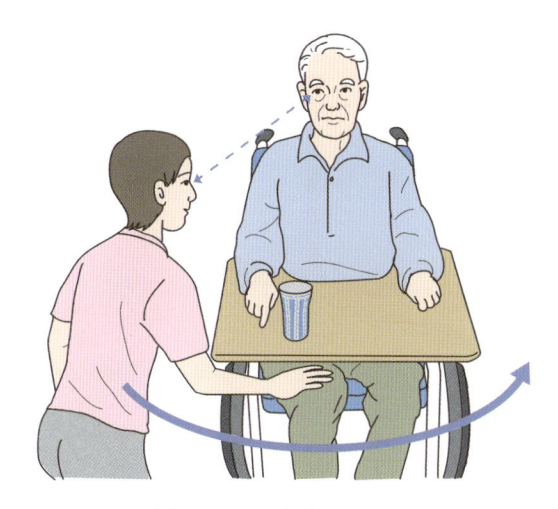

図 15-5　重度無視例への対応
アイコンタクトがとれる位置から声をかける．介助者や目の前に置かれた物に視線が安定していることを確かめる．介助者は少しずつ移動し，正面で 10 分程度（整容や軽食に要する最短時間を想定）落ち着いていられることを目標にする．さらに声かけの位置を少しずつ無視側空間に移動させる（図中矢印）．

D. 社会生活

　復職と自動車運転の再開に関する判断は慎重に行う．非空間性症状，病識の低下（後述）を合併している場合は，作業能力のほかに対人関係技能の向上を目的にした訓練を取り入れる．

　自動車運転には幅広い高次脳機能が要求される[5]が，少なくとも筆者の経験では，注意障害と半側空間無視に関する神経心理学的検査の成績がいずれも正常範囲を下回る場合は，許可するべきではない．最終的にはドライビングシミュレーターによる評価や教習所のペーパードライバー講習を経て判断する．自動車運転の再開が困難な場合は，外出，通勤を公共交通機関に頼らざるを得なくなるので，早めに練習に取り入れる．運賃の支払いは複数の交通機関に対応した IC カード乗車券で行う．

III　住環境の整備

　通路や出入口に障害物を置かない，色や細部の処理に配慮された福祉用具を選ぶ（図 15-6）などがあげられる．家屋改修や家具・寝具の配置換えで動線が変わったときは，慣れるまでは対象物の見落としや転倒に注意する．

IV　留意事項

　USN は，情動コントロールの異常，運動コントロールの異常，注意障害，遂行機能障害などの非空間性症状を随伴しやすく，これらは USN の改善を妨げる．さらに，病識の低下（否認，無関心，楽観的）も無視症状の持続や対人関係の悪化につながる．このような症状が原因で危険が予測される場合は毅然と指摘，修正を行うべきであるが，「何が問題なのか」「どう修正すればよいのか」を一緒に確認し，情緒的安定を図ることも重要である．

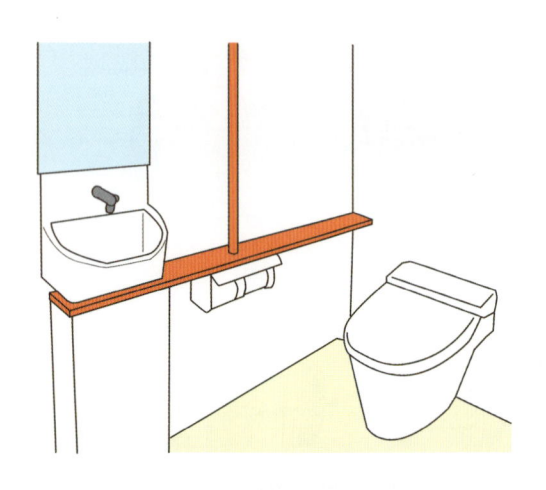

A．周囲に紛れない色の手すり

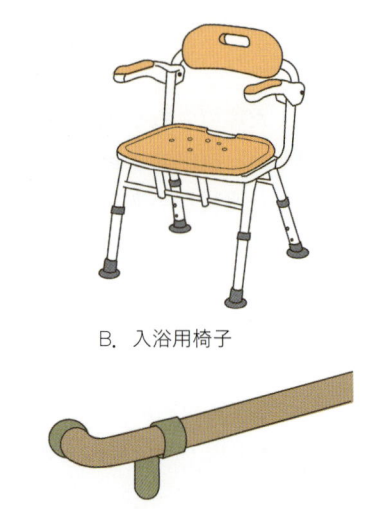

B．入浴用椅子

C．衣類が引っかからないように端が処理された横手すり

図 15-6　住環境の整備

Ⅴ 課題

　USN は慣れた環境や作業でその影響が漸減する一方，他の場面では汎化されにくい．また，無視症状が完全消失する対象者は発症後 6 か月の時点でも 13 ％に留まる[6]など，USN の多くが残存または潜在化した状況で推移すると考えられる．したがって，発症後の期間にかかわらず，見守りを外してよい活動やタイミングを慎重に選択しなければならない．

視覚失認

Ⅰ 障害の概要

　視覚失認は，目視した対象の形態からその名称や意味を喚起することができなくなる症状である．主に両側または一側後頭葉の皮質・皮質下損傷で生じる．分類のしかたには次の 2 種類がある[7]．

ⓐ 障害された視覚情報処理の段階による分類

① 知覚（統覚）型：要素的感覚を部分的形態としてまとめられない．模写は困難．一酸化炭素中毒や低酸素脳症で生じることが多い．後頭葉のびまん性病変が示唆されているが明らかではない．

② 統合型：部分的形態を全体と関連づけられない．模写は何とか可能だが，全体の見通しなく一部一部をばらばらに写すため，非常に時間がかかる．両側または左側の紡錘状回，海馬傍回領域の損傷で生じる．

③ 連合型：部分と全体の関連づけはできるが，意味を結びつけられない．わかりにくさは実物，写真，絵のいずれも同様である．模写は可能．損傷部位は統合型に似ており，現段階での明確な区別は困難とされる．

ⓑ 認識できない対象のカテゴリーによる分類（主なもの）

① 物体失認：見た物が何であるかわからない．

② 純粋失読：文字を読むことができない．

③ 色彩失認：色の呼称や，色名から正しい色を選択することができない．

④ 相貌失認：知った人の顔を見ても誰であるかわからない．

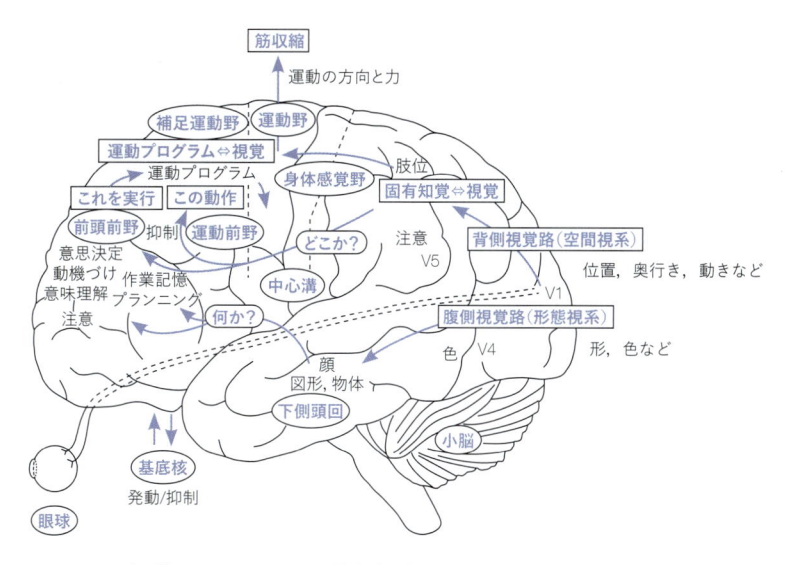

図 15-7　視覚における 2 つの情報経路
背側視覚路は対象の位置，奥行き，動きなどの空間視，腹側視覚路は対象の形や色といった形態視に関与している．これらの経路で処理された情報は前頭前野に集められる．
〔川平和美：中枢神経系の解剖と機能．川平和美編：標準理学療法学・作業療法学専門基礎分野－神経内科学 第 2 版．pp12-23，医学書院，2003 より〕

⑤ 街並失認：見慣れたはずの風景や建物を見てもそれとわからない．

これらは単独でも出現するが，臨床では複数の症状をあわせもつ例が多い．

Ⅱ 指導と介護

視覚における情報経路には，視覚野から側頭連合野に向かう腹側視覚路(形態視系)と頭頂連合野に向かう背側視覚路(空間視系)がある(図 15-7)[8]．前者は形や色の情報処理を行い，対象の同定に関与する．後者は対象の位置，動き，奥行きなどの空間的情報にかかわる．

視覚失認では腹側視覚路が障害されるが，背側視覚路は保たれている．視力・視野，明暗の区別にも深刻な問題はない．視覚失認によりおこり得る問題(表 15-2)に対しては，背側視覚路で処理される視覚情報(位置，奥行き，動き)，温存されている感覚(例：触覚，聴覚，嗅覚，味覚)，言語情報などを活用して援助を行う．

表 15-2　視覚失認による生活上の問題

物体失認	・物を見ただけでは何なのかわからない ・服の前後，表裏が分からない
純粋失読	・本，手紙，新聞，雑誌を読むことができない ・自分で書いたメモを読めない ・案内標識や看板を読むことができない
色彩失認	・服のコーディネートがうまくできない ・似た色の物を区別するのが難しい(果物，野菜，衣類など) ・信号の色が区別できない ・写真や絵画を見ても色づかいやグラデーションが判別できない
相貌失認	・老若男女の区別ができない ・表情がわからない ・家族や知人の顔を見ても誰なのかわからない
街並失認	・近所でも初めて見る景色のように思え，道に迷う ・旅行先で撮った写真を見ても，出かけた実感がない

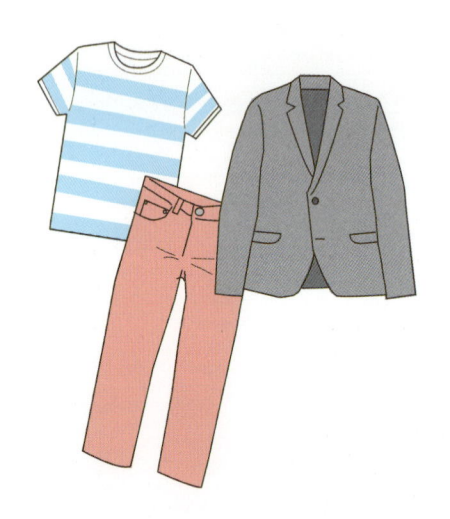

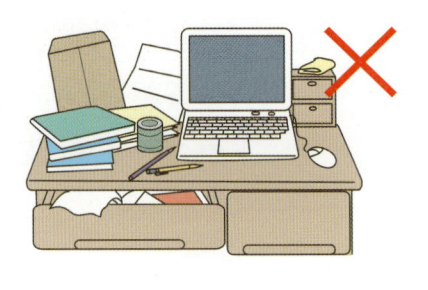

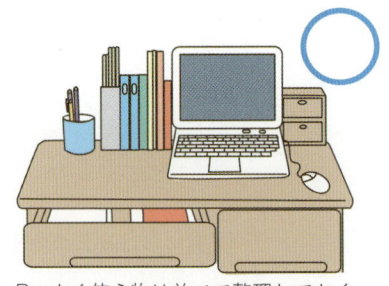

A. 前後で襟元の形状やポケット，金具の位置が違う衣類

B. よく使う物は並べて整理しておく

図 15-8　セルフケアにおける工夫

A. 起居・移動

　自ら見えないと訴えることが少ない[9)]ので，転倒・転落予防に以下の工夫をする．
① 動作時は手元・足元を明るくする．
② ベッド柵や壁に触れる，足で床の状態や履物を探るなど，皮膚接触によって周辺状況を確認しながら，慌てずに動作を行う．
③ 介助者は少し離れた所から声をかけて近づき，驚かさないよう気をつける．

B. セルフケア

ⓐ視覚情報を補う，さまざまな感覚を活用する
① 食事前に献立を伝える．
② 素材の形態を残したメニューや調理法を取り入れる．
③ 無地の食器を使い，食物の色とコントラストを付ける．
④ 衣類の裾，襟元に印をつける．
⑤ 襟元の形状やポケットの位置などから前後が

わかりやすい衣類を選ぶ(図 15-8A)．
⑥ 表地と裏地で素材や色が違う衣類はわかりやすい．
⑦ 床とコントラストのある色の履物を選ぶ．
ⓑ環境設定を工夫して対象を同定しやすくする
① 配膳時，食事具や薬はいつも同じ場所に置く．
② ナースコールのコードをベッド柵に結んでおく．
③ よく使う小物類や日用品は種類別にまとめて決まった場所に置く．
④ つめ切りやハサミなど手を切るおそれのある道具類はケースに入れて保管する．
⑤ 物を重ねず，並べて整理する(図 15-8B)．
⑥ 衣類のたたみ方，着衣時のセッティングのしかたを決める．
⑦ 衣類の種類別，色の濃淡別などで収納場所を分ける．
⑧ 建物内の案内表示を目立たせる(例：わかりやすい色・マーク・文字，矢印)．
ⓒ言語情報を活用する
① 物の特徴や置き場所を言語化する(例：「シャンプーは棚の一番下，右から 2 つめのピンク

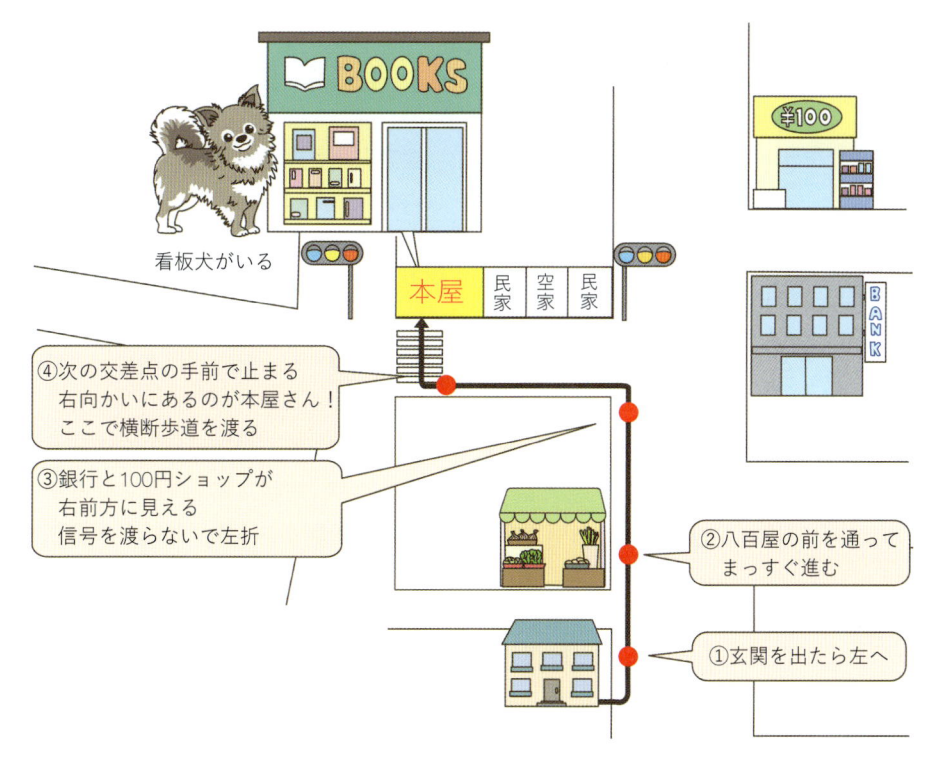

看板犬がいる

④次の交差点の手前で止まる
　右向かいにあるのが本屋さん！
　ここで横断歩道を渡る

③銀行と100円ショップが
　右前方に見える
　信号を渡らないで左折

②八百屋の前を通って
　まっすぐ進む

①玄関を出たら左へ

本屋　民家　空家　民家

図15-9　地図を使った示し方の例

のボトル」「テレビのリモコンはテレビの右横」).
② 建物内でよく行く場所への行き方を言葉で覚える.
③ 事前に見えにくさを伝える, わからなければ尋ねることも練習と捉え, 適切な援助を得るすべを探る.

C. 家庭生活

　目は悪くないのに何を見ているかわからない状況は, 本人と家族にとって不可解でつらいものである. 不安や落胆から活動範囲を狭めてしまわないよう, セラピストは的確な指導と心理的支持に努める.
① 安全な場所では身体を動かし, 周囲との距離感, 目的(物)の位置・方向, 物の質感などを皮膚接触や運動感覚で確認する.
② 音声情報の多いテレビ番組, ラジオ, 音楽, 家族との会話など, 気楽に楽しめる資源を見

つける.
③ 失読では, なぞり読みが可能な場合がある.
④ 家族や親しい人物の相貌認知は改善しやすい. 声, 身体的特徴(ひげ, ほくろ, 体型, 歩き方, しぐさ), 付属物(メガネ, 服装, 持ち物)のほか, 親しい人物では会う場所や互いの関係性も手がかりになる.
⑤ 会う(近づく)ときと別れる(離れる)ときには声をかける.
⑥ 商品陳列棚の配置を言語化(失読がなければメモ)して買い物に出かける.
⑦ 買い物の際, 食材の新鮮さや種類は手に取って確認する. 中身に触れられない商品については店員に尋ねる.
⑧ お札別に折り方を変える, 小銭の種類で財布内のポケットを分けるなどを習慣化すると, レジで混乱しない.
⑨ 外出先の情報収集や通信に, パソコン, スマートフォンの音声認識機能を使う.

コラム❶

道順障害

　道に迷う他の障害に「道順障害」がある．これは背側視覚路の障害でおこる．腹側視覚路が障害される街並失認と異なり，風景や建物の既知感はあるが，目的地の方向や道順が分からない．道順障害では地図の利用が困難なため，対応としては，目印とそこから進むべき方向を道順に沿って一つひとつ記したメモを使う方法などがある．

⑩ 複数の交通機関に対応した IC カード乗車券を使う．
⑪ 矢印・標識・文字案内，特徴的な構造物や目印があれば，街並失認があっても外出は可能である．実物と写真の照合が可能なため，地図に写真を貼って目印とする（**図 15-9**）．方向を誤りやすい交差点については詳しい情報を記入しておく．

D.　社会生活

　職場復帰の可否は業務内容によって異なる．たとえば，街並失認と相貌失認があると移動の多い営業や接客業に困難を伴い，物体失認と失読は商品の品質管理業務に支障をきたすおそれがある．業務の簡略化・画一化や内容自体の変更，配置転換など，それぞれのメリット・デメリットを確認し，本人と雇用側の双方にとって過負荷にならず継続可能な業務や勤務様式を選択する．

III　住環境の整備

　部屋や廊下を明るくする，障害物を置かない，麻痺が軽度でも段差や階段に手すりをつける，床と段差の境目に印をつける，床，壁と家具の色にコントラストをつけるなど，移動上の安全に配慮する．

IV　留意事項

　視覚失認を周囲に理解してもらうのは非常に難しいが，盲ではないこと，記憶障害や知能低下とは異なることを繰り返し伝え，適切な支援を得る努力が求められる．

V　課題

　視覚失認に対しては視覚走査訓練が有効との報告もあるが，症状自体を改善させるそれ以外の訓練は確立されておらず，症状が長期化する例も少なくない．上の留意事項を含め，行動範囲の狭小化，社会参加の機会と意欲の低下をいかに防ぐかが課題である．

Bálint 症候群

I　障害の概要

　Bálint 症候群は両側の頭頂後頭葉の損傷でおこり，① 精神性注視麻痺（眼球運動に制限はないが，随意的に視線を移動させ対象物を注視することができない），② 視覚性注意障害（1 つの対象に注意が注がれたとき，他の対象物に全く注意が向かない），③ 視覚性運動失調（手指に運動失調や脱力はなく，対象物を認知しているにもかかわらず，うまく対象物をつかむことができない）の三徴候を呈する[10]．

　典型的な Bálint 症候群では，空間に対する視覚探索が困難なため，盲人のように手探りで行動することが多い．検査場面では，視野内の複数の対象を数えることができない，2 つの点を結ぶことができない，図形や文字を写し取ることができない，円や直線の中心を示すことができないといった症状を認める[11]．

▮ 指導と介護

　系統立てられた訓練は確立されていないが,「視覚認知訓練(機能・能力の改善を目指す訓練)」と「機能適応訓練(実生活での適応を目指す訓練)」を実施し, 検査成績と ADL 能力の両面で改善を認めたとの症例報告がある[12]. 以下は, 後者に該当する介入の例である.

A. 起居・移動

① 最初から手すりの 1 点をつかもうとせず, 手でつたいながら近づく.
② ナースコールを見失いやすいので, コードをベッド柵に結んでおく.
③ 介助者は, 周囲をゆっくり見回して確認するよう誘導する.
④ 壁や手すりに身体や手を沿わせて歩く.
⑤ 階段の段数をあらかじめ確認しておき, 足先で確かめながら手すり沿いに昇降する.

B. セルフケア

ⓐ対象を視覚的に捉えやすくする
① リモコンや家電のスイッチに目立つ色の目印をつける.
② テーブル, 食器, 食物を区別しやすい配色にする.
③ ベッド回りの小物類, 整容道具類はそれぞれ周囲に紛れない色の容器に入れ, 決まった場所に置く.

ⓑ視覚以外の感覚, その他の温存された能力を活かす
① 各種スイッチに突起シールをつける.
② 熱い物や汁物は上方からそっと手をかざして, 食器の位置と高さを探る.
③ 洋式トイレの蓋が開いていることを手で確かめて座る.
④ 前後・表裏のわかりやすいかぶり服から, ボタンなどの留め具の少ない前開き服へと徐々に慣れるようにする.
⑤ 固定電話, 携帯電話のワンタッチダイヤル機能で電話をかける.
⑥ 一方の手で食器を固定した後, 口元との距離を少し近づけてから食べる.
⑦ 音声時計で時間を確認する.

C. 家庭生活

　家事動作や余暇の過ごし方一つひとつに困難や危険が伴うことが多い. 以下は工夫の一部であり, 実際には家族・周囲の協力が広く求められる.

① 洗濯にはタブレットタイプの洗剤を使い, 洗ったものは物干し竿やロープに干したり, 乾燥機で乾かす.
② カットや下ごしらえの済んだ食材を利用する.
③ 料理は大きめの器に盛り付け, 食べる分を介助者に取り分けてもらう.
④ 食器と盛り付ける料理の色は異なるほうがよい.
⑤ 食器の数を減らし, 置き場所を決める.
⑥ 洗い物をするときは, 衝撃吸収用のタオルやマットを敷く.
⑦ スマートフォンやパソコンの音声認識機能を用いて情報検索をする.
⑧ 新聞は紙面が小さな文字で埋められており, 詳細まで読むことは難しい. 見出しで大体の見当をつけ, テレビやラジオで詳細を把握するとよい.
⑨ 倒しても中身がこぼれないよう, コップにシリコンキャップをつける(図 15-10A).
⑩ 雑誌や本を読むときは, 不透明の定規や明るい色の下線[13], リーディングスリットを利用すると読みやすくなる(図 15-10B). ただし, 疲れやすいのでこまめに休息を取る.

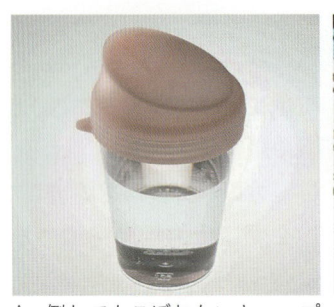
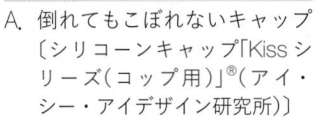
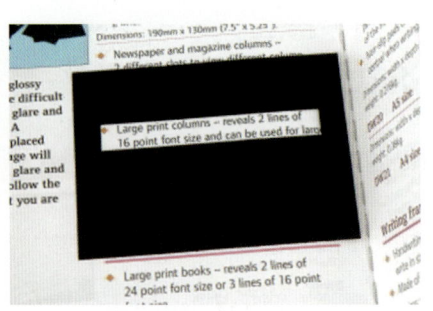

A. 倒れてもこぼれないキャップ〔シリコーンキャップ「Kiss シリーズ（コップ用）」®（アイ・シー・アイデザイン研究所）〕

B. リーディングスリット〔タイポスコープ®（ジオム社）〕

図 15-10　補助具の利用
ホームセンター，福祉用具を扱う店で入手可能．視覚障害補助具として普及している．

D. 社会生活

　屋外は無数の刺激に満ちた広い空間である．対象物すべてに触れて確かめることは困難であり，歩行や交通機関の利用を含む移動全般に危険を伴う可能性がある．視覚障害者用の白杖の利用により周囲へのアピールが奏功した例もあるが，外出時は同伴者がいることが望ましい．

Ⅲ　住環境の整備

　動線上に障害物を置かないことが原則である．階段や段差のある場所には手すりなどの触覚的手がかりを適宜設置する．

Ⅳ　留意事項

　Bálint 症候群は，屋内外問わずあらゆる動作に深刻な影響を与える．家族に障害を理解してもらえることが，本人にとって何よりの支えになる．本人ができること・できないことを確認し，家族が協力できる部分についてよく話し合うことが大切である．

Gerstmann 症候群

Ⅰ　障害の概要

　Gerstmann 症候群は，左頭頂葉の角回とその後方部を中心とする損傷でおこる．① 手指失認（指の呼称とポインティングの障害．自己・他者，左・右，いずれの指でもおこる），② 左右識別障害（左右の識別が困難．自己・他者のいずれの身体でもみられる），③ 失書（失語性の失書，構成失書の両方がみられる），④ 失算（筆算，暗算とも困難．数概念の障害，計算概念の障害，計算概念は正常だが数配列や位取りに混乱をきたす空間性失算など，症状は多彩）の四徴候をもつ[14]．本症候群の本質については「心的イメージの回転（mental rotation）の障害」であるとの見方が知られている[15]．しかし，失語・失読の合併が多いこと，四徴候それぞれの症候内容が幅をもっていること，さらに各徴候が孤立性に生じたとの報告もある[14]ことから，症候群自体の存在やその本質を疑問視する意見も出ている．

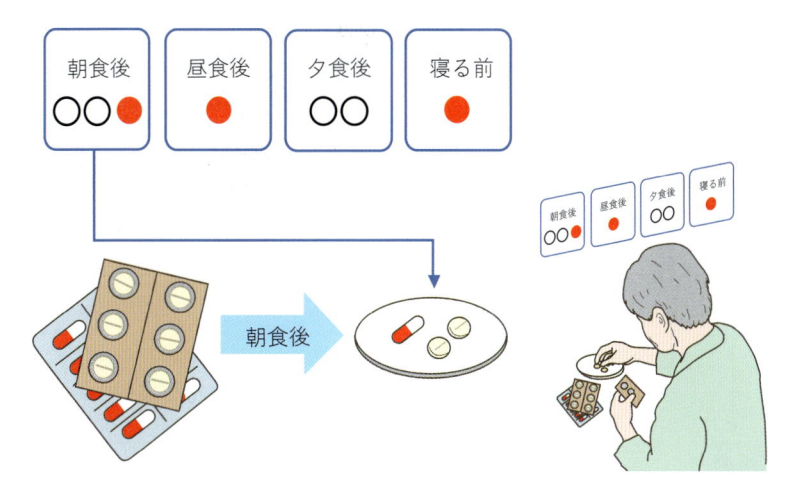

図 15-11　おはじきを使った薬の分類
薬と同じ色のおはじきを見本に，手前の小皿に薬を分ける練習．図は，朝食後に
服用する錠剤を取り分ける場面．

II 指導と介護

A. 起居・移動

　動作自体には介助を要しない．身体を動かす方向や病院内の構造について説明するとき，位置や方向を表す「左」「右」などの語に戸惑うことがある．最初は軽く手を添えて誘導したり，目的地まで何度か一緒に歩いて表示や目印を確認してもらったりするとよい．

B. セルフケア

　起居・移動と同様，動作は可能である．しかし程度の差はあるが，身体の位置・向き，身体を動かす方向，身体と対象物の位置関係，数で表現される事柄が理解できず混乱する．さらに，臨床例では失語や失読，失行を合併していることが多い．したがって，特定の症状にのみ焦点を当てるのではなく，困難が生じる場面とその現象から全体像を捉え，生活動作そのものにアプローチすることが有効[16]である．症状に合わせて「失行症」「失語症を中心とするコミュニケーション障害」の

項も参考にするとよい．
　本症候群の四徴候に関連する指導と介護の要点は次のとおりである．
① 身体の動かし方を伝えるときには，見本を見せて模倣してもらう．
② 対象物の位置，向きは手で指し示して教える．
③ 時間がわからない（時計を読めない，数で聞いても理解できない）場合は「お昼前」「○○（テレビ番組の名前）の始まる時間」など，本人がイメージしやすい言葉で伝える．
④ おはじきや 5 本の指と対応させて，簡単な数を理解できる場合がある（**図 15-11**）．

C. 家庭生活

　在宅生活では，数や文字を適切に扱えないことが大きな問題となる．動作自体に問題がなければ準備段階での協力を家族に依頼し，本人が自立して行える動作の維持または拡大に努める．
① 貴重品の置き場所を決めておく．
② リモコンや家電製品には，よく使うボタンにシールを貼る．
③ ワンタッチダイヤル機能，音声認識機能を使って電話をかける．

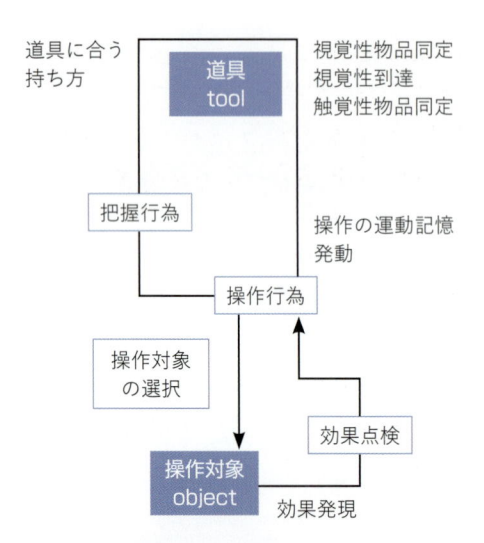

図15-12　道具の使用障害
〔山鳥　重：観念失行－使用失行－のメカニズム．神経進歩，38：540-546，1994 より〕

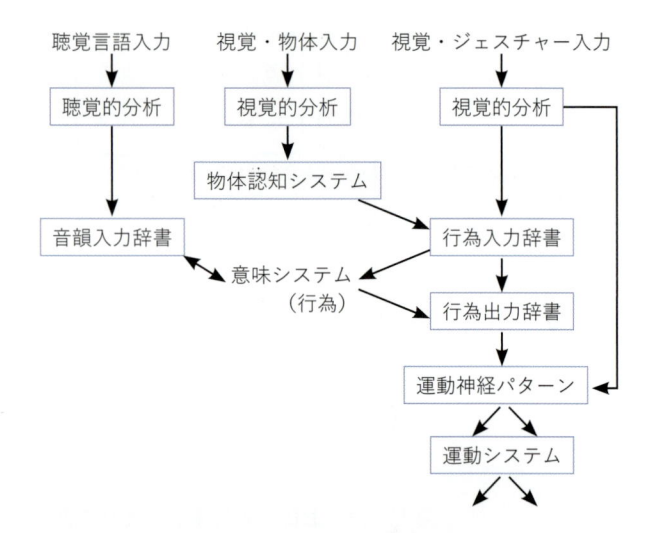

図15-13　Rothi らによる行為の処理モデル
観念運動失行は行為出力辞書，あるいは行為出力辞書から運動神経パターンに向かう経路の障害，観念失行は意味システムの一部と行為辞書の障害と考えられている．治療には，温存された経路とそれにつながる入力を活かす．
〔Rothi, et al : A cognitive neuropsychological model of limb praxis. Cognitive Neuropsychol, 8 : 443-458, 1991 より〕

④ IC レコーダーに伝言を記録する．
⑤ 宅急便の受取サインは印鑑で済ませる．
⑥ 家族は何度か一緒に買い物に行き，食材，衣類，生活雑貨など物によって必要な金額を見立てておく．本人が一人で出かけるときはそれに見合うお札をもたせる．
⑦ 複数の交通機関に対応した IC カード乗車券を使う．

III 住環境の整備

新たな環境整備を行う必要はなく，これまでに述べた配慮がなされていればよい．

IV 留意事項

失語や失行を合併する場合は，その症状に応じて言葉に頼らない誘導の仕方を工夫する．

V 課題

Gerstmann 症候群と失行症を呈した症例に生活動作や道具使用の訓練を行った結果，それらの改善がみられた一方で書字や数の概念に関する障害は残存した[17]との報告があり，介入の難しさがうかがえる．

失行

I 障害の概要

失行(apraxia)は「運動障害や了解障害，認知障害がないか，またそれでは十分に説明できず，課題の意図の理解障害も意欲の障害もないのに，指示された運動や物品使用を誤って行う状態」(Liepmann, 1920)と定義される．左半球損傷で生

表15-3　課題の選び方と段階づけ

・もっぱら本人の可能な課題を繰り返し行う
・慣れ親しんでいる課題から行う
・系列動作は動作を細分化して行う
・徐々に単数物品から複数物品に増やしていく
・困難な物品に関しては，運動覚イメージの手がかりを利用する（手を添える）
・言語を同時に使い，イメージを高める

〔Miller：Dyspraxia and its Management. pp155-194, Croomhelm, 1986 より〕

じる失行には，観念運動失行，観念失行がある．

観念運動失行は，バイバイ，おいでおいで，じゃんけんなどの社会的慣習動作，道具使用の身振り，体操の学習などに支障をきたす．① 自動性と意図性の乖離（口頭指示や模倣にはうまく従えないが，自然な状況や実生活では動作可能），② 肢節の位置や運動方向の誤り（空間的誤り），③ 運動の回数やタイミングの誤り（時間的誤り）などを特徴とする．道具使用の身振りの際，肢を道具に置き換えたようにふるまう BPO（body parts as object）[18]が見られる．

観念失行は，日常生活で道具を扱うさまざまな場面で出現し，道具の使い方，対象の選択，作業工程の順序などを間違えるのが特徴である（概念的誤り）．特に，① 扱う物品が多い動作，② 実施頻度の低い動作，③ 細かく複雑な動作，④ 外向性（外に向かう）動作に困難をきたしやすい．

観念失行に関連して，山鳥[19]は，「物品を認知でき，しかもそれがどう使われるかが理解されているにもかかわらず，実際にはその物品が使用できない症状」を「使用失行」と呼び，単一物品を使用する工程とそれに必要な機能を示している（図15-12）．

Ⅱ 指導と介護

誤りがおこっている工程と誤り方をよく観察して，指導と介護にあたる．介入の原則は，誤りをさせない動作の完遂（errorless completion of the whole activities），触れることによる対象物品の細部の学習（training of details），慣れ親しんだ道具や手順の利用，静かで整理された環境の調整などである．正しい動作につながる指示のしかた（図15-13）[20]や動作の選び方，段階づけ（表15-3）[21]も重要である．

A. 起居・移動

起き上がるときのベッド柵の持ち方，電動ベッドのリモコン操作に戸惑っている場合は，手を添えて誘導する．

B. セルフケア

図15-12を参考に，介入のポイントを述べる．

a 操作の運動記憶発動，道具（tool）の選択

① 動作イメージを喚起しやすい声かけにする．細かい運動や非特異的な使用命令（例：「クシを握って，頭に当てて」「クシを使ってください」）ではなく，行う動作（例：「クシで髪をとかしましょう」）を伝える．
② 道具を見せる，持たせることが動作開始のきっかけになることもある．
③ 動作を完了した状態の写真やイラストを見せる．
④ 洗面台や浴室には，歯ブラシ，歯磨き粉，ひげ剃り，石鹸，クシ，タオル，ドライヤー，シャンプー，リンスなど多くの道具があり，混乱を招く．各動作で道具を分けて整頓しておく．

b 道具に合う持ち方

① クシを鉛筆のように持ったり，歯ブラシのブラシ部分を持ったりする誤りに対しては，手を添えて適切な持ち方に誘導する（図15-14）．
② 同じ側に並び，見本を示して真似てもらう．
③ 手の形を整えてもすぐに崩れてしまうときは無理に行わせず，間をおいて再度行う．
④ 食事道具の使用が難しい場合は，ご飯をおにぎりにする，野菜サラダをスティック状にする，カップ味噌汁にするなど，道具を省いて直接手で対応できる方法を検討する．

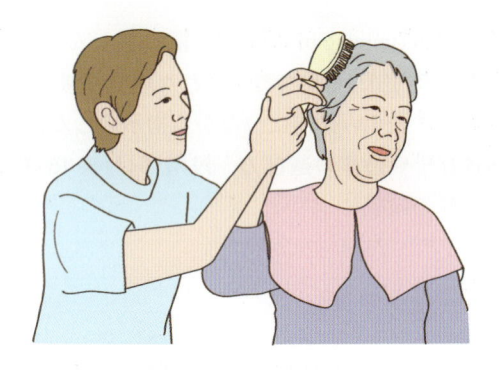

図 15-14　道具使用における介入
クシの用途に合わせた持ち方，頭髪に合わせたクシの動かし方を誘導する．

⑤ 入院中も，自宅で使っていた物と同じ道具を揃えることが望ましい．

ⓒ操作対象（object）の選択

① 工程の少ない単純な動作では操作対象の選択そのものは可能であることが多いが，周辺を整理して余計な物を置かないのが原則である．

② 道具を見せることが操作対象を選ぶ手がかりになることもある．

③ 道具と操作対象が変わる複雑な動作（例：歯磨き）は各工程に分ける．

④ さまざまな食材が操作対象となる食事において，肉と魚とでは箸の使い方が異なる．おかずを同じ大きさにカットしておくと，食べる物の選択に迷いにくい．

ⓓ操作行為，効果点検

① 試行錯誤をさせない．

② 操作対象に対する道具の向きや位置の合わせ方，操作の方向，力の入れ加減，動作の回数や振幅などに誤りや困惑がみられれば，手を添えて正しく誘導する．

③ ジェスチャーと擬音（例：うがい「ブクブク，ペッ」）の組み合わせが有効な場合がある．

④ 更衣のように複雑な工程を要する動作は分割し，できないところに徒手的誘導や介助を加える．

⑤ 更衣動作に関する別の方法として，まず仕上げの工程（服の乱れを整え，鏡でチェックす

る）を行ってもらう．それができれば，次は 1 つ前の工程から，さらにその 1 つ前からというふうにして，着衣の開始からできるようにする．脱衣も同様に行う．

C.　家庭生活

家事動作は使う道具，操作対象ともに多く，手順は流動的で複雑である．独居や主婦である程度の家事を行うとしても，単純あるいは部分的な作業で比較的頻繁に行う機会のあるものから練習する．文字や視覚的情報の理解に問題がなければ，簡単なマニュアルを作って作業道具のある場所に貼っておく．その他，よく使う物はそれと関連のある場所に置くよう家族で決めておくとよい．

買い物や公共機関の利用については，どのような場面で問題がみられるのかを詳細に観察して，個々に対応を検討する．

D.　社会生活

他の高次脳機能障害と同じく，復職の可否は職業の内容によって異なる．正誤や完成の確認が容易な作業，効果的な手がかり，こまめなチェックと修正など，職場の理解と協力は欠かせない．介入は既述の原則に従う．

Ⅲ　住環境の整備

使い慣れた道具はできるだけ変えないようにする．麻痺があり電動ベッドその他の福祉用具を設置するなら，病院の備品に近いタイプを選ぶのも一つの案である．

Ⅳ　留意事項

失行症に右片麻痺を合併した場合，多くは利き手麻痺である．先割れスプーンを用いて食事動作の効率化と道具（スプーンとフォーク）の持ちかえによる混乱の解消を図る場合もあるが，いわゆる

「自助具」は，本人にとってほとんど馴染みがない物である．しかも非利き手での使用も初めてであり，かえって混乱を招く可能性もある．自助具の導入においては，そのメリットとデメリットを慎重に見極めたい．

Ⅴ 課題

特定の ADL に対する集中訓練の効果は半年後も持続したが，汎化は得られなかったとの報告[22]にもあるとおり，異なる道具や環境にも応用できる能力の獲得はきわめて難しい．

前頭葉性の動作障害

Ⅰ 障害の概要

前頭葉は，それ以外の脳領域で処理された内外のさまざまな情報を集約し，それらに対する意味づけと意思決定を経て，運動を企画，構成，実行する最高次の中枢である（視覚失認の**図 15-7** 参照）．前頭葉が損傷されると運動や動作の制御が困難となり，状況に合わない不適切な反応が出現する．臨床でみられる症状のなかから，把握現象，運動維持困難，運動性保続，他人の手徴候，道具の強迫的使用，使用行動，模倣行動について説明する．

ⓐ把握現象

把握反射と本能性把握反応に分類される[23]．後者は手掌に刺激が触れたときに対象を包むように握る現象である．刺激を動かそうとすると強く握る trapping response，引き抜こうとすると追いかける magnetic response がみられる．また視覚刺激に反応する visual groping も出現する．前頭葉内側面の損傷で対側手に現れる．

ⓑ運動維持困難（motor impersistence）

1 つまたは 2 つ以上の動作を維持できない現象

で，前頭葉外側面の皮質・皮質下損傷によっておこる．右半球損傷例が多い．

ⓒ運動性保続

何か動作を始めようとすると，以前に行った別の動作が繰り返されてしまう現象である．脳梁前部，前頭葉内側面の損傷でおこる．

ⓓ他人の手徴候（alien hand sign）

本人の意思と関係なく左手が行動してしまう．症状はつかむ，引っぱるなど単純なもので，右手は本人の意思を反映して左手を制止する．脳梁前部と右前頭葉内側面の損傷でおこる．

ⓔ道具の強迫的使用[24]

本人の意思と関係なく，目の前の物や触れた物を右手で強迫的に（使わないよう指示されても）使ってしまう．左手はそれを止めることもあれば，協調的に動くこともある．多くの場合，把握反応を伴う．脳梁膝部と左前頭葉内側面の損傷でおこる．

ⓕ使用行動・模倣行動

指示されていないのに目の前の道具を両手で協調的に使う現象を使用行動，指示されていないのに人の行動を真似てしまう現象を模倣行動という．制止されても，また一度止めても再び行動してしまう点で病的である．動作は自然で，本人は「何となくそうしたくなる」という．いずれも一側または両側の前頭葉内側面の損傷でおこる．それぞれ独立した症状だが，合併することが多い．

Ⅱ 指導と介護

A. 起居・移動

起き上がりや移乗の際に，ベッド柵などの支持物を一度握ると離せない場面がみられる．動作を急がせたり，手を離すよう強く指示したりするのは逆効果である．自然に力が抜けるのを待つ，最初の位置に戻って間をおいてからやり直す，号令をかけて次に手を置く場所に誘導するなどの方法がある．

B. セルフケア

① 簡単に注意が逸れてしまうような刺激を極力減らす.
② 周りに余計な物を置かない.
③ 号令をかける, 回数を数える, 手順を一緒に確認する.
④ 動作に失敗しても叱らない, 立て続けに話しかけない.
⑤ 混乱や運動性保続が認められたら中止し, いったん注意を逸らしたり休憩を取ったりした後にやり直す.
⑥ できるだけ具体的な言葉で動作を伝える.
⑦ すべての場面に症状が見られるわけではない (例:手洗い・洗面では把握現象が出現しにくい). できていることを評価する.
⑧ 使用行動や模倣行動を, 自発性を促したい動作に利用する(例:食後に歯を磨く, 寝る前にトイレに行く)こともある.

C. 家庭生活

　指導と介護はセルフケアに準じる. 軽度障害を除き, 買い物や外出には家族が付き添うほうがよい.

D. 社会生活

　他の高次脳機能障害があっても軽度であり, 自己教示による動作の制御が可能ならば, 復職を具体化できる. ただし, 症状の出現を抑えるための職場環境と作業内容の調整は必須である. 疲労の影響も考慮する.

III　住環境の整備

　自験例では, 関節リウマチ用として知られる板状手すりの導入, 方向転換と立位保持を目的とする箇所に絞った最小限の手すりの設置により, 把握現象を抑制できた経験がある.

IV　留意事項

　前頭葉内側面, 眼窩面に損傷が及ぶと感情の抑制が困難となり, 動作の指示や誘導に対して過敏な反応(多くは易怒的, 衝動的)を示すことがある. 家族にとってはこれが深刻な心理的負担になるので, 必要に応じて対応方法の再検討を行う.

V　課題

　注意機能や知的機能の低下を伴っていると介入に対する十分な反応が得られず, 介助量の軽減に至りにくい. 随伴する障害の特性も踏まえて, 個別に対応を考える必要がある.

遂行機能障害

I　障害の概要

　遂行機能は目的をもった一連の活動を有効に成し遂げるために必要な機能であり, 人が社会的, 自立的, 創造的な活動を行うのに非常に重要な機能である[25]. 遂行機能には前頭葉に加えて基底核などの皮質下構造を含めた広汎な神経回路が関与しており[26], 他の高次脳機能を統合する“管理職的な機能”を担うと同時に, それらの影響も受けている.

　遂行機能は, ①目標の設定(明確な意思をもって適切な目標をつくる), ②計画の立案(目標到達のために現実的で具体的な段階を考える), ③計画の実行(計画に基づき系統立てて実行する), ④効果的な行動(実行した行動が目標にどの程度向かっているかを評価し修正する)という4つの要素からなる. これらが機能しないと, 「非現実的な目標を立てる」「行動が行き当たりばったりになる」「要領が悪い」「適切な判断を下せない」

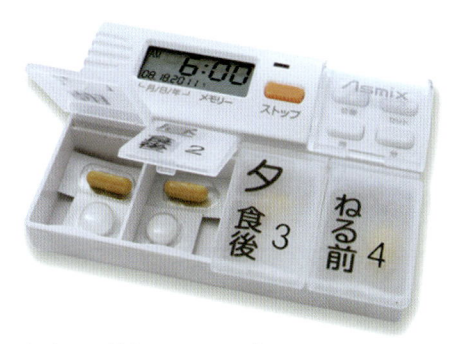

服薬カレンダー〔おくすりポケット1週間®
（リヒトラブ）〕

タイマー付きピルケース〔アスカ　タイマー
付きピルケース®（アスカ）〕

A．服薬管理ツール

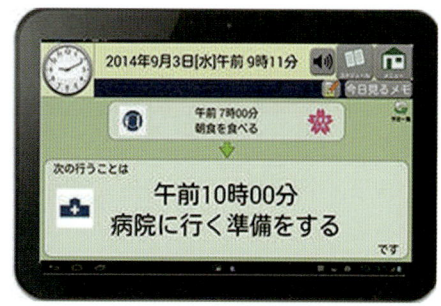

タブレットタイプ〔高次脳機能障がい者向け支
援ツール「あらた」®（インサイト）〕

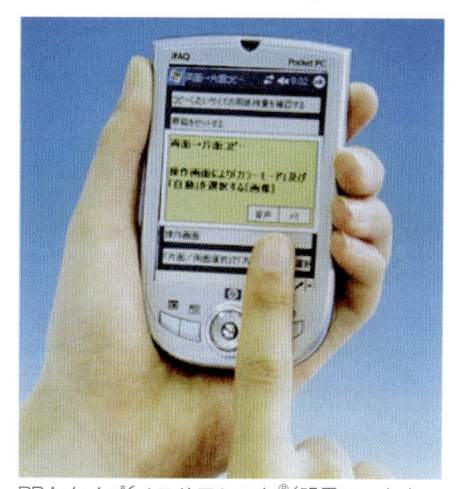

PDAタイプ〔メモリアシスト®（明電ソフトウェ
ア）〕

B．予定管理ツール

図 15-15　障害者向け福祉用具の例

「失敗を次に活かせない」などの問題が生じる．

II 指導と介護

　遂行機能障害のリハビリテーションとして，自己教示訓練と問題解決訓練が知られている．自己教示訓練はさまざまな場面で利用しやすく，行動の意識化と制御が期待できる．最初はセラピストと一緒に声に出して手順を確認し，徐々に自分ひとりで，声量を下げて，最終的には頭のなかで考えて行うようにする．問題解決訓練では，① 問題の原因分析，② 解決方法の列挙，③ 解決方法を実行した結果の評価，④ 改善点があれば ① に戻る，という流れを学習する．複雑な作業や完成

度を向上できる余地のある作業に適している．

A．セルフケア

　重度障害例では，セルフケアにも逐一の声かけを必要とする場合がある．個々の動作手順を書いた用紙を見ながら行うか，やるべきことを具体的に声かけする．「ちゃんと」「しっかり」「早めに」などのあいまい表現は伝わりにくいので使用しない．生活リズムを一定に保ち，リハビリテーションなどの時間も変更を最小限に留める．

B. 家庭生活

① 重度障害例に対しては，家庭内の作業においてもセルフケアと同様に介入する．

② 工程の多い作業は小分けにし，1つ確実にできたら次に進める．

③ 日常的によく使う物の定位置を決める．

④ 基本となる一日の時間割を決める．

⑤ 書き込み欄に余裕のあるカレンダーに予定を記入し，済んだら印をつける．

⑥ 予定は，日・時間帯・場所・内容をセットで記入する．

⑦ 炊事（食材の管理，献立の決定，買い物，調理）には，作業工程の多さと複雑さに加えて，栄養や経済面での配慮も求められる．家族の協力を得ながら段階的に行うことが望ましい．

⑧ 想定される問題（例：訪問販売，ガス漏れ，交通機関の遅延）については，最初にやるべき行動と連絡先を記した問題解決マニュアルをつくり，家族と共有する．

⑨ 一度にお金を渡すと極端な浪費や節約に陥りやすいため，期間ごとの使用額と使い方を決める．

⑩ 携帯電話のスケジュール管理機能，障害者向け福祉用具（**図 15-15**）を活用する．

C. 社会生活

　仕事では，予定外の事態への対応，完成度に対する高い要求，的確な見とおしに基づく業務遂行など，家庭生活以上に解決困難な課題にこたえなくてはならない．軽度障害例では能力以上の業務を任され，かえってミスが際立ってしまうこともよくみられる．障害に対する職場の理解を得たうえで，一日の流れ，作業の枠組み（例：内容，順番，到達目標），困ったときの対応（例：相談や休憩のしかた）を一緒に考えてもらうことが望ましい．外的補助手段には，To Do リスト付きのスケジュール表，付箋やメモ，ホワイトボード，前出の障害者向け支援ツールがあるが，本人の操作と

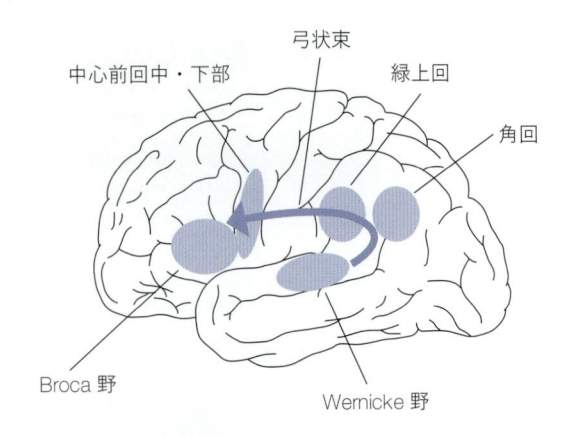

図 15-16　言語領域
〔高橋伸佳：症例から理解する核障害の症状 I 失語．河村満編：急性期から取り組む高次脳機能障害リハビリテーション．pp16-28，メディカ出版，2010 より〕

周囲の確認が容易な物を選択するとよい．

Ⅲ 住環境の整備

　大幅な模様替えや改修の後は，物の置き場所を再確認したりメモを利用したりすると混乱が少ない．新たに購入した家電があれば，よく使う操作のみ書き出しておくとよい．

Ⅳ 留意事項

　遂行機能障害があると自己評価が不十分となり，周囲の誤解や自信喪失を招くことがある．作業の結果に対する客観的な評価と，高圧的・感情的でないかかわりが大切である．

Ⅴ 課題

　入院生活やセルフケアの範囲で問題にならなくても，遂行機能障害が家庭や職場での役割遂行を妨げる可能性があることを，セラピストは見過ごしてはならない．

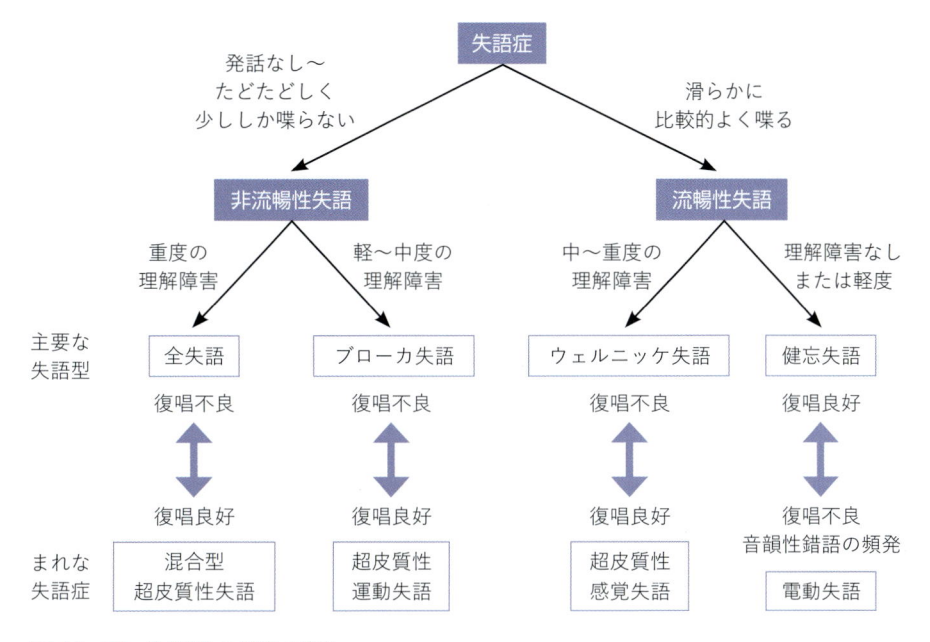

図 15-17　失語型の分類の流れ
〔石合純夫：失語．石合純夫著：高次脳機能障害学 第 2 版．pp23-50, 医歯薬出版, 2012 より〕

失語を中心とするコミュニケーション障害

Ⅰ 障害の概要

　失語(aphasia)とは，いったん獲得された言語機能が後天的な脳損傷によって障害された状態であり，「聞く」「話す」「読む」「書く」のすべてのモダリティが障害される．

　失語を生じる部位[27]は，右利きの約 98%，左利きの場合も約 70% で左半球に存在する．具体的には Broca 野，Wernicke 野，角回のほか，失語に関係する重要な部位として縁上回，中心前回の中・下部が知られている(図 15-16)[27]．失語の型は，自発話，聴覚的言語理解，復唱の障害の面から 8 つに分類される(図 15-17)．以下の 4 つが，主要な失語型である[28]．

ⓐ全失語

　言語の表出，理解，復唱が重度に障害された状態．発話はみられず無言の状態であるが，わずか

に表出可能な語が残ることがある(残語)．理解障害は重度で，「はい」「いいえ」で答える質問への応答も障害される．言語領域の広範な損傷で生じる．

ⓑ Broca 失語

　非流暢な発話が特徴である．発話は努力性で言いたい語が出てこない(喚語困難)．音または語の選択の誤り(錯語)もみられる．聴覚的理解は比較的保たれており，日常物品の名を聞いて一つずつ指示することは大体可能であるが，継時的・文法的理解(例：「○を指してから×を指してください」「○で×に触ってください」)は障害される．Broca 野，左中心前回下部，左中前頭回後部を含む領域が損傷されておこる[27]．

ⓒ Wernicke 失語

　流暢で錯語が目立つ発話，理解障害，復唱障害を特徴とする．しばしば多弁であるが，発話内容は質問や状況に合わず，発話量の割に内容がほとんどない．錯語が頻発し意味を汲み取ることができない jargon 失語がみられることもある．損傷部位は Wernicke 野から角回，縁上回に及ぶ[27]．

ⓓ 健忘失語

　喚語困難，迂遠な言い回し（迂言）を呈するが，発話は流暢で構音が保たれており，理解は良好である．さまざまな小病巣でおこるが，他の失語型からの移行もある．

Ⅱ 指導と介護

　失語を有する人の支援には，有効なコミュニケーション・ルートの確保と，安心できるコミュニケーション環境づくりが必要不可欠である．失語に対する治療の中心的役割は言語聴覚士が担っている．作業療法士，理学療法士は言語聴覚士と連携しながら，症状の理解に基づく適切な介入を行う．

A．コミュニケーション・ルート

　失語の改善は，言語理解（聴覚的理解，読解），発語，書字の順に認められる[29]．介入にあたっては，理解力の低下を補う情報提示を行うことが最初の鍵となる．

　失語の治療には，障害された言語機能そのものへのアプローチと，実用的コミュニケーション能力の改善を目指すアプローチがあり，両者は相補的に用いられる．以下，毛束[30]の文献を参考に，主な方法と介入のポイントを述べる．

ⓐ 言語機能そのものへのアプローチ

① 刺激-促通法：適切なレベルの聴覚刺激を反復して強力に与えて，正反応を引き出す方法．介入としては，繰り返し伝えること，キーワードを強調することである．自然に引き出すことが最優先であり，強制は禁忌である．使い慣れた言い回しや方言が利用できる場合もあるという．

② 遮断除去法：正しく反応できる言語モダリティの後では，障害された言語モダリティでも正反応が出やすいことを利用した方法．単独で言葉が出てこないとき，その言葉を含む歌を歌ったり文字を見せて音読したりすると，その後は発話できるようになることがある．

③ 機能再編成法：他の機能と関連づけて障害された機能を働かせる「システム間再編成」と，レベルを下げた手がかりや新たな意味づけを与えて正反応を引き出す「システム内再編成」がある．前者にかかわる介入としては，絵・写真・実物・文字・ジェスチャーなどの利用，後者では，簡潔な語や短文での伝達，「はい」「いいえ」で答えられる質問形式などがある．生活場面で広く取り入れやすい方法といえる．

ⓑ 実用的コミュニケーション能力の改善を目指すアプローチ

　実際のコミュニケーション場面では必ず文脈が存在する．このアプローチは文脈のなかで反応できる能力を高めようとするもので，主に以下の方法がある．いずれも手段にかかわらず，どれだけの意思疎通を図ることができるかに着目する．

① PACE（promoting aphasics' communicative effectiveness）：新奇な内容について，セラピストと失語症者がお互いにもち得る伝達手段を自由に駆使して情報交換を行う方法．両者が対等な役割で行う点が特徴である．

② 拡大代替コミュニケーション（augmentative and alternative communication: AAC）（図 15-18）：失語が重度な場合に，ジェスチャー，絵，コミュニケーション・カードなどの代償的なコミュニケーション手段を用いる方法．

B．コミュニケーション環境

　脳卒中による失語の予後は，発症後 1 か月と 1 年の段階でおおむね決まるといわれているが，それにはコミュニケーション環境の有無，またその適否も影響すると考えられる．

　日常生活におけるコミュニケーションはその時々の文脈のなかで生じ，音声言語はもちろん，それに付帯する要素（声色，抑揚，トーン）やジェスチャー，表情などの非言語的な要素を含む幅広さをもっている．人とのかかわりを実感できるこのような環境に身を置くことは，「分かりたい」「伝

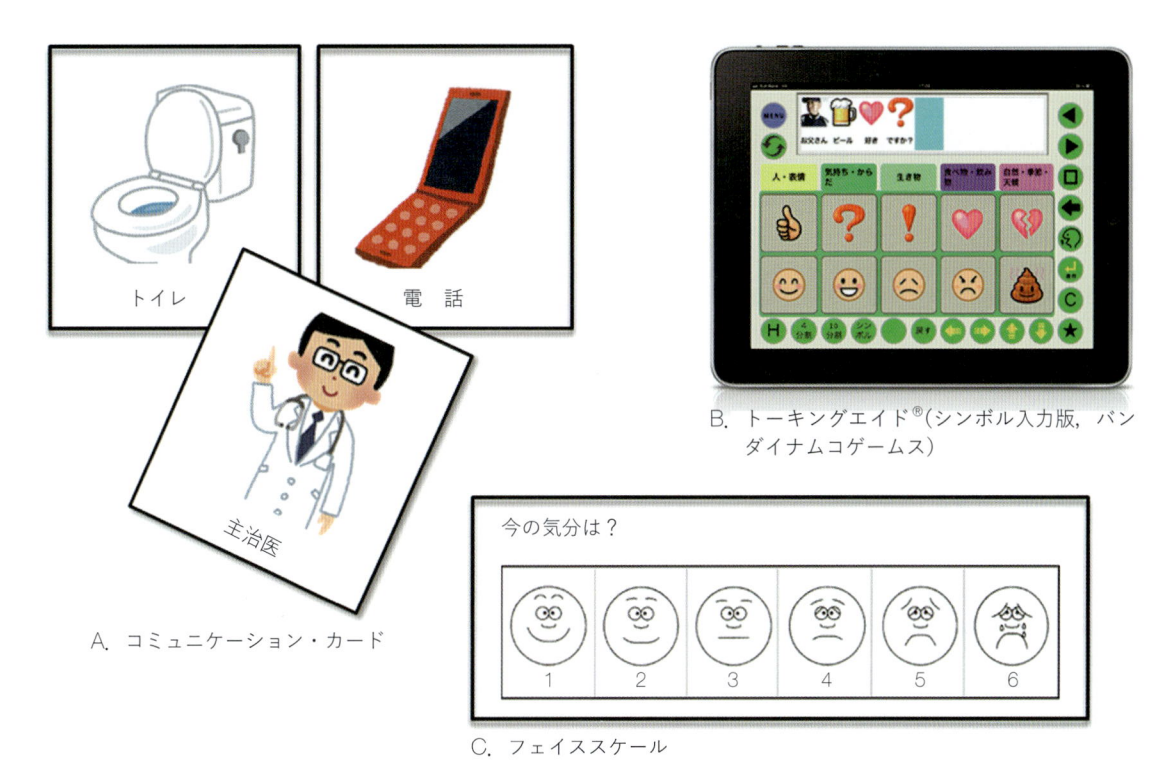

トイレ　　　　電話

主治医

A. コミュニケーション・カード

B. トーキングエイド®(シンボル入力版, バンダイナムコゲームス)

今の気分は？

| 1 | 2 | 3 | 4 | 5 | 6 |

C. フェイススケール

図 15-18　拡大代替コミュニケーションの例

えたい」気持ちを高めることに加え，生活意欲の向上にもつながる可能性がある．安心して過ごせる環境づくりに求められる接し方は，次のようなものである．
① 話すことを強制しない．
② 自然な日常会話のなかで何気なく声をかける．
③ 関心をもっていそうな事柄をテーマに会話を始める．
④ 急に話題を変えない．
⑤ ゆっくり話す，聞く，待つ．
⑥ うまく反応できたときは一緒に喜ぶ．
⑦ 伝わっていないときはいい加減に対応せず，確認する．
⑧ 言いたいことを推測して，尋ねてみる．

III　留意事項

　障害による落胆や不安などから，人前に出る機会を避ける者も少なくない．無理強いをする必要はないが，言語的交流に依存しない場の設定など，本人にとって安心して過ごせる環境を探ることから，根気よく取り組むようにしたい．

IV　課題

　失語は長期にわたって回復する可能性をもっている．しかし，復職に関しては厳しい現状がある．仕事に求められる言語機能は日常生活のそれと比べてはるかに高い．障害が軽度でも言語情報処理の能力に制限があれば原職復帰が困難になることを，セラピストは理解しておかねばならない．

引用文献

1) Azouvi P, et al : A battery of tests for the quantitative assessment of unilateral neglect. Restor Neurol Neurosci, 24 : 273-285, 2006.
2) 福武敏夫ほか：半側空間無視．河村　満編：急性期から取り組む高次脳機能障害リハビリテーション—QOL

向上のために今すぐできる日常生活援助．pp81-92，メ
ディカ出版，2010.

3) 種村留美：右半球障害について－特に左半側無視の多
様性とその捉え方を考える．作業療法，17：448-454，
1998.

4) 長山洋史ほか：日常生活上での半側無視評価法
Catherine Bergego Scale の信頼性，妥当性の検討．総合
リハビリテーション，39(4)：373-380，2011.

5) 渡邉　修：運転能力を推定する神経心理学的検査．林
泰史ほか監修：脳卒中・脳外傷者のための自動車運転．
pp147-148，三輪書店，2013.

6) Appelros P, et al : Recovery from unilateral neglect after
right-hemisphere stroke. Disabil Rehabil, 26 : 471-477,
2004.

7) 平山和美：視覚性失認の評価．田川皓一編：神経心理
学評価ハンドブック．pp215-229，西村書店，2004.

8) 川平和美：中枢神経系の解剖と機能．川平和美編：標
準理学療法学・作業療法学専門基礎分野　神経内科学
第2版．pp12-23，医学書院，2003.

9) 鈴木匡子：病態失認，病態無関心．神経内科，68
（Suppl）：439-445，2008.

10) 田川皓一：神経心理症候学総論．田川皓一編：神経心
理学評価ハンドブック．pp12-27，西村書店，2004.

11) 佐山一郎：視覚性運動失調・バリント症候群の評価．
田川皓一編：神経心理学評価ハンドブック．pp245-
248，2004.

12) Rosselli M, et al : Rehabilitation of Bálint's syndrome : a
single case report. Appl Neuropsychol, 8 : 242-247, 2001.

13) Gillen JA, et al : Balint's syndrome in a 10-year old male.
Dev Med Child Neurol, 45 : 349-352, 2003.

14) 河村　満ほか：ゲルストマン症候群．河村　満ほか
著：高次脳機能障害の症候辞典．pp20-22，医歯薬出版，
2009.

15) Meyer E, et al : A pure case of Gerstmann syndrome with a
subangular lesion. Brain, 122 : 1107-1120, 1999.

16) 種村　純ほか：ゲルストマン症候群．臨床リハ別冊
高次脳機能障害のリハビリテーション，212-214，1995.

17) 川原　薫ほか：ゲルストマン症候群と失行症を呈した
1症例が5年間で学習できたこととできなかったこと．
作業療法，21：552-560，2002.

18) Raymer AM, et al : The significance of body parts as tool
errors in limb apraxia. Brain and Cogn, 34 : 287-292, 1997.

19) 山鳥　重：観念失行－使用失行のメカニズム．神経進
歩，38：540-546，1994.

20) Rothi LTG, et al : A cognitive neuropsychological model of
limb praxis. Cognitive Neuropsychol, 8 : 443-458, 1991.

21) Miller N : Dyspraxia and its Management. pp155-194,
Croomhelm,1986.

22) Goldenberg G, et al : Therapy of activities of daily living
in patients with apraxia. Neuropsychol Rehabil, 8 : 123-141,
1998.

23) Seyffarth H, et al : The grasp reflex and the instinctive grasp
reaction. Brain, 71 : 109-183, 1948.

24) 森　悦朗：道具の強迫的使用．神経内科，68：327-
330，2008.

25) Lezak MD : The problems of assessing executive functions.
Int J Psychol 17 : 281-297, 1982.

26) Lezak MD : Neuropsychological assessment, 3rd ed. pp42-
44, Oxford University Press, 1995.

27) 高橋伸佳：症例から理解する各障害の症状 1 失語．河
村　満編：急性期から取り組む高次脳機能障害リハビリ
テーション．pp16-28，メディカ出版，2010.

28) 石合純夫：失語．石合純夫：高次脳機能障害学 第2
版．pp23-50，医歯薬出版，2012.

29) 種村　純：言語モダリティ間相互作用に関する臨床神
経心理学的研究－失語症の言語機能回復の検討．風間書
房，1995.

30) 毛束真知子：日常生活援助へのアプローチ 1 失語．河
村　満編：急性期から取り組む高次脳機能障害リハビリ
テーション．pp162-171，メディカ出版，2010.

16 | 認知症

Ⅰ 障害の概要

　認知症では，脳の一次的あるいは二次的な障害により，記憶障害を伴う認知機能が障害され，日常生活に支障をきたす．すなわち認知症とは，ADL に必要なさまざまな能力が障害され，独りでは生活することが難しくなり，介護が必要となる状態である．認知症は「状態」であって「疾患名」ではない．

　このため，「認知症」といってもさまざまな病理学的原因があることを理解しなければならない．認知症や認知症様病態をきたす疾患には多くの疾患が含まれる．神経変性疾患，脳血管障害，脳腫瘍，頭部外傷などの中枢疾患だけではなく，内分泌機能異常症や各種臓器不全に起因する身体的疾患に伴う認知症などもあり，その病態はきわめて多彩である．神経変性疾患の代表的な認知症には最も多い Alzheimer 病（AD）のほかに，Lewy 小体型認知症（dementia with Lewy bodies；DLB），前頭側頭葉変性症（frontotemporal lobe dementia；FTLD）などがある．血管性認知症（vascular dementia；VaD）は脳血管障害に起因する認知症の総称であり，均一の疾患ではなく複数の病態が合わさった疾患群である．

　認知機能は，記憶をはじめ，さまざまな考えや判断，理解，知識，会話など人間が ADL に必要な能力全般をいい，社会生活を営むためのコミュニケーション機能の中核をなす能力である．認知症による認知機能障害は中核症状をなし，いままでの知識を十分に活かすことができず，的確な判断による行動が欠如する，状況を正しく理解できない，などにより日常生活において混乱が生じ，他者との交流もうまくいかないなど，社会生活に支障をきたす．

　認知機能の障害に伴う行動の異常と妄想，幻覚，抑うつなどの心理症状の両者は「認知症において頻繁にみられる知覚，思考内容，気分，行動の障害」と定義されている．認知症の行動・心理症状（behavioral and psychological symptoms of dementia；BPSD）という用語が用いられるようになり，認知症の人に対する理解と望ましい対応が浸透してきた．認知機能の障害に伴う行動・心理症状と ADL の障害は，介護者にとって大きな負担となる．BPSD は，認知症の中核症状を背景に環境や本人の心身の状態などさまざまな要因が加わって生じる症状であり，初期においても不安や気分の沈みといった精神症状がみられることや個々の生活状況などによって個人差がみられ，症状が多岐にわたることが特徴である．

A. 記憶障害・見当識障害

　AD の神経細胞の変性は，内嗅皮質・海馬などの側頭葉内側から始まり，進行とともに側頭頭頂連合野に広がり，前頭連合野に進行する．初期では新しい事実や出来事を覚えることの障害がおこり，進行とともに発症以前の出来事の記憶も障害されるようになる．記憶障害の内容は時間や場所の文脈を伴うエピソード記憶の障害が中心である．意味記憶は初期には保たれているため，物品呼称などは可能である．手続き記憶は比較的後期まで保たれている．記憶の過程においては，記銘力障害が顕著となるため，今言ったことを思い出すこと（再生）ができない．記憶の分類においては，近時記憶の障害が顕著で，同じ話を何回も繰り返す．初期では即時記憶は保たれていることが多く，簡単な会話では気づかれない．DLB で

は，エピソード記憶障害は軽度といわれるが，後頭葉の機能低下を反映して視覚的な記憶の障害が出現しやすいと考えられる．また，VaD においては記憶障害のみが前景に立つことは稀であるが，多発性の血管障害の場合，皮質下の障害に伴い記憶の想起が困難になることが多い．

見当識では，AD は記憶障害の影響を受け，正確な日時の把握が困難となり時間の見当識が障害される．その後，場所，人物に対する見当識も失われる．また，DLB においては意識水準の変動に伴い見当識障害も顕著となることが多い．

B. 失語・失行・失認

言語中枢が局在する優位半球に障害が及ぶ認知症疾患であれば失語を生じる可能性がある．前頭葉弁蓋部～島回や側頭葉前方部に局在的に萎縮を生じる FTLD や側頭頭頂葉に病変が局在する AD，言語中枢に局在病巣を有する VaD などがその例である．

肢節運動失行は中心前・後回が障害される大脳皮質基底核変性症（corticobasal degeneration；CBD）の経過中に，また観念運動失行と観念失行は左頭頂葉～頭頂後頭葉病変を呈する AD，CBD に観察されることがある．

各種失認のなかで，認知症に頻度が高く観察されるものは視覚失認である．

C. 視空間認知障害

AD においては，海馬周辺の障害に加え，初期から頭頂～後頭葉の血流が低下することが知られている．一次視覚野から始まり頭頂葉皮質に至る，身体の位置，奥行きなどの情報を処理する背側視覚路の機能低下によって，空間的情報がわからなくなるといった症状が出現すると考えられる．関連する症状に着衣失行，道順障害，相貌失認などがある．

D. 遂行機能障害

目的をもった一連の活動を効果的に成し遂げるために必要な機能で，社会生活に最も影響を与える．認知症の人の ADL のなかでも，金銭管理や料理，服薬管理などの障害は遂行機能障害と密接な関係がある．遂行機能と関連する精神症状としてはアパシーが最も多く認められる．

認知症は脳の病気であることから，脳の基盤とその機能障害からおこる病態あるいは症候を理解する．そして認知症の進行状況（**表16-1**）を確認し，それらが個人の生活機能にどのように影響を及ぼしているかをきめ細かく把握，介護の方法を決定していくことが重要である．

ここでは，軽度から中等度の認知症を対象に述べる．

Ⅱ 指導と介護

認知症の人の生活の基本である「活動」としての ADL や家事，外出といった応用的活動を維持することが重要であり，個人の生活歴，価値観を重視しながら生活のあらゆる場面で「環境因子」と「個人因子」を考慮しながら指導と援助を行う．ADL 障害が著明になった場合でも決して「できない」から「できるようになる」ところを目指すというかかわりではなく，無理強いすることなく活動に参加できるように環境を整えること，混乱しないように配慮すること，その活動の遂行のためにさりげなく導くかかわりと動機づけが原則である．

そのためには，認知症による ADL への影響をきめ細かく観察，情報収集することによって日常的な行為を途切れないよう継続するための介護と，認知症の人だけでなく，その人を取り巻く環境の変化に対応する介護の両面からアプローチする必要がある．

表 16-1　Functional Assessment Staging（FAST）

FAST Stage	臨床診断	FASTにおける特徴	臨床的特徴
1. 認知機能の障害なし	正常	主観的および客観的機能低下は認められない	5〜10年前と比較して職業あるいは社会生活上，主観的および客観的にも変化はまったく認められず支障をきたすこともない．
2. 非常に軽度の認知機能の低下	年齢相応	物の置き忘れを訴える．喚語困難	名前や物の場所，約束を忘れたりすることがあるが年齢相応の変化であり，親しい友人や同僚にも通常は気がつかれない．複雑な仕事を遂行したり，込みいった社会生活に適応していくうえで支障はない．多くの場合，正常な老化以外の状態は認められない．
3. 軽度の認知機能低下	境界状態	熟練を要する仕事の場面では機能低下が同僚によって認められる．新しい場所に旅行することは困難	重要な約束を忘れてしまうことがある．はじめての土地への旅行のような複雑な作業を遂行する場合には機能低下が明らかになる．買い物や家計の管理あるいはよく知っている場所への旅行など日常行っている作業をするうえでは支障はない．熟練を要する職業や社会的活動から退職してしまうこともあるが，その後の日常生活のなかでは障害は明らかとはならず，臨床的には軽微である．
4. 中等度の認知機能低下	軽度のアルツハイマー型認知症	夕食に客を招く段取りをつけたり，家計を管理したり，買い物をしたりする程度の仕事でも支障をきたす	買い物で必要なものを必要な量だけ買うことができない．だれかがついていないと買い物の勘定を正しく払うことができない．自分で洋服を選んで着たり，入浴したり，行き慣れている所へ行ったりすることには支障はないために日常生活では介助を要しないが，社会生活では支障をきたすことがある．単身でアパート生活している老人の場合，家賃の額で大家とトラブルを起こすようなことがある．
5. やや高度の認知機能低下	中等度のアルツハイマー型認知症	介助なしでは適切な洋服を選んで着ることができない．入浴させるときにもなんとかなだめすかして説得することが必要なこともある．	家庭での日常生活でも自立できない．買い物を一人ですることはできない．季節にあった洋服が選べず，明らかに釣り合いがとれていない組合せで服を着たりするためにきちんと服をそろえるなどの介助が必要となる．毎日の入浴を忘れることもある．なだめすかして入浴させなければならない．自分で体をきちんと洗うことができるし，お湯の調節もできる．自動車を適切かつ安全に運転できなくなり，不適切にスピードを上げたり下げたり，また信号を無視したりする．無事故だった人がはじめて事故を起こすこともある．大声をあげたりするような感情障害や多動，睡眠障害によって家庭で不適応を起こし医師による治療的かかわりがしばしば必要になる．
6. 高度の認知機能低下	やや高度のアルツハイマー型認知症	(a)不適切な着衣	寝巻の上に普段着を重ねて着てしまう．靴紐が結べなかったり，ボタンを掛けられなかったり，ネクタイをきちんと結べなかったり，左右間違えずに靴をはけなかったりする．着衣も介助が必要になる．
		(b)入浴に介助を要する．入浴を嫌がる	お湯の温度や量を調節できなくなり，体もうまく洗えなくなる．浴槽への出入りもできにくくなり，風呂から出たあともきちんと体を拭くことができない．嫌がるという行動がみられることもある．
		(c)トイレの水を流せなくなる	用をすませたあと水を流すのを忘れたり，きちんと拭くのを忘れる．あるいはすませたあと服をきちんと直せなかったりする．

（つづく）

表 16-1　Functional Assessment Staging（FAST）（つづき）

FAST Stage	臨床診断	FAST における特徴	臨床的特徴
6. 高度の認知機能低下	やや高度のアルツハイマー型認知症	(d) 尿失禁	時に(c)の段階と同時に起こるが，これらの段階の間には数か月間の間隔があることが多い．この時期に起こる尿失禁は尿路感染やほかの生殖泌尿器系の障害がなく起こる．この時期の尿失禁は適切な排泄行動を行ううえでの認知機能の低下によって起こる．
		(e) 便失禁	この時期の障害は(c)や(d)の段階でみられることもあるが，通常は一時的にしろ別々にみられることが多い．焦燥や明らかな精神病様症状のために医療施設に受診することも多い．攻撃的行為や失禁のために施設入所が考慮されることが多い．
7. 非常に高度の認知機能低下	高度のアルツハイマー型認知症	(a) 最大限約 6 語に限定された言語機能の低下	語彙と言語能力の貧困化はアルツハイマー型認知症の特徴であるが，発語量の減少と話し言葉のとぎれがしばしば認められる．さらに進行すると完全な文章を話す能力はしだいに失われる．失禁がみられるようになると，話し言葉はいくつかの単語あるいは短い文節に限られ，語彙は 2，3 の単語のみに限られてしまう．
		(b) 理解しうる語彙はただ 1 つの単語となる	最後に残される単語には個人差があり，ある患者では"はい"という言葉が肯定と否定の両方の意志を示すときもあり，逆に"いいえ"という返事が両方の意味をもつこともある．病期が進行するに従ってこのようなただ 1 つの言葉も失われてしまう．一見，言葉が完全に失われてしまったと思われてから数か月後に突然最後に残されていた単語を一時的に発語することがあるが，理解しうる話し言葉が失われたあとは叫び声や意味不明のぶつぶつ言う声のみとなる．
		(c) 歩行能力の喪失	歩行障害が出現する．ゆっくりとした小刻みの歩行となり階段の上り下りに介助を要するようになる．歩行ができなくなる時期は個人差はあるが，しだいに歩行がゆっくりとなる．歩幅が小さくなっていく場合もあり，歩くときに前方あるいは後方や側方に傾いたりする．寝たきりとなって数か月すると拘縮が出現する．
		(d) 着座能力の喪失	寝たきり状態であってもはじめのうち介助なしで椅子に座っていることは可能である．しかし，しだいに介助なしで椅子に座っていることもできなくなる．この時期ではまだ笑ったり，噛んだり，握ることはできる．
		(e) 笑う能力の喪失	この時期では刺激に対して眼球をゆっくり動かすことは可能である．多くの患者では把握反射は嚥下運動とともに保たれる．
		(f) 昏迷および昏睡	アルツハイマー型認知症の末期ともいえるこの時期は本疾患に付随する代謝機能の低下と関連する．

〔石井徹郎：Functional Assessment Staging（FAST）．大塚俊男ほか監修：高齢者のための知的機能検査の手引き．pp59-64, ワールドプランニング，1991 より〕

A. コミュニケーション

　認知症による言語の表出能力・理解力の低下，あるいは記憶力の低下により，思考，情報，そして一方から他方へのメッセージのやり取りがうまくできなくなる．コミュニケーション障害は認知症の人自身を不安にし，焦燥感を覚えさせ，慌てさせる．また，うまく伝わらないストレスからBPSDの悪化を招くことも考えられる．これらの問題を最小限にするために援助する側の心構えが

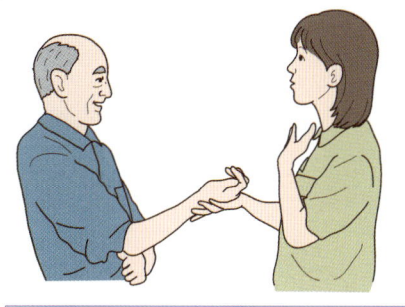

聴力
・補聴器は必要か
・耳垢は溜まっていないか

環境
・注意がそれていないか
・騒音や雑音がある環境ではないか

理解
・声の大きさ，高さ，速さ
　は適切か
・時間や場所を意識できる
　ような言葉かけ

非言語的な態度
・視線の高さを維持
・視線を交わす
・触れる
・ほほえむ，など

コミュニケーションのポイント
・十分な時間をとる
・視覚的な情報を活用する
・身振り手振りなどの動作をゆっくりと行う
・多様な手がかりと提案を一つずつ提供する
・理解が困難な場合は話題を変える

図 16-1　コミュニケーションのとり方
反応を確認する注意深さとゆとりが認知症の人を安心させる対応につながる．

大切である．
　認知症では他者の感情への感受性が高まり，他者の情動を模倣することから，介護者は自身の表情や声の調子に注意する必要がある．すなわち，援助者としての前提は自分自身の特徴を知ることである．言語または非言語に働きかけるが，表現が不十分な場合は，間違いを正すのではなく，その心情を察して返事に詰まらないよう質問をするなどの配慮や共感と受容の態度で接する．「リラックスできるペースで安心できる雰囲気をつくり出すよう意識する」「話に耳を傾け，何を望み，どう感じているか感じ取ろうとする」「今，体験している現実を理解し，そのまま受け入れる態度でかかわる」「個人史から価値観を理解し，年齢や個性を尊重する態度で接する」などが基本的な姿勢である．
　言語で発せられる単語の意味・内容だけでなく，その背景にあるニードに着目すること，かかわりのなかで個々に応じたコミュニケーションの有用な手段と留意事項を介護者間で共有することが大切である（図16-1）．会話の機会を多くもつ

コラム ❶

非言語的コミュニケーション

　心地よい触覚刺激は非言語的コミュニケーションとして有用とされる．

タクティールケア

　タクティールとは「触れる」という意味のラテン語「タクティリス」に由来する言葉．タクティールケアは，触れることによりおこるコミュニケーションに重点をおき，背中や手足をなでるように触れることで信頼を深め，不安やストレスを緩和するとされている．北欧で盛んな認知症のケア療法．

手を握ることからの情報

　高齢者のあいさつに握手することを取り入れると，さまざまなサインを知ることができる．皮膚の温度，皮膚のかさつき，あるいは発汗なども触診できる．

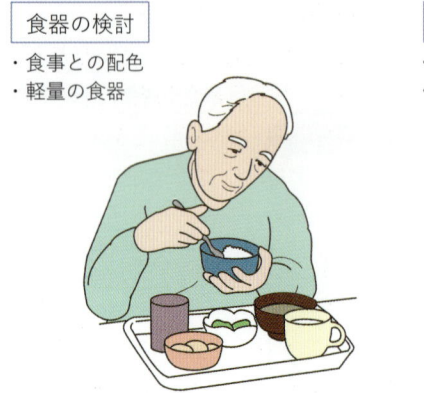

食器の検討
・食事との配色
・軽量の食器

食事場面の設定
・くつろげる食事場所
・一人用のテーブル

狭すぎない

高さ

食事場面での観察のポイント

・食器の扱い方
・姿勢の崩れや疲労度はどの程度か
・薬の副作用による食欲減退がないか

・注意散漫になっていないか
・水分の摂取量は十分か

図 16-2　食事環境の調整
必要であれば栄養補助食品の提供も検討する.

ことをこころがけることが重要であり，言語的コミュニケーションの実用性が低下した時点でも，非言語的コミュニケーションを通した対人交流を継続することを目標とする.

B. 摂食・嚥下

　食事の場面においては，食事摂取量(栄養)と嚥下の状態に関する観察が必要な認知症の人の場合，食べ物を噛まずに飲み込んだり，食べ物を吐き出すなど，食事に関する BPSD は多彩である. 嚥下機能が正常であっても，食べ方によってのどに詰まることもあるので注意が必要である. 食事動作では口に運ぶときの食べこぼしや咀嚼の状態，口唇の閉じ方，むせ，食べ物が口の中に残るかなどを観察する. 咳払いや口呼吸かどうかで，誤嚥の危険性を予測することも可能である. 歯の欠損や，義歯が合っていない，口渇や嚥下困難の状況を注意深く確認する. 口腔粘膜の乾燥や口内炎，流涎などの所見がある場合は感覚運動機能の障害が考えられる.

　AD の多くは，認知症の進行によって食事の認知や動作が困難となっているだけでなく，食事がうまく取れていない場合の食欲不振など自己の状態をうまく伝えることができない. さらに体重減少がある場合は身体疾患を疑う，あるいは環境の変化から精神的変化や低栄養に陥っていないかなどのチェックが必要である. 水分や食事の摂取が困難となると容易に脱水状態に陥る. また，内服薬や便秘の確認も必要である. 一日に必要な水分量は発汗の状態によって異なるが，運動後や気温が高いときや運動時，有熱時などは，こまめに水分を勧める.

１おいしく食べられる環境調整

　食事に集中できる環境を整える. 食べ物に注意が向くような食べ物の出し方を工夫する. 部屋の明るさやテレビの音量などが食事の妨げとなっていないか，食事時の姿勢，椅子や机の高さは身体に合っているのか，食器の形態や使いやすさに問題がないかを確認する(**図 16-2**). 可能な限り，本人が自主的に食べられるような環境調整を継続し，食べやすい形態，一口の量などの配慮も必要となる. 食前のうがいや食後の口腔ケアは大切である.

② 食べたことを忘れる場合

食事をしたことを忘れ，何度も食事を要求する場合は，まず原因を考え，否定や自尊心を傷つけるような言動は避ける．返事は，次の食事の時刻を示し，食事の支度中であることを話したり，軽いおやつを少量渡すなどして様子をみる．

③ 食事中に遊んでしまう場合

食事動作の開始ができない，食事動作が中断するなどの問題がみられる場合，それぞれ原因が異なる可能性があるため，食器や食物の認知や注意力，疲労，道具の使い方などを観察する．途中で食事動作が止まってしまう，口に入れたまま忘れてしまうなどの場合，声かけをしたり，見守りながら食事動作を行うよう促す．また，食事時間が30分以上となって疲労してしまわないよう適切な介助を行う．

④ 異食・誤食（誤飲）

認知機能の障害から，普段は口にしないもの，洗剤や紙，ゴミといったものを食べてしまうことがある．冷蔵庫などは常に点検し，危険な物品は目につかないところに置くなど，保管や収納に工夫すべきことは基本であるが，生活用品を取り上げるのではなく，失認や失行などが原因で誤食（誤飲）をおこす危険性を理解したうえで対処する．

C. 排泄コントロール

失禁や不潔行為などの対応を考える．認知機能が背景にある場合もあれば，生理的な要因によるものなど，同じ状態であっても原因が異なる場合もある．状況をよく観察し，その原因を探り，その原因に適切に対応することが必要である．排泄の失敗は本人の自尊心や羞恥心を傷つけることがあるため，介護者の反応や対処方法によって状況をさらに悪化させることのないよう処理する．よい排泄の習慣は，多くの健康，行動上の問題を防止する．

① 残便（残尿）・便秘による不快感

残便（残尿）や便秘の場合，その不快感から手で便を取り出そうとして，手や周りのものを汚してしまう．この場合，水分摂取を増やし，腹部のマッサージや温湿布で刺激を与え，残便を出す．便が出ず，不快感が続くようならば，食事を工夫し，さらに出ない場合には下剤の服用も検討する．

② 蒸れや暑さ，瘙痒感による不快感

オムツ着用による蒸れ，暑さ，皮膚疾患などによる瘙痒感から便を弄ぶ．この場合，排便（排尿）のリズムを見つけ，言語やサインを見分けてこまめにトイレ誘導を行い，定期的に排泄ができるよう援助し，オムツに便が残らないように配慮する．瘙痒感は原因となる皮膚疾患の治療が必要である．

③ 排泄の失敗，排便後の汚物処理ができない場合

着替えを探したりしている間に，シーツや家具など周りのものを汚してしまうことがある．また，汚したことを恥じてタンスなどに汚染した衣類をしまい込んでしまうと，さらに汚染が広がってしまうこともある．居室やトイレのなかでの様子に気づき，早めに対処することや見えるところにトイレットペーパーを置くなど，本人が処理できる手がかりをつくるようにし，「自分で処理しようとした行為」を認め，叱責しないことが大切である．

④ 生理的要因による失敗

トイレまで行こうとして間に合わず，途中で失禁したり，トイレ以外の場所で放尿・放便をしてしまう．尿意や便意が保たれていても，認知機能や運動機能によって行為の失敗につながることが多い．失禁の原因を確認し，排便（排尿）のリズムやサインを見つけ，定期的にトイレ誘導を行うことや夜間などは身近にポータブルトイレを置くことを検討する．便秘などでは，トイレでの腹圧がかかる排泄姿勢を確保できるよう誘導する．尿失禁だけでなく放便してしまったときは，受動的な態度で，恥ずかしさや屈辱感が増さないよう本人がいないときに処理するなどの配慮が必要である．

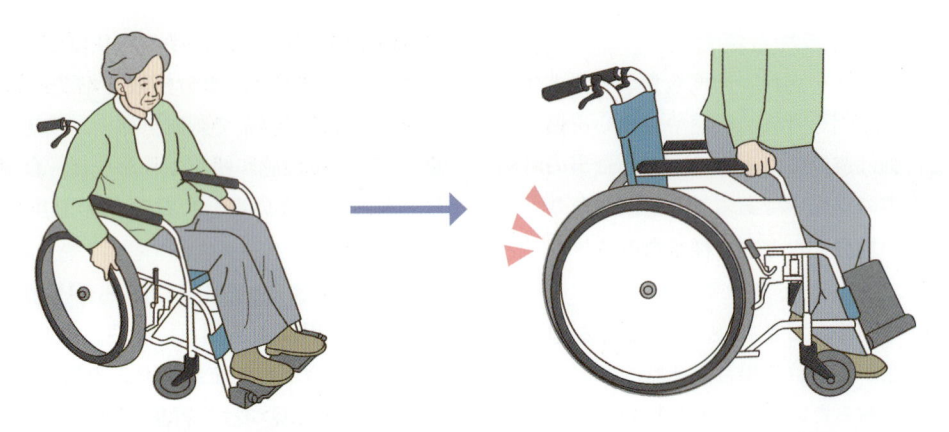

図16-3　自動ブレーキ付き車椅子
座面の上下に連動し，座るとブレーキが解除され，立ち上がるとブレーキがかかる．これにより，
ブレーキのかけ忘れによる転倒を防止する．

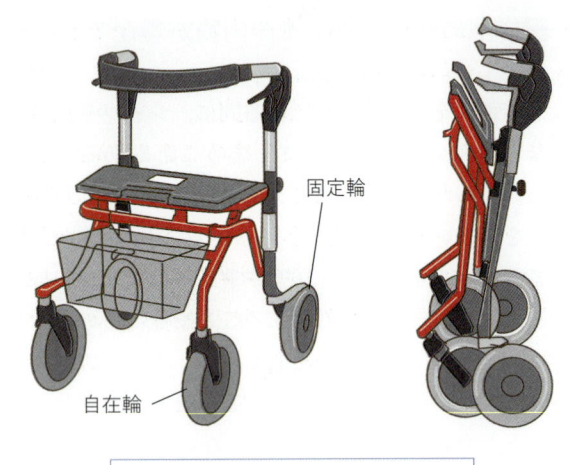

固定輪

自在輪

歩行車選択のポイント

・利用時の姿勢はどうか　　・操作能力があるか
・十分な安定性があるか　　・用途は適切か

図16-4　歩行車の選択

5 誤認や空間失認による失敗

　居室内のゴミ箱や洗面台などトイレ以外の場所で放尿したり，トイレの場所が認識できなくて放尿・放便をしてしまう場合は，トイレの場所に，はっきりと印をつけること，夜間にはトイレまでの通路に適切な明かりを用意することなどの配慮が必要である．

6 介護拒否

　排泄の失敗は，小言やささいな注意でも本人の

困惑や混乱を招くため，介護者の接し方は重要である．介護者の叱責を機にケアに対する反発や怒りにつながることも多い．拒否や抵抗は不安の裏返しと捉え，まずその思いを理解するためにもゆっくりと一緒に過ごす時間をつくり，様子を観察してみることが大切である．

D. 起居・移動

　高齢者では，下肢の筋力や体力の低下により歩行速度や立位姿勢が変化し，動作バランスが不安定になりやすく，一連の移動能力のなかで転倒の危険性が高まる．認知症による周囲への注意障害は，危険を予測する能力や状況判断能力の低下となりさらに転倒の危険性を増大する．排泄時便器へ移動する際に身体を回転し方向転換することがうまくできない，また，車椅子のブレーキのかけ忘れなどによる転倒も多くみられる（図16-3）．ほかにも薬による影響やパーキンソニズム，家屋の段差，照明の明るさなどの生活環境面から，起居・移動能力低下の要因を分析し対応することが必要である．そして，安全な起居・移動を確保するために，立ち上がりの際の手すりやベッドの高さ調整，歩行車の適切な選択（図16-4）と動作のなかでうまく使用できるような指導が求められる．

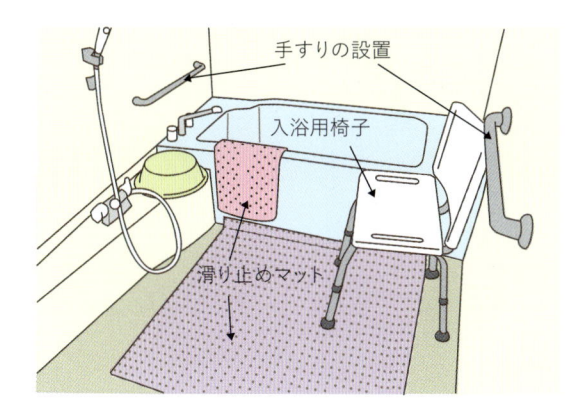

手すりの設置

入浴用椅子

滑り止めマット

図 16-5　浴室内周辺の整備

E. セルフケア

1 整容

　身なりを整える行為であり，明確な助言と指示で多くの場合自分で行うことができる．習慣的に行っていることでも，人と会う，外出するなどの目的が失われると必要性を感じなくなり，行われなくなることが多い．実行機能や失行が疑われる場合は，選択肢を少なく，一つひとつの動作をゆっくりとすすめる．水道の蛇口操作は形状が異なると使用できなくなる，どの歯ブラシを使用していいのかわからないなど，本人ができないと思い込んでいることもある．無理やり行為を促すのではなく，1 日のタイムスケジュールに沿って，あるいは行事やトイレの帰り，入浴時にさりげなく声かけを行うことから始める．爽快感が感じられると容易に継続できることもあり，朝の歯磨き，洗顔は 1 日のスタートとしてとても大事な刺激となる．

2 更衣

　季節に応じた衣服の洗濯や組み合わせに支障が出てくる．あるいは実行機能障害の可能性や衣服の着脱の仕方や順序がわからなくなってしまう着衣失行がある．どの服を着たらよいか判断できない，選べない，だから着替えないで同じ服を着続けることもよくみられる．お気に入りや同じもの

を繰り返し着るようならば複数用意すること，そしてできるだけ自分で着てもらえるよう，判断能力や意思決定能力に応じて，裏表がわかりやすい服やボタンが少ない服を選び，視野に入りやすい所に着替えを置くなどの配慮をする．着替えの声かけは簡単なわかりやすい指示でやり終えるまで待ち，一貫した手順で行うよう工夫する．

3 入浴

　AD の進行に従って，介護が必要となる．しかし，本人は入浴の必要を感じなくなっていたり，入浴に恐怖を感じていたり，入浴に対して誰かに助けてもらうことを不快に感じていたりする．これらのことから入浴を拒否することも少なくない．入浴を拒否している場合は入浴かシャワー，清拭の選択をしてもらう．プライバシーを守りながら，事前に湯を張り，湯に触れる，徐々に服を脱ぐ，ゆっくり湯舟につかるといった声かけを行い入浴する気持ちをうまく誘導することが大切である．入浴中には，顔にシャワーをかけるのを避けたり，洗髪は最後に行うようにするなどの配慮も必要である．また，入浴中の転倒事故も多いことから滑り止めや手すりの使用により安全面に対する注意を払う（**図 16-5**）．

F. 家庭生活

　家庭生活の目標は，これまでの生活をこれからも継続することであり，生きる時間の延長ということになる．ADL は生活のための手段や行為であって機能的，能力的に可能でも，それだけでは自立的な生活を送ることができているとはいえない．家庭生活における家での役割や仕事が重要であり，その遂行方法は個々の価値観によって独自性を伴う．介護者はこのことをよく理解し，できることをいかに繰り返して生活を継続するかが大切である．家庭内であっても安全に生活できる範囲は限られているため，孤立しないように，家族や介護者の目が行き届くような環境調整を行う（**図 16-6**）．

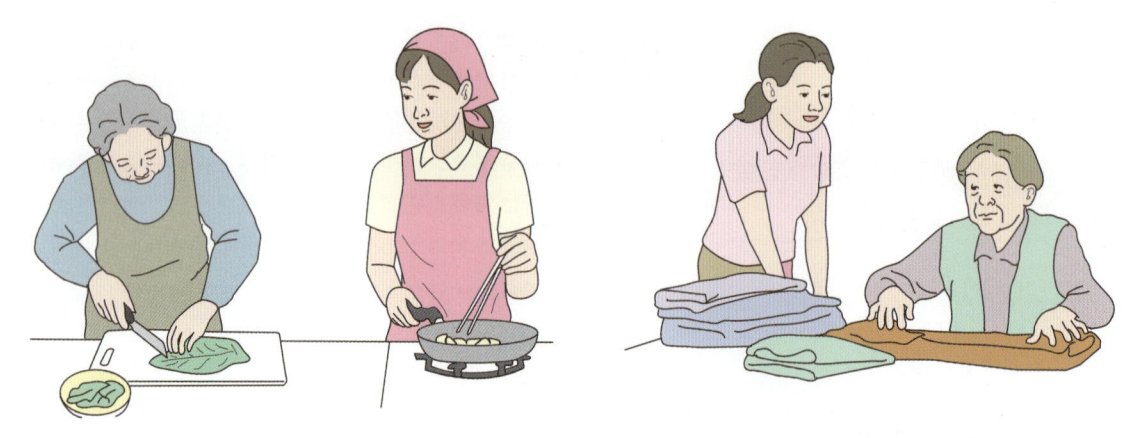

これまで行ってきたことは継続できるよう支援する   家庭・施設内での役割を支援する

> ADL や IADL に対するアプローチのポイント
>
> ・行動の継続や行動の生起のために刺激としての手がかりと行動の目的をいかに簡潔に
> 　提示するかを考える.
> ・本人ができる能力を活かす環境を整える.

図 16-6　家事動作に対するかかわり方
慣れ親しんだ生活用品の使用を続ける.

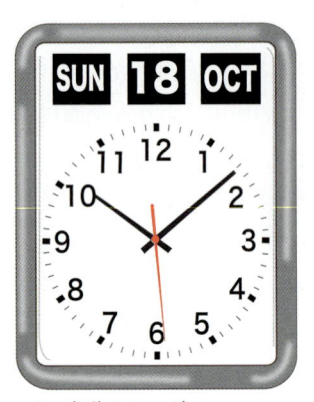

A. 自動カレンダー

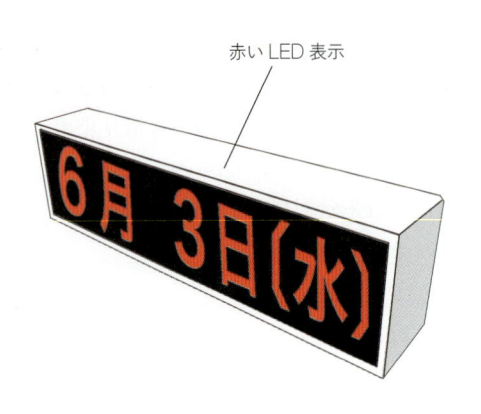

赤い LED 表示

B. お薬カレンダー

図 16-7　生活支援機器・用具の例

1 家事などの支援

　調理や買い物, 洗濯, 掃除などの家事全般や金銭管理や服薬管理, 外出して乗り物に乗るなどの生活行為のなかで, 同じものを何度も買う, 調理の段取りに時間がかかる, 洗濯をしても干すのを忘れる, 服薬では「いつ飲んだかわからない」「どこにしまったかを忘れる」などが多く, これらは早期から支障をきたしていることが多い. しかし,「いつもできない」「すべてが一度にできなくなる」わけではなく, なんらかの対処方法でやりくりしている. このことがまた認知症の発見を遅らせる原因ともなる. カレンダーやメモを活用し(図 16-7), 日課となっている活動は, 見守りや一緒に行うことで, できるだけ継続できるように支援する. 調理動作の火の不始末による火災などに対しては十分に注意する必要があり, 自動消火

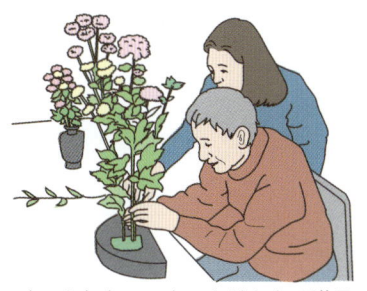
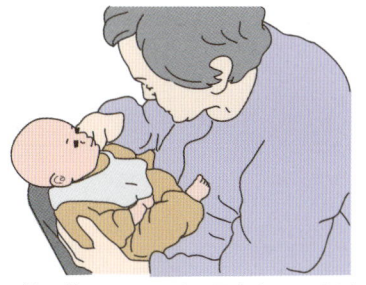
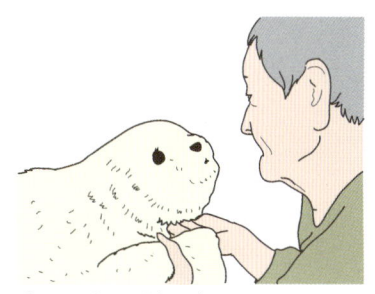

A．ふれあいのきっかけとなる道具　　B．ドールセラピー用赤ちゃん人形　　C．アザラシ型ロボット

図16-8　癒しや周囲の人とのコミュニケーションを活性化する道具
A：花，写真，日常的小道具など個々に応じて準備する．
B：本物の赤ちゃんを抱いているような感覚が得られる．
C：なでたり，声をかけると鳴いたり，動いて反応する．

装置を設置するなどの配慮が必要である．

2 余暇活動の支援

　本人本位の生活を送るためには，生活歴のなかで培ってきた趣味・嗜好や楽しみを大切にし，一緒に行えること，支援できることをみつける（**図16-8**）．また，介護サービスを利用する際にも引き継ぎ，一方的に与えられる役割や作業とはならないようにかかわることが重要である．

G. 社会生活

　認知症に限らず，高齢に伴う能力の低下は，まず社会的な能力から始まり，手段的能力の低下の後，セルフケア能力の低下がおこってくるとされている．社会生活は，家庭生活と同様に個別性があり，家族の知らないところで障害がおこっていることが多く，認知症の始まりは気づかれにくい．地域のなかでの生活は，本人の能力だけでなく地域環境の影響を受けやすい．生活管理能力の低下，外出時の公共交通機関の利用困難，社会交流の場で会話についていけない，人間関係で周囲とささいなトラブルを引きおこすなど，地域社会での孤立から不安やうつ症状をきたすことがあり，社会生活を損なわないように予防対策を講じる必要がある．また，うつ症状は不活発が原因であることも多いため，家庭から社会に出るための楽しい行事への参加・協力の呼びかけなどが大切である．

　認知症の人の自動車運転に関しては社会的な課題となっているが，運転にこだわる気持ちを理解して対応する必要がある．自動車運転は生活や仕事の一部であったり，車に乗ることが楽しみであったりすることから，自信があり問題を感じていないのに運転能力の低下を指摘されると，人間性を否定されているように感じられることもある．特に家族から運転をやめるように言われると怒り，さらに，運転へのこだわりが大きくなってしまうこともしばしばおきる．その一方で，運転に関して本人も不安を感じていることもあり，自ら運転を止めるきっかけとなるよう，地域包括支援センターや医師に相談し，繰り返し制度や事故のことをさりげなく伝えていく．このことがきっかけで閉じこもることがないよう，他の活動への切り替えなど本人が納得できる対応をこころがける．また，認知症や高齢者の外出，散歩時の交通事故も増えているため，普段から明るい服装や夜光る反射材の活用などをすすめる．

Ⅲ 住環境の整備

　認知症の人は，見当識や認知能力，あるいはADLの低下といったさまざまな障害により，環境に対して自ら働きかけを行うことが困難である場合が多く，適応能力の低下から不安や混乱を引

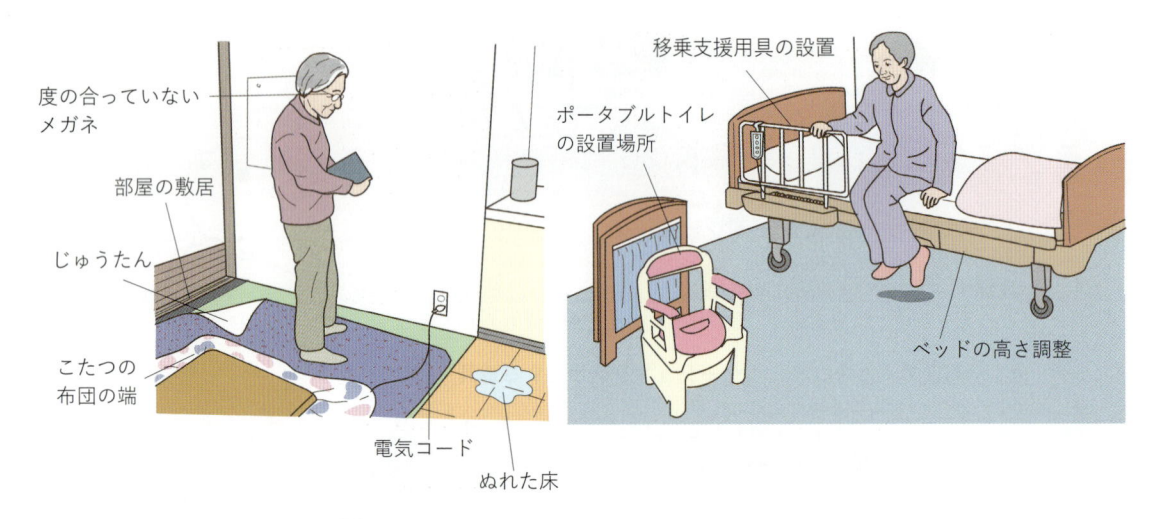

度の合っていない
メガネ

部屋の敷居

じゅうたん

こたつの
布団の端

電気コード

ぬれた床

移乗支援用具の設置

ポータブルトイレ
の設置場所

ベッドの高さ調整

図 16-9　転倒がおこりやすい環境のチェック

きおこしやすい．安全で安心して生活が継続できるように，一人ひとりに対応した福祉用具や生活支援機器と，それに合わせた快適な環境づくり，さらに，環境における刺激の質や調整も視野に入れた支援が重要である．特に施設では集団における生活を送る必要があり，他人のペースに合わせなくてはならず，混乱を招きやすいことが考えられる．施設の多面的な環境要素を取り入れた「環境を活かした支援」を工夫することが大切である．また，いったん事故・危険に遭遇すると，二次障害を引きおこして QOL を低下させる要因となるため，事故を未然に防ぐような環境整備を心がける．

1 自由に移動できる環境・事故と転倒予防の工夫

　屋内では，じゅうたんやカーペットが固定されているかや端がめくれていないか，廊下や階段の手すり，浴室の床や浴槽の底に滑り止めが設置されているかなどを点検する．移動支援用具の導入には，本人の能力と住環境を併せて考慮する（図16-9）．

2 見やすく，理解しやすい表示

　表示が視野に入っていないことも多々ある．表示の大きさや位置を確かめ，一般的なシンボルマークや本人が文字を理解可能かの評価は重要である（図 16-10）．

3 なじみの生活用品への配慮

　住環境を整備するにあたり，整理整頓は大切であるが，本人にとってなじみのある生活用品を取りあげてしまうことのないよう注意する．また，新しい家具や福祉用具の導入が混乱を助長することもあり，家具調のポータブルトイレが排泄用具だとわからない，IH 調理器など電気器具が新しくなるとスイッチの操作が困難となる，覚えられないなどはよくあることである．

　事故を未然に防ぐことは重要であるが，用品の取り換えによって生じる「新しい動作」への適応は難しいことを理解する．慣れ親しんだものが自分の周りにあり，現在も使えるものがある環境を整え続けることを配慮する．

4 徘徊感知機器・安否確認サービスの利用

　徘徊行動のある高齢者の家族などに対して，その高齢者の居場所がわからなくなったときのために，位置検索専用機能をもった徘徊感知機器をすすめる．また，自宅で急に体調が悪くなったり緊急事態が発生したときに，通報装置のボタンを押すと 24 時間体制で助けを求めることができる緊急通報システムのサービスなどの利用も検討する（図 16-11）．

　一人暮らしの高齢者宅に設置（トイレや寝室，

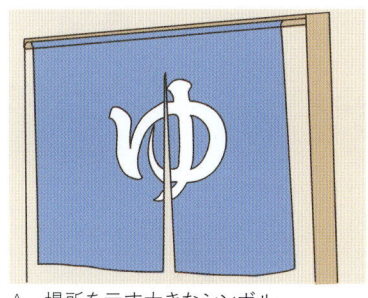
A．場所を示す大きなシンボル

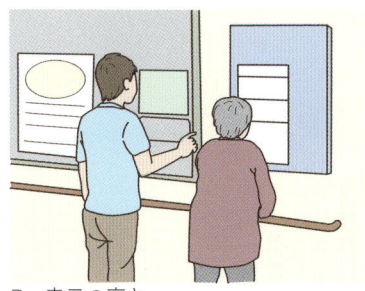
B．表示の高さ

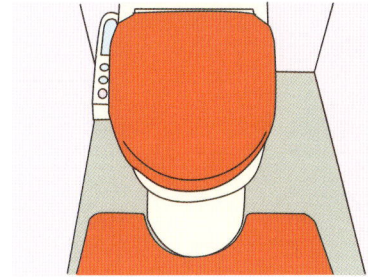
C．赤など，原色のトイレカバー

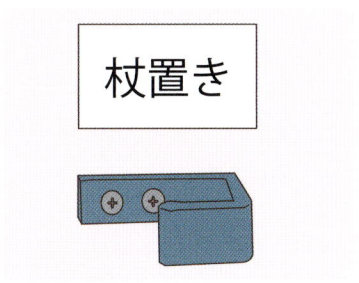
D．具体的な標記

図16-10　見やすく，理解しやすい表示の例

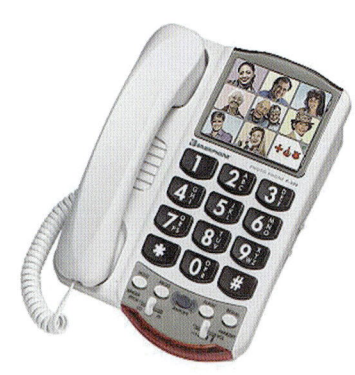
A．写真パネル付き電話

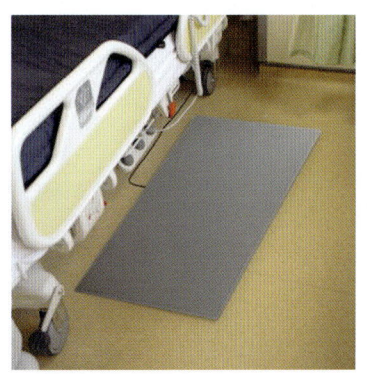
B．徘徊センサーマット

図16-11　緊急通報装置と徘徊感知機器
Ａ：電話上部の写真パネルが発信ボタンになっている．
Ｂ：マットのセンサーに重量がかかると自動的にコール信号を発信する．

冷蔵庫など）した安否確認センサーが長時間にわたって反応しない場合に自動的に警告アナウンスが流れるなど，離れて暮らす家族がパソコンや携帯電話から確認できるサービスもある．市町村によって機器の貸し出しやサービスなど一部助成制度があることもあるので確認する．

Ⅳ　留意事項

　生活は連続であり，短時間の断片的な観察で判断するのではなく，連続する日々の観察から手立てを考え，その情報を本人と家族，専門職で情報共有し，協働してチームケアを実践していくこと

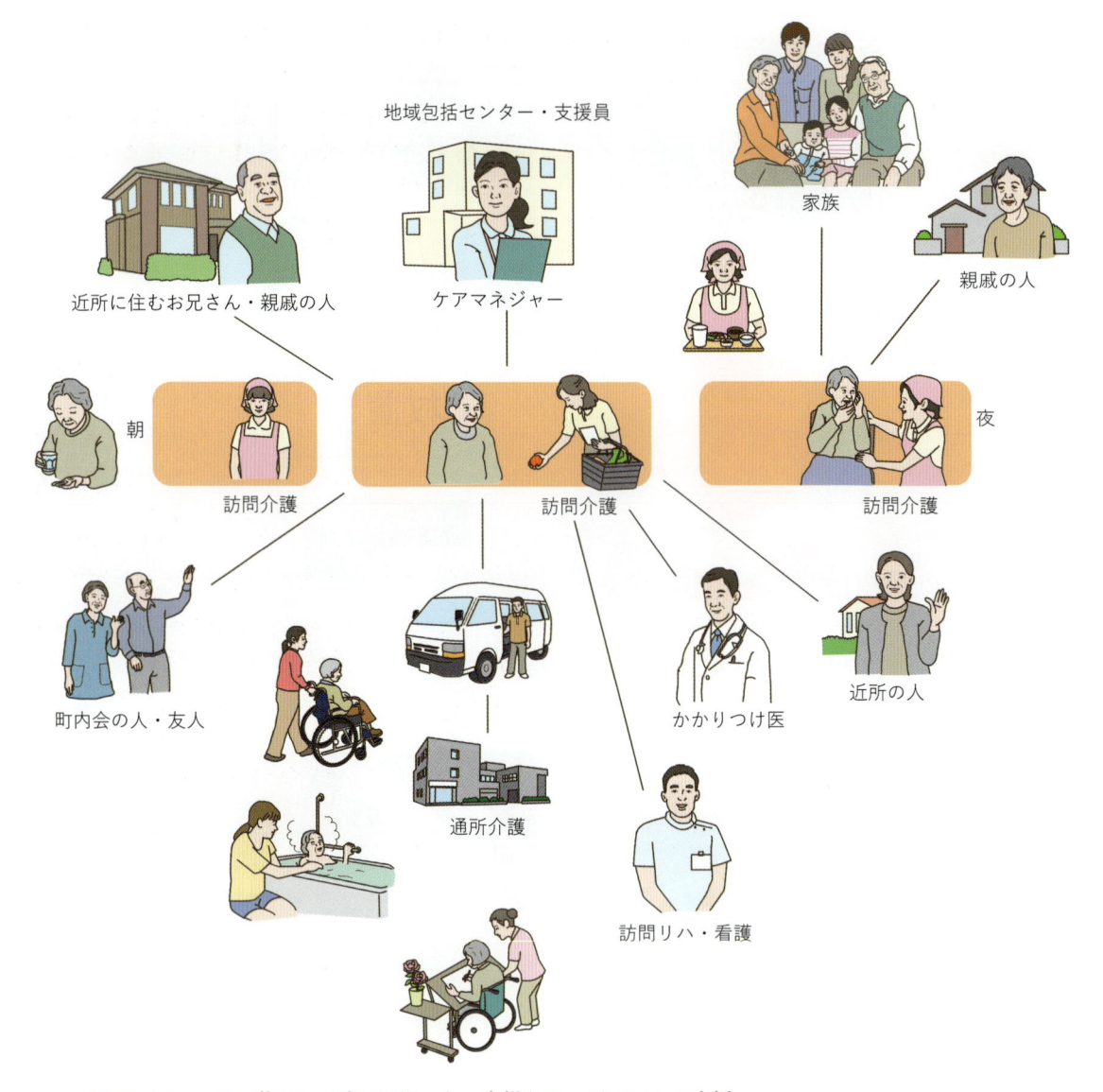

図 16-12　一日の暮らしの流れに沿った，多様なサービスによる支援

を心がけなければならない．本人ができないことを自分でやるように求めるのではなく，本人ができない部分を補う，動作の遂行が完成されなくても行動の意味を考えて聞き流さない，意図や思いをくみ取る姿勢をとる必要性を強調したい．

　介護に対する抵抗は，多くは「抑制」か「孤独」の状態から生まれることを前提に，個々に適した介護方法を追求することが大切になる．時には介護者の態度を変えることも必要である．多くの介護を必要とするようになると，介護者は孤立しがち

になるため，認知症の人と介護者がともに心の健康を保つためには，初期から家族以外の人の協力も視野に入れて介護の計画を立て，変化に対応できる支援のネットワークづくりを行う必要がある（図 16-12）．

Ⅴ 課題

　認知症理解のための啓発や人材育成は，医療・介護従事者のみならず，住民や企業・団体にも広

PEAP 日本版に基づいた認知症の人への環境支援の実際

『認知症高齢者への環境支援のための指針』（PEAP 日本版）は，①見当識への支援，②機能的な能力への支援，③環境における刺激の質と調整，④安全と安心への支援，⑤生活の継続性への支援，⑥自己選択への支援，⑦プライバシーの確保，⑧ふれあいの促進，の八つの次元から構成されており，施設サービスの現場などで環境支援の方向性を定める際の柱として役立てることができる．

がりつつある．しかし，認知症の生活機能障害は，疾病に個人の要因が加わることでより複雑なものとなるため，一般的な理解だけではなく，認知症の人を取り巻く多くの人々の協力による支援が必要である．住み慣れた地域で生活を継続するためには，医療・介護サービス，地域住民や地域の支援ネットワークの連携が強化されなければならない．地域で暮らす認知症高齢者の介護上の虐待や消費者被害などから守る対策も社会問題である．

さらに，早期発見・早期介入を可能にする相談・対応の体制や若年期の認知症対策の取り組みも課題である．認知症の予防を含め，全経過において治療や相談，適切な指導や介護が受けられる地域づくりを目指す必要がある．

📖 引用文献

1) 三村　將：認知症の症候について．中島健二ほか編：認知症ハンドブック．pp26-56, 医学書院, 2013
2) 今井幸充ほか：認知症の ADL と BPSD 評価尺度．ワールドプランニング, 2012
3) Teri L, et al 著, 前田　潔監訳：アルツハイマー病を理解するために．ワールドプランニング, 2010
4) 森口恭子：介入と援助．守口恭子：高齢期における認知症のある人への作業療法．pp74-116, 三輪書店, 2013
5) 宮島　渡：認知症の人の生活理解．介護福祉士養成講座編集委員会編：認知症の理解．pp133-144, 中央法規出版, 2009
6) 児玉桂子：施設環境づくりの目的とすすめ方．児玉桂子ほか編：PEAP にもとづく認知症ケアのための施設環境づくり実践マニュアル．pp2-28, 中央法規出版, 2010

索引